XIANDAI HULIXUE YU LINCHUANG SHIJIAN

现代护理学与临床实践

主编　徐娟娟　王亚楠　李志宏　黄沙沙

张秀秀　刘存香　康　静

黑龙江科学技术出版社
HEILONGJIANG SCIENCE AND TECHNOLOGY PRESS

图书在版编目（CIP）数据

现代护理学与临床实践 / 徐娟娟等主编. -- 哈尔滨：黑龙江科学技术出版社，2023.4
ISBN 978-7-5719-1890-3

Ⅰ．①现… Ⅱ．①徐… Ⅲ．①护理学 Ⅳ．①R47

中国国家版本馆CIP数据核字（2023）第082856号

现代护理学与临床实践

XIANDAI HULIXUE YU LINCHUANG SHIJIAN

主　　编	徐娟娟　　王亚楠　　李志宏　　黄沙沙　　张秀秀　　刘存香　　康　静
责任编辑	陈兆红
封面设计	宗　宁
出　　版	黑龙江科学技术出版社
	地址：哈尔滨市南岗区公安街70-2号　邮编：150007
	电话：（0451）53642106　传真：（0451）53642143
	网址：www.lkcbs.cn
发　　行	全国新华书店
印　　刷	山东麦德森文化传媒有限公司
开　　本	787 mm×1092 mm　1/16
印　　张	29
字　　数	736千字
版　　次	2023年4月第1版
印　　次	2023年4月第1次印刷
书　　号	ISBN 978-7-5719-1890-3
定　　价	238.00元

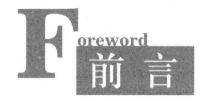

前 言

　　护理学是医学领域中一门将自然科学和社会科学相结合的综合性学科,其任务是帮助健康者保持和增进健康、患者减轻痛苦以增加舒适和恢复健康、伤残者达到最大程度的功能恢复、临终者得以安宁去世。所以在现代社会中,护理学是医学的重要组成部分,其角色和地位更是举足轻重,护理工作直接关系到医疗的质量,关系到患者的生命安危。

　　随着医学的发展,护理新理念、新知识、新技术层出不穷,这就要求新时代的合格护士要掌握与时俱新的基础护理理论和护理操作技能。为此,我们邀请多位著名专家精心编写了《现代护理学与临床实践》一书,希望对护理工作人员提高自身技能有所帮助。

　　本书共 15 章,首先对护理学绪论、护理程序、基础护理操作技术、血液净化技术及护理内容进行了介绍;然后阐述了神经内科、呼吸内科、消化内科等科室常见疾病的护理,对各疾病的病因、临床表现、诊断等理论知识进行概述,重点介绍了每种疾病的护理诊断、护理评估、护理措施及健康教育等与临床护理密切相关的知识;最后讲解了手术室护理、消毒供应室护理、社区护理和预防接种相关内容。本书内容涵盖全面,操作性和实用性强,既重视护理人员必备护理技能的科普,又注重基本理论和知识的阐述,同时参考国内外大量护理学资料以取其精华。

　　在本书编写过程中,虽反复斟酌和几经修改,但由于编写时间紧张、编者水平有限,书中难免有不足之处,希望广大读者能提出宝贵意见,以期进一步完善。

《现代护理学与临床实践》编委会

2023 年 2 月

C目录

第一章 绪 论

第一节 护理学的形成与发展

一、护理活动的起源与发展历程

(一)远古时期

求生存是人类的本能,自从地球上有了人类就开始了原始的医疗和护理活动。远古人类为了保护自己,谋求生存,繁衍后代而寻求各种方法来应对自然界生老病死的客观现象。低等动物有自我医疗及照顾受伤同伴的本能。人类将观察到的鸟类及其他动物的母爱与互相照料现象加以效仿,比如:用舌头舔伤口,用清水冲洗血污,按压出血处等以达到预防伤口感染、防止伤口恶化及止血的目的。所以有人提出第一个医疗护理活动起源于观察动物的结果。也有学者认为"同情"或"需要"是古代医疗与护理的起源及发展的最初动机。

在原始社会里,人类以家族化的部落形式生活和劳动,由于慈爱的本性,母亲承担起哺育幼儿、照顾伤残病者及老人等具有护理性质的任务,并在生活实践中,逐步学会了伤口的包扎、止血、热敷和按摩等手段,形成了早期的医疗护理活动。对于一些轻微的受伤,人类能够理解并找出原因,但对于突发疾病及天灾人祸或一些自然现象却无法解释,就将之归因于"超自然"的力量,认为是神灵主宰或恶魔、鬼魂作祟所致,于是产生了迷信与宗教,巫师也应运而生。人们用祷告、念咒、祭祀、画符等方法祈求神灵的帮助,或用鸣锣击鼓、追打患者、冷热水浇浸、开颅等驱魔方法治疗患者,同时也有人应用草药或针灸等治疗方法治病。所以,此时的迷信、宗教与医药混在一起,医巫不分。

(二)公元前

古希腊:阿波罗之子埃斯克雷庇斯以其优良的医术而被称为医神,他6个女儿中有2个女儿被认为是最早参加护理患者的妇女,一个名叫海吉娅(Hygeia)被称为"健康之神";另一个名叫波乃西亚(Panacea)被称为"恢复健康之神"。医学之父希波克拉底(Hippocrates,公元前460年—公元前377年)以朴素的唯物主义观点破除了鬼神恶魔致病学说,创立了"四体液病理学说",从此将医学引入科学的领域。他提出了患者中心论,主张用评估的技巧去收集患者资料,对症下药,并从人体解剖中寻找病因。他还强调了护理的重要性,要求给患者清洁的衣服,教导患者洗漱口腔,调节饮食,实行按摩,并用音乐治疗精神患者。《希波克拉底誓言》至今仍在西方国家被尊为医学道德的规范,是医师们踏进医学领域的誓言。

古印度：公元前 1600 年左右，古印度婆罗门教的宗教经典《吠陀经》是当时人们生活戒律、道德规范和医学行为的准则。其中，在护理方面很重视个人卫生，要求人们有良好的卫生习惯，如每天刷牙、按时排便、保持室内空气清新等；要求助产士必须剪短头发，修剪指甲，每天沐浴。统一印度的国王阿索卡（Asoka，公元前 337—公元前 269）在北印度建立了最早的医院兼医学院，并培养从事医护工作的人员。由于当时妇女不能外出，医院的护士由男士担任，被视为"最早的护士"，他们必须具备如下条件：身体健康，情绪乐观，动作敏捷，谦虚谨慎，专心工作。技术方面需具备药物和营养的常识，能够配药、配餐，并会按摩肢体、搬运患者及管理患者的清洁卫生。

古罗马：罗马帝国医学不发达，当时的医学理论及医师大多来自希腊。但是罗马人认为清洁可以延长人的寿命，非常重视个人卫生及环境卫生。他们建立公共浴室，修建上下水道，供应清洁饮水。恺撒（augusta Caesar）在位时曾在军中创立军医院，当时的护理工作则在教会指导下由修道院的修女担任。

（三）公元后

公元初期，欧洲大陆设立的医院只是基督教和天主教工作的组成部分。一些献身于宗教事业的妇女被尊为女执事，多系出名门、品德高尚且有学识。她们除参与教会工作外，还本着服务人群就是服务上帝的信念在教会医院进行老弱病残的护理工作，并且访问家庭中的贫苦患者。女执事们未受过护理训练，但是她们仁慈博爱，服务热忱，工作认真，爱护患者，在当时深受欢迎。她们从事的工作已经具备护理的雏形。

中世纪初期，欧洲各国建立了数以百计的大小医院，这些医院多由宗教控制，条件极差，各种患者混杂在一起，交叉感染的情况可想而知。在医院里担任护理工作的修女得不到任何训练。公元 1091—1291 年，西欧基督教与穆斯林教为争夺圣地耶路撒冷而发动了长达 200 年的红军东征，战争导致大批伤员无人照顾，军中瘟疫、热病、麻风病等大肆横行，为此，基督教徒们组织了十字军救护团，男性也开始加入护理工作，被称为军队护理的开始。这对护理工作的发展起到了一定的促进作用。

文艺复兴时期，大约从公元 1400 年开始，意大利兴起了文艺复兴运动，并且风行欧洲。文艺复兴时期建立了许多大学院校、图书馆、医学院等，也出现了一批医学开拓者：瑞士的医师和化学家帕拉塞尔萨斯（Paracelsus，1400—1541 年）在药理学方面作出了贡献；比利时医师维萨里（Vesalius，1514—1561 年）写出了第一部《人体解剖学》；英国医师维廉哈维（Willian Harvey，1578—1675 年）发现了血液循环；法国人阿巴斯帕里（Ambroise Pare，1570—1590 年）由一名理发师成为一名外科医师。此期间医学有了长足的发展，而护理学却相对滞后，主要原因是当时重男轻女的封建思想没有改变，大学教育只收男生，贵族妇女多在家中聘请家庭教师授课，一般妇女很少有受教育的机会。到了 1517 年，宗教革命后，教会医院大量减少，私立医院迅速增加。由于新教会主张女性应该服从男性，在家相夫教子，在医院里担任护理工作的具有仁慈博爱精神的教会妇女停止了工作，取而代之的护理人员缺乏同情心，不学无术，言行粗鲁。她们多为谋生而来，或者是在代替服刑。护理质量大大降低，护理事业不但无法发展而且受到人们的鄙视，护理从此进入了长达近 200 年的黑暗时期。

文艺复兴后，由于慈善事业的发展，护理逐渐脱离了教会的控制，成为一种独立的事业，罗马天主教徒圣文森·保罗于 1663 年在巴黎创办了慈善姊妹会。他主张选择接受过教育的信徒为犯人、受迫害的奴隶和贫苦的患者服务，以减轻他们的痛苦。加入慈善会的妇女必须是教徒，但不是修女，不受修道院的约束。她们专职护理患者，为贫苦、病弱者服务。此后，不少类似的组织相继成立,从此护理开始走上独立职业的道路,但仍具有浓厚的宗教色彩。

(四)中国古代医药与护理

我国传统医学中,医、药、护三者不分,都由行医人一人承担,早在 250 万年前的原始社会里,我们的祖先在与大自然的搏斗和疾病的斗争中,不仅创造了灿烂的古文化,同时也创造了一些原始的治疗疾病方法,逐渐形成了我国古代的护理思想和实践。

扁鹊是春秋战国时期的杰出名医,《史记·扁鹊仓公列传》中记载了他如何指导学生对患者进行针刺、热敷等护理实践活动的资料。

成书于公元前 1~2 世纪的《黄帝内经》是我国古典医学名著,其中详细论述了疾病护理、饮食护理、服药护理、情志护理等方面的基本知识和辨证施护原则及推拿、针灸、导引、热熨、洗药等技术操作。如:在情志护理方面,《内经》分析了喜怒哀乐等精神因素在病因病理中的作用,并提出了以情胜情的护理方法,即“悲胜怒,怒胜思,思胜恐,恐胜喜,喜胜忧”,为中医精神护理奠定了基础。

东汉末年,著名医学家张仲景所著《伤寒杂病论》是一部集汉以前医学精华大成的临床医学百科全书。该书概括了中医理、法、方、药的精髓。他创立的辨证论治法则是中医学宝库中的璀璨明珠,也为临床辨证施护开了先河。该书对服药的护理论述得非常详细,对煎药的方法、注意事项、服药反应的观察等都做了明确的注解。如服用桂枝汤方注明要“啜稀粥一升余,以助药力”,同时加盖被子,使患者微有汗出,“不可令如水流漓,病必不除”。《伤寒杂病论》还记述了各种与护理有关的操作技术,如熏洗法、含咽法、灌耳法等。张仲景还首创了药物灌肠法、舌下给药法及胸外心脏按压术和人工呼吸法。

后汉名医华佗以发明“麻沸散”而闻名于世。他在手术中和手术后指导弟子和家属做了大量的护理工作,开始了我国最早的外科护理。同时,他倡导“五禽戏”保健法,即模仿虎、鹿、猿、熊、鸟 5 种动物的姿势进行体育锻炼,以助消化,疏通气血,增强体质,可以说是中国最早的保健护理方法。

到了隋唐五代时期,古代医学家人才辈出,举不胜举,中医学的发展取得了辉煌的成果,中医护理学也得到了进一步的充实与提高。隋朝巢元方的《诸病源候论》阐述了病源学的同时也充分论述了各种疾病的专科护理。唐代著名医学家孙思邈首创了用细葱管导尿术、蜡疗和热熨法;王焘在《外台秘要》中较为详细地论述了伤寒、肺痨、天花、霍乱等传染病的观察要点和护理措施及消渴患者的饮食疗法与禁忌、儿科食入异物的治疗与护理方法等。

宋代之后,随着造纸业和印刷术的发展,大量医学书籍得以整理和研究、推广,医学界百家争鸣,百花齐放,各抒医理,出现了著名的金元四大家及许多著名的医学著作。这一时期,妊娠前后护理、口腔护理、小儿喂养及护理等专科护理知识日益丰富,为中医护理学充实了许多新的内容。

明清医学进一步总结和发展了前人关于护理方面的知识。吴有性的《瘟疫论》在“论饮”“论食”“调理法”三篇文章里,详细地论述了护理疫病的原则和方法。叶天士在《临证指南医案》著作中对老年人的护理进行了深入的研究,在老年人预防保健方面作出了具体的指导。《侍疾要语》是一部护理学的专著,记载了民间广为流传的“十叟长寿歌”,介绍十位百岁老人延年益寿、防病抗老的经验。

二、南丁格尔与现代护理学

现代护理学的创始人弗洛伦斯·南丁格尔(Florence Nightingale,1820－1910 年)是英国人,1820 年 5 月 12 日生于意大利弗洛伦斯城,她父母以此城名为她取名。她自幼受到良好的教育,精通英语、德语、意大利语、希腊文和拉丁文等多种语言,在数学、哲学、统计学、社会经济学等方面也有很深的造诣。她在家庭主妇、文学家、护士三者之中选择了护士。

南丁格尔从小就立志从事救死扶伤的护理工作,经常照看附近村庄的病残者,并护理他们的亲属,以解除病者的痛苦。随家人周游世界时,她特别留意考察各地的孤儿院、医院和慈善机构,乐于帮助他人、接济贫困者、关心伤病员。父母反对她从事护士工作,认为有损家庭荣誉,但她最终冲破了封建意识和家庭的阻挠,于 1851 年参加了一个为期 4 个月的护理短训班,从此开始了她的护理生涯。1853 年,她担任了伦敦妇女医院院长,并在伦敦成立了第一个看护所(或称护士院),表现出非常优秀的管理才能。同年 10 月,克里米亚战争爆发,英军伤亡惨重,她闻讯申请到战地去进行救护工作,于 1854 年 10 月 21 天带领 38 名优秀护士,离开伦敦,启程前往克里米亚战场。

在克里米亚,南丁格尔努力改善医院的治疗环境、卫生条件和士兵的营养状况,提高医院的管理水平。同时,南丁格尔非常重视伤员的心理支持,她亲切地安慰重伤者,督促士兵给家里写信并把剩余的钱寄给家里,以补助家庭生活。她还自己写了几百封信寄给死亡士兵的家属。夜深时,她经常手持油灯巡视病房,士兵们亲切地称她为"持灯女神"。她的精心护理挽救了许多士兵的生命,深受医务人员和士兵的爱戴。在短短半年的时间里,英军伤员的死亡率由原来的 50% 下降到 2.2%。南丁格尔成为全国的传奇式人物。战争结束后,南丁格尔完成的《影响英军健康、效率与医院管理诸因素摘要》被认为是当时医院管理最有价值的文章。1858 年和 1859 年,她又完成了《医院札记》和被认为是护士必读的《护理札记》,书中精辟地分析了护理工作的生物性、社会性和精神对身体的影响。她的护理观点被后人称为"环境理论"。1860 年,南丁格尔在伦敦圣多马医院创办了第一所护士学校,将护理学提升到科学的高度,采用新的教育体制和方法培养护士,从此护理完全脱离了宗教的色彩,成为一门独立的科学。

南丁格尔女士以最崇高的奉献精神把一生献给了护理事业,她是当之无愧的护理学家和预防医学家。英国人把她看作是国家的骄傲,把她的大半身像印在英国 10 英镑纸币的背面(正面是英国女王伊丽莎白二世的半身像),并在伦敦树立了她的铜像。美国大诗人 Longfellow(1807—1882 年)为她作诗,赞美她是女界高贵的英雄。南丁格尔被列为世界伟人之一,为纪念她,国际护士会将她的生日 5 月 12 日定为国际护士节,并成立了南丁格尔国际基金会,用来奖励全世界各国的优秀护理人员。

三、西方现代护理学的发展与现状

自南丁格尔在英国圣多马医院创办第一所护士学校以来,世界各地培养护士的学校纷纷成立,护理教育不断提高,护理事业得到迅速发展,护理学逐渐形成为一门独立的学科。

(一)临床护理的发展

第二次世界大战结束后,科学技术的迅猛发展使护理实践发生了巨大变革,为了提高护理质量,护理人员开始对不同专科深入学习,积累经验,如肿瘤、烧伤、心脏直视手术、器官移植等各方面的护理。同时,护士开始参与医院的现代化管理,并应用先进仪器设备进行急、危、重症患者的监护工作。另外,护士还走出医院,进入社区,为妇女、儿童、老年人等特殊人群提供护理及预防保健服务。一些具有硕士及以上学位和较高专科护理水平、能够解决专科护理疑难问题的护理人员成为相应领域的护理专家。有些国家逐渐出现了独立进行护理工作的开业者。目前,护理专业分科越来越细,护理服务场所和范围不断拓宽,护士的专业角色不断扩展,护士不再只是床边护理服务的提供者,而且成为教育者、咨询者、管理者、研究者及合作者等。

(二)护理学术团体的发展

1896 年,美国与加拿大联合校友会成立,1911 年改名为美国护士会(American Nurses Association,简称 ANA)。1899 年,国际护士会(International Council Of Nurses,简称 ICN)在英国伦敦成立。1966 年该会迁至日内瓦。国际护士会对于世界各国护士进行国际间的学术交流和分享护理学术成果有着积极的促进作用。其他国家也纷纷建立了自己的护理专业学术团体及专科学术组织。至 1992 年,美国已有 50 多个护理学术团体。

(三)护士注册制度的建立

1903 年,美国四个州开始了护士注册考试,后推广至全国。1944 年大多数州联合起来制定考试标准并相互承认考试成绩。以后世界各国相继建立护士执业注册制度。这标志着护理专业走向自我管理的道路,同时也保证了护理实践的质量。

(四)护理理论的发展

南丁格尔被认为是最早的护理理论家,她虽然没有使用"理论""概念""模式"等词,但是她在论著中,对人、环境、健康与护理等护理学的基本概念及其相互间的关系进行了阐述。20 世纪 60 年代后,美国的一些护理理论家开始检验与确立护理学的相关概念,并对护理专业的实质进行深入的探讨,逐步形成了独立的护理理论与模式。如罗伊(Roy)的适应模型;奥瑞姆(Orem)的自理缺陷护理理论;纽曼(Neuman)的系统模型;罗杰斯(Rogers)的整体人科学;培伯乐(Peplau)的人际间关系理论等。从此,护理由单纯的操作型、经验型转变为以科学理论为指导的综合型学科。护理知识体系得到进一步的发展与完善,护理学成为现代科学体系中的一门独立为人类健康服务的科学。

(五)护理研究的发展

至 20 世纪 50 年代,由于护理教育的发展,具有科研能力的护理工作者越来越多,人们逐步认识到科研的重要性。1955 年美国护士基金会成立,主要目的是支持护理科研项目的开发。20 世纪 60 年代,随着护理理论的形成,一些护理人员开始围绕临床问题,独立进行科学研究。20 世纪 80 年代,大学护理学院的教师和医院护理人员联合开展科研工作,使护理科研的范围更加广泛,科研方法由单纯的质性研究转变为量性与质性相结合的方法。科研质量大大提高。1985 年美国全国护理研究中心成立,以指导、支持和传播护理科研项目。1990 年后,护理科研展示出越来越高的学术水平,有些项目开始得到各种科研资金的支持,多数护理学院增设了科研中心。

四、中国现代护理学的发展与现状

(一)西方护理的引入

1803 年英国借天花流行派医师来华。1840 年鸦片战争前后,中国沦为充满屈辱和辛酸的半殖民地半封建社会国家,外国的传教士为使基督教能在中国传开,在全国各地兴建医院与学校,将西方的医疗和护理工作传入我国。1888 年,美国约翰逊女士在福州医院创办了我国第一所护士学校,使护理在中国成为一种职业。此后,北京、南京、广州、苏州等地也陆续开办了护校。并于 1900 年在江西牯岭成立了中国护士会。1912 年确立了护士学校的注册和护士的会考制度,1915 年,由中华护士会举办全国第一届护士会考,标志着护士的培养和从业走上正规职业管理道路。

(二)抗日战争及解放战争时期

1937年7月7日,随着卢沟桥事变的发生,全民族的抗日战争爆发。在长达十四年抗战的岁月里,我国的护理前辈们和全国人民一道积极参加抗战,并克服种种困难,继续进行全国护士学校注册和护士会考工作,使我国的护理事业得以持续不断的发展。战争期间,护理工作受到了党中央和毛主席的高度重视,在1941年和1942年的"5·12护士节"上,毛主席曾连续两次为护士做出"护士工作有很大的政治重要性"和"尊重护士,爱护护士"的题词。党中央的重视与关怀,推动了护理事业的发展,护士队伍逐渐扩大,护理质量不断提高。我国护理工作者在保卫根据地人民健康和救治前方战士中立下了卓越的功勋,为我国近代护理的发展写下了光辉的篇章。

(三)中华人民共和国成立后

中华人民共和国成立后,我国现代护理学的发展大致可以分为三个阶段。

1.1949—1966年

中华人民共和国成立后,护理工作进行了系统的规划、整顿和发展。护理事业一片欣欣向荣。1950年8月,卫生健康委员会在北京召开第一届全国卫生工作会议,确定了"面向工农兵""预防为主""团结中西医"三大卫生工作方针,明确了护理事业的发展方向。此次会议对护理工作的发展做了统一的规划,将护理教育纳入正轨的教育体系。1954年5月创办了《护理杂志》,1958年护士协会成为中国科学技术协会成员,从此学会的工作进入了新阶段。20世纪50年代,"三级护理"和"查对制度"的建立,标志着护理工作逐步走向规范化。同时,各专科护理也得到了深入的发展,我国第一例大面积烧伤患者邱财康的救治成活和王存柏断肢再植成功代表了这一时期护理专业发展的水平。

2.1966—1976年

在此期间,医院规章制度被废除,护士学校停办,学会被迫停止工作,护理事业遭受了极大的灾难,造成了护理人员的缺编和护理质量的严重下降。

3.1976年

党的第十一届三中全会以后,迎来了护理事业的春天。护理工作进入了全面恢复、整顿、再发展的新阶段。1979年卫生健康委员会颁发了"关于加强护理操作的意见"和"关于加强护理教育工作的意见"两个通知,从宏观上加强了对护理专业的管理,促使护理工作在新形势下迅速发展,使护理教育、管理和科研等各个方面取得了显著的成绩。

(1)确立了护理学是一门独立的学科。1981年5月6日,卫生健康委员会、中国科学技术协会、中华护理学会在北京联合召开首都护理界座谈会,许多国家领导人出席并发表了重要讲话。本次会议确立了护理学在自然科学中的地位。

(2)多层次的护理教育迅速发展,教育体制逐步完善。

(3)护理研究初步得到发展。随着高等护理教育的开展,一批高级护理人才走上了护理教育、管理和临床岗位,在各个领域里进行研究和创新,提高了护理的整体水平。目前,护理研究正处于快速发展阶段,研究范围越来越广泛,涉及临床护理、心理护理、护理教育和管理等诸多方面。科研成果极大地推动了护理学的发展。从各种杂志和学术交流会上发表的论文来看,护理研究水平在逐年提高,许多论文被美国的IM医学索引及CD-ROM光盘数据库收录。

(4)建立了技术职称序列和晋升考核制度。1979年国务院批准卫生健康委员会颁发了《卫生技术人员职称及晋升条例(试行)》,其中明确规定护士的技术职称为"主任护师、副主任护师、主管护师、护师和护士(正规护校毕业生)",全国各地根据这一条例制定了护师晋升考核制度的具体方法和内容。

(5)建立执业考试和注册制度。1995年6月25日,首次举行了全国性的护士执业考试,这标志着我国护士执业管理走上了法制化的轨道。凡是在我国从事护理工作的人员必须经过严格考核,才能申请护士执业注册,取得护士资格。

(6)护理专著、期刊、科普读物大量出版。各位护理学者、专家纷纷著书立说,各级护理教材比比皆是,临床护理指导用书内容充实、各具特色。各种护理专业期刊、杂志不断创刊,如《护师进修杂志》《当代护士》《山西护理杂志》《实用护理杂志》《护理学杂志》《国外医学护理学分册》《中华医学文摘护理学分册》等,打破了《中华护理杂志》自1954年创刊至20世纪80年代一统天下的局面。《中华护理杂志》分别于2001年和2002年连续两年荣获"中国百种杰出学术期刊",在2002年度收录于中国科技论文与引文数据库的1534种中国科技论文统计源期刊中,《中华护理杂志》影响因子总排序位于第25位,被引频次总排序位于第21位。

(7)建立了良好的对外交流。国际间的护理学术交流日益扩大,护理人员不断出国参观、考察、进修。目前,美国、韩国、日本、加拿大、澳大利亚、泰国、新加坡等许多国家都与我国各省市的护理分会及单位建立了友好合作关系,互派进修,互赠期刊与书籍等,加速了我国护理与国际的接轨。

(四)现代中医护理学的发展

中华人民共和国成立后,在党的中医政策和"中国医药是一个伟大的宝库,应当努力发掘,加以提高"的精神指引下,全国大力开展对中医药的继承发扬和研究工作,各地相继建立了中医教学与科研的专门机构、中医医院及中医病房。医护有了明确的分工,中医专业护士有了专门的编制,她们独立履行中医护理职责,按中医学的特点进行整体护理和辨证施护,使中医护理学逐步形成自己独特的学科体系。

在长期实践的基础上,中医临床护理已经初步总结出一套从理论到实践的辨证施护原则和具有中医特色的操作技术。中医护士注重运用四诊八纲观察法,对不同的证型采用不同的护理方法。并注重运用针灸、推拿、外敷、按摩、熏洗、刮痧等中医传统方法,提高了护理质量,显示出中医护理学的特点和优势。

近年来各地中医院不再照搬西医病房护理管理要求,广泛开展中医整体护理,书写中医护理病历,开展中医护理查房和中医健康教育。中医护理病房管理已逐渐走向规范化、科学化和现代化。

为了培养发展中医事业专门护理人才,20世纪50年代以来,全国各地相继开办中医护士学校及中医护理班,培养了大批的中医护理专业人才。目前,中医护理教育正迅速发展,多形式、多渠道的专业教育和在职教育已经形成规模。

1959年,南京中医学院出版了《中医护病学》,填补了现代中医护理学专著的空白,标志着中医护理走向了新的时代。从此,中医护理学的各种专著相继问世,如《中医辨证护理学》《中医护理学》《中医基础护理学》《中医护理手册》等,展示了中医护理理论与实践的水平正在逐步提高。

1986年,在中华护理学会指导下,成立了"中医、中西医结合护理学术委员会",目的在于组织指导中医护理的学术研究。1989年,四川省的中医护理科研项目在国家中医药管理局科研招标中首次中标。目前,中医护理科学研究正在全国蓬勃发展,学术气氛日益浓厚,科研水平不断提高。

(刘存香)

第二节　护理学的定义、特性、任务与范畴

一、定义

我国著名护理学家、南丁格尔奖章获得者王琇瑛指出:"护理学属于生命科学范畴,是医药卫生科学的重要组成部分,是在自然科学和社会科学的理论和实践指导下发展起来的一门综合性应用科学。"

《现代护理学辞典》将护理学定义为:"护理学是一门在自然科学与社会科学理论指导下的综合性应用学科,是研究有关预防保健与疾病治疗康复过程中护理理论与技术的科学,属于医学科学的重要组成部分。"

目前我国的护理学相关书籍比较一致地表述护理学的定义是:护理学是医学科学领域中一门自然科学和社会科学相结合的独立的综合性应用科学,是研究护理现象及其发生发展规律的科学。护理的任务是促进健康,预防疾病,恢复健康,减轻痛苦。具体地说,就是帮助健康者保持和增进健康;患者减轻痛苦,增加舒适和恢复健康;伤残者达到最大限度的功能恢复;临终者得以安宁去世。分析该定义,含有四层意思:其一,指出护理学是医学科学领域中一门独立的学科。比较我国《科学技术辞典》给医学下的定义:"医学是指在保护和加强人类健康、预防疾病和治疗疾病的科学体系和实践活动。"不难看出护理学的任务是从医学的总体任务出发,但亦有自己特定的内容和范畴。因此,护理学是医学科学领域中一门独立的学科,护理学与临床医学、药学、公共卫生学等学科共同组成医学领域。其二,明确护理学具有自然科学和社会科学的双重属性。护理学的服务对象是人,人与自然科学和社会科学有着密切联系。护理学的学科体系既包含了物理学、生物化学、人体解剖学、生理学、药理学、微生物学等自然科学和医学知识,又包含了心理学、伦理学、管理学、美学、社会学等社会科学知识。其三,强调护理学是一门具有很强实践性的应用科学,护理学的主要实践内容是临床护理和社区护理,理论研究的目的是为了更好地指导实践。最后,界定了护理学的任务,以此区别医学科学领域中的其他学科。

护理学与人类健康密切相关,生老病死是生命过程中的自然现象,而人的生老病死离不开医疗和护理,自古以来"三分治七分护"的谚语,反映了人们对护理的需求和重视。现代社会中护理学作为医学的重要组成部分,其角色和地位更是举足轻重。不论是在医院抢救患者的生命、有效地执行治疗计划、进行专业的生活照顾、人文关怀和心理支持;还是在社区、家庭中对有健康需求的人群进行保健指导,预防疾病,护理学都发挥着越来越重要的作用。尤其是在 2003 年春季严重急性呼吸综合征(SARS,又称非典)疫情的重大灾难面前,护理工作者临危不惧,以舍生忘死的高尚情操和救死扶伤的职业行为,担当起阻击病魔的社会重担,给社会与患者以精神和意志的支持。"把爱心和关怀奉献给患者,把温暖和阳光展示给人民",国务院副总理兼卫生健康委员会部长吴仪在致全国护理工作者的慰问信中的这两句话体现了党和国家对护理工作的高度肯定,充分显示了护理学在以"保障社会的安全与进步和促进人民的身心健康"为中心任务的卫生保健事业中具有不可取代的地位。随着社会经济的发展、医学技术的进步、人民群众对健康和卫生保健需求的日益增长,人们对护理学科的地位有了更新的认识。机遇和挑战给了护理学科发展的

最好契机,21世纪将是护理学大有可为的世纪。

二、特性

(一)科学性

护理活动在相当长的历史时期中只是照顾患者的一种简单劳务,从事护理活动的人也无须经过培训。因此社会带有一种偏见,认为护理缺乏理论和技术,是伺候人的工作,否认护理是科学。现代护理学经过一百多年的发展,借助医学科学进步的巨大成果为理论基础,吸收了心理学、行为科学、社会学的理论和研究成果,形成了系统的护理理论和技术规范,并不断通过护理研究充实和完善护理学科。现在的护理学已成为医学科学领域中具有独特功能的重要组成部分,在为人类健康服务中发挥着越来越重要的作用。护士执业资格规定所有护理从业人员必须接受正规医学院校的专业基础教育,近几年的发展趋势更是逐步达到大学教育水平。护士角色由单纯的技术操作者及医师的助手向医师的合作者、健康咨询者、教育者、管理者、科研工作者和临床专家等多种角色方向转化,护理的科学性已不可否认。但必须看到,与医学等成熟学科相比,护理学还需要继续完善和发展,护理工作者任重而道远。这就要求护理专业的学生更重视理论学习,打下扎实的理论基础,在学习中培养独立思考,不断探索,敢于创新的精神,在将来的护理实践中为专业的发展作出我们的贡献。

(二)实践性

护理学是人类在长期与疾病斗争的实践中发展起来的科学理论和技术体系,因而必须在护理实践中加以应用和验证;而护理的功能是从护理的角度满足人们的健康需要,解决人们生理、心理和社会方面的各种健康问题,这些也必须通过护理实践才能实现。因此,可以说,没有护理实践,护理也就不复存在。目前我国护理实践的主要场所是医院,绝大多数护士从事的是临床护理工作。随着护理范围的扩展,护理正在逐步深入到社区和家庭。护理学的实践性和应用性特点对护理人员的业务素质提出很高的要求,不仅要具备合理的知识结构,还要求掌握熟练的护理技术操作,具有解决问题和作出决策的能力;及运用沟通技巧与患者和同事进行交往的能力。因此,护理专业的学生应特别重视实验室教学,重视临床实践教学和其他社会实践机会,加强技能训练,加强人际交往能力和解决实际问题能力的培养,为将来的护理实践做好准备。

(三)艺术性

护理的对象是人,人兼有自然和社会的双重属性,因此,护理学既要研究人的生物属性和结构,又要关注人的心理和社会属性。对于人的生理、心理和社会活动的整体本质的理解,需要从科学和艺术结合的角度去研究。正如南丁格尔指出的:"人是各种各样的,由于社会地位、职业、民族、信仰、生活习惯、文化程度的不同,所得的疾病与病情也不同,要使千差万别的人都能达到治疗或康复所需要的最佳身心状态,本身就是一项最精细的艺术。"

(四)服务性

护理活动的社会价值具有照顾、帮助和人道的内涵,护理作为医疗卫生保健服务的一部分,当然更是一种社会服务。护理人员与患者或护理对象之间存在一种服务和被服务的关系,患者有权利得到最好的护理服务,护理人员有责任提供使顾客满意的专业服务。长期以来,由于受生物医学模式影响,护理采用功能制工作方式,一切护理措施围绕消除疾病的病因和症状进行,忽视了疾病载体"人"的需要,对人的尊重和关心不够。护理迫切需要改变护理理念,提高护理服务质量。对护理人员的素质要求,除了需要具备扎实的理论基础,合理的知识结构,精湛的护理技术以外,更需要具备"以人为本"的服务意识和服务态度,需要加强自身职业道德修养。

三、任务和范畴

护理实践的范畴按工作性质可以分为临床护理、社区保健护理、护理管理、护理教育与护理研究五大类。

(一)临床护理

临床护理是护理实践的主要部分,护理的工作场所在医院,护理的对象是患者。临床护理包括基础护理与专科护理。

基础护理是临床各专科护理的基础,是护理人员用于满足患者的基本生理、心理、社会需要和进行基本治疗康复的护理学基本理论、基本知识和基本技能,主要内容有清洁卫生护理、体位护理、饮食护理、排泄护理、病情观察、各种给药技术、消毒隔离技术、心理护理、临终关怀等。

专科护理以护理学及医学等相关学科理论为基础,结合各专科患者的特点及诊疗要求进行护理。专科护理又分为内科护理、外科护理、妇产科护理、儿科护理、五官科护理、急诊科护理、重症监护等内容。

(二)社区保健护理

社区保健护理的对象是社区居民、家庭及老人院、学校、厂矿等社会团体,将公共卫生学和护理学的知识、技能相结合,开展疾病预防、妇幼保健、家庭康复护理、健康教育、健康咨询、预防接种、防疫隔离等工作。社区保健护理的目的是提高社区整个人群的健康水平。

(三)护理管理

运用管理学的理论和方法,对临床护理和社区保健护理等护理实践中的诸要素——人、物、财、时间和信息进行科学的计划、组织和控制,以提高护理的效率和质量。

(四)护理教育

护理教育以护理学和教育学理论为基础,有目的地培养护理人才,以适应医疗卫生服务和医学科学技术发展的需要。护理教育分为基础护理教育、毕业后护理教育和继续护理教育三大类。基础护理教育也称护理职业前教育,面向准备成为护理专业人员的高中或初中毕业生,包括中专教育、专科或高职教育、本科教育三个层次;毕业后护理教育包括研究生教育、岗前培训和新护士规范化培训,面向已经完成基础护理教育的毕业生;继续护理教育是为从事护理工作的在职人员提供以学习新理论、新知识、新技术、新方法为目的的终身教育。护理教育的目的是培养合格的护理人才。

(五)护理研究

护理研究是用科学的方法探索未知,回答和解决护理领域里的问题,直接或间接指导护理实践。护理研究是促进护理学科发展的重要途径。通过开展护理理论的研究、护理技术的提高和改进、护理设备的革新等,推动护理理念、理论、知识和技术的进步。

（刘存香）

第三节　护士的基本素质

护理工作面对的是千差万别的人,特别是护士主要是为患者提供帮助,故对护士的职业素质要求极高。护士不但要掌握为患者治疗及护理的基本知识和技能,还要与他们进行满意的沟通,通过自身的良好表现,即美好的心灵、强烈的责任感、诚实的工作态度、端庄的仪表、优雅的举止及礼貌、得体的语言,赢得患者的支持和信赖,树立起白衣天使的美好形象,为人们的健康提供满意周到的服务。

素质是一个外延很广的概念。狭义的素质,是指人的解剖、生理特点及器官和神经系统方面的特点。广义的素质,是指人在正常的生理、心理基础上,加以后天的教育学习、实践锻炼所形成的品德、学识、思维方式、劳动态度、性格特征等方面的修养水平。

护士肩负着救死扶伤的光荣使命。护士素质不仅与医疗护理质量有密切关系,而且是护理学科发展的决定性要素。因此,不断提高自身素质是合格护士必须要做的事情。护士应当具备的基本素质主要包括以下几方面。

一、政治思想素质

政治思想素质包括政治态度、思想品德、人格情操三方面。

(一)政治态度

我国正处于社会主义初级阶段,凡是爱祖国、有民族感的热血青年,都应以热忱的态度,积极的方式拥护党以经济建设为中心的基本原则,坚持改革开放的基本路线。在职业劳动中努力提高自身的素质,为推动生产力发展做贡献,做有共产主义理想、有道德、有文化、守纪律的建设者和接班人。

(二)思想品德

思想品德是指人品、德行、正确的人生观、价值观,以追求人类的健康为重任,全心全意为人民服务,是高尚思想品德的集中体现。然而护士要实现自己的理想,无愧于白衣天使的美誉,必须以积极的人生态度抵制拜金主义,崇尚真、善、美,摒弃假、丑、恶,热爱护理专业,做不唯利是图、脱离低级趣味、有益于人民的人。

(三)人格情操

护理工作维系着人们的健康生存与千家万户的幸福。因此,护理人员的理想人格情操应是:①有自尊、自重、自强不息的精神。②勇于为学科的进步而勤奋学习,刻苦钻研业务。③对保障人类健康有高度的社会责任感。④自知、自爱、正视自己在能力、品质、行为方面的弱点,以便自我完善。

二、文化业务素质

业务素质受文化水平的制约。因此,良好的业务素质,必须有一个合理的知识结构来支持。

(一)基础文化知识

具备高中文化程度,掌握相应的数理化知识,同时,要掌握护理学基础知识、基本理论和基本操作技能。

(二)人文、社会科学知识

护理工作的对象是人。护士必须学会尊重人,从而才会真诚地关心人、体贴人。因而,护士要懂得爱,懂得美。所以要学习心理学、伦理学、美学、哲学等人文社会科学,培养观察力、欣赏力、鉴别能力、思维和语言表达能力尤为重要。

(三)医学、护理学理论

护理专业所设置的解剖、生理等医学基础知识,基础护理、专科护理等护理专业理论课程,是从事护理专业的基础。切实理解、掌握这些知识,是护士运用医学知识解决临床护理问题的依据。

三、心理素质

健康心理是健康行为的内在驱动力。护士良好的心境表现在应以积极有效的心理活动,平稳的、正常的心理状态去适应满足事情的需求。

(1)有谋求事业成功的最大乐趣,乐于为解除患者疾苦作出奉献,有尊重生命、尊重患者的美德,以及强烈的求知欲、钻研业务技术,不断提高自己的工作能力和业务技术水平。

(2)有正确的从业动机,护理工作是高尚而平凡的职业劳动,要不受世俗偏见所干扰,不断调适自己的心理状态,端正从业动机,使热爱护理工作的事业心更具有稳定性、专一性和持续性。

(3)有坚强的意志,护理服务对象的特殊性和职业生活的特殊性,都需要有百折不挠的意志,高度的自觉性,坚韧的耐受力,坚持正确的行为准则,正直无邪,以高尚的人格忠实地维护患者的利益。

(4)有美好的情感、知识、技术,情感的综合应用是护理专业的特色,其核心是"爱"。对生命的爱心和对事业的热爱而铸就的美好、细腻的情感是进行心理治疗的"良药",同时,也是实施护理使命的心理基础。

(5)要优化自己的性格,性格反映了一个人的心理风格和行为习惯。待人要宽容豁达,工作一丝不苟,认真负责,有灵敏的思维,稳定的情绪。稳重冷静的处事态度,是护士的性格特色。优化自己的性格,不仅能给患者信任,且能产生良好的护理效应。

四、技能素质

娴熟的技术,是做好护理工作,满足患者需要的重要条件。各项护理操作技术都是护士应该掌握的基本功。

(1)要有应急能力,在患者病情剧变的情况下,护士应有细致入微的观察判断能力,熟练的技能技巧,沉着果断的救护技能。练就过硬的急救技术,是护理人员应具备的基本技能,是使患者化险为夷的重要保证。

(2)要有获取、交流信息的能力,护士时时在与工作信息、知识信息打交道,学会观察、阅读、检索、记录搜集、提取存贮信息的方法,并能以口述的方式交流信息,以便不断提高知识水平和工作能力。

(3)要有协调、管理能力,护理工作涉及面广、繁杂多样,学会周密计划,疏通协调的工作方法,是保证工作质量,提高工作效率的保障。

(刘存香)

第四节 护理学的基本概念

一、护理的概念

护理英文名为 nursing，原意为抚育、扶助、保护、照顾病残者和幼小等。自从有了人类，也就有了生、老、病、死，因而也就自然有了抚育、保护、照顾等需要。也就是说，有了人类，就有了护理行为。然而，随着时代的发展，受社会的进步及不同的社会文化背景等因素的影响，护理的内涵和外延都发生了深刻的变化，但直至今日对护理的定义尚无完全一致的看法。

现代护理的鼻祖南丁格尔认为："护理既是艺术，又是科学。"1859 年，她在《护理札记》（*Notes on Nursing*）中写到，护理"是通过改变环境，将患者置于最佳环境状态下，待其自然康复"。

20 世纪初，护理仍处于从属于医疗的地位，执行医嘱是护理工作的主要内容。随着医学模式的转变，极大地促进了护理学家对护理进行理论上的深入探讨和研究。

1943 年，美国学者奥利维亚（Olivia）提出："护理是一种艺术和科学的结合，包括照顾患者的一切，增进其智力、精神和身体的健康。"

1966 年，美国护理学家韩德森（Henderson V）提出："护理是帮助健康人或患者进行保持健康或恢复健康（或在临死前得到安宁）的活动，直到患者或健康人能独立照顾自己。"并具体提出了十四项护理基本要素。

1970 年，美国护理学家罗杰斯（Rogers ME）提出："护理是帮助人们达到最佳的健康潜能，护理所关心的是人——无论健康或生病、贫穷或富有、年轻或年老。只要是有人的地方，就有护理服务。"

1973 年，国际护士学会（ICN）提出："护理是帮助健康的人或患病的人保持或恢复健康（或平静地死去）。"

随着护理程序的提出和在护理实践中的广泛应用，1980 年，美国护士学会（ANA）提出："护理是诊断和处理人类对现存的和潜在的健康问题的反应。"首先，这个概念提出护理是研究人类对健康问题的反应，限定了护理学是为健康服务的一门科学。其次，人对健康问题的反应可以包括身体、生理、心理、精神和社会等各个方面，因而表明了护理注重的不仅仅是疾病本身，更注重整体的人。此外，定义中的"现存和潜在的健康问题"一方面指出了护理的预测性功能，同时说明护理的对象应包括已存在健康问题的人和可能出现健康问题的人。因此，护理的工作范围从护理生病的人恢复健康扩展到帮助健康的人更加健康。这个概念揭示了护理学所具有的科学性和独立性。目前，已经受到许多国家护理同行的赞同和采用。

根据这个概念，护理人员需要收集护理对象的有关资料，运用自然科学、社会科学及护理学科等相关理论和知识评估其健康状况，确认其对健康状况的各种反应，然后制定和实施相应的护理措施，并对其效果作出评价。这就要求护理人员具有识别反应的能力（评估和诊断）、制定处理方案的能力（计划）、实施处理方案的能力（实施）及判断处理效果的能力（评价）。

二、护理专业的特点

从护理的发展史中可以看出,护理是由一般性的家庭照顺、宗教上的自我牺牲逐渐发展成为一种职业,并进而成为一种专业。那么何谓专业?作为一种专业应具有哪些特征?许多学者对此进行了研究并提出了各自的看法。例如霍尔(Houle,1980)认为专业应具有以下特性:①专业任务符合社会的需要。②善于运用理论知识,有解决问题的能力。③有正式的教育和训练制度,专业人员之间能互相切磋。④有发展亚专业的能力和适当的"专业能力"认定制度。⑤已建立合法的专业标准。⑥对不合格和不合法的从业人员有合理的处罚制度。⑦具有专业自主性,可自由发展专业知识和技能。

概括而言,作为一种专业应该具有系统的知识和特殊功能,是社会所需要,具有社会价值,从业人员应具有批判性思维、创造性思维和独立行业的能力,有特定的教育制度及相应的管理制度等。因此,护理已具备作为一种专业的特点。

(1)为人类的健康服务,是卫生保健系统中的重要组成部分。护理的目标就是预防疾病、恢复和促进人类的健康。因此,护理具有重要的社会价值。

(2)具有独特的专业知识体系和理论框架,并通过科学研究得以不断扩展。自20世纪60~70年代以来,随着护理学者对护理实践、护理理论等研究的不断深入,护理逐渐形成了自己独特的专业知识体系,护理学已成为一门综合运用自然科学、人文及社会科学知识,以提高人类健康水平为目的的实践性学科。在运用相关学科理论的基础上,逐渐形成、发展了独特的护理理论,如Orem的自理缺陷护理理论、Roy的适应理论等,为护理实践提供了理论上的指导。由于社会的发展、时代的变迁,影响人类健康的因素及人们卫生保健观念等也在发生改变,为了满足时代的要求,护理的服务对象、工作范围、工作模式等也在不断地调整和扩充。

(3)具有完善的教育与培训制度及专业标准。接受正规的专业教育是护理专业人员从业的基本要求。护理人员必须接受相应的护理教育,获得相应的专业知识和能力,并通过相应的专业标准认定,才能参加护理专业活动。如《中华人民共和国护士管理办法》明确规定凡在我国从事护理工作的人员必须通过注册考试,才能取得护士资格。护士资格的获得及职称评定是受社会认可和尊重的,并受到法律的保护。在从业过程中,还必须参加各种形式的继续教育和培训项目,以不断更新专业知识和提高专业能力。在专业教育过程中,注重培养患者的批判性、创造性思维能力已成为普遍的共识。而随着高等护理教育的不断发展和壮大,势必为护理界输送更多具有更高专业水平和开拓精神的护理专业人才,以期促进护理专业知识体系的不断完善和发展,不断提高护理的实践水平和发挥更大的社会价值。

(4)具有相应的专业组织和团体,并拥有专业发展的自主性。随着护理的发展,各种专业组织和团体不断发展壮大,自主性也不断增强,在促进专业发展及保障提供高质量的实践等方面发挥着重要作用。如美国的护士协会、我国的中华护理学会等。它们参与制定有关的政策、法规和专业标准,对护理专业活动和实践质量进行指导和监控,积极促进和主办国内外的学术交流活动,为护理人员提供各种接受教育和培训的机会,谋求福利,争取应有的权力和地位等。

(5)有相应的伦理道德准则和规范以指导和规范护理专业人员的决策和行为。护理人员的职责是"促进健康、预防疾病、恢复健康和减轻病痛"。而护理的对象是有着独特的家庭和社会文化背景,有情绪和情感的社会人。在护理实践过程中,护理人员必须本着尊重人的生命、尊严和权利的基本准则,对不同种族、年龄、性别、文化程度、经济水平及社会地位的护理对象均应一视同仁,为其提供令人满意的护理服务。

(6)护理人员愿将护理作为自己终身的事业。尽管在过去相当的一段时间内,由于各种原因影响了一部分护理人员的专业认同感,对工作缺乏积极性、主动性及探索精神等。然而,随着护理的迅速发展,社会地位的改善等,越来越多的护理人员能够以饱满的热情,积极主动地投入到护理实践和研究等专业活动中,并努力通过各种进修和学习不断提高自己的专业知识和能力,将护理作为终身为之奋斗的事业。

总而言之,护理已发展成为一门具有独立知识体系,以服务于人类健康为主要任务的专业。但作为一个古老而又年轻的专业,还有许多值得我们深入研究和探讨的问题,相信在国内外护理界专家和学者的不懈努力下,对护理的本质、价值及实践方式的认识会更加深入和明晰,护理必将在维护和促进人类健康的事业中发挥更大的作用。

(刘存香)

第五节 护理工作模式

我们知道护理工作的完成实际上是由一定数量的护理人员组成的工作团队,利用所提供的物质资源按照一定的分配原则和工作程序实现的。其中合理的工作分配和组织原则是影响护理质量的重要因素之一。即使护理人员具有很高的业务水平及足够的人员配备,若工作分配不合理,势必影响工作的协调性,最终影响护理质量,甚至影响护理人员的成就感而失去对工作的兴趣。护理工作模式是一种为了满足护理对象的护理要求,提高护理工作质量和效率,根据护理人员的工作能力和数量,设计出来的不同结构的工作分配方式。在不同的历史时期,不同的社会文化背景,受不同护理理念的影响及工作环境、工作条件等的限制,相继出现了各种不同的护理工作模式。

一、个案护理

个案护理是指患者所需的护理完全由一位护理人员完成。此种工作模式适用于需特殊护理的患者,如大手术后、监护病房的患者等,一般由经验较为丰富的高年资护理人员承担,每个人专门护理1~2个患者,当班时负责患者的全部护理工作。

事实上,个案护理是一种最早出现的护理工作模式。最初,由于医院还无法提供必要的医疗服务,护理人员多以特别护士的身份在家庭中照顾患者,分两班制,一周工作6~7天,只照顾一位患者。后来随着患者主要住在医院,护理人员也回到医院。

(一)个案护理的优点

(1)能够对患者实施细致、全面的观察和护理,满足其各种不同的护理需求。

(2)有助于护患之间的沟通和良好护患关系的建立。

(3)护理人员的职责和任务明确,有助于增强护理人员的责任心。

(二)个案护理的缺点

(1)要求护理人员具有一定的临床工作经验和较高的专业知识和专业技能。

(2)所需人力较大,效率又低,因而人事费用较高。

（3）若患者住院期间每天由不同的护理人员进行护理,患者则无法获得连续性和整体性的护理,同时由于每位患者的护理是由病房的所有护理人员轮流完成的,没有人对患者的护理真正负责和进行协调,给患者提供什么样的护理完全在于护理人员本身的教育及理念,因而不同班次及每天所提供的护理差异很大,缺乏连贯性,势必使护理质量受到影响。

二、功能制护理

到了 20 世纪 50 年代,由于经济的大力发展,人们对疾病的治疗和护理的要求也发生了很大的改变,造成医院数量的不断增长和护理人员的严重不足。为了弥补这一矛盾,提高工作效率,护理专业将工业管理的研究成果,如流水线生产、动作与时间的关系及人员的综合利用,应用于护理管理,将护理服务划分为不同的工作种类,如打针、发药、大量静脉注射、治疗、换药及推送患者等。根据个人的能力及所受训练的不同,每个人负责不同的工作。这就形成了所谓的功能制护理(图 1-1)。

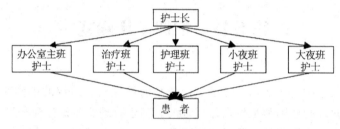

图 1-1　功能制护理

功能制护理所引用的是现代工业流水作业法,就是按工作内容分配护理人员,每组 1～2 个人承担特定的护理工作,如处理医嘱、生活护理、给药、治疗等。由于每个人负责全病房所有患者的少数几项护理工作,重复性高,可以熟能生巧,提高工作效率,节约人力资源,因此,适用于人力严重短缺或为降低人事成本时。

(一)功能制护理的优点

提高工作效率,节约人力,降低人力成本是功能制护理的突出特点。

(二)功能制护理的缺点

(1)由于每个护理人员只负责几项特定的工作,整个患者的护理工作被分成许多片段,护理人员对患者的病情及护理需求缺乏整体的概念。

(2)由于没有人对患者的护理需求进行整体的分析和考虑,每个护理人员忙于各自所负责的工作任务,对患者的护理缺乏主动性,往往表现为机械地完成医嘱,而患者的心理、社会方面的需要往往被忽视。

(3)护理人员每天都是重复的技术性工作,不能发挥其主动性和创造性,容易产生疲劳和厌倦情绪。

总之,功能制护理工作模式是特定历史时期、特定条件下的必然产物。然而,随着护理的发展,护理理念的改变,尤其是整体护理理念的提出,功能制护理所存在的弊端愈加突出。

三、小组制护理

随着护理人员的不断增加,人们开始思考如何克服功能制护理的弊端,充分发挥护理人员的能力,调动护理人员的积极性,提高护理服务的质量,提出了小组制护理的工作模式。理由是小组形式下各成员分工合作,可激发各成员的积极性、主动性和创造性,能更好地完成护理任务,实现护理目标。

小组制护理是将护理人员分成小组,每组由一位有经验的护理人员任组长,领导小组成员为一组患者提供护理。小组成员间分工合作,通过相互沟通,共同分析患者的需要,共同制定和实施护理计划,可充分发挥集体的力量,更好地完成护理任务。

(一)小组制护理的优点

(1)患者能得到连续性的、有计划的护理,有助于整体护理的实施。

(2)小组成员间通过共同合作,可集思广益,有助于护理质量的提高。

(3)小组成员由不同级别的护理人员组成,可充分发挥不同成员的水平和能力,通过共同参与、互相学习,有利于成员的业务水平和共同协作能力的提高。

(4)小组拥有较大的自主权,可激发小组成员的积极性和创造性,可产生较强的成就感。

(二)小组制护理的缺点

(1)对组长的业务水平、组织和领导能力要求较高。由于小组制护理模式下,护理的责任到组,而非责任到人,若小组缺乏凝聚力和共识,则会影响到小组成员的责任感,从而影响护理服务的质量。

(2)若人员配置不足或不合理,使小组成员没有时间和精力进行充分的沟通和有效的协作,则难以发挥小组护理的优势。

四、责任制护理

随着专业护理人员的增加,受教育层次的不断提高,以及"以患者为中心"的整体护理理念的提出等,护理人员希望能更多地接触患者,为患者提供直接的护理。正是在这种背景下,1968年美国明尼苏达大学医院,在 Marie Manthey 的指导下提出了全责护理的概念。1973年圣路克医学中心等在相关研究的基础上提出了责任制护理工作模式。该模式的主要目的是使护理人员能够有更多的时间和精力直接接触和照顾患者,使患者的护理具有连续性和整体性。

责任制护理是受生物-心理-社会医学模式影响,在整体护理理念的指导下所产生的一种临床护理工作制度。责任制护理是由具有一定临床经验的护理人员作为责任护士,每个患者从入院到出院都有责任护士负责,要求责任护士对其所负责的患者做到8小时在班,24小时负责。责任护士不在班时,其他护士按护理计划和责任护士的护嘱为患者实施护理。根据责任护士的能力和水平的不同,一般负责3~6位患者。这种工作模式与每个患者都有自己的主管医师的形式类似。责任制护理强调以患者为中心,以护理程序为手段,对患者的身心实施全面的、有计划的整体护理。

(一)责任制护理的优点

(1)有助于"以患者为中心"的整体护理理念的贯彻和实施。

(2)保证了患者护理的连续性。

(3)患者的护理责任到人,能激发责任护士的积极性、主动性和创造性,提高对工作的兴趣和满意度。

(4)能够更直接有效地满足患者的各种需要,增加了患者对护理的满意度。

(二)责任制护理的缺点

(1)对责任护士的专业知识和能力要求较高。

(2)对人力的需要量较大,增加了人力资源成本。

责任制护理可以说是一种较为理想的护理工作模式,但由于对护理人员的水平要求较高,加之需要有足够的人员配置等,目前尚难以广泛推广实施。

五、综合性护理

综合性护理是近年来发展的一种护理工作模式,它是将责任制护理和小组制护理结合起来,由一组护理人员为一组患者提供整体护理。护理小组由组长和助理护士组成,其中的组长相当于责任护士,助理护士主要执行患者日常的生活护理等。而护士长则扮演咨询者、协调者和激励者的角色。

综合性护理是在护理人员的水平及人员配置难以满足责任制护理需要的情况下的一种变通形式。

(一)综合性护理的优点

(1)以患者为中心,以整体护理理念为指导,以护理程序为基础,将护理工作的各个环节系统化,既提高了工作效率,又能满足整体护理的需要。

(2)护理人员与患者之间有较多的沟通交流机会,增进了双方的理解,既增强了护理人员的责任感和同情心,又提高了患者的满意度。

(二)综合性护理的缺点

(1)亦需要较多的护理人员。

(2)由于护理人员只固定于一单元中,当患者床位由一个单元转到另一单元时,就必须换由另一小组负责,此时必然影响到患者护理的连续性。

以上对不同的护理工作模式进行了简单的介绍,患者们可以在今后的学习和实践过程中逐渐明晰。从上述的介绍中不难看出,每一种护理工作模式的发展都有其历史背景和意义,各有优缺点。目前,由于不同地区的发展水平不同,不同情景下的具体情况和需要不同等,上述这些工作模式在临床中都有存在。我们应在了解不同模式的具体要求和特点的基础上,结合我国的国情、护理专业发展状况、本单位护理服务的宗旨、护理人员编制和人员素质及患者的需要等基础上,选择适宜的工作模式,只有这样,才能充分发挥护理工作模式的优点,尽量避免其缺点,达到充分发挥护理人员的能力和水平,满足患者的护理需求,提高护理工作质量。

(刘存香)

第二章　护理程序

第一节　护理评估

护理评估是有目的、有计划、有步骤地收集有关护理对象生理、心理、社会文化和经济等方面的资料，对此进行整理与分析，以判断服务对象的健康问题，为护理活动提供可靠的依据。具体包括收集资料、整理资料和分析资料。

一、收集资料

（一）资料的来源

1.直接来源

护理对象本人是第一资料来源，也是主要来源。

2.间接来源

（1）护理对象的重要关系人，也就是社会支持性群体，包括亲属、关系亲密的朋友、同事等。

（2）医疗活动资料，如既往实验室报告、出院小结等健康记录。

（3）其他医护人员、放射医师、化验师、药剂师、营养师、康复师等。

（4）护理学及其他相关学科的文献等。

（二）资料的内容

在收集资料的过程中，各个医院均有自己设计的收集资料表，无论依据何种框架，基本内容主要包括一般资料、生活状况及自理程度、健康检查及心理社会状况等。

1.一般资料

其包括患者姓名、性别、出生日期、出生地、职业、民族、婚姻、文化程度、住址等。

2.现在的健康状况

其包括主诉、现病史、入院方式、医疗诊断及目前用药情况。目前的饮食、睡眠、排泄、活动、健康管理等日常生活形态。

3.既往健康状况

其包括既往史、创伤史、手术史、家族史、有无过敏史、有无传染病。女性还包括月经史和婚育史。

4.护理体检

其包括体温、脉搏、呼吸、血压、身高、体重、生命体征、各系统的生理功能及有无疼痛、眩晕、麻木、瘙痒等,有无感觉(视觉、听觉、嗅觉、味觉、触觉)异常,有无思维活动、记忆能力等障碍等认知感受形态。

5.实验室及其他辅助检查结果

其包括最近进行的辅助检查的客观资料,如实验室检查、X线、病理检查等。

6.心理方面的资料

其包括对疾病的认知和态度、康复的信心,病后情绪、心理感受、应对能力等变化。

7.社会方面的资料

其包括就业状态、角色问题和社交状况;有无重大生活事件,支持系统状况等;有无宗教信仰;享受的医疗保健待遇等。

(三)资料的分类

1.按照资料的来源划分

其包括主观资料和客观资料:主观资料指患者对自己健康问题的体验和认识。包括患者的知觉、情感、价值、信念、态度、对个人健康状态和生活状况的感知。主观资料的来源可以是患者本人,也可以是患者家属或对患者健康有重要影响的人。客观资料指检查者通过观察、会谈、体格检查和实验等方法得到或被检测出的有关患者健康状态的资料。客观资料获取是否全面和准确主要取决于检查者是否具有敏锐的观察能力及丰富的临床经验。

当护士收集到主观资料和客观资料后,应将两方面的资料加以比较和分析,可互相证实资料的准确性。

2.按照资料的时间划分

包括既往资料和现时资料:既往资料是指与服务对象过去健康状况有关的资料,包括既往病史、治疗史、过敏史等。现时资料是指与服务对象现在发生疾病有关的状况,如现在的体温、脉搏、呼吸、血压、睡眠状况等。

护士在收集资料时,需要将既往资料和现时资料结合起来分析。

(四)收集资料的方法

1.观察

观察是指护理人员运用视、触、叩、听、嗅等感官获得患者、家属及患者所处环境的信息并进行分析判断,是收集有关服务对象护理资料的重要方法之一。观察贯穿在整个评估过程中,可以与交谈同时进行。护士应及时、敏锐、连续地对服务对象进行观察,如患者出现面容痛苦,呈强迫体位,就提示患者是否有疼痛,由此进一步询问持续时间、部位、性质等。观察作为一种技能,护理人员在实践中需要不断培养和锻炼,以期得到发展和提高。

2.交谈

护患之间的交谈是一种有目的的医疗活动,使护理人员获得有关患者的资料和信息。一般可分为两种。

(1)正式交谈:是指事先通知患者,有目的、有计划地交谈,如入院后的采集病史。

(2)非正式交谈:是指护士在日常护理工作中与患者随意自然地交谈,不明确目的,不规定主题、时间,是一种开放式交流,以便及时了解到服务对象的真实想法和心理反应。交谈时护士应注意沟通技巧的运用,对一些敏感性话题应注意保护患者的隐私。

3.护理体检

护理人员运用体检技能,为护理对象进行系统的身体评估,获取与护理有关的生命体征、身高、体重等,以便收集与护理诊断、护理计划有关的患者方面的资料,及时了解病情变化和发现护理对象的健康问题。

4.阅读

其包括查阅护理对象的医疗病历、各种护理记录及实验室和辅助检查结果,以及有关文献等。也可以用心理测量及评定量表对服务对象进行心理社会评估。

二、整理资料

为了避免遗漏和疏忽相关和有价值的资料,得到完整全面的资料,常依据某个护理理论模式设计评估表格,护理人员依据表格全面评估,整理资料。

(一)按功能性健康形态整理分类

1.健康感知-健康管理形态

其指服务对象对自己健康状态的认识和维持健康的方法。

2.营养代谢形态

其包括食物的利用和摄入情况。如营养、液体、组织完整性、体温调节及生长发育等的需求。

3.排泄形态

其主要指肠道、膀胱的排泄状况。

4.活动-运动形态

其包括运动、活动、休闲与娱乐状况。

5.睡眠-休息形态

其指睡眠、休息及精神放松的状况。

6.认知-感受形态

其包括与认知有关的记忆、思维、解决问题和决策及与感知有关的视、听、触、嗅等功能。

7.角色-关系形态

其包括家庭关系、社会中角色及人际关系的互动情况。

8.自我感受-自我概念形态

其指服务对象对于自我价值与情绪状态的信念与评价。

9.性-生殖形态

其主要指性发育、生殖器官功能及对性的认识。

10.应对-压力耐受形态

其指服务对象压力程度、应对与调节压力的状况。

11.价值-信念形态

其指服务对象的思考与行为的价值取向和信念。

(二)按马斯洛需要层次进行整理分类

1.生理需要

体温39 ℃,心率120次/分,呼吸32次/分,腹痛等。

2.安全的需要

对医院环境不熟悉,夜间睡眠需开灯,手术前精神紧张,走路易摔倒等。

3.爱与归属的需要

患者害怕孤独,希望有亲友来探望等。

4.尊重与被尊重的需要

如患者说,"我现在什么事都不能干了""你们应该征求我的意见"等。

5.自我实现的需要

担心住院会影响工作、学习,有病不能实现自己的理想等。

(三)按北美护理诊断协会的人类反应形态分类

(1)交换:包括营养、排泄、呼吸、循环、体温、组织的完整性等。

(2)沟通:主要指与人沟通交往的能力。

(3)关系:指社交活动、人物角色等。

(4)价值:包括个人的价值观、信念、宗教信仰、人生观及精神状况。

(5)选择:包括应对能力、判断能力及寻求健康所表现的行为。

(6)移动:包括活动能力、休息、睡眠、娱乐及休闲状况,日常生活自理能力等。

(7)知识:包括自我概念,感知和意念;包括对健康的认知能力、学习状况及思考过程。

(8)感觉:包括个人的舒适、情感和情绪状况。

三、分析资料

(一)检查有无遗漏

将资料进行整理分类之后,应仔细检查有无遗漏,并及时补充,以保证资料的完整性及准确性。

(二)与正常值比较

收集资料的目的在于发现护理对象的健康问题。因此护士应掌握常用的正常值,将所收集到的资料与正常值进行比较,并在此基础上进行综合分析,以发现异常情况。

(三)评估危险因素

有些资料虽然目前还在正常范围,但是由于存在危险因素,若不及时采取预防措施,以后很可能会出现异常,损害服务对象的健康。因此,护士应及时收集资料评估这些危险因素。

护理评估通过收集服务对象的健康资料,对资料进行组织、核实和分析,确认服务对象对现存的或潜在的健康问题或生命过程的反应,为作出护理诊断和进一步制订护理计划奠定了基础。

四、资料的记录

(一)原则

书写全面、整洁、简练、流畅,客观资料运用医学术语,避免使用笼统、模糊的词,主观资料尽量引用护理对象的原话。

(二)记录格式

根据资料的分类方法,根据各医院,甚至各病区的特点自行设计,多采用表格式记录。与患者第一次见面收集到的资料记录称为入院评估,要求详细、全面,是制订护理计划的依据,一般要求入院后 24 小时内完成。住院期间根据患者病情天数,每天或每班记录,反映了患者的动态变化,用以指导护理计划的制订、实施、评价和修订。

(刘秀梅)

第二节 护 理 诊 断

护理诊断是护理程序的第二个步骤,是在评估的基础上对所收集的健康资料进行分析,从而确定服务对象的健康问题及引起健康问题的原因。护理诊断是一个人生命过程中的生理、心理、社会文化发展及精神方面健康状况或问题的一个简洁、明确的说明,这些问题都是属于护理职责范围之内,能够用护理的方法解决的问题。

一、护理诊断的概念

1990 年,北美护理诊断协会(NANDA)提出并通过了护理诊断的定义:护理诊断是关于个人、家庭、社区对现存或潜在的健康问题及生命过程反应的一种临床判断,是护士为达到预期的结果选择护理措施的基础。

二、护理诊断的组成部分

护理诊断有四个组成部分:名称、定义、诊断依据和相关因素。

(一)名称

名称是对服务对象健康状况的概括性的描述。应尽量使用 NANDA 认可的护理诊断名称,以有利于护士之间的交流和护理教学的规范。常用改变、受损、缺陷、无效或低效等特定描述语。例如排便异常、便秘、有皮肤完整性受损的危险。

(二)定义

定义是对名称的一种清晰的、正确的表达,并以此与其他诊断相鉴别。一个诊断的成立必须符合其定义特征。有些护理诊断的名称虽然十分相似,但仍可从定义中发现彼此的差异。例如压力性尿失禁的定义是个人在腹内压增加时立即无意识地排尿的一种状态。反射性尿失禁的定义是个体在没有要排泄或膀胱满胀的感觉下可以预见的不自觉地排尿的一种状态。虽然两者都是尿失禁,但前者的原因是腹内压增高,后者的原因是无法抑制的膀胱收缩。因此,确定诊断时必须认真区别。

(三)诊断依据

诊断依据是作出护理诊断的临床判断标准。诊断依据常常是患者所具有的一组症状和体征,以及有关病史,也可以是危险因素。对于潜在的护理诊断,其诊断依据则是原因本身(危险因素)。

诊断依据依其在特定诊断中的重要程度分为主要依据和次要依据。

1.主要依据

主要依据是指形成某一特定诊断所应具有的一组症状和体征及有关病史,是诊断成立的必要条件。

2.次要依据

次要依据是指在形成诊断时,多数情况下会出现的症状、体征及病史,对诊断的形成起支持作用,是诊断成立的辅助条件。

例如,便秘的主要依据是粪便干硬,每周排大便不到三次,次要依据是肠鸣音减少,自述肛门部有压力和胀满感,排大便时极度费力并感到疼痛,可触到肠内嵌塞粪块,并感觉不能排空。

(四)相关因素

相关因素是指造成服务对象健康状况改变或引起问题产生的情况。常见的相关因素包括以下几个方面。

1.病理生理方面的因素

其指与病理生理改变有关的因素。例如体液过多的相关因素可能是右心衰竭。

2.心理方面的因素

其指与服务对象的心理状况有关的因素。例如活动无耐力可能是由疾病后服务对象处于较严重的抑郁状态引起。

3.治疗方面的因素

其指与治疗措施有关的因素(用药、手术创伤等)。例如语言沟通障碍的相关因素可能是使用呼吸机时行气管插管。

4.情景方面的因素

其指环境、情景等方面的因素(陌生环境、压力刺激等)。例如睡眠形态紊乱可能与住院后环境改变有关。

5.年龄因素

其指在生长发育或成熟过程中与年龄有关的因素。如婴儿、青少年、中年、老年各有不同的生理、心理特征。

(刘秀梅)

第三节 护理计划

制订护理计划是如何解决护理问题的一个决策过程,计划是对患者进行护理活动的指南,是针对护理诊断制订具体护理措施来预防、减轻或解决有关问题。其目的是确认护理对象的护理目标及护士将要实施的护理措施,使患者得到合适的护理,保持护理工作的连续性,促进医护人员的交流和利于评价。制订计划包括四个步骤。

一、排列护理诊断的优先顺序

一般情况下,患者可以存在多个护理诊断,为了确定解决问题的优先顺序,根据问题的轻重缓急合理安排护理工作,需要对这些护理诊断包括合作性问题进行排序。

(一)排列护理诊断

一个患者可同时有多个护理问题,制订计划时应按其重要性和紧迫性排出主次,一般把威胁最大的问题放在首位,其他的依次排列,这样护士就可根据轻、重、缓、急有计划地进行工作,通常可按如下顺序排列。

1.首优问题

首优问题是指会威胁患者生命,需立即行动去解决的问题。如清理呼吸道无效、气体交换受阻等。

2.中优问题

中优问题是指虽不会威胁患者生命,但能导致身体上的不健康或情绪上变化的问题,如活动无耐力、皮肤完整性受损、便秘等。

3.次优问题

次优问题指人们在应对发展和生活中变化时所产生的问题。这些问题往往不是很紧急,如营养失调、知识缺乏等。

(二)排序时应该遵循的原则

(1)按马斯洛的人类基本需要层次论进行排列,优先解决生理需要。这是最常用的一种方法。生理需要是最低层次的需要,也是人类最重要的需要,一般来说,影响了生理需要满足的护理问题,对生理功能的平衡状态威胁最大的护理问题是需要优先解决的护理诊断。如与空气有关的"气体交换障碍""清理呼吸道无效"、与水有关的"体液不足"、与排泄有关的"尿失禁""尿潴留"等。

具体的实施步骤可以按以下方法进行:首先列出患者的所有护理诊断,将每一诊断归入五个需要层次,然后由低到高排列出护理诊断的先后顺序。

(2)考虑患者的需求。马斯洛的理论为护理诊断的排列提供了一个普遍原则,但由于护理对象的复杂性、个体性,相同的需求对不同的人,其重要性可能不同。因此,在无原则冲突的情况下,可与患者协商,尊重患者的意愿,考虑患者认为最重要的问题予以优先解决。

(3)现存的问题优先处理,但不要忽视潜在的和有危险的问题。有时它们常常也被列为首要问题而需立即采取措施或严密监测。

二、制订预期目标

预期目标是指通过护理干预,护士期望患者达到的健康状态或在行为上的改变。其目的是指导护理措施的制订。预期目标不是护理行为,但能指导护理行为,并作为对护理效果进行评价的标准。每一个护理诊断都要有相应的目标。

(一)预期目标的制订

1.目标的陈述公式

时间状语+主语+(条件状语)+谓语+行为标准。

(1)主语:是指患者或患者身体的任何一部分,如体温、体重、皮肤等,有时在句子中省略了主语,但句子的逻辑主语一定是患者。

(2)谓语:指患者将要完成的行动,必须用行为动词来说明。

(3)行为标准:主语进行该行动所达到的程度。

(4)条件状语:指患者完成该行为时所处的特定条件。如"拄着拐杖"行走50 m。

(5)时间状语:是指主语应在何时达到目标中陈述的结果,即何时对目标进行评价,这一部分的重要性在于限定了评价时间,可以督促护士尽心尽力地帮助患者尽快达到目标,评价时间的确定,往往需要根据临床经验和患者的情况来确定。

2.预期目标的种类

根据实现目标所需时间的长短可将护理目标分为短期目标和长期目标两大类。

(1)短期目标:指在相对较短的时间内要达到的目标(一般指一周内),适合于病情变化快、住院时间短的患者。

（2）长期目标：指需要相对较长时间才能实现的目标（一般指一周以上甚至数月）。

长期目标是需要较长时间才能实现的，范围广泛；短期目标则是具体达到长期目标的台阶或需要解决的主要矛盾。如下肢骨折患者，其长期目标是"三个月内恢复行走功能"，短期目标分别为"第一个月借助双拐行走""第二个月借助手杖行走""第三个月逐渐独立行走"。短期目标与长期目标互相配合、呼应。

（二）制订预期目标的注意事项

（1）目标的主语一定是患者或患者的一部分，而不能是护士。目标是期望患者接受护理后发生的改变，达到的结果，而不是护理行动本身或护理措施。

（2）一个目标中只能有一个行为动词。否则在评价时，如果患者只完成了一个行为动词的行为标准就无法判断目标是否实现。另外行为动词应可观察和测量，避免使用含糊的不明确的词语；可运用下列动词：描述、解释、执行、能、会、增加、减少等，不可使用含糊不清、不明确的词，如了解、掌握、好、坏、尚可等。

（3）目标陈述的行为标准应具体，以便于评价。有具体的检测标准；有时间限度；由护患双方共同制订。

（4）目标必须具有现实性和可行性，要在患者的能力范围之内，要考虑其身体心理状况、智力水平、既往经历及经济条件。目标完成期限的可行性，目标结果设定的可行性。患者认可，乐意接受。

（5）目标应在护理工作所能解决范围之内，并要注意医护协作，即与医嘱一致。

（6）目标陈述要针对护理诊断，一个护理诊断可有多个目标，但一个目标不能针对多个护理诊断。

（7）应让患者参与目标的制订，这样可使患者认识到对自己的健康负责不仅是医护人员的责任，也是患者的责任，护患双方应共同努力以保证目标的实现。

（8）关于潜在并发症的目标，潜在并发症是合作性问题，护理措施往往无法阻止其发生，护士的主要任务在于监测并发症的发生或发展。潜在并发症的目标陈述为护士能及时发现并发症的发生并积极配合处理。如"潜在并发症：心律失常"的目标是"护士能及时发现心律失常的发生并积极配合抢救"。

三、制订护理措施

护理措施是护士为帮助患者达到预定目标而制订的具体方法和内容。规定了解决健康问题的护理活动方式与步骤。是一份书面形式的护理计划，也可称为"护嘱"。

（一）护理措施的类型

护理措施可分为依赖性护理措施、协作性护理措施和独立性护理措施三类。

1.依赖性的护理措施

即来自医嘱的护理措施，它描述了贯彻医疗措施的行为。如医嘱"每晨测血压1次""每小时巡视患者1次"。

2.协作性护理措施

协作性护理措施是护士与其他健康保健人员相互合作采取的行动。如患者出现营养失调，高于机体的需要量的问题时，为帮助患者达到理想体重的目标，需要和营养师一起协商、讨论、制订护理措施。

3.独立性护理措施

独立性护理措施是护士根据所收集的资料,凭借自己的知识、经验、能力,独立思考、判断后作出的决策,是在护理职责范围内。这类护理措施完全由护士设计并实施,不需要医嘱。如长期卧床患者存在"有皮肤破损的危险",护士每天定时给患者翻身、按摩受压部位皮肤,温水擦拭等措施都是独立性护理措施。

(二)护理措施的构成

完整的护理措施计划应包括护理观察措施、行动措施、教育措施三部分。如护理诊断为胸痛,与心肌缺血、缺氧致心肌坏死有关,护理目标为24小时内患者主诉胸痛程度减轻,应制订的护理措施如下。

1.观察措施

(1)观察疼痛的程度和缓解情况。

(2)观察患者心律、心率、血压的变化。

2.行动措施

(1)给予持续吸氧,2～4 L/min。(依赖性护理措施)

(2)遵医嘱持续静脉点滴硝酸甘油15滴/分。(依赖性护理措施)

(3)协助床上进食、洗漱、大小便。(独立性护理措施)

3.教育措施

(1)教育患者绝对卧床休息。

(2)保持情绪稳定。

(三)制订护理措施应注意的注意事项

1.针对性

护理措施针对护理目标制订,一般一个护理目标可通过几项措施来实现,措施应针对目标制订,否则即使护理措施没有错误,也无法促使目标实现。

2.可行性

护理措施要切实可行,措施制订时要考虑以下情况。

(1)患者的身心问题:这也是整体护理中所强调的要为患者制订个体化的方案。措施要符合患者的年龄、体力、病情、认知情况及患者自己对改变目前状况的愿望等。如对老年患者进行知识缺乏的健康教育时,让患者短时间内记忆很多教育内容是困难的。护理措施必须是患者乐于接受的。

(2)护理人员的情况:护理人员的配备及专业技术、理论知识水平和应用能力等是否能胜任所制订的护理措施。

(3)医院设施、设备。

3.科学性

护理措施应基于科学的基础上,每项护理措施都应有措施依据,措施依据来自护理科学及相关学科的理论知识。禁止将没有科学依据的措施用于患者。护理措施的前提是一定要保证患者的安全。

4.一致性

护理措施不应与其他医务人员的措施相矛盾,否则容易使患者不知所措,并造成不信任感,甚至可能威胁患者安全。制订护理措施时应参阅其他医务人员的病历记录、医嘱,意见不一致时应共同协商,达成一致。

5.指导性

护理措施应具体,有指导性,不仅使护理同一患者的其他护士很容易地执行措施,也有利于患者。如对于体液过多需进食低盐饮食的患者,正确的护理措施如下。

(1)观察患者的饮食是否符合低盐要求。

(2)告诉患者和家属每天摄盐<5 g。含钠多的食物除咸味食品外,还包括发面食品、碳酸饮料、罐头食品等。

(3)教育患者及家属理解低盐饮食的重要性等。

不具有指导性的护理措施:①嘱患者每天摄盐量<5 g。②嘱患者不要进食含钠多的食物。

四、护理计划成文

护理计划成文是将护理诊断、目标、护理措施以一定的格式记录下来而形成的护理文件。不仅为护理程序的下一步实施提供了指导,也有利于护士之间及护士与其他医务人员之间的交流。护理计划的书写格式,因不同的医院有各自具体的条件和要求,所以书写格式也是多种多样的,大致包括日期、护理诊断、目标、措施、效果评价几项内容。

护理计划应体现个体差异性,一份护理计划只对一个患者的护理活动起作用。护理计划还应具有动态发展性,随着患者病情的变化,护理的效果而调整。

（王洪芳）

第四节　护　理　实　施

实施是为达到护理目标而将计划中各项措施付诸行动的过程。实施的质量如何与护士的专业知识、操作技能和人际沟通能力三方面的水平有关。实施过程中的情况应随时用文字记录下来。

实施过程包括实施前准备、实施和实施后记录三个部分,一般来讲,实施应发生于护理计划完成之后,但在某些特殊情况下,如遇到急诊患者或病情突变的住院患者,护士只能先在头脑中迅速形成一个初步的护理计划并立即采取紧急救护措施,事后再补上完整的护理计划。

一、实施前的准备

护士在执行护理计划之前,为了保证护理效果,应思考安排以下几个问题,即"五个 W"。

(一)谁去做

对需要执行的护理措施进行分类和分工,确定护理措施是由护士做,还是辅助护士做;哪一级别或水平的护士做;是一个护士做,还是多个护士做。

(二)做什么

进一步熟悉和理解计划,执行者对计划中每一项措施的目的、要求、方法和时间安排应了如指掌,以确保措施的落实,并使护理行为与计划一致。此外,护士还应理解各项措施的理论基础,保证科学施护。

(三)怎样做

(1)分析所需要的护理知识和技术:护士必须分析实施这些措施所需要的护理知识和技术,如操作程序或仪器设备使用的方法,若有不足,则应复习有关书籍或资料,或向其他有关人员求教。

(2)明确可能会发生的并发症及其预防:某些护理措施的实施有可能对患者产生一定程度的损伤。护士必须充分预想可能发生的并发症,避免或减少对患者的损伤,保证患者的安全。

(3)如患者情绪不佳,合作性差,那么需要考虑如何使措施得以顺利进行。

(四)何时做

实施护理措施的时间选择和安排要恰当,护士应该根据患者的具体情况、要求等多方面因素来选择执行护理措施的时机,例如健康教育的时间,应该选择在患者身体状况良好、情绪稳定的情况下进行以达到预期的效果。

(五)何地做

确定实施护理措施的场所,以保证措施的顺利实施。在健康教育时应选择相对安静的场所;对涉及患者隐私的操作,更应该注意选择环境。

二、实施

实施是护士运用操作技术、沟通技巧、观察能力、合作能力和应变能力去执行护理措施的过程。在实施阶段,护理的重点是落实已制订的措施,执行医嘱、护嘱,帮助患者达到护理目标,解决问题。在实施中必须注意既要按护理操作常规规范化地实施每一项措施,又要注意根据每个患者的生理、心理特征个性化地实施护理。

实施是评估、诊断和计划阶段的延续,需随时注意评估患者的病情及患者对护理措施的反应及效果,努力使护理措施满足患者的生理、心理需要、促进疾病的康复。

三、实施后的记录

实施后,护士要对其所执行的各种护理措施及患者的反应进行完整、准确的文字记录,即护理病历中的护理病程记录,以反映护理效果,为评价做好准备。

记录可采用文字描述或填表,在相应项目上打"√"的方式。常见的记录格式有 PIO 记录方式,PIO 即由问题(problem,P)、措施(intervention,I)、结果(outcome,O)组成。"P"的序号要与护理诊断的序号一致并写明相关因素,可分别采用 PES、PE、SE 三种记录方式。"I"是指与 P 相对应的已实施的护理措施。即做了什么,但记录并非护理计划中所提出的全部护理措施的罗列。

"O"是指实施护理措施后的结果。可出现两种情况:一种结果是当班问题已解决;另一种结果是当班问题部分解决或未解决,若措施适当,由下一班负责护士继续观察并记录;若措施不适宜,则由下一班负责护士重新修订并制订新的护理措施。

记录是一项很重要的工作,其意义在于:①可以记录患者住院期间接受护理照顾的全部经过;②有利于其他医护人员了解情况;③可作为护理质量评价的一个内容;④可为以后的护理工作提供资料;⑤护士辛勤工作的最好证明。

(王洪芳)

第五节 护 理 评 价

评价是有计划的、系统地将患者的健康现状与确定的预期目标进行比较的过程。评价是护理程序的第五步,但实际上它贯穿于整个护理程序的各个步骤,如评估阶段,需评估资料收集是否完全,收集方法是否正确;诊断阶段,需评价诊断是否正确,有无遗漏,是否是以收集到的资料为依据;计划阶段,需评价护理诊断的顺序是否合适,目标是否可行,措施是否得当;实施阶段,需评价措施是否得到准确执行,执行效果如何等。评价虽然位于程序的最后一步,但并不意味着护理程序的结束,相反,通过评价发现新问题,重新修订计划,从而使护理程序循环往复地进行下去。护理评价包括以下几个步骤。

一、收集资料

收集有关患者目前健康状态的资料,资料涉及的内容与方法同第二节评估部分的相应内容。

二、评价目标是否实现

评价的方法是将患者目前健康状态的资料与计划阶段的预期目标相比较,以判断目标是否实现。经分析可得出 3 种结果:①目标已达到;②部分达到目标;③未能达到目标。

如预定的目标为"一个月后患者拄着拐杖行走 50 m",一个月后评价结果如下。

(1)患者能行走 50 m——目标达到。

(2)患者能行走 30 m——目标部分达到。

(3)患者不能行走——目标未达到。

三、重审护理计划

对护理计划的调整包括以下几种方式。

(一)停止

重审护理计划时,对目标已经达到,问题已经解决的,停止采取措施,但应进一步评估患者可能存在的其他问题。

(二)继续

问题依然存在,计划的措施适宜,则继续执行原计划。

(三)修订

对目标部分实现或目标未实现的原因要进行探讨和分析,并重审护理计划,对诊断、目标和措施中不适当的内容加以修改,应考虑下述问题:收集的资料是否准确和全面;护理问题是否确切;所定目标是否现实;护理措施设计是否得当及执行是否有效,患者是否配合等。

护理程序作为一个开放系统,患者的健康状况是一个输入信息,通过评估、计划和实施,输出患者健康状况的信息,经过护理评价结果来证实计划是否正确。如果患者尚未达到健康目标,则需要重新收集资料、修改计划,直到患者达到预期的目标,护理程序才告停止。因此,护理程序是一个周而复始,无限循环的系统工程。

　　护理程序是一种系统地解决问题的程序,是护士为患者提供护理照顾的方法,应用护理程序可以保证护士给患者提供有计划、有目的、高质量、以患者为中心的整体护理。因此它不仅适用于医院临床护理、护理管理,同时它还适用于其他护理实践,如社区护理、家庭护理、大众健康教育等,是护理专业化的标志之一。

（王洪芳）

第三章　基础护理操作技术

第一节　鼻　饲

一、目的

对病情危重、昏迷、不能经口或不愿正常摄食的患者,通过胃管供给患者所需的营养、水分和药物,维持机体代谢平衡,保证蛋白质和热量的供给需求,维持和改善患者的营养状况。

二、准备

(一)物品准备

治疗盘内:一次性无菌鼻饲包1套(硅胶胃管1根、弯盘1个、压舌板1个、50 mL注射器1具、润滑剂、镊子2把、治疗巾1条、纱布5块),治疗碗2个,弯血管钳1把,棉签适量,听诊器1副,鼻饲流质液(38~40 ℃)200 mL,温开水适量,手电筒1个,调节夹1个(夹管用),松节油,漱口液,毛巾。慢性支气管炎患者视情况备镇静药、氧气。

治疗盘外:安全别针1个,夹子或橡皮圈1个,卫生纸适量。

(二)患者、护理人员及环境准备

患者了解鼻饲目的、方法、注意事项及配合要点。调整情绪,指导或协助患者摆好体位。护理人员应衣帽整齐,修剪指甲,洗手,戴口罩。环境安静、整洁、光线、温湿度适宜。

三、评估

(1)评估患者病情、治疗情况、意识、心理状态及合作度。

(2)评估患者鼻腔状况,有无鼻中隔偏曲、息肉,鼻黏膜有无水肿、炎症等。

(3)向患者解释鼻饲的目的、方法、注意事项及配合要点。

四、操作步骤

(1)确认患者并了解病情,向患者解释鼻饲目的,过程及方法。

(2)备齐用物,携至床旁核对床头卡、医嘱、饮食卡,核对流质饮食:种类、量、性质、温度、质量。

(3)患者如有义齿、眼镜应协助取下,妥善存放。防止义齿脱落误吞吐食管或落入气管引起

窒息。插管时由于刺激可致流泪,取下眼镜便于擦除。

(4)取半坐位或坐位,可减轻胃管通过咽喉部时引起的咽反射,利于胃管插入。无法坐起者取右侧卧位,昏迷患者取去枕平卧位,头向后仰可避免胃管误入气管。

(5)将治疗巾围于患者颌下,保护患者衣服和床单,弯盘、毛巾放置于方便易取处。

(6)观察鼻孔是否通畅,黏膜有无破损,清洁鼻腔,选择通畅一侧便于插管。

(7)准备胃管测量胃管插入的长度,成人插入长度为45～55 cm,一般取发际至胸骨剑突处或鼻尖经耳垂至胸骨剑突处,并做标记,倒润滑剂于纱布上少许,润滑胃管前段10～20 cm,减少插管时的摩擦阻力。

(8)左手持纱布托住胃管,右手持镊子夹住胃管前端,沿选定侧鼻孔缓缓插入,插管时动作轻柔,镊子前端勿触及鼻黏膜,以防损伤,当胃管插入10～15 cm通过咽喉部时,如为清醒患者指导其做吞咽动作及深呼吸,随患者做吞咽动作及深呼吸时顺势将胃管向前推进胃管,直至标记处。如为昏迷患者,将患者头部托起,使下颌靠近胸骨柄,可增大咽喉部通道的弧度,便于胃管顺利通过,再缓缓插入胃管至标记处。若插管时患者恶心、呕吐感持续,用手电筒、压舌板检查口腔咽喉部有无胃管盘曲卡住。如患者有呛咳、发绀、喘息、呼吸困难等误入气管现象,应立即拔管。休息后再次插管。

(9)确认胃管在胃内,用胶布交叉胃管固定于鼻翼和面颊部。验证胃管在胃内的三种方法:①打开胃管末端胶塞连接注射器于胃管末端抽吸,抽出胃液即可证实胃管在胃内。②置听诊器于患者胃区,快速经胃管向胃内注入10 mL空气,同时在胃部听到气过水声,即表示已插入胃内。③将胃管末端置于盛水的治疗碗内,无气泡溢出。

(10)灌食:连接注射器于胃管末端,先回抽见有胃液,再注入少量温开水,可润滑管壁,防止喂食溶液黏附于管壁,然后缓慢灌注鼻饲液或药液等。鼻饲液温度为38～40 ℃,每次鼻饲量不应超过200 mL,间隔时间不少于2小时,新鲜果汁应与奶液分别灌入,防止凝块产生。鼻饲结束后,再次注入温开水20～30 mL冲洗胃管,避免鼻饲液积存于管腔中而变质,造成胃肠炎或堵塞管腔。鼻饲过程中,避免注入空气,以防造成腹胀。

(11)胃管末端胶塞:塞上如无胶塞可反折胃管末端,用纱布包好,橡皮圈系紧,用别针将胃管固定于大单,枕旁或患者衣领处防止灌入的食物反流和胃管脱落。

(12)协助患者清洁口腔,鼻孔,整理床单位,嘱患者维持原卧位20～30分钟,防止发生呕吐,促进食物消化、吸收。长期鼻饲者应每天进行口腔护理。

(13)整理用物,并清洁,消毒,备用。鼻饲用物应每天更换消毒,协助患者擦净面部,取舒适卧位。

(14)洗手,记录。记录插管时间、鼻饲液种类、量及患者反应等。

五、拔管

停止鼻饲或长期鼻饲需要更换胃管时进行拔管。

(1)携用物至床前,说明拔管的原因,并选择末次鼻饲结束时拔管。

(2)置弯盘于患者颌下,夹紧胃管末端放于弯盘内,防止拔管时液体反流,胃管内残留液体滴入气管。揭去固定胶布用松节油擦去胶布痕迹,再用清水擦洗。

(3)嘱患者深呼吸,在患者缓缓呼气时稍快拔管,到咽喉处快速拔出。

(4)将胃管放入弯盘中,移出患者视线,避免患者产生不舒服的感觉。

(5)清洁患者面部、口腔及鼻腔,帮助患者漱口,取舒适卧位。

(6)整理床单位,清理用物。

(7)洗手,记录拔管时间和患者反应。

六、注意事项

(1)注入药片时应充分研碎,全部溶解方可灌注。多种药物灌注时,应将药物分开灌注,每种药物之间用少量温开水冲洗一次,注意药物配伍禁忌。

(2)插胃管时护士与患者进行有效沟通,缓解紧张度。

(3)插管动作要轻稳,尤其是通过食管三个狭窄部位时(环状软骨水平处,平气管分叉处,食管通过膈肌处)以免损伤食管黏膜。

(4)每次鼻饲前应检查胃管是否在胃内及是否通畅,并用少量温开水冲管后方可进行喂食,鼻饲完毕后再次注入少量温开水,防止鼻饲液凝结。注入鼻饲液的速度要缓慢,以免引起患者不适。

(5)鼻饲液应现配现用,已配制好的暂不用时,应放在 4 ℃以下的冰箱内保存,保证 24 小时内用完,防止长时间放置变质。

(6)长期鼻饲者应每天进行两次口腔护理,并定期更换胃管,普通胃管每周更换一次,硅胶胃管每个月更换一次,聚氨酯胃管 2 个月更换一次。更换胃管时应于当晚最后一次喂食后拔出,翌日晨从另一侧鼻孔插入胃管。

(7)每次灌注前或间隔 4~8 小时应抽胃内容物,检查胃内残留物的量。如残留物的量大于灌注量的 50%,说明胃排空延长,应告知医师采取措施。

(王亚楠)

第二节 氧 疗

供氧装置:氧气筒和管道氧气装置。

给氧方法:鼻导管给氧、氧气面罩给氧及高压给氧。

氧气面罩给氧适于长期使用氧气,患者严重缺氧、神志不清,病情较重者,氧气面罩吸入氧分数最高可达 90%,但由于气流及无法及时喝水,常会造成口腔干燥、沟通及谈话受限。而双侧鼻导管给氧则没有这些问题。鼻导管给氧方法又分单侧鼻导管给氧法和双侧鼻导管给氧法。

吸氧方式的选择:严重缺氧但无二氧化碳潴留者,宜采用面罩吸氧(吸入氧分数最高可达90%);缺氧伴有二氧化碳潴留者可用双侧鼻导管吸氧。

一、目的

提高动脉血氧分压和动脉血氧饱和度,增加动脉血氧含量,纠正各种因素导致的缺氧状态,促进组织新陈代谢,维持机体正常生命活动。

根据呼吸衰竭的类型及缺氧的严重程度,选择给氧方法和吸入氧分数。Ⅰ型呼吸衰竭:PaO_2 在 6.7~8.0 kPa(50~60 mmHg),$PaCO_2 < 6.7$ kPa(50 mmHg),应给予中流量(2~

4 L/min)吸氧,吸入氧浓度(>35%)。Ⅱ型呼吸衰竭:PaO_2在 5.3~6.7 kPa(40~50 mmHg),$PaCO_2$正常,间断给予高流量(4~6 L/min)高浓度(>50%)吸氧,若 PaO_2>9.3 kPa(70 mmHg),应逐渐降低吸氧浓度,防止长期吸入高浓度氧引起中毒。

二、准备

(一)用物准备

1.治疗盘外

氧气装置一套包括氧气筒(管道氧气装置无)、氧气流量表装置、扳手、用氧记录单、笔、安全别针。

2.治疗盘内

橡胶管、湿化瓶、无菌容器内盛一次性双侧鼻导管或一次性吸氧面罩、消毒玻璃接管、无菌持物镊、无菌纱布缸、治疗碗内盛蒸馏水、弯盘、棉签、胶布、松节油。

3.氧气筒

氧气筒顶部有一总开关,控制氧气的进出。氧气筒颈部的侧面,有一气门与氧气表相连,是氧气自氧气瓶中输出的途径。

4.氧气流量表装置

由压力表、减压阀、安全阀、流量表和湿化瓶组成。压力表测量氧气筒内的压力。减压阀是一种自动弹簧装置,将氧气筒流出的氧压力减至 2~3 kg/cm²(0.2~0.3 mPa),使流量平稳安全。当氧流量过大、压力过高时,安全阀内部活塞自行上推,过多的氧气由四周小孔流出,确保安全。流量表是测量每分钟氧气的流量,流量表内有浮标上端平面所指的刻度,可知氧气每分钟的流出量。湿化瓶内盛 1/3~1/2 蒸馏水、凉开水、20%~30%乙醇(急性肺水肿患者吸氧时用,可降低肺泡内泡沫的表面张力,使泡沫破裂,扩大气体和肺泡壁接触面积使气体易于弥散,改善气体交换功能),通气管浸入水中,湿化瓶出口与鼻导管或面罩相连,湿化氧气。

5.装表

把氧气放在氧气架上,打开总开关放出少量氧气,快速关上总开关,此为吹尘(为防止氧气瓶上灰尘吹入氧气表内)。然后将氧气表向后稍微倾斜置于气阀上,用手初步旋紧固定然后再用扳手旋紧螺帽,使氧气表立于氧气筒旁,按湿化瓶,打开氧气检查氧气装置是否漏气,氧气输出是否通畅后,关闭流量表开关,推至病床旁备用。

(二)患者、护理人员及环境准备

患者了解吸氧目的、方法、注意事项及配合要点。取舒适体位,调整情绪。护理人员应衣帽整齐,修剪指甲,洗手,戴口罩。环境安静、整洁,光线、温湿度适宜,远离火源。

三、操作步骤

(1)携用物至病床旁,再次核对患者。

(2)用湿棉签清洁患者双侧鼻腔,清除鼻腔分泌物。

(3)连接鼻导管及湿化瓶的出口。调节氧流量,轻度缺氧 1~2 L/min,中度缺氧 2~4 L/min,重度缺氧 4~6 L/min,氧气筒内的氧气流量=氧气筒容积(L)×压力表指示的压力(kg/cm)/1 kg/cm²。

(4)鼻导管插入患者双侧鼻腔约 1 cm,鼻导管环绕患者耳部向下放置,动作轻柔,避免损伤黏膜、根据情况调整长度。

（5）停止用氧时，首先取下鼻导管（避免误操作引起肺组织损伤），安置患者于舒适体位。

（6）关流量表开关，关氧气筒总阀，再开流量表开关，放出余气，再关流量表开关，最后砌表（中心供氧装置，取下鼻导管后，直接关闭流量表开关）。

（7）处理用物，预防交叉感染。

（8）记录停止用氧时间及效果。

四、注意事项

（1）用氧时认真做好四防：防火、防震、防热、防油。

（2）禁用带油的手进行操作，氧气和螺旋口禁止上油。

（3）氧气筒内氧气不能用完，压力表指针应＞0.5 mPa。

（4）防止灰尘进入氧气瓶，避免充氧时引起爆炸。

（5）长期、高浓度吸氧者观察患者有无胸骨后烧热感、干咳、恶心呕吐、烦躁及进行性呼吸困难加重等氧中毒现象。

（6）长期吸氧，吸氧浓度应＜40%。氧气浓度与氧流量的关系：吸氧浓度（%）＝21+4×氧气流量（L/min）。

（王亚楠）

第三节　冷热疗法

一、温水擦浴

（一）目的

适合体温在39.5 ℃以上，伴有寒战、四肢末梢厥冷的患者，可以减少血管收缩，迅速蒸发带走机体大量的热能，散热效果快而强。

（二）准备

1.用物准备

治疗盘内：浴巾1条、小毛巾2块、手套1副、热水袋（内装60～70 ℃热水）及套、冰袋（内装1/2满冰袋）及套或冰槽。

治疗盘外：温水擦浴盆内盛32～34 ℃温水，2/3满，必要时备衣裤。冰块、帆布袋、木槌、盆、冷水、毛巾、勺、水桶、肛表、海绵。冰槽降温时备不脱脂棉球及凡士林纱布。

2.患者、护理人员及环境准备

向患者及家属解释温水擦浴的目的、操作过程等相关知识，取得患者的配合。根据病情取适宜卧位，必要时排尿。护理人员衣着整洁，修剪指甲，洗手，戴口罩。环境安静、安全、整洁、舒适。光线、温湿度适宜，关闭门窗，必要时备屏风。

（三）评估

（1）评估患者年龄、病情、体温、意识状况、语言表达能力、治疗情况、活动能力和合作程度。

（2）观察局部皮肤状况如皮肤颜色、温度、完整性、有无感觉障碍、对冷热的敏感度等。

（四）操作步骤

（1）确认患者了解病情，解除患者紧张情绪，使患者有安全感。

（2）关闭门窗，预防患者受凉。

（3）松开床尾盖被，协助患者脱去上衣。必要时屏风遮挡患者隐私。

（4）冰袋或冰帽置患者头部，热水袋置患者足底。热水袋置足底，能促进足底血管扩张，冰袋或冰帽置头部，有利于降温并防止头部充血，预防脑水肿发生，并减轻患者不适感。

（5）将浴巾垫于要擦拭部位下方，小毛巾放入温水中浸湿后，拧至半干，包裹于手上呈手套状，以离心方式擦拭，擦拭完毕，用大毛巾擦干皮肤。浴巾垫放于要擦拭部位下方，防止浸湿，保护床单位。如为隔离患者，按隔离原则进行操作。

（6）患者取仰卧位脱去上衣，擦拭双上肢，其顺序为：颈外侧、上臂外侧、手背、腋窝、上臂内侧、手心。

（7）患者取仰卧位，擦拭腰背部，顺序为：颈下肩部、背部、臀部，擦拭完毕，穿好衣服。体表大血管流经丰富部位适当延长擦拭时间（颈部、腋窝、肘窝、手心、腹股沟、腘窝），以促进散热，增加疗效。禁忌在胸前区、腹部、后颈、足底部擦浴。

（8）患者取仰卧位，脱去裤子，擦拭双下肢，顺序为：髂骨、大腿外侧、内踝、臀部、大腿后侧、腘窝、足跟擦拭完毕，穿好裤子。擦拭时间一般控制在 20 分钟内。

（9）取出热水袋，密切观察患者生命体征。

（10）擦浴 30 分钟后测试体温，体温降至 39 ℃ 以下时，取出头部冰袋。

（11）协助患者取舒适体位，整理床单位。

（12）处理用物，用物清洁消毒后备用。

（13）洗手，记录。体温单上显示物理降温。

（五）注意事项

（1）实施的过程中，护士应密切观察患者有无寒战、面色、脉搏、呼吸等异常反应，出现异常应立即停止操作。

（2）胸前区、腹部、后颈、足底为禁忌擦浴部位。

（3）擦浴 30 分钟后测量体温并记录，体温下降为降温有效。

（4）操作方法轻稳、节力，保护患者安全及隐私。

（5）注意保护患者床单干燥，无水渍。

二、干热疗法

（一）目的

帮助患者提升体温，提高舒适度，缓解痉挛、减轻疼痛。

（二）准备

1.用物准备

治疗盘内：毛巾、手套 1 副、热水袋及一次性布套。

治疗盘外：盛水容器、热水。

2.患者、护理人员及环境准备

向患者及家属解释温水擦浴的目的、操作过程等相关知识，取得患者的配合。根据病情取适宜卧位,必要时排尿。护理人员衣着整洁,修剪指甲,洗手,戴口罩。环境安静、安全、整洁、舒适。光线、温湿度适宜,关闭门窗,必要时备屏风。

(三)评估

(1)评估患者年龄、病情、体温、意识状况、语言表达能力、治疗情况、活动能力和合作程度。

(2)观察局部皮肤状况如皮肤颜色、温度、完整性、有无感觉障碍、对冷热的敏感度等。

(四)操作步骤

(1)确认患者,了解病情,解除患者紧张情绪,给患者安全感。关闭门窗,预防患者受凉。

(2)调配水温,成人一般 60~70 ℃,昏迷、感觉迟钝、老人、婴幼儿及循环衰竭患者,水温应控制在50 ℃以下,灌调配好的水 1/2~2/3 满,灌水过多,可使热水袋膨胀变硬,柔软舒适感下降,且与皮肤接触面积减少,热效应减小,疗效降低。

(3)排出袋内空气并拧紧塞子,防止影响热传导。用毛巾擦干热水袋,倒置,检查热水袋有无破损、漏水。

(4)将热水袋装入套内,必要时布套外再用毛巾包裹,避免热水袋与患者皮肤直接接触发生烫伤。

(5)协助患者取舒适体位,暴露用热部位,必要时用屏风遮挡,将热水袋放置其部位。

(6)观察患者用热部位效果及反应(如有异常立即停止热疗),30 分钟后,撤去热水袋(如为保温,可持续,但应及时更换热水不超过 50 ℃)。倒空热水,倒挂水袋晾干,吹入少量空气防止粘连,夹紧塞子,热水袋送洗消毒备用。

(7)协助患者躺卧舒适,整理床单位,洗手,记录用热部位、时间、效果、患者的反应情况等。

(五)注意事项

(1)有出血倾向、面部危险三角区感染、软组织损伤或扭伤 48 小时以内、急性炎症期、恶性病变部位严禁热敷。

(2)随时观察局部皮肤情况,特别是意识不清,语言障碍者。

(3)使用热水袋保暖者,每 30 分钟检查水温情况,及时更换热水。

(4)控制水温,成人 60~70 ℃,昏迷、老人、婴幼儿感觉迟钝者水温应调至 50 ℃。

(5)热水袋应浸泡或熏蒸消毒,严禁高压消毒。

三、湿热疗法

(一)目的

热湿敷可促进血液循环,消炎,消肿,止痛。

(二)准备

1.用物准备

治疗盘内:一次性橡胶单、治疗巾、棉签、防水巾、大于患处面积敷布数块、长镊子 2 把、纱布数块、凡士林及开放性伤口备所用换药物品。

治疗盘外:水温计、盛有热水的容器及加热器。

2.患者、护理人员及环境准备

向患者及家属解释温水擦浴的目的、操作过程等相关知识,取得患者的配合。根据病情取适宜卧位,必要时排尿。护理人员衣着整洁,修剪指甲,洗手,戴口罩。环境安静、安全、整洁、舒适。光线、温湿度适宜,关闭门窗,必要时备屏风。

(三)评估

(1)评估患者年龄、病情、体温、意识状况、语言表达能力、治疗情况、活动能力和合作程度。

(2)观察局部皮肤状况,如皮肤颜色、温度、完整性、有无感觉障碍、对冷热的敏感度等。

(四)操作步骤

(1)协助患者取舒适体位,暴露患处必要时屏风遮挡,以保护患者隐私,凡士林涂于受敷部位,上盖一层纱布,受敷部位下方,垫橡胶单和治疗巾。

(2)敷布浸入水温为50～60 ℃热水中浸透,用长钳夹出拧至半干,以不滴水为度抖开。打开敷布,折叠后放于患处,上盖防水巾及棉垫。

(3)根据环境温度每3～5分钟更换1次敷布,一次持续15～20分钟,维持敷布温度。可用热源加热盆内水或及时调换盆内热水,维持水温,若患者感觉过热时可掀起一角散热。

(4)观察患者局部皮肤情况,全身反应,如有异常立即停止热湿敷。

(5)热湿敷结束后,撤去敷布和纱布,擦去凡士林,干毛巾擦干皮肤,撤去一次性橡胶单和治疗巾。

(6)协助患者躺卧舒适,整理好床单位,洗手,记录用热部位,时间,效果,患者反应。

(五)注意事项

(1)若患者热敷部位不禁忌压力,可用热水袋放置在敷布上再盖以大毛巾,以维持温度。

(2)面部热敷者,应间隔30分钟后,方可外出,以防感冒。

(3)热湿敷过程中注意局部皮肤变化(如患者皮肤感觉是否温暖,舒适,血液循环是否良好等),防止烫伤。

(4)若热敷部位有伤口,应按无菌技术操作原则进行湿敷,湿敷后外科常规换药。

(5)操作方法轻稳、节力,保护患者安全,注意保护患者床单干燥,无水渍。

(王亚楠)

第四节 采 血

一、一次性定量自动静脉采血器

一次性定量自动静脉采血器用于护理和医疗检测工作,与注射器采血相比较,可预防交叉感染,特别是现有各种已配好试剂的采血管,不仅减少了化验和护理人员配剂加药工作量,而且可避免差错发生。

(一)特点

1.专用性

专供采集静脉血样标本用。血液可直接通过胶管吸入负压储血管内。血液完全与外界隔离,避免了溶血和交叉感染,提高了检测的准确度。

2.多功能

已配备各种抗凝剂、促凝剂,分别适用于各种检验工作。改变了长期以来存在的由于检验、护理人员相关知识不协调,导致试剂成分与剂量不规范,影响检测效果的现状。

3.高效率

一次性定量自动静脉采血器不需人力拉引,不需另配试管、试剂和注射器,可一针多管采取血样标本,还可一针多用,采完血不必拔出针头又可输液,是注射器采血时间的 2/3。从而大大减轻了护理、检验人员的劳动强度和患者的痛苦,也不会因反复抽注造成溶血。

(二)系列采血管

1.普通采血管

适应检测项目:①血清电解质钾、钠、氯、钙、磷、镁、铁、铜离子测定。②肝功能、肾功能、总蛋白、A/G 比值、蛋白电泳、血尿素氮、肌酐、尿酸、血脂、葡萄糖、心肌酶、风湿系列等生化测定。③各种血清学、免疫学等项目测定。如补体 C_3、肥达试验、外斐反应及狼疮细胞检查等。

采集方法:在接通双针头后至采血完毕,将储血管平置、送检。

2.3.8％枸橼酸钠抗凝采血管

使用方法。①适用检测项目:魏氏法血细胞沉降率测定专用。②在接通双针头后至采血完毕,将储血管轻轻倒摇动 4～5 次,使抗凝剂充分与血液混匀,达到抗凝目的后送检。

3.肝素抗凝采血管

使用方法。①适用检测项目:血流变学测定(采血量≥5 mL),血细胞比容,微量元素检测。②采集方法:接通双针头后至采血完毕,将采血管轻轻抖动 4～5 次,使抗凝剂充分与血液混匀,达到抗凝目的后送检。

注意:本采血管不适合做酶类测定。

4.EDTA(乙二胺四乙酸)抗凝采血管

使用方法。①适用检测项目:温氏法血沉及血细胞比容检查,全血或血浆生化分析,纤维蛋白原测定,各种血细胞计数、分类及形态观察,贫血及溶血,红细胞病理、血红蛋白检查分析。②采集方法同肝素抗凝采血管。

5.草酸钠抗凝采血管

使用方法。①适应检测项目:主要用于凝血现象的检查测定。②采集方法:同肝素抗凝采血管。

(三)使用方法

(1)检查真空试管是否密封,观察试管密封胶塞的顶部是否凹平,如果凸出则说明密封不合格,需更换试管。

(2)按常规扎上止血带,局部皮肤消毒。

(3)取出小包装内双针头,持有柄针头,取下针头保护套,刺入静脉。

(4)见到小胶管内有回血时,立即将另端针头(无须取下针头套)刺入储血管上橡胶塞中心进针处,即自动采血。

(5)待达到采血量时,先拔出静脉上针头,再拔掉橡皮塞上的针头,即采血完毕(如果需多管采血时,不需拔掉静脉上针头,只需将橡胶塞上针头拔出并刺入另一储血管即可)。

(6)如需抗凝血,需将每支储血管轻轻倒摇动 4～5 次,使血液与抗凝剂完全混匀后,平置送检。如不需抗凝血,则不必倒摇动,平置送检即可。

(四)注意事项

(1)包装破损严禁使用。

(2)一次性使用后销毁。

(3)环氧乙烷灭菌,有效期两年。

二、小静脉逆行穿刺

常规静脉取血,进针的方向与血流方向一致,在静脉管腔较大的情况下,取血针的刺入对血流影响不明显。如果穿刺的是小静脉,血流就会被取血穿刺针阻滞,针头部位就没有血流或血流不畅,不容易取出血来。小静脉逆行穿刺采血的关键是逆行穿刺,也就是针头指向远心端,针头迎着血流穿刺,针体阻止血液回流,恰好使针头部位血流充盈,更有利于取血。

(一)操作方法

(1)选择手腕、手背、足腕、足背或身体其他部位充盈好的小静脉。

(2)常规消毒,可以不扎止血带。

(3)根据取血量选用适宜的一次性注射器和针头。

(4)针头指向远心端,逆行穿刺,针头刺入小静脉管腔3～5 mm,固定针管,轻拉针栓即有血液进入针管。

(5)采足需要血量后,拔出针头,消毒棉球按压穿刺部位。

(二)注意事项

(1)尽可能选择充盈好的小静脉。

(2)可通过按压小静脉两端仔细鉴别血液流向。

(3)注射器不能漏气。

(4)固定针管要牢,拉动针栓要轻,动作不可过大。

(5)本方法特别适用于肥胖者及婴幼儿静脉取血。

三、细小静脉直接滴入

在临床护理中,对一些慢性病患者特别是消耗性疾病的患者进行常规静脉抽血采集血标本时,常因针管漏气、小静脉管腔等原因导致标本溶血,抽血不成功。给护理工作带来很大麻烦。而细小静脉直接滴入采血,不仅能减轻患者的痛苦,而且还能为临床提供准确的检验数据。

(一)操作方法

(1)选择手指背静脉、足趾背浅静脉、掌侧指间小静脉。

(2)常规消毒。在所选用的细小静脉旁或上方缓慢进针,见回血后立即用胶布将针栓固定,暂不松开止血带。

(3)去掉与针栓相接的注射器,将试管接于针栓下方约1 cm处,利用止血带的阻力和静脉本身的压力使血液自行缓缓沿试管壁滴入至所需量为止。

(4)为防凝血,可边接边轻轻旋转试管,使抗凝剂和血液充分混匀。

(5)操作完毕,松止血带,迅速拔出针头,用棉签压住穿刺点。

(二)注意事项

(1)选血管时,不要过分拍挤静脉或扎止血带过久,以免造成局部淤血和缺氧,致使血液成分遭破坏而致溶血。

(2)进针深浅度适宜,见回血后不要再进针。

(3)固定头皮针时,动作要轻柔,嘱患者不要活动,以达到滴血通畅。

(4)此方法适用于急慢性白血病、肾病综合征和消化道肿瘤等患者。

四、新生儿后囟采血

在临床护理中,给新生儿特别是早产儿抽血采集血标本时,常因血管细小,管腔内血液含量相对较少而造成操作失败,以致延误诊断和抢救时机,后囟采血法是将新生儿或2~3个月以内未闭合的后囟作为采集血标本的部位,这种方法操作简便,成功率高,安全可靠。

(一)操作方法

(1)穿刺部位在后囟中央点,此处为窦汇,是头颈部较大的静脉腔隙。

(2)患儿右侧卧位,面向操作者,右耳下方稍垫高,助手固定患儿头及肩部。

(3)将后囟毛发剃净,面积为5~8 cm²,2.5%碘伏消毒皮肤,75%乙醇脱碘。用同样的方法消毒操作者左手示指,并在后囟中央点固定皮肤。

(4)右手持注射器,中指固定针栓,针头斜面向上,手及腕部紧靠患儿头(作为固定支点),针头向患儿口鼻方向由后囟中央点垂直刺入进针约0.5 cm,略有落空感后松开左手,试抽注射器活塞见回血,抽取所需血量后拔针,用消毒干棉签按压3~5分钟,不出血即可。

(二)注意事项

(1)严格无菌操作,消毒皮肤范围应广泛,避免细菌进入血液循环及颅内引起感染。

(2)对严重呼吸衰竭,有出血倾向,特别是颅内出血的患儿禁用此方法。

(3)进针时右手及胸部应紧靠患儿头部以固定针头,避免用力过度进针太深而刺伤脑组织。

(4)进针后抽不到回血时,可将针头稍进或稍退,也可将针头退至皮下稍移位后再刺入,切忌针头反复穿刺,以防感染或损伤脑组织。

(5)操作过程中,严密观察患儿面色、呼吸,如有变化立即停止操作。

五、脐带血采集

人类脐带血含有丰富的造血细胞,具有不同于骨髓及外周血的许多特点,这种通常被废弃的血源,可提供相当数量的造血细胞,用于造血细胞移植。脐带血还可提供免疫球蛋白,提高机体免疫力,因而近年来,人脐带血已开始应用于临床并显示出广泛的应用前景。

(一)操作方法

(1)在胎儿着冠前,按无菌操作规程的要求准备好血袋和回输器,同时做好采血的消毒准备。

(2)选择最佳采集时间,在避免胎儿窘迫的前提下,缩短第二产程时间,胎盘剥离之前是理想的采集时机。

(3)胎儿娩出后立即用碘伏、乙醇消毒脐轮端以上脐带约10 cm,然后用两把止血钳夹住脐带,其中一把止血钳用钳带圈套好,距脐轮1 cm处夹住脐带,另一把钳与此相距2 cm,并立即用脐带剪断脐。

(4)迅速选择母体端脐带血管暴起处作为穿刺部位,采血,收集脐带血适量后,再用常规消毒方法严格消毒回输器与血袋连接处,立即封口形成无菌血袋。

(5)采集后留好血交叉标本,立即送检、储存,冷藏温度为-4 ℃,保存期10天。

(二)注意事项

(1)采集的对象应是各项检验和检查指标均在正常范围的产妇。

(2)甲肝、乙肝、丙肝患者不宜采集。羊水Ⅲ度污染及羊水中有胎粪者,脐带被胎粪污染者不采集。早产、胎盘早剥、前置胎盘、孕妇贫血或娩出呼吸窘迫新生儿的产妇不采集。

（3）脐带血的采集,应选择素质好、责任心强、操作技术熟练的护士专人负责,未经培训者不得上岗。

（4）严格把好使用检查关,脐带血收集后,须由检验科鉴定脐带血型。使用时须与受血者做交叉配血试验,血型相同者方可使用。

（王亚楠）

第五节　机械吸痰法

一、目的

清除呼吸道分泌物,保持呼吸道通畅,预防并发症发生。适用于排痰无力、痰液黏稠、意识不清、危重、年老体弱及身体各脏器衰竭者。可通过患者口腔、鼻腔、气管插管或气管切开处进行负压吸引。

二、准备

(一)用物准备

治疗盘外:电动吸引器或中心吸引器(马达、偏心轮、气体过滤器、压力表、安全瓶、贮液瓶),开口器、舌钳、压舌板、电源插座等。

治疗盘内:带盖缸2只(1只盛消毒一次性吸痰管若干根,1只盛有消毒液的盐水瓶),消毒玻璃接管,治疗碗2个(1只内盛无菌生理盐水,1只内盛消毒液用于消毒玻璃接管),弯盘,消毒纱布,无菌弯血管钳一把,消毒镊子一把,棉签一包,液状石蜡,冰硼散等,急救箱1个备用。

(二)患者、护理人员及环境准备

患者取舒适体位,稳定情绪,了解吸痰目的、方法、注意事项及配合要点。护理人员应衣帽整齐,修剪指甲,洗手,戴口罩。环境安静、整洁,光线、温湿度适宜。

三、操作步骤

（1）携用物至病床旁,接通电源,打开开关,调节负压,检查吸引器性能。

（2）检查患者口腔(昏迷患者可借助压舌板及开口器)、鼻腔,有无义齿,如有应先取下活动义齿,患者头部转向一侧,面向操作者。

（3）连接吸痰管,先吸少量生理盐水。用于检查吸痰管是否通畅,并润滑吸痰管前端。

（4）一手反折吸痰管末端,另一手持无菌弯血管钳或无菌镊子夹取吸痰管前端,插入口咽部10～15 cm(过深可触及支气管处,易堵塞呼吸道)后,放松吸痰管末端,先吸口咽部分泌物,再吸气管内分泌物。吸痰时采取上下左右旋转向上提吸痰管的方法,有利于呼吸道分泌物吸出,避免损伤呼吸道黏膜。每次吸引时间少于15秒,防止缺氧。

（5）吸痰管拔出后,用生理盐水抽吸。防止分泌物堵塞吸痰管。

（6）观察患者呼吸道是否畅通及面部、呼吸、心率、血压等情况及吸出液的色、质、量。

（7）协助患者擦净面部分泌物,整理床单位,取舒适体位。

43

(8)处理用物,吸痰管玻璃接头清洁后,放入盛有消毒液的治疗碗中浸泡,或清洁后,置低温消毒箱内消毒备用。

(9)洗手,观察并记录治疗效果与反应。

四、注意事项

(1)严格无菌操作,吸痰管应即吸即弃。

(2)吸痰动作应轻柔,以防呼吸道黏膜损伤。

(3)痰液黏稠者可配合叩击、雾化吸入,提高治疗效果。

(4)储液瓶内的液体不得超过 2/3。

(5)每次吸痰时间不超过 15 秒,以免缺氧。

(6)两次吸痰间隔不少于 30 分钟。

(7)气管隆嵴处不宜反复刺激,避免引起咳嗽反射。

(王亚楠)

第六节 雾 化 吸 入

一、操作目的

(1)用于止咳平喘,帮助患者解除支气管痉挛。

(2)改善肺通气功能。

(3)湿化气道。

(4)预防和控制呼吸道感染。

二、操作流程

(一)评估

(1)患者的心理状态,合作程度。

(2)对氧气雾化吸入法的认识。

(3)环境整齐、安静,用氧安全的认识。

(二)准备

(1)按需备齐用物,根据医嘱备药。

(2)环境:四防(火、油、热、震)。

(3)查对、解释。

(三)步骤

(1)取坐位、半坐卧位。

(2)将氧气雾化吸入器与氧气连接,调节氧气流量(8～10 L/min),检查出雾情况。

(3)协助患者将喷气管含入口中并嘱其紧闭双唇做深慢呼吸。

(四)处理

(1)吸毕,取下雾化器,关闭氧气开关,擦净面部,询问感觉,采取舒适卧位。

(2)观察记录:雾化吸入的情况。

(3)用物:妥善清理,归原位。

三、操作关键环节提示

(1)每次雾化吸入时间不应超过 20 分钟,如用液体过多应计入液体总入量内。若盲目用量过大有引起肺水肿或水中毒的可能。

(2)有增加呼吸道阻力的可能。当雾化吸入完几小时后,呼吸困难反而加重,除警惕肺水肿外,还可能是由于气道分泌物液化膨胀阻塞加重的原因。

(3)预防呼吸道再感染。由于雾滴可带细菌入肺泡,故有可能继发革兰阴性杆菌感染,不但要加强口、鼻、咽的卫生护理,还要注意雾化器、室内空气和各种医疗器械的消毒。

(4)长期雾化吸入治疗的患者,所用雾化量必须适中。如果湿化过度,可致痰液增多,对危重患者神志不清或咳嗽反射减弱时,常可因痰不能及时咳出而使病情恶化甚至死亡。如果湿化不够,则很难达到治疗目的。

(5)注意防止药物吸收后引起的不良反应或毒性作用。

(6)过多长期使用生理盐水雾化吸入,会因过多的钠吸收而诱发或加重心力衰竭。

(7)雾化器应垂直拿,用面罩罩住口鼻或用口含嘴,在吸入的同时应做深吸气,使药液充分到达支气管和肺内。

(8)氧流量调至 4～5 L/min,请不要擅自调节氧流量,禁止在有氧环境附近吸烟或燃明火。

(9)雾化前半小时尽量不进食,避免雾化吸入过程中气雾刺激,引起呕吐。

(10)每次雾化完后要及时洗脸或用湿毛巾抹干净口鼻部留下的雾珠,防止残留雾滴刺激口鼻皮肤,以免引起皮肤过敏或受损。

(11)每次雾化结束协助患者饮水或漱口,防止口腔黏膜二重感染。

(王亚楠)

第七节 床 上 擦 浴

皮肤覆盖于人体表面,是身体最大的器官。完整的皮肤还具有保护机体、调节体温、吸收、分泌、排泄及感觉等功能,是抵御外界有害物质入侵的第一道屏障。皮肤的新陈代谢迅速,其代谢产物如皮脂、汗液及表皮碎屑等能与外界细菌及尘埃结合成污垢,黏附于皮肤表面,如不及时清除,可刺激皮肤,降低皮肤的抵抗力,以致破坏其屏障作用,成为细菌入侵的门户,造成各种感染。因此,皮肤的清洁与护理有助于维持机体的完整性,给机体带来舒适感,可预防感染发生,防止压疮及其他并发症。

一、目的

去除皮肤污垢,消除令人不快的身体异味,保持皮肤清洁,促进患者机体放松,增进患者舒适及活动度,防止肌肉挛缩和关节僵硬等并发症,刺激皮肤血液循环,增加皮肤排泄功能,防御皮肤感染和压疮的发生。适用于病情较重、长期卧床或使用石膏、牵引、卧床、生活不能自理及无法自行沐浴的患者。

二、准备

(一)物品准备

治疗盘内:浴巾、毛巾各2条、沐浴液或浴皂、小剪刀、梳子、50%乙醇、护肤用品(爽身粉、润肤剂)、一次性油布一条、手套。

治疗盘外:面盆2个,水桶2个(一桶内盛50~52℃的温水,并按年龄、季节和生活习惯调节水温;另一桶接盛污水用)、清洁衣裤和被服、另备便盆、便盆巾和屏风。

(二)患者、操作人员及环境准备

患者了解床上擦浴目的、方法、注意事项及配合要点,根据需要协助患者使用便器排便,避免温水擦洗中引起患者的排尿和排便反射,调整情绪,指导或协助患者取舒适体位。操作人员应衣帽整齐,修剪指甲,洗手,戴口罩。环境安静、整洁,关闭门窗,室温控制在22~26℃,必要时备屏风。

三、评估

(1)评估病情、治疗情况、意识、心理状态、卫生习惯及合作度。

(2)患者皮肤情况,有无感染、破损及并发症、肢体活动度、自理能力。

(3)向患者解释床上擦浴的目的、方法、注意事项及配合要点。

四、操作步骤

(1)根据医嘱,确认患者,了解病情。

(2)向患者解释说明目的、过程及方法。解除患者紧张情绪,使患者有安全感,取得合作。

(3)拉布幔或屏风遮挡患者,预防受凉并保护患者隐私,使患者身心放松。

(4)面盆内倒入50~52℃温水约2/3处或根据患者的习性调节水温。

(5)根据病情摇平床头及床尾支架,松开床尾盖被,放平靠近操作者的床挡,将患者身体移向床沿,尽量靠近操作者,确保患者舒适,利用人体力学的原理,减少操作过程中机体的伸展和肌肉紧张及疲劳度。

(6)戴手套,托起头颈部,将浴巾铺在枕头上,另一浴巾放在患者胸前(每擦一处均应在其下面铺浴巾,保护床单位,并用浴毯遮盖好擦洗周围的暴露部位),防止枕头和被褥弄湿。

(7)毛巾放入温水中浸透,拧至半干叠成手套状,包在操作者手上,用毛巾不同面,先擦患者眼部按由内眦到外眦依次擦干眼部,再用较干的毛巾擦洗一遍。毛巾折叠能提高擦洗效果,同时保持毛巾的温度。

(8)操作者一手轻轻固定患者头部,用洗面乳或香皂(根据患者习惯选择)依次擦洗患者额部、鼻翼、颊部、耳郭、耳后直至颌下、颈部,再用清水擦洗,然后再用较干毛巾擦洗一遍。褶皱部应重复擦洗如颌下、颈部位、耳郭、耳后。

(9)协助患者脱下上衣,置治疗车下层。按先近侧后对侧,先擦洗双上肢(上肢由远心端向近侧擦洗,避免静脉回流),再擦洗胸腹部顺序(腹部以脐为中心,从右向左顺结肠走向擦洗,乳房处环形擦洗)。先用涂浴皂的湿毛巾擦洗,再用湿毛巾擦净皂液,清洗拧干毛巾后再擦洗,最后用大浴巾边按摩边擦干。根据需要随时调节更换水温。擦洗过程中注意观察患者病情及皮肤情况,患者出现寒战、面色苍白时,应立即停止擦洗,给予适当处理。

(10)协助患者侧卧,背向操作者,浴巾一底一盖置患者擦洗部位及暴露部位,依次进行擦洗后颈、背、臀部。背部及受压部位可用50%乙醇做皮肤按摩,促进血液循环,防止并发症发生。根据季节扑爽身粉。

(11)协助患者更换清洁上衣,一般先穿远侧上肢,再穿近侧、患侧,再穿健侧,可减少关节活动,避免引起患者疼痛不适。及时用棉被盖好胸、腹部,避免受凉。

(12)更换水、盆、毛巾,擦洗患者下肢、足部背侧,患者平卧,脱下裤子后侧卧,脱下衣物放置于治疗车下层,将浴巾纵向垫在下肢,浴巾盖于会阴部及下肢前侧,依次从踝部向膝关节、大腿背侧顺序擦洗。

(13)协助患者平卧,擦洗两下肢、膝关节处、大腿前侧部位。

(14)更换温水、盆、毛巾,擦洗会阴部、肛门处(注意肛门部皮肤的褶皱处擦洗干净,避免分泌物滞留,细菌滋生),撤去浴巾,为患者换上干净裤子。

(15)更换温水、盆、毛巾,协助患者移向近侧床边,盆移置足下,盆下铺一次性油布或将盆放于床旁椅上,托起患者小腿部屈膝,将患者双脚同时或先后浸泡于盆内,浸泡片刻软化角质层,洗净双足,擦干足部。

(16)根据需要修剪指甲,足部干裂者涂护肤品,防止足部干燥和粗糙。

(17)为患者梳头,维护患者个人形象,整理床单位,必要时更换床单。

(18)协助患者取舒适体位后,开窗换气。

(19)整理用物,进行清洁消毒处理,避免致病菌的传播。

(20)洗手、记录。

五、注意事项

(1)按擦浴顺序、步骤和方法进行。

(2)擦洗眼部时,尽量避免浴皂,防止对眼部刺激。

(3)操作过程中注意观察患者的病情变化,保持与患者沟通,询问患者感受。

(4)擦洗动作要轻柔、利索,尽量注意少搬动、少暴露患者,注意保暖。

(5)擦洗时注意褶皱处如额下、颈部、耳郭、耳后、腋窝、指间、乳房下褶皱处、脐部、腹股沟、肛周等要擦洗干净。

(6)肢体有损伤者,应先脱健侧衣裤后脱患侧,穿时应先穿患侧后穿健侧,避免患者关节的过度活动,引起疼痛和损伤。

六、压疮的预防及护理

压疮是身体局部组织长期受压,血液循环障碍,局部组织持续缺血、缺氧、营养缺乏引起的组织破损和坏死。压疮可造成从表皮到皮下组织、肌肉,以致引起骨骼和骨关节的破坏,严重者可继发感染,引起败血症导致死亡。因此,护理人员要注意对患者进行压疮危险因素的评估,特别是对高危险人群要早预防、早发现、早治疗。适当的活动是预防压疮的最佳途径。

(一)压疮的预防

1.避免局部组织长期受压

经常翻身是卧床患者最简单而有效地解除压力的方法。对能自行翻身的患者,应鼓励和定时督促或协助翻身。当患者不能自主活动时如昏迷、瘫痪患者,自主活动受到很大限制的患者,如高龄、体衰、多发伤患者及有感觉障碍时,自主进行活动受限,导致个人自理能力下降,使受压部位破溃的可能性明显增加。通常昏迷、脊髓受伤或糖尿病患者是压疮发生的潜在因素,应做到定时翻身,翻身时必须使患者保持处于稳定平衡的姿势,防止患者倾倒造成摔伤、扭伤及呼吸不畅等。意识的改变及感觉障碍患者:体位变换时的不当体位,造成关节处、骨突隆起处如股骨的大转子结节,更突出于体表,可使骨突起部位承受更多的压力,产生骨突起部位严重的血液循环障碍。所以患者取侧卧位时,应屈髋屈膝,两腿前后分开,身体下面的臂向前略伸,身体上面的臂前伸与腋呈30°,增大受压面积的同时,使患者身体下半身处于髂前上棘与股骨大转子及下腿膝外侧所形成的三角平面内,防止体重集中压迫到髂前上棘一个点,保持身体稳定平衡,防止压疮发生。翻身间隔时间,可根据病情及受压部位皮肤状况而定,至少每2个小时翻身一次,必要时每30分钟到1小时一次。并建立床头翻身卡,记录翻身时间、患者的体位及皮肤情况。翻身后应采取软枕予以支撑,极度衰弱和肢体瘫痪的患者,可使用肢体架或其他设备架空骨突出部,支持身体空隙处,防止对肢体压迫造成伤害。

2.避免摩擦力和剪切力

在协助患者翻身、更换床单、衣服及搬动患者时,要注意患者身体各个部分的位置,要抬起患者的身体,尤其是臀部要抬高,禁止拖、拉、拽等损伤皮肤。可以用吊架或提床单式的方式使患者变换体位,皮肤与床单之间不发生皮肤摩擦。需在床上解决大小便患者,使用便盆时应把患者臀部抬高,不可硬塞、硬拉,在便盆上垫软纸或布垫。患者取头高或取半卧位时,床头抬高<30°防止患者身体下滑,产生剪切力和骶部受压,同时在骶尾部垫棉垫圈,使骶尾部处于悬空,借助臀部丰富的皮下脂肪代替骶骨承担身体体重。

3.病情危重者

病情危重者及其他原因不宜翻身时,局部可用环形棉垫、海绵垫、枕头、高分子人工脂肪垫等,缓解骨隆突处压力。如压点移动性气垫,就是利用黑白充气囊交替膨胀与收缩,以此来移动压迫点分散体压。此外还有灌水垫、电动式气垫等,气垫床褥通过床垫气囊中的不同气流压力来分散患者身体受压部位,同时在身体空隙处垫海绵垫及软枕,增加受压面积,均能起到分散压力的效应。但都不能完全依赖用具,仍要强调定时翻身,预防受压。同时对局部受压部位做按摩,对已压红部位禁止按摩,按摩反而会加重皮肤的损伤。其方法:用50%乙醇或50%红花乙醇,涂抹患处,用手掌大小鱼肌处贴紧患处,均匀按向心方向,由轻到重,再由重到轻,按摩5分钟左右,加快血液循环,有效预防压疮。

4.保护组织避免不良刺激

皮肤经常受到潮湿或排泄物刺激,皮肤表皮保护能力下降,局部剪切力和摩擦力增大,因此增加受压组织发生压疮的概率。老年人皮肤褶皱多,加之汗液、大小便失禁导致皮肤软化,应特别注意防止擦伤、撕裂。保持患者皮肤和床单位清洁、干燥、平整、无皱,直接接触的内衣要柔软,帮患者翻身要用力抬起,不能拖、推,以免擦伤。另外每天用温水擦浴、擦背或用温热毛巾敷于受压部位,勤洗浴、勤换衣裤,保持皮肤干燥、光滑。皮肤褶皱处扑上一层薄的爽身粉,以减少摩擦力并吸收潮湿。动作要轻柔,防止损伤皮肤。注意不可让患者直接卧于橡胶单或塑料布上,局部皮肤可涂凡士林软膏以保护、润滑皮肤(禁止在溃疡的皮肤上涂抹),经常检查受压部位。

5.补充营养增加机体修复机制

蛋白质是机体组织修复所必需的物质,维生素C及锌在伤口愈合中起着很重要的作用。高蛋白、高热量、高维生素、富含钙锌的膳食,能保证机体供给,确保正氮平衡,加速疮面愈合。营养供给方式多样,可根据患者病情选择。

(二)压疮的护理

1.控制感染,预防败血症

减少或去除伤口不能愈合的局部性因素,高蛋白、高热量、高维生素、富含钙锌的膳食,纠正低蛋白血症,保障疮面愈合。

2.淤血红润期

为压疮的初期,受压部位出现短暂性血液循环障碍,组织缺氧,局部充血,皮肤出现红、肿、热、麻木或有触痛。压力持续30分钟后,皮肤颜色不能恢复正常,若能及时处理,短时间内能自愈,加热可使细胞新陈代谢增加,反而使组织缺氧,促使损伤加重,因而此期不主张局部热疗。增加患者翻身次数,避免局部过度受压,改善局部血液循环(紫外线、红外线照射等);避免摩擦、潮湿及排泄物不良刺激的危险因素,阻止压疮继续发展,主要的护理措施:保持床单位干净、平整、无皱、无屑;保持良好体位,避免摩擦力和剪切力;加强营养摄入提高机体的抵抗能力。

3.炎性浸润期

损伤延伸到真皮层及皮下组织,由于红肿部位继续受压,血液循环得不到改善,静脉血回流受阻,受压局部表面静脉淤血,呈紫红色,皮下产生硬结,皮肤水肿而变薄,表皮有水疱形成。此时皮肤易破溃,患者有疼痛感,硬结明显。若不采取积极措施,压疮则继续发展。若能及时解除受压,改善血液循环,清洁疮面,仍可以防止压疮进一步发展。保护疮面皮肤,预防疮面感染。除继续加强以上措施,对于有水疱的部位,加强水疱的护理,未破的小水疱要避免摩擦,防止破裂感染,使其自行吸收。水疱较大或吸收较慢时,可在无菌情况下,用无菌注射器抽出水疱内的液体(保护水疱表皮完整性),消毒穿刺部位及周围,然后用无菌敷料覆盖并稍加压进行包扎,防止水疱渗液及感染。此期可继续用紫外线、红外线照射法(紫外线照射,有消炎和干燥作用,对各类细菌感染疮面均有较好的杀菌效果;红外线照射,有消炎、促进血液循环、增强细胞功能等作用,同时可使疮面干燥,减少渗出,有利于组织的再生和修复),遵医嘱每天或隔天照射一次,每次15~20分钟。

4.浅度溃疡期

此期全层皮肤破坏,可深及皮下组织和深层组织。表皮水疱逐渐扩散扩大,水疱破溃后,可显露潮湿红润的疮面,有黄色渗出液流出,感染后表面有脓液覆盖,致使浅层组织坏死,溃疡形成,患者疼痛加剧。此期主要清洁疮面,去除坏死组织和促进肉芽组织生长,促使疮面愈合。护理原则是清创要彻底,直至出现渗血的新鲜疮面。可使用透明膜、水胶体、水凝胶等敷料覆盖疮面,此类保湿敷料及伤口覆盖膜可使伤口保持湿润,有利于坏死组织和纤维蛋白的溶解,并能保持、促进多种生物因子的活性;有利于细胞增殖分化和移行,加速肉芽组织的形成;还可避免敷料与新生肉芽组织粘连,更换敷料时造成再次机械性损伤,为疮面愈合提供适宜的环境。此期需要特别重视疮面的保护,避免疮面继续受压,应尽量保持局部清洁、干燥。可用鹅颈灯距疮面25 cm处照射疮面,每天1~2次,每次10~15分钟,照射后以外科换药法处理疮面。还可采用新鲜的鸡蛋内膜、纤维蛋白膜、骨胶原膜等贴于疮面。因为此类内膜还有一种溶菌酶,能分解异种生物的细胞壁,杀死细菌,可视为消炎、杀菌剂。同时内膜含有蛋白质,能在疮面表层形成无色薄膜覆盖疮面,防止污染和刺激,减轻疼痛,促进炎症局限化,具有明显的收敛作用。

5.坏死溃疡期

此期是压疮的严重期。坏死组织侵入全层皮肤、肌肉、骨骼及韧带,感染可向周边及深部扩展,可深达骨面,时有窦管形成。坏死组织发黑,脓性分泌物增多,有臭味。严重者若细菌及毒素侵入血液循环可引起败血症及脓毒血症,造成全身感染,甚至危及生命。此护理原则是去除坏死组织,清洁疮面、促进肉芽组织生长,保持引流通畅,促进愈合。可采用清热解毒、活血化瘀、去腐生肌收敛的中成药,如中药生肌膏散、烧烫宁喷雾剂等有促进局部疮面血液循环,促进健康组织生长的作用。如疮面有感染时,先用生理盐水或 0.02％呋喃西林溶液清洗疮面,亦可采用甲硝唑湿敷或用生理盐水清理疮面,再涂以磺胺嘧啶银粉或选择使用湿润烧伤膏、生肌散等,也可用密闭性、亲水性、自黏性的新型系列敷料。对渗出性伤口可用高度吸收敷料,并保持敷料的密闭性,可促进自溶性清创。焦痂的伤口可用含水胶体、水凝胶和藻酸盐类敷料,有助于腐肉的去除。对于溃疡较深、引流不畅者,应用 3％过氧化氢溶液冲洗,以抑制厌氧菌生长,再用非粘连性敷料填塞或水凝胶类敷料对伤口的腔道进行填充,可防止在伤口愈合前窦道的开口闭合。亦可采用空气隔绝后局部持续吸氧法治疗压疮,方法是用塑料袋罩住疮面并固定四周通过小孔向袋内吹氧,氧流量为 5～6 L/min,每天 2 次,每次 15 分钟。治疗完毕,疮面用无菌敷料覆盖或暴露均可。其原理是利用纯氧抑制疮面厌氧菌生长,提高疮面组织供氧,改善局部组织有氧代谢,并利用氧气流干燥疮面,促进结痂,有利于愈合。对长期保守治疗不愈合、创面肉芽老化、创缘有瘢痕组织形成,且合并有骨、关节感染或深部窦道形成者,应考虑进行减张肌皮瓣术、植皮等手术治疗。

(王亚楠)

第一节　血液透析技术与护理

一、对患者评估

(一)透析前评估

血液透析前对患者进行必要的评估,是防止透析中并发症的最重要的要素。透析前评估包括体重、血压和脉搏,对于静脉置管的患者还包括体温。

1.水负荷状况

查看患者前次透析记录,讨论以前透析中出现的问题,评估目前的水负荷状况并作出恰当的判断。需要记录患者的水肿、气短、高血压、体重、中心静脉压、病史、尿量、液体入量等情况。

2.血管通路

应认真评估、检查通路是否有感染和肿胀。

3.感染征象

检查穿刺部位有无感染,局部敷料清洁度等。如有感染征象,应做拭子培养;如有发生,应进行静脉血培养。更换敷料时必须执行无菌操作。

(二)透析后评估

(1)根据透析后体重、透析前体重和干体重来确定预定的超滤量是否实现,并调整干体重。

(2)通过观察患者全身情况和血压记录评估患者对超滤量的耐受情况。

(3)如实际超滤量与预定量不符,最可能原因有体重下降值计算错误、超滤控制错误、患者在透析过程中额外丢失液体、透析过程中静脉补液或进食水、透析前后称体重时的着装不一致及体重秤故障等。

二、血液透析技术规范

(一)超滤

1.确定超滤

患者确定超滤必须考虑超滤率和患者的生理状况及心血管并发症。如果透析过程中始终保持过高超滤率、耐受性差、透析期间容量增加较多的患者和血管再充盈差的患者,需个体化的超滤曲线。透析时体液的清除率可以是阶梯式或恒定式。

2.钠曲线

钠曲线即为调钠血液透析,指透析液钠浓度从血液透析开始至结束呈从高到低或从低到高或高低反复调整变化,而透析后血钠浓度恢复正常的透析方法。可以帮助达到超滤目标,但应注意钠超负荷的风险。

3.容量监测

通过超声或光电方式通过计算机反映患者血细胞比容和血红蛋白浓度,计算出相对血容量,防止超滤过多、过快引起的有效血容量减少,引起不良反应。协助医务人员为患者设定理想的干体重。

(二)透析液离子浓度的选择

应根据不同患者的个体差异或同一患者的病情变化选择合适的透析液成分。

(三)透析器的选择

(1)对慢性肾衰竭患者,透析器的选择应参考溶质分子清除、超滤率、透析时间、生物相容性、是否血液滤过和患者体重决定。

(2)对急性肾衰竭患者,透析器应根据患者的生化指标和体液平衡情况进行选择。

(四)血液透析机及管路的准备

(1)在治疗前彻底预冲透析器(按照不同透析器厂家说明进行预冲处理),并必须将所有的空气排出透析器,以避免治疗开始后回路中形成泡沫。

(2)预冲完毕,透析机即进入重复循环模式。

(3)在透析机上设定好目标脱水量、治疗时间、肝素剂量及任何需修改的治疗内容。

(五)开始透析

有两种方式可供选择。

(1)连接动脉管路和静脉管路,开启血泵至 100 mL/min。

(2)只连接动脉管,开启血泵至 100 mL/min,当血流到静脉端时接通管路。

(3)逐渐增加泵速到预定速度。

(4)患者进入透析治疗阶段后应确保患者:①动脉和静脉管路安全。②患者舒适。③机器处于透析状态。④抗凝已经启动。⑤悬挂 500 mL 生理盐水与血管通路连接以备急需。⑥已经按照程序设定脱水量;⑦完成护理记录。⑧用过的敷料已经丢掉。⑨如果看不到护士,确定患者伸手即可触及呼叫器。

(5)在整个透析过程中,应巡视、观察、记录患者的一般情况、血压、脉搏、静脉压、动脉压、超滤量、超滤率、肝素剂量等,对首次透析和急诊透析的患者应予以监护。

(6)透析时工作人员应时刻注意个人卫生和无菌操作,每次进行操作都应确保洗手、手套和工作服清洁、戴防血液或化学物质的面罩或对高危患者采取针对性预防措施等。

(六)结束透析

(1)透析结束时,透析机将发出听觉或视觉信号,提醒程序设定的治疗时间已经达到。为避免延迟下机,之前就应准备好下机所需物品,确定至少有 500 mL 的生理盐水可用于回输血液。

(2)血泵速度为 150 mL/min 时,要用 100~300 mL 的生理盐水才能使体外循环的血液回到患者循环中。

(3)测量患者血压,如血压无异常,当静脉管中的颜色呈现亮粉色时,即可以停止回输血液。因为有空气栓塞的风险,不推荐用空气回血。

（4）动静脉内瘘和人工血管瘘患者下机处理：①在患者带瘘上肢下垫一块治疗巾作为无菌区，暂停血泵。②拔除动脉针，封闭动脉管。③无菌操作将动脉管与回水管连接，开启血泵，回输血液。④当血液完全回输到患者体内后，关闭血泵。⑤拔除针头，纱布加压穿刺点止血。⑥当出血停止，用纱布和敷料覆盖过夜。

（5）静脉置管患者下机处理：①在患者的置管上肢下垫一块治疗巾作为无菌区，戴无菌手套，采用非接触技术断开血管通路。②提前消毒导管接头，断开后用至少 10 mL 生理盐水冲洗导管，肝素封管（1 000～5 000 IU/mL，用量恰好充满而不溢出管腔），立即接上无菌帽。

（七）抗凝方法

（1）应个体化并且经常回顾性分析。其方法和剂量应参考活化凝血时间值、通路情况及透析后透析器和管路的清洁程度等。

（2）肝素是最常使用的抗凝剂，可以采取初始注射剂量、初始注射剂量加维持量、仅给维持量、间断给药等方式给药。还可以选择低分子肝素、局部用枸橼酸盐、前列环素或无肝素透析。

（3）急性肾衰竭患者肝素的用法应该参照患者整体状况和每次透析情况而定。

（4）尿毒症的患者可能有血小板功能异常和活动性出血，合并有创操作的患者应使用小剂量肝素或无肝素透析。

（5）在无肝素透析时，应保持较高血流速，每隔 15～30 分钟用盐水冲洗管路和透析器以防止血栓形成。冲洗盐水的量应在超滤量中去除。但目前很少使用无肝素透析，因为血栓形成将会引起整个管路血液损失。

（八）血标本采集方法

1.透析前

进针后立即从瘘管针采血样本，针不要预冲，如瘘管针预冲或通过留置导管透析先抽出 10 mL 血，再收集样本，以免污染。

2.透析后

考虑到电解质的反跳，样本再循环或回血生理盐水污染等，应在透析结束时，超滤量设置为零，减慢血流速至 50～100 mL/min。约 10 秒后，从动脉瘘管处采血留取标本。通常电解质反跳发生在透析结束后2～30分钟。

三、透析机报警原因及处理

（一）血路部分

1.动脉压（血泵前）

通常动脉压（血泵前）为 −26.6～−10.6 kPa（−200～−80 mmHg），超过 −33.3 kPa（−250 mmHg）将发生溶血。如果血管通路无法提供足够的血流，动脉负压增大，产生报警，关闭血泵。血泵关闭后，动脉负压缓解，报警消除，血泵恢复运转直到再次产生负压报警，如此反复循环。

（1）负压过大的原因：①动脉针位置不当（针不在血管内或紧贴血管壁）。②患者血压降低（累及通路血流）。③通路血管痉挛（仅见于动静脉内瘘）。④吻合口狭窄（动静脉内瘘吻合口或移植血管动脉吻合口）。⑤动脉针或通路凝血。⑥动脉管道打结。⑦抬高手臂后通路塌陷（如怀疑，可让患者坐起，使通路低于心脏水平）。⑧穿刺针口径太小，血流量太大。⑨深静脉导管尖端位置不当、活瓣栓子形成或纤维阻塞。

(2)处理:①减少血流量,动脉负压减低,使报警消除。②确认动脉针或通路无凝血,动脉管道无打结。③测定患者血压,如降低,给予补液、减少超滤率。④如压力不降低则松开动脉针胶布,稍做前后移动或转动。⑤提高血流量到原先水平,如动脉压仍低,重复前一步骤。⑥若仍未改善,在低血流量下继续透析,延长透析时间,或另外打开动脉针透析(原针保留,肝素盐水冲洗,透析结束时才拔除)。如血流量需要大于 350 mL/min,一般需用 15G 针。⑦如换针后动脉低负压仍持续存在,则血管通路可能有狭窄。用两手指短暂加压阻断动脉针和静脉针之间的血流,如泵前负压明显加大,说明动脉血流部分来自下游,而上游通道的血流量不足。⑧检查深静脉导管是否扭结;改变颈或臂位置,或稍微移动导管;转换导管口。如无效,注射尿激酶或组织血浆酶原激活剂;放射学检查导管位置。

2.静脉压监测

通常压力为 6.6～33.3 kPa(50～250 mmHg),随针的大小、血流量和血细胞比容变化。

(1)静脉压增高的原因:①移植血管的静脉压可高达 26.6 kPa(200 mmHg),因移植血管的高动脉压会传到静脉血管。②小静脉针(16G),高血流量。③静脉血路上的滤器凝血,这是肝素化不充分的最早表现,也是透析器早期凝血的表现。④血管通路静脉端狭窄(或痉挛)。⑤静脉针位置不当或静脉血路扭结。⑥静脉针或血管通路静脉端凝血。

(2)静脉压增高的处理:①用生理盐水冲洗透析器和静脉滤器。如果静脉滤器凝血,而透析器无凝血(冲洗时透析器纤维干净),立即更换凝血的静脉管道,调整肝素剂量后重新开始透析。②对于静脉针或血管通路静脉端是否阻塞可以采用关闭血泵,迅速夹闭静脉血路,与静脉针断开,用生理盐水注入静脉针,观察阻力大小的方法判定。③用两手指轻轻加压阻断动脉针和静脉针之间的血流,如为下流狭窄引起静脉流出道梗阻,静脉压会因上流受阻而进一步增高。

3.空气探测

最容易发生空气进入血液循环的部位在动脉针和血泵之间,因为这部分为负压。常见于动脉针周围(特别是负压很大时)、管道连接处、泵段血管破裂及输液管。透析结束时用空气回血操作不当也会引起空气进入体内。许多空气栓塞是在因假报警而关闭空气探测器后发生的,应注意避免。因空气栓塞可能致命。处理方法见本节血液透析治疗常见急性并发症及处理之(五)空气栓塞。

4.血管路扭结和溶血

血泵和透析器之间的血管路扭结会造成严重溶血,这一段的高压通常测不出,因为动脉压监测器通常设在泵前,即使泵后有动脉压力监测器,如果扭结发生在探测器之前,此处的高压也无法被测出。

(二)透析液路

1.电导度

电导度增高最常见的原因是净化水进入透析机的管道扭结或低水压造成供水不足;电导度降低最常见的原因是浓缩液桶空;比例泵故障也可导致电导度增高或降低。当电导度异常时,将透析液旁路阀打开,使异常透析液不经过透析器而直接排出。

2.温度

温度异常通常是由加热器故障引起,但旁路阀可以对患者进行保护。

3.漏血

气泡、黄疸患者的胆红素或污物进入透析液均会引起假漏血报警。当透析液可能不出现肉眼可见的颜色改变时,需用测定血红蛋白尿的试纸检测流出透析器的透析液来判断漏血报警的真伪。如果确定漏血,透析液室压力应设置在 6.6 kPa(−50 mmHg)以下,以免细菌或细菌产物从透析液侧进入血液。空心纤维型透析器轻微漏血有时会自行封闭,可继续透析,但一般情况下应回血,更换透析器或停止透析。预防:①预冲时进行透析器漏血检测。②透析中避免跨膜压过高,如有凝血、静脉回路管弯曲打折等发生立即处理。③透析中跨膜压不能超过透析器的承受力。

四、血液透析治疗常见急性并发症及处理

(一)低血压

低血压为最常见,发生率可达 50％～70％。

1.原因

有效血容量减少、血管收缩力降低、心源性及透析膜生物相容性差、严重贫血及感染等。

2.临床表现

典型症状为出冷汗、恶心、呕吐,重者表现为面色苍白、呼吸困难、心率加快、一过性意识丧失,甚至昏迷。

3.处理

取头低足高位,停止超滤,给予吸氧,必要时快速补充生理盐水 100～200 mL 或葡萄糖溶液 20 mL,输血浆和清蛋白,并结合病因,及时处理。

4.预防

预防措施:①用容量控制的透析机,使用血容量监测器。②教育指导患者限制盐的摄入,控制饮水量。③避免过度超滤。④透析前停用降压药,对症治疗纠正贫血。⑤改变透析方法如采用碳酸氢盐透析、血液透析滤过、钠曲线和超滤曲线、低温透析等。⑥有低血压倾向的患者避免透析期间进食。

(二)失衡综合征

失衡综合征发生率为 3.4％～20.0％。

1.原因

血液透析时血液中的毒素迅速下降,血浆渗透压下降,而由于血-脑屏障使脑脊液中的尿素等溶质下降较慢,以致脑脊液的渗透压大于血液渗透压,水分由血液进入脑脊液形成脑水肿。这也与透析后脑脊液与血液之间的 pH 梯度增大,即脑脊液中的 pH 相对较低有关。

2.临床表现

轻者头痛、恶心、呕吐、困倦、烦躁不安、肌肉痉挛、视力模糊、血压升高;重者表现为癫痫发作、惊厥、木僵甚至昏迷。

3.处理

轻者不必处理;重者可减慢透析血流量,以降低溶质清除率和 pH 改变,但透析有时需终止。可给予 50％葡萄糖溶液或 3％氯化钠 10 mL 静脉推注,或静脉滴注清蛋白,必要时给予镇静药及其他对症治疗。

4.预防

预防措施:①开始血液透析时采用诱导透析方法,透析强度不能过大,避免使用大面积高效透析器,逐步增加透析时间,避免过快清除溶质。②长期透析患者则适当提高透析液钠浓度。

（三）肌肉痉挛

发生率为 10%～15%，主要部位为腓肠肌和足部。

1.原因

常与低血压同时发生，可能与透析时超滤过多、过快，低钠透析等有关。

2.临床表现

多发生在透析的中后期，老年人多见。以肌肉痉挛性疼痛为主，一般持续约 10 分钟。

3.处理

减慢超滤速度，静脉输注生理盐水 100～200 mL、高渗糖水或高渗盐水。

4.预防

预防措施：①避免过度超滤。②改变透析方法，如采用钠曲线和超滤曲线等。③维生素 E或奎宁睡前口服。④左旋卡尼汀透析后静脉注射。

（四）发热

常发生在透析中或透析后。

1.原因

感染、致热源反应及输血反应等。

2.临床表现

若为致热源反应通常发生在透析后 1 小时，主要症状有寒战、高热、肌痛、恶心、呕吐、痉挛和低血压。

3.处理

静脉注射地塞米松 5 mg，通常症状在几小时内自然消失，24 小时内完全恢复；若有感染存在应及时与医师沟通，应用抗生素。

4.预防

预防措施：①严格执行无菌操作。②严格消毒水处理设备和管道。

（五）空气栓塞

1.原因

血液透析过程中，各管路连接不紧密、血液管路破裂、透析器膜破损及透析液内空气弥散入血，回血时不慎等。

2.临床表现

少量无反应，如血液内进入空气 5 mL 以上可出现呼吸困难、咳嗽、发绀、胸部紧迫感、烦躁、痉挛、意识丧失甚至死亡。

3.处理

一旦发生空气栓塞应立即夹闭静脉通路，并关闭血泵。患者取头低左侧位，通过面罩或气管吸入 100% 氧气，必要时做右心房穿刺抽气，同时注射地塞米松，严重者要立即送高压氧舱治疗。

4.预防

（1）透析前严格检查管道有无破损，连接是否紧密。

（2）回血时注意力集中，气体近静脉端时要及时停止血泵转动。

（3）避免在血液回路上输液，尤其泵前负压部分。

（4）定期检修透析机，确保空气探测器工作正常。

(六)溶血

1.原因

透析液低渗、温度过高;透析用水中的氧化剂和还原剂(氯胺、酮、硝酸盐)含量过高;消毒剂残留;血泵和管道内红细胞的机械损伤及血液透析中异型输血等。

2.临床表现

急性溶血时,患者有胸部紧迫感、心悸、心绞痛、腹背痛、气急、烦躁,可伴畏寒、血压下降、血红蛋白尿甚至昏迷;大量溶血时患者可出现高钾血症,静脉回路血液呈淡红色。

3.处理

立即关闭血泵,停止透析,丢弃体外循环血液;给予高流量吸氧,明确溶血原因后应尽快开始透析;贫血严重者应输入新鲜全血。

4.预防

预防措施:①透析中防止凝血。②保证透析液质量。③定期检修透析机和水处理设备。④患者输血时,认真执行查对制度,严格遵守操作规程。

五、透析器首次使用综合征

在透析时因使用新的透析器发生的临床症状,称为首次使用综合征,分为 A 型首次使用综合征和 B 型首次使用综合征。

(一)A 型首次使用综合征

此型又称超敏反应型。多发生于血液透析开始后 5～30 分钟内。主要表现为呼吸困难、全身发热感、皮肤瘙痒、麻疹、咳嗽、流泪、流涕、打喷嚏、腹部绞痛、腹部痉挛,严重者可心跳骤停甚至死亡。

1.原因

主要是患者对环氧乙烷、甲醛等消毒液过敏或透析器膜的生物相容性差或对透析器的黏合剂过敏等,使补体系统激活和白细胞介素释放。

2.处理原则

(1)立即停止透析,勿将透析器内血液回输体内。

(2)按抗变态反应常规处理,如应用肾上腺素、抗组胺药和激素等。

3.预防措施

(1)透析前将透析器充分冲洗(不同的透析器有不同的冲洗要求),使用新透析器前要仔细阅读操作说明书。

(2)认真查看透析器环氧乙烷消毒日期。

(3)部分透析器反应与合并应用血管紧张素转化酶抑制剂有关,应停用。

(4)对使用环氧乙烷消毒透析器过敏者,可改用 γ 射线或蒸气消毒的透析器。

(二)B 型首次使用综合征

此型又称非特异型。多发生于透析开始后数分钟至 1 小时,主要表现为胸痛,伴有或不伴有背部疼痛。

1.原因

目前尚不清楚。

2.处理原则

(1)加强观察,症状不明显者可继续透析。

(2)症状明显者可予以吸氧和对症治疗。

3.预防措施

(1)试用不同的透析器。

(2)充分冲洗透析器。

六、血液透析突发事件应急预案

(一)透析中失血

1.原因

管路开裂、破损,接管松脱和静脉针脱落等。

2.症状

出血、血压下降,甚至发生休克。

3.应急预案

(1)停血泵,查找原因,尽快恢复透析通路。

(2)必要时回血,给予输液或输血。

(3)心电监护,对症处理。

4.预防

(1)透析前将透析器管路、管路针等各个接头连接好,预冲时要检查是否有渗漏。

(2)固定管路时,应给患者留有活动的余地。

(二)电源中断

1.应急预案

应急预案:①通知工程师检查稳压器和线路,电话通知医院供电部门。②配备后备电源的透析机,停电后还可运行20~30分钟。③若没有后备电源的透析机,停电后应立即将动静脉夹打开,手摇血泵,速度每分钟100 mL左右。④若15~30分钟内恢复供电可不回血。若暂时仍不能恢复供电可回血结束透析,并尽可能记录机器上的各项参数。

2.预防

预防措施:①保证透析中心为双向供电。②停电后15分钟内可用发电机供电。③给透析机配备后备电源,停电后可运行20~30分钟。

(三)水源中断

1.应急预案

应急预案:①机器报警并自动改为旁路。②通知工程师检查水处理设备和管路。电话通知医院供水部门。③1~2小时不能解除,终止透析,记录机器上的各项参数。

2.预防

预防措施:①保证透析中心为专路供水。②在水处理设备前设有水箱,并定期检修水处理设备。

(张秀秀)

第二节 血管通路技术与护理

血管通路是血液透析关键环节之一,通路问题常会影响患者有效透析治疗,导致透析不充分。血液透析护士是血管通路的使用者,在血管通路护理中血液透析护士需掌握正确的方法解决通路问题,才能更好地维护血管通路的功能。

建立一条有效而通畅的血管通路是血液透析患者得以有效透析、长期存活的基本条件,血管通路也是血液透析患者的生命线。

一、血管通路的特点及分类

建立能够反复使用的血管通路是维持性血液透析患者保证长期透析质量的重要环节。无论选择何种方式建立的血管通路,都应该具备以下几个特征:①易于反复建立血液循环。②血流量充分、稳定。③能长期使用。④没有明显的并发症。⑤可减少和防止感染。⑥不影响和限制患者活动。⑦使用安全,能迅速建立。

根据血管通路使用的时间,临床将血管通路分为两大类:临时性血管通路和永久性血管通路。临时性血管通路包括:动静脉直接穿刺、中心静脉留置导管;永久性血管通路包括:动静脉内瘘、移植血管内瘘。目前临床常用的血管通路有动静脉内瘘、中心静脉留置导管、聚四氟乙烯人造血管通路等。

二、临时性血管通路及护理

临时性血管通路指建立迅速,能立即使用,包括动静脉直接穿刺、中心静脉留置导管。临时性血管通路主要适用于急性肾衰竭;慢性肾衰竭还没建立永久性血管通路,内瘘未成熟或因阻塞、流量不足、感染等暂时不能使用者或出现危及生命的并发症,如高血钾、急性左心衰竭或酸碱平衡紊乱需紧急透析或超滤者;中毒抢救、腹膜透析、肾移植术后紧急透析;其他疾病需行血液净化治疗,如血液灌流、免疫吸附、血浆置换、连续性血液净化治疗等。

(一)直接动脉穿刺

直接动脉穿刺操作简便,血流量大,可以立即使用,适用于各年龄组,常用穿刺部位有桡动脉、足背动脉、肱动脉。其缺点是透析中和透析后并发症较多,如早期的血肿和大出血;后期的假性动脉瘤;透析中活动受限,透析后止血困难;反复穿刺易导致血管损伤,与周围组织粘连,对慢性肾功能不全的患者影响永久性血管通路——动静脉内瘘的建立,因此临床的使用受到严格的限制。

1.穿刺方法

(1)穿刺前评估患者,包括神志、皮肤黏膜有无出血、需选用的穿刺部位、动脉搏动强弱、患者合作性及对疼痛耐受性。

(2)充分暴露血管,摸清血管走向。

(3)让患者采用舒适体位,做好穿刺肢体的固定,以免透析中患者体位不适影响血流量。

(4)连接好血液管路与穿刺针,常规消毒后穿刺针先进入皮下,摸到明显搏动后沿血管壁进入血管。

(5)见有冲击力的回血和搏动后固定针翼。

2.护理

(1)不宜反复进行穿刺,反复穿刺容易引起出血、血肿。穿刺尽量做到"一针见血"。

(2)穿刺后血流量不足,多受疼痛导致血管痉挛的影响,此时不调节穿刺针位置,只要穿刺针在血管内,随疼痛缓解血流量会逐渐改善。如仍不足,可另穿刺一条浅表动脉或静脉,用无过滤器的输液管连接穿刺针,另一端接泵前侧动脉侧管,形成两条引血通道的闭式循环通路,保证血流量。

(3)透析过程中加强巡视,穿刺肢体严格制动,发现针体移位致血肿或渗血应及时处理。

(4)透析结束后穿刺点做好局部止血,先指压 30 分钟,再用纸球压迫弹力绷带固定 2～4 小时后逐渐放松,同时观察有无出血。

(5)透析结束后做好患者宣传教育,教会患者对局部穿刺点出血、血肿的观察,出现出血处理方法的要点及措施,如出现出血先指压出血部位,再寻求帮助,出现血肿当天(24 小时内)进行冷敷,次日(24 小时后)开始热敷或用多磺酸黏多糖软膏局部敷,保持局部清洁,预防感染。

(6)由于动脉直接穿刺有损伤血管、出血、血肿及影响以后内瘘建立等缺点,故有条件应尽量选择中心静脉置管。

(二)中心静脉留置导管通路

1.中心静脉导管的种类

(1)不带涤纶套的中心静脉导管:最早的临时性血液通路是动静脉套针穿刺,后来被单腔或单针双腔静脉导管取代,如图 4-1。随着材料的改进,一种外形设计统一的单针双腔导管被普遍采用。该导管尖部的侧孔作为出血的通路,即动脉出口、端口作为回血通路,即静脉入口。为减少血液透析时重复循环,端孔与侧孔的距离相距 2～3 cm。用聚氨基甲酸乙酯或聚乙烯材料制成的导管在室温下相对较韧,在不用鞘管的情况下即可轻松插入静脉内。进入静脉后,由于体温及血流的作用,导管变得较柔软,这样便减少了对血管的机械损伤。由于不带涤纶套,在插管时不需要做皮下隧道,因此操作过程快捷、损伤小,在床旁及无 X 线透视条件下即可进行。

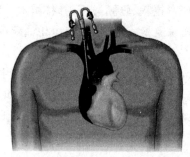

图 4-1　置于颈内静脉的不带涤纶套的中心静脉导管

(2)带涤纶套的中心静脉导管:带涤纶套的中心静脉导管是 1987 年开始应用。这种导管是由硅胶材料制成,其硬度比普通双腔导管小,需要采用 Seldinger 技术并在撕开式鞘管帮助下插入静脉,做皮下隧道并将涤纶套埋入皮下导管出口处,如图 4-2。由于涤纶套与皮下组织紧密粘贴,从而阻止了致病菌进入隧道引起感染。该种导管口径粗,且质地柔软,可以在 X 线下将导管尖端放置于心房内,因此具有较高的血流量。

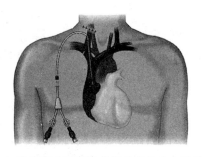

图 4-2 置于颈内静脉的带涤纶套的中心静脉导管

2.中心静脉导管插管部位

中心静脉(如颈内静脉、锁骨下静脉和股静脉)具有血流量充足、操作简单易行、不损害血管和可以反复使用等优点,已成为最常用的临时性血管通路,中心静脉置管可立即行血液透析,并保证透析充分,是一种安全、迅速和可靠的血管通路。通常置管部位有股静脉、锁骨下静脉及颈内静脉,在不同的临床情况下有各自不同的优缺点,见表 4-1。

表 4-1 中心静脉插管部位优缺点比较

置管部位	优点	缺点	患者选择
股静脉	置管技术要求低 致命性并发症罕见	留置时间短、易感染 活动受限	ICU 有心脏和呼吸支持患者
颈内静脉	留置时间长 中心静脉狭窄发生率低、活动不受限	置管技术要求高 对气管插管有影响	除气管切开和气管插管患者
锁骨下静脉	留置时间长 舒适、易固定	置管技术要求高 已发生严重并发症	上述通路无法选择时

颈内静脉插管手术较易,并发症少,且能提供较高的血流量,一般作为插管首选途径。右侧颈内静脉较粗且与头静脉、上腔静脉几乎成一直线,插管较易成功;左侧颈内静脉走行弯曲,手术难度相对较大,一般应选择右侧颈内静脉。锁骨下静脉插管手术难度和风险大、易出现血气胸等并发症,一般情况下不提倡锁骨下静脉插管。股静脉插管手术简单、操作简便、安全有效,不易发生危及生命的严重并发症,但由于位置原因,较颈内静脉容易发生感染、血栓,血流量差,留置时间短,且给患者行动带来不便。故股静脉插管只适于卧床患者的短期透析或颈部无法建立临时性血管通路的患者。

3.中心静脉留置导管的护理

(1)中心静脉留置导管的常规护理。

治疗前取下置管部位覆盖敷料,检查导管固定翼缝线是否脱落,置管口有无渗血、渗液、红肿或脓性分泌物,周围皮肤有无破溃、皲裂等过敏现象,如无特殊,采用常规消毒置管部位、更换无菌敷料。

取下导管外延端敷料,铺无菌治疗巾,取下肝素帽,消毒导管口两次后用 5 mL 注射器回抽出导管内的封管肝素液及可能形成的血凝块,回抽腔内容量在导管腔容量基础上增加 0.2~0.3 mL,以避免增加患者失血过多。

从静脉导管端注入首次量抗凝剂,连接血管通路管,开启血泵进行透析。透析管路与留置导管连接处用无菌治疗巾覆盖。

做好透析管路的固定。固定血管通路管时注意给患者留有活动长度,最好固定在患者身上某个部位(根据留置导管置管部位决定),以免患者翻身或移动时将导管带出。

透析结束后常规消毒导管口,用 20 mL 生理盐水冲洗导管动脉端管腔,按常规回血后再注入相应导管腔容量的肝素封管液于动、静脉导管腔内。肝素封管液的浓度采用个体化进行封管,推注肝素时速度应缓慢,在注入管腔等量肝素封管液的同时立即夹闭导管,使导管腔内保持正压状态,然后拧紧消毒的肝素帽。导管外延端用无菌敷料包扎并妥善固定。

严格无菌操作,避免感染;抗凝剂封管液量应视管腔容量而定;肝素帽应于下次透析时更换。

指导留置导管患者每天监测体温,体温异常应及时告知医务人员,以便做进一步处理。

(2)中心静脉留置导管并发症的护理:中心静脉导管相关并发症主要有插管手术相关并发症和导管远期并发症。

与插管相关并发症的护理:与留置导管技术相关的并发症有气胸、血胸、心律失常、相邻的动脉损伤、空气栓塞、纵隔出血、心脏压塞、臂丛神经损伤、血肿、穿刺部位出血等。除外血肿、穿刺部位出血的上述技术并发症,均需紧急处理,必要时通过手术拔管,并进行积极抢救。①穿刺部位出血及护理:穿刺部位出血是常见的并发症之一,多由于反复穿刺造成静脉损伤较重或损伤了穿刺路径上的血管造成。置管后,全身使用抗凝剂或对置管处的过度牵拉,也可能导致出血。局部压迫止血是有效而简便的方法,如指压 20~30 分钟。应用云南白药或凝血酶局部加压包扎或冰袋冷敷时应注意伤口的保护。嘱患者穿刺部位不能剧烈运动,静卧休息。如透析过程中出血,可适当减少肝素用量,用低分子量肝素或无抗凝透析;如透析结束后出血仍未停止,可经静脉注入适量鱼精蛋白中和肝素的作用。②局部血肿形成的护理:局部血肿也是较常见并发症,多与穿刺时静脉严重损伤、损伤邻近动脉或误入动脉造成。一旦形成血肿,尤其出血量较多时应拔管,同时用力压迫穿刺部位 30 分钟以上,直至出血停止,之后局部加压包扎。并严密观察血肿是否继续增大,避免增大血肿压迫局部重要器官造成其他严重后果。

(3)置管远期并发症的护理:留置导管使用过程中的远期并发症如血栓形成、感染、静脉狭窄、导管功能不良、导管脱落等可直接影响到患者血液透析是否顺利进行及透析的充分性,预防留置导管使用过程中的远期并发症的发生是血液透析护士的主要职责。

血栓:留置导管因使用时间长,患者高凝状态,抗凝剂的使用量不足、封管时肝素用量不足或封管操作时致管腔呈负压状,或有部分空气进入或管路扭曲等原因易引起血栓形成。与导管相关的血栓形成可分为导管腔内血栓、导管外尖部血栓、静脉腔内血栓和附壁血栓。导管腔内血栓多由注入封管肝素量不足,肝素液流失或血液反流入导管腔内所致。导管尖部血栓因封管后肝素封管液从导管侧孔流失而不能保留在尖部引起微小血栓形成。

在护理中应首先重视预防:每次透析前应认真评估通路的通畅情况,在抽吸前次封管液时应快速抽出,若抽出不畅时,切忌向导管内推注液体,以免血凝块脱落而致栓塞。如有血栓形成,可采用尿激酶溶栓。具体方法:5 万~15 万 U 尿激酶加生理盐水 3~5 mL 分别注入留置导管动静脉腔内,保留 15~20 分钟,回抽出被溶解的纤维蛋白或血凝块,若一次无效可重复进行。局部溶栓治疗适用于早期新鲜血栓,如果血栓形成时间比较长,则不宜采用溶栓治疗。反复溶栓无效则予以拔管。

感染:感染是留置导管的主要并发症。根据导管感染部位不同可将其大致分为三类:①导管出口处感染。②皮下隧道感染。③血液扩散性感染。引起导管感染的影响因素有很多:如导管保留时间、导管操作频率、导管血栓形成、糖尿病、插管部位、铁负荷过大、免疫缺陷、皮肤或鼻腔带菌等。许多研究表明,股静脉置管感染率明显高于颈内静脉或锁骨下静脉插管。带涤纶套的导管比普通导管菌血症的发生率低。

减少留置导管感染的护理重在预防,加强置管处皮肤护理。①置管处的换药:每天 1 次。一般用安尔碘由内向外消毒留置导管处皮肤两遍,消毒范围直径大于 5 cm,并清除局部的血垢,覆盖透气性好的无菌纱布并妥善固定;换药时应注意观察置管部位或周围皮肤或隧道表面有无红、肿、热或脓性分泌物溢出等感染迹象。可疑伤口污染应随时换药。随着新型伤口敷料的临床应用,局部换药时间已逐渐延长,一般仅需在透析时进行伤口护理。②正确封管:根据管腔容量采用纯肝素封管,保留时间长,可减少封管次数,减少感染的机会;尽量选用颈内静脉,少用股静脉。③感染的监测:每天监测患者体温变化;透析过程中注意观察导管相关性感染的临床表现;患者血液透析开始 1 小时左右,患者出现畏寒、重者全身颤抖,随之发热,在排除其他感染灶的前提下,应首先考虑留置导管内细菌繁殖致全身感染的可能;导管出口部感染是局部感染,一般无全身症状,普通透析导管可拔出并在其他部位插入新导管;对于带涤纶套的导管应定时局部消毒换药、局部抗生素应用或口服抗生素,以供继续使用。隧道感染主要发生于带涤纶套的透析导管,一旦表现为隧道感染应立即拔管,使用有效抗生素 2 周。若需继续透析在其他部位置入新导管。血液扩散性感染时应予以拔管,并将导管前端剪下做细菌培养,根据细菌对药物的敏感情况使用抗生素。

导管功能障碍:导管功能障碍主要表现为导管内血栓形成、血流不畅、完全无血液引出或单向阻塞,不能达到透析要求的目标血流量。置管术后即血流不佳,通常是导管尖端位置或血管壁与导管侧孔相贴造成"贴壁",后期多是由于血栓形成引起的。可先调整导管位置至流出通畅;随着使用时间的延长和患者活动,虽然导管借助固定翼和皮肤缝合,导管位置也会发生不同程度改变,血液透析过程中突然出现血流不畅或完全出血停止,有时触及导管震颤感,护士应首先考虑是否是导管动脉开口处吸附管壁,立即给于置管创口处导管外延部和局部皮肤消毒,必要时停止血泵,小角度旋转导管或调整导管留置深度即可恢复满意血流量。当导管动脉端出现功能障碍而静脉端血流量充足时,可将两端对换使用,静脉导管作为引血、动脉导管作为静脉回路,这种处理方法的缺陷是导管血栓在泵压力下有可能进入体内循环,同时也和动脉端开口于侧壁型导管的使用设计原理相矛盾,其再循环率及透析的充分性受到影响。如导管一侧堵塞而另一侧通畅,可将通畅一侧作为引血,另行建立周围静脉作回路。

导管脱落:临时性静脉留置导管因保留时间长,患者活动多,造成固定导管的缝线断裂;或人体皮肤对异物(缝线)的排斥作用,使缝线脱离皮肤;或在透析过程中由于导管固定不佳,由于重力牵拉作用等导致导管滑脱。为防止留置导管脱出,应适当限制患者活动,换药、封管及透析时注意观察缝线是否断裂,置管部位是否正常,一旦缝线脱落或断裂应及时缝合固定好插管。当发生导管脱出时,首先判断插管是否在血管内,如果插管前端仍在血管内,插管脱出不多,在插管口无局部感染情况下可进行严格消毒后重新固定,并尽快过渡到永久通路。如果前端已完全脱出血管外,应拔管并局部压迫止血,以防局部血肿形成或出血。

(4)中心静脉留置导管拔管的护理:中心静脉留置导管拔管时先消毒局部皮肤,拆除固定翼缝线,用无菌敷料按压插管口拔出导管,局部指压 30 分钟后观察局部有无出血现象。患者拔管采取卧位,禁取坐位拔管,以防静脉内压力低而产生气栓,拔管后当天不能沐浴,股静脉拔管后应卧床 4 小时。

(5)中心静脉留置导管自我护理及卫生宣传教育。

置管术后避免剧烈活动,以防由于牵拉致导管滑脱。

做好个人卫生,保持局部清洁干燥,如需淋浴,应先将导管及皮肤出口处用无菌敷贴封闭,以免淋湿后导致感染,淋浴后及时更换敷贴。

每天监测体温变化,观察置管处有无肿、痛等现象,如有体温异常、局部红、肿、热、痛等症状应立即告知医务人员,及时处理。

选择合适的卧位休息,以平卧位为宜。避免搔抓置管局部,以免导管脱出。

股静脉留置导管者应限制活动,颈内静脉、锁骨下静脉留置导管运动不受限制,但也不宜剧烈运动,以防过度牵拉引起导管滑脱,一旦滑出,立即压迫局部止血,并立即到医院就诊。

留置导管者,在穿脱衣服时需特别注意,避免将导管拔出,特别是股静脉置管者,颈内静脉或锁骨下静脉置管应尽量穿对襟上衣。

中心静脉留置导管是患者透析专用管路,一般不作其他用途,如输血、输液、抽血等。

三、动静脉内瘘的护理

动静脉内瘘是指动脉、静脉在皮下吻合建立的一种安全并能长期使用的永久血管通路,包括直接动静脉内瘘和移植血管内瘘。直接动静脉内瘘是利用自体动静脉血管吻合而成的内瘘,其优点是感染发生率低,使用时间长;其缺点是等待"成熟"时间长或不能成熟,表现为早期血栓形成或血流量不足,发生率在 9%～30%,如超过 3 个月静脉仍未充分扩张,血流量不足,则内瘘失败,需重新制作。

动、静脉吻合后静脉扩张、管壁肥厚即为"成熟",一般需要 4～8 周,如需提前使用至少应在2～3 周以后,NKF-DOQI 推荐内瘘成型术后 1 个月使用。我国的透析通路使用指南建议术后2～3 个月后使用。

(一)制作动静脉内瘘部位及方法

自体动静脉内瘘常见手术部位:①前臂内瘘。桡动脉-头静脉(图 4-3)、桡动脉-贵要静脉、尺动脉-贵要静脉和尺动脉-头静脉,此外还可以采用鼻烟窝内瘘。②上臂内瘘。肱动脉-上臂头静脉、肱动脉-贵要静脉、肱动脉-肘正中静脉。③其他部位,如踝部、小腿部内瘘、大腿部内瘘等,临床上很少采用。

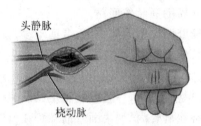

图 4-3 上肢桡动脉与头静脉的动静脉血管内瘘

动静脉内瘘吻合方式包括端端吻合法、端侧吻合法、侧侧吻合法。吻合口径大小与血流量密切相关,一般为 5～7 mm。吻合口径小于 3 mm 时,血流量常小于 150 mL/min,此时透析效果差或透析困难。如吻合口大于 7 mm 或血流量大于 300 mL/min 时影响心脏功能,增加心脏负荷。进行血管吻合的方法有两种。①缝合法:可采用连续缝合或间断缝合。②钛轮钉法:动静脉口径相差比较小的患者很适合钛轮钉吻合法,一般采用直径 2.5～3 mm 的钛轮钉。采用钛轮钉法手术损伤小,内膜接触良好,吻合口大小恒定,不会因吻合口扩张而导致充血性心力衰竭;吻合后瘘管成熟相对比较快;钛金属组织相容性好,体内可长期留置。其缺点容易造成远端组织缺血;动静脉口径不一致、血管与钛钉口径不一致时,血管壁易造成撕裂或损伤。

(二)动静脉内瘘制作应遵循的原则

动静脉内瘘是维持血液透析患者的生命线,制作时应根据患者的血管条件最大限度地利用最合适的血管。选择内瘘血管应遵循的原则:①由远而近,从肢体的最远端开始,逐渐向近端移行。②从左到右,选择非惯用性上肢造瘘,以方便患者的生活和工作。③先上后下,上肢皮下浅静脉多,血液回流阻力小,关节屈曲对血液循环影响较少;而下肢动静脉位置较深,两者间距大,吻合后静脉充盈不良不利于穿刺,且下肢蹲、坐站立影响下肢静脉回流,易形成血栓,感染率也高,故应选择上肢做内瘘。④先自身血管后移植血管。

(三)动静脉内瘘制作的时机及功能评估

终末期肾病患者都应由肾科医师作出早期治疗安排,包括药物、饮食疗法及最终的治疗方式(如腹膜透析、血液透析、肾移植);对于准备行血液透析的患者应保护好静脉血管,避免在这些静脉上行穿刺或插管,特别是上肢静脉血管;有预期血液透析的患者在透析前 2～3 个月、内生肌酐清除率小于 25 mL/min 或血清肌酐大于 400 mmol/L 时建议制作动静脉血管内瘘,这样可有充足时间等待瘘管成熟,同时如有失败也可有充足时间进行另一种血管通路的建立,减少患者的痛苦。

除了选择合适的时机、选择最佳的方法和理想的部位制作血管通路外,要保持血管通路长久使用,采用正确的方法解决血管通路并发症,需要对血管通路建立前、使用过程及处理并发症之后进行功能评价,血管通路建立前评估见表 4-2。

表 4-2　血管通路建立前患者评价

病史	影响
是否放置过中心静脉导管	可能致中心静脉狭窄
是否放置心脏起搏器	可能导致中心静脉狭窄
患者惯用的上臂	影响患者生活质量
是否有心力衰竭	血管通路可能改变血流动力学及心排血量
是否有糖尿病	患者血管不利于血管通路的通畅
是否使用过抗凝剂或有凝血方面的问题	可能较易使血管通路产生血栓或不易止血
是否有建立血管通路的历史	失能的血管通路使身上能为血管通路的地方减少
是否进行肾移植	临时性血管通路即可
是否有手臂、颈部、胸腔的受伤史或手术史	可能有血管受损时使其不适合做血管通路

血管通路使用过程的功能评估主要有物理检查、超声和影像学检查。临床常用观察瘘管外部情况、触诊震颤和听诊杂音来判断瘘管功能,此方法既简单、方便、也很有价值。每天定期的物理检查能够早期发现通路狭窄及手臂渐进性水肿等异常。自体动静脉内瘘局部动脉瘤的形成、定点穿刺造成的静脉流出道狭窄也可以早期发现,并提醒护士改变穿刺方式;通路中出现局部硬结和疼痛大多数提示血栓早期形成或局部血栓性静脉炎;如果内瘘出现高调杂音,表明存在狭窄。肩周和前胸壁的侧支静脉显露提示中心静脉狭窄或同侧上臂内瘘分流过大。

(四)动静脉内瘘的护理

1.动静脉内瘘术前宣传教育及护理

动静脉内瘘是透析患者的生命线,维持一个功能良好的动静脉内瘘,须得护患双方的共同努力。手术前心理护理如下。

(1)术前向患者介绍建立内瘘的目的、意义,解除患者焦虑不安、恐惧的心理,积极配合手术。

(2)告知患者手术前配合的具体事项,如:准备做内瘘的手臂禁做动静脉穿刺,保护好皮肤勿破损,做好清洁卫生,以防术后发生感染。

(3)手术前进行皮肤准备,肥皂水彻底清洗造瘘肢皮肤,剪短指甲。

(4)评估制作通路的血管状况及相应的检查如外周血管脉搏、双上肢粗细的比较、中央静脉插管史、外周动脉穿刺史;超声检查血管,尤其是需要吻合的静脉走行、内径和通畅情况,为内瘘制作成功提供依据。

2.动静脉内瘘术后护理

(1)内瘘术后将术侧肢体抬高至水平以上 30°,促进静脉回流,减轻手臂肿胀。术后 72 小时密切观察内瘘通畅及全身状况。观察指标:①观察患者心率、心律、呼吸,询问患者有无胸闷、气紧,如有变化及时向医师汇报并及时处理。②观察内瘘血管是否通畅,若于静脉侧扪及震颤,听到血管杂音,则提示内瘘通畅,如触摸不到或听不到杂音,应查明是否局部敷料缚扎过紧致吻合口静脉侧受压,并及时通知医师处理。③观察吻合口有无血肿、出血,若发现渗血不止或内瘘侧手臂疼痛难忍,应及时通知医师处理。④观察内瘘侧手指末梢血管充盈情况,如手指有无发麻、发冷、疼痛等缺血情况。

(2)定期更换敷料:内瘘术后不需每天更换敷料,一般在术后 5～7 天更换;如伤口有渗血应通知医师检查渗血情况并及时更换敷料,更换时须严格无菌技术操作,创口用安尔碘消毒待干后包扎敷料,敷料包扎不宜过紧,以能触摸到血管震颤为准。

(3)禁止在造瘘肢进行测血压、静脉注射、输液、输血、抽血等操作,以免出血造成血肿、药物刺激导致静脉炎等因素所致内瘘闭塞。

(4)指导患者内瘘的自我护理:①保持内瘘肢体的清洁,并保持敷料干燥,防止敷料浸湿,引起伤口感染。②防止内瘘肢体受压,衣袖要宽松,睡眠时最好卧于健侧,造瘘肢体不可负重物及佩戴过紧饰物。③教会患者自行判断内瘘是否通畅,每天检查内瘘静脉处有无震颤,如扪及震颤则表示内瘘通畅。反之则应马上通知医师进行处理。

(5)内瘘术后锻炼:术后 24 小时可做手指运动,3 天即可进行早期功能锻炼;每天进行握拳运动,1 次 15 分钟,每天 3～4 次,每次 10～15 分钟。术后 5～7 天开始进行内瘘的强化护理:用另一手紧握术肢近心端,术肢反复交替进行握拳松拳或挤压握力球锻炼,或用止血带压住内瘘手臂的上臂,使静脉适度扩张充盈,同时进行捏握力健身球,一分钟循环松压,每天 2～3 次,每次 10～15 分钟,以促进内瘘的成熟。

(6)内瘘成熟情况判断:内瘘成熟指与动脉吻合后的静脉呈动脉化,表现为血管壁增厚,显露清晰,突出于皮肤表面,有明显震颤或搏动。其成熟的早晚与患者自身血管条件、手术情况及术后患者的配合情况有关。内瘘成熟一般至少需要 1 个月,一般在内瘘成形术后 2～3 个月开始使用。

3.内瘘的正确使用与穿刺护理

熟练正确的穿刺技术能够延长内瘘的使用寿命,减少因穿刺技术带来的内瘘并发症。新建内瘘和常规使用的内瘘在穿刺技术上有些不同,需要血液透析护士认真把握。

(1)穿刺前评估及准备:①首先检查内瘘皮肤有无皮疹、发红、淤青、感染等,手臂是否清洁。②仔细摸清血管走向,感觉震颤的强弱,发现震颤减弱或消失应及时通知医师。③穿刺前内瘘手臂尽量摆放于机器一侧,以免因管道牵拉而使穿刺针脱落;选择好合适的体位同时也让患者感觉舒适。④工作人员做好穿刺前的各项准备,如洗手、戴口罩、帽子、手套及穿刺用物品。

(2)选择穿刺点:①动脉穿刺点距吻合口的距离在 3 cm 以上,针尖呈离心或向心方向穿刺。②静脉穿刺点距动脉穿刺点间隔在 5~8 cm,针尖呈向心方向穿刺。③如静脉与动脉在同一血管上穿刺,相距 8~15 cm,以减少再循环,提高透析质量。

注意穿刺部位的轮换,切忌定点穿刺。沿着内瘘血管走向由上而下或由下而上交替进行穿刺,每个穿刺点相距 1 cm 左右,此方法优点在于:①由于整条动脉化的静脉血管受用均等,血管粗细均匀,不易因固定一个点穿刺或小范围内穿刺而造成受用多的血管处管壁受损,弹性减弱,硬结节或瘢痕形成及严重时形成动脉瘤,减少未受用的血管段的狭窄而延长瘘管使用寿命。②避免定点穿刺处皮肤变薄、松弛,透析时穿刺点渗血。此方法的缺点是不断更换穿刺点,将增加患者每次穿刺时的疼痛,需与患者沟通说明此穿刺方法的优点,从而取得患者的配合。

(3)进针角度:穿刺针针尖与皮肤成 30°~40°,针尖斜面朝左或右侧进针,使针与皮肤及血管的切割面较小,减轻穿刺时患者疼痛,保证穿刺成功率及治疗结束后伤口愈合速度。

(4)新内瘘穿刺技术的护理:刚成熟的内瘘管壁薄而脆,且距吻合口越近血液的冲击力就越大,开始几次穿刺很容易引起皮下血肿。因此在最初几次穿刺时应由骨干层护士操作。操作前仔细摸清血管走向后再行穿刺,以保证一针见血。穿刺点一般暂时选择远离造瘘口的肘部或接近肘部的“动脉化”的静脉做向心或离心方向穿刺作动脉引血端,另择下肢静脉或其他小静脉作静脉回路,待内瘘成熟后,动脉穿刺点再往下移。这样动脉发生血肿的概率就会减少。针尖进皮后即进血管,禁止针尖在皮下潜行后再进血管。首次使用时血流量在 150~250 mL/min,禁止强行提高血流量,以免造成瘘管长时间塌陷。在血液透析过程中避免过度活动,以免穿刺针尖损伤血管内膜,引起血栓形成。透析结束后应由护士负责止血,棉球按压穿刺点的力度宜适当,不可过重,同时注意皮肤进针点与血管进针点是否在同一部位。穿刺点上缘及下缘血管亦需略施力压迫,手臂略微举高,以减少静脉回流阻力,加快止血。

(5)穿刺失败的处理:新内瘘穿刺失败出现血肿应立即拔针压迫止血,同时另建血管通路进行透析,血肿部位冷敷以加快止血,待血肿消退后再行穿刺。

作为动脉引血用的血管在穿刺时发生血肿,应首先确认内瘘针在血管内,当血肿不大时,可在穿刺处略加压保护,同时迅速将血液引入体外循环血管通路管内以减轻患者血管内压力,通常可维持继续透析。但如血肿明显增大,应立即拔出,加压止血,在该穿刺点以下(远心端)再做穿刺(避开血肿);如重新穿刺有困难,可将血流量满意的静脉改为动脉引血,另择静脉穿刺做回血端继续透析。如静脉回路发生血肿应立即拔针,局部加压止血。透析未结束,应为患者迅速建立静脉回路继续透析,如选择系同一条血管再穿刺时,应在前一次穿刺点的近心端或改用其他外周静脉穿刺。

(6)内瘘拔针后的护理:内瘘拔针后的护理内容主要包括正确止血方法应用及维持内瘘的良好功能。拔针前用无菌止血贴覆盖针眼,拔针时用 1.5 cm×2 cm 大小的纸球或纱球压迫穿刺部位,弹性绷带加压包扎止血,按压的力量以既能止血又能保持穿刺点上下两端有搏动或震颤,20~30 分钟后缓慢放松,2 小时后取下纸球或纱球,止血贴继续覆盖在穿刺针眼处 12 小时后再取下。同时注意观察有无出血发生,如出血再行局部穿刺部位指压止血 10～15 分钟,同时寻求帮助。术后按压过轻或过重都会造成皮下血肿,损伤血管,影响下次穿刺或血流量不足,严重血肿可致血管硬化、周围组织纤维化及血栓形成等,造成内瘘闭塞。

(7)内瘘患者的自我护理指导:良好正确的日常护理是提高动静脉内瘘使用寿命的重要环节,因此如何指导患者正确地进行自我护理是透析护理工作者一项重要工作。

提高患者自护观念,让其了解内瘘对其生命的重要性,使患者主动配合并实施保持内瘘良好功能状态的措施。

保持内瘘皮肤清洁,每次透析前彻底清洗手臂。

透析结束当日穿刺部位不能接触水及其他液体成分,保持局部干燥清洁,用无菌敷料或创可贴覆盖 12 小时以上,以防感染。提醒患者尽早放松止血带,如发生穿刺处血肿或出血,立即按压止血,再寻求帮助;出现血肿在 24 小时内先用冰袋冷敷,24 小时后可热敷,并涂搽喜疗妥消肿,如有硬结,可每天用喜疗妥涂搽按摩,每天 2 次,每次 15 分钟。

造瘘肢手臂不能受压,衣袖要宽松,不佩戴过紧饰物;夜间睡觉不将造瘘肢手臂压垫于枕后,尽量避免卧于造瘘侧,不可提重物。

教会患者自我判断动静脉内瘘通畅的方法。

适当活动造瘘手臂,可长期定时进行手握橡皮健身球活动。

避免造瘘手臂外伤,以免引起大出血。非透析时常戴护腕,护腕松紧应适度,过紧易压迫动静脉内瘘导致内瘘闭塞。有动脉瘤者应用弹性绷带加以保护,避免继续扩张及意外破裂。

(8)内瘘并发症的护理。

1)出血:主要表现为创口处渗血及皮下血肿。皮下出血如处理不当可致整个手中上臂肿胀。原因:①术后早期出血,常发生于麻醉穿刺点及手术切口处。②内瘘未成熟,静脉壁薄。③肝素用量过大。④穿刺失败导致血肿。⑤压迫止血不当或时间过短。⑥内瘘手臂外伤引起出血。⑦透析结束后造瘘肢体负重。⑧迟发性出血见于动脉瘤形成引起破裂出血及感染。

预防和护理:①术前准备应充分,操作细心,术后密切观察伤口有无渗血。②避免过早使用内瘘,新建内瘘的穿刺最好由有经验的护士进行。③根据患者病情合理使用抗凝剂。④提高穿刺技术,力争一次穿刺成功。⑤止血力度适当,以不出血为准,最好指压止血。⑥避免同一部位反复穿刺,以防发生动脉瘤破裂。⑦指导患者放松止血带时观察有无出血及出现出血的处理方法。

2)感染:瘘管局部表现为红、肿、热、痛,有时伴有内瘘闭塞,全身症状可见寒战、发热,重者可引起败血症、血栓性静脉炎。

原因:①手术切口感染。②未正确执行无菌技术操作,穿刺部位消毒不严或穿刺针污染。③长期使用胶布和消毒液,致动静脉穿刺处皮肤过敏,发生破损、溃烂或皮疹,用手搔抓引起皮肤感染。④透析后穿刺处接触污染液体引起的感染。⑤穿刺不当或压迫止血不当致血肿形成或假性动脉瘤形成引起的感染。⑥内瘘血栓切除或内瘘重建。

预防和护理:①严格执行无菌技术操作,穿刺部位严格消毒,及时更换可疑污染的穿刺针。②避免在有血肿、感染或破损的皮肤处进行通路穿刺,提高穿刺技术,避免发生血肿。③内瘘有感染时应及时改用临时性血管通路,并积极处理感染情况:局部有脓肿时应切开引流,并全身使用抗生素;发生败血症者应用有效抗生素至血细菌培养阴性后 2 周。④做好卫生宣传教育,让患者保持内瘘手臂皮肤清洁、干净,透析后穿刺处勿沾湿、浸液。

3)血栓形成及预防。

原因:①早期血栓多由于手术中血管内膜损伤、血管外膜内翻吻合、吻合时动静脉对位不良、静脉扭曲、吻合口狭窄旋转等及内瘘术后包扎过紧,内瘘受压。②自身血管条件差,如静脉炎、动脉硬化、糖尿病血管病变、上段血管已有血栓。③患者全身原因,如高凝状态、低血压、休克、糖尿病等。④药物影响,如促红细胞生成素的应用,使血细胞比容上升,增加了血栓形成的危险。⑤反复低血压发生。⑥反复定点穿刺导致血管内膜损伤。⑦压迫止血不当,内瘘血管长时间受压。

临床表现:患者动静脉内瘘静脉侧搏动、震颤及杂音减弱,患者主诉内瘘处疼痛。部分堵塞时透析引血时血流量不足,抽出血为暗红色,透析中静脉压升高。完全阻塞时搏动震颤及杂音完全消失,不能由此建立血液通路进行透析。

预防和护理:①严格无菌技术,正确手术方法、规范术后护理;避免过早使用内瘘,一般内瘘成熟在6~8周,最好在内瘘成熟后再使用。②计划应用内瘘血管,切忌定点穿刺,提高内瘘穿刺成功率,力争一次穿刺成功,避免反复穿刺引起血肿形成。③根据患者情况,指导患者用拇指及中指指腹按压穿刺点,注意按压力度,弹力绷带不可包扎过紧。④避免超滤过多引起血容量不足、低血压。⑤做好宣传教育工作,内瘘手臂不能受压,夜间睡眠时尤其要注意。⑥高凝状态的患者可根据医嘱服用抗凝药。⑦穿刺或止血时发生血肿,先行按压并冷敷,在透析后24小时热敷消肿,血肿处涂搽喜疗妥并按摩。早期血栓形成,可用尿激酶25万~50万单位溶于20 mL生理盐水中,在动静脉内瘘近端穿刺桡动脉缓慢注入。若无效,则应通知医师,行内瘘再通或修补术。

(9)血流量不足及处理。

原因:①反复定点穿刺引起血管壁纤维化,弹性减弱,硬结、瘢痕形成,管腔狭窄,而未使用的血管因长期不使用也形成狭窄。②内瘘未成熟过早使用。③患者本身血管条件不佳,造成内瘘纤细,流量不足。④穿刺所致血肿机化压迫血管。⑤肢体受冷致血管痉挛、动脉炎症、内膜增厚。⑥动静脉内瘘有部分血栓形成。

临床表现:主要表现血管震颤和杂音减弱,透析中静脉端阻力增加而动脉端负压上升;血流量增大时,可见血管明显塌陷,患者血管处有触电感,静脉壶滤网上血流量忽上忽下,同时有大量泡沫析出,并伴有静脉压、动静脉压的低压报警。

预防及护理:①内瘘成熟后有计划地使用内瘘血管。②严格执行正确的穿刺技术,切忌反复定点穿刺。③提高穿刺技术,减少血肿发生。④嘱患者定时锻炼内瘘侧手臂,使血管扩张。⑤必要时手术扩张。

(10)窃血综合征。

原因:桡动脉-头静脉侧侧吻合口过大,前臂血流大部分经吻合口回流,引起肢体远端缺血;血液循环障碍,如糖尿病、动脉硬化的老年患者。

临床表现:①轻者活动后出现手指末梢苍白、发凉、麻木疼痛等一系列缺血症状,患者抬高时手指隐痛。②严重者休息时可出现手痛及不易愈合的指端溃疡,甚至坏死,多发生于桡动脉和皮下浅静脉侧侧吻合时。

预防及护理:定期适量活动患肢,以促进血液循环。

手术治疗:将桡动脉-头静脉侧侧吻合改为桡动脉-头静脉端端吻合,可改善症状。

(11)动脉瘤:由于静脉内压力增高,动脉化的静脉发生局部扩张并伴有搏动,称为真性动脉瘤;穿刺部位出血后,在血管周围形成血肿并与内瘘相通,伴有搏动称为假性动脉瘤。动脉瘤的形成一般发生在术后数月至数年。

原因:①内瘘过早使用,静脉壁太薄。②反复在同一部位进行穿刺致血管壁受损,弹性差或动脉穿刺时离吻合口太近致血流冲力大。③穿刺损伤致血液外渗形成血肿,机化后与内瘘相通。

临床表现:内瘘局部扩张明显,局部明显隆起或呈瘤状。严重扩张时可增加患者心脏负担和回心血量,影响心功能。

预防及护理:有计划地使用内瘘血管,避免反复在同一部位穿刺,提高穿刺技术,穿刺后压迫止血力度适当,避免发生血肿,若内瘘吻合口过大应注意适当加以保护,减少对静脉和心脏的压力。小的血管瘤一般不需手术,可用弹力绷带或护腕轻轻压迫,防止其继续扩大,禁在血管瘤处穿刺。如果血管瘤明显增大,影响了患者活动或有破裂危险,可采用手术处理。

(12)手肿胀综合征:常发生于动静脉侧侧吻合时,由于压力差的原因,动脉血大量流入吻合静脉的远端支,手臂处静脉压增高,静脉回流障碍,并干扰淋巴回流,相应的毛细血管压力也升高而产生肿胀。主要的临床表现为手背肿胀,色泽暗红,皮肤发痒,或坏死。早期可以通过握拳和局部按压促进回流,减轻水肿,长期肿胀可通过手术结扎吻合静脉的远侧支,必要时予以重新制作内瘘。

(13)充血性心力衰竭:当吻合口内径过大,超过 1.2 cm,分流量大,回心血量增加,从而增加心脏负担,使心脏扩大,引发了心力衰竭。主要临床表现为心悸、呼吸困难、心绞痛、心律失常等。一旦发生,可用弹力绷带加压包扎内瘘,若无效则采用外科手术缩小吻合口内径。

(张秀秀)

第三节 血浆置换技术与护理

一、概述

(一)血浆置换(plasma exchange,PE)

血浆置换是一种用来清除血液中大分子物质的体外血液净化疗法,指将患者的血液引出体外,经离心法或膜分离法分离血浆和细胞成分,迅速地选择性地从循环血液中去除病理血浆或血浆中的病理成分(如自身抗体、免疫复合物、副蛋白、高黏度物质和蛋白质结合的毒物等),而将细胞成分及补充的等量的平衡液、血浆、清蛋白溶液回输体内,达到清除致病物质的目的,从而治疗一般疗法无效的多种疾病。

(二)每次血浆交换量

尚未标准化,每次交换 2~4 L。一般来说,若该物质仅分布于血管内,则置换第 1 个血浆容量可清除总量的 55%,如继续置换第 2 个血浆容量,却只能使其浓度再下降 15%。因此每次血浆置换通常仅需要置换 1 个血浆容量,最多不超过 2 个。

(三)置换频度

要根据基础疾病和临床反应来决定。每次血浆交换后,未置换的蛋白浓度重新升高,通过从血管外返回血管内和再合成这 2 个途径。血浆置换后血管内外蛋白浓度达到平衡需 1~2 天。

因此,绝大多数血浆置换疗法的频度是间隔 1～2 天,连续 3～5 次。

(四)置换液

为了保持机体内环境的稳定,应维持有效血容量和胶体渗透压。

1.置换液种类

(1)晶体液,如生理盐水、葡萄糖生理盐水、林格液,用于补充血浆中各种电解质的丢失。

(2)胶体液,如血浆代用品,主要有中分子右旋糖酐、右旋糖酐-40、羟乙基淀粉,三者均为多糖,能短时有效地扩充和维持血容量;血浆制品,最常用的有 5% 清蛋白、新鲜冰冻血浆,后者是唯一含枸橼酸盐的置换液。

2.置换液的补充原则

(1)等量置换。

(2)保持血浆胶体渗透压正常。

(3)维持水、电解质平衡。

(4)适当补充凝血因子和免疫球蛋白。

(5)减少病毒污染机会。

(6)无毒性,没有组织蓄积。

二、血浆置换的并发症及应对

(一)变态反应

1.原因

在血浆置换治疗过程中,由于弃去了含有致病因子的血浆,为了保持血浆渗透压稳定和防止发生威胁生命的体液平衡紊乱,在分离血浆后要补充等容量液体。新鲜冰冻血浆含有凝血因子、补体和清蛋白,其成分复杂,常可诱发变态反应。据文献报道,变态反应的发生率小于 12%。

2.预防

在应用血浆前静脉给予地塞米松 5～10 mg 或 10% 葡萄糖酸钙 20 mL;应用血浆时减慢置换速度,逐渐增加置换量。同时应选择合适的置换液。

3.护理措施

治疗过程中要严密观察,如出现皮肤瘙痒、皮疹、寒战、高热时,不可让患者随意搔抓皮肤,应及时给予激素、抗组胺药或钙剂,可为患者摩擦皮肤缓解瘙痒。另外,治疗前认真执行三查七对,核对血型,血浆输注速度不宜过快。

(二)低血压

1.原因

置换与滤出速度不一,滤出过快、置换液补充过缓;体外循环血量多,有效血容量减少;疾病原因引起,如应用血制品引起变态反应;补充晶体液时,血渗透压下降。

2.预防

血浆置换术中血浆交换应等量,即血浆出量应与置换液入量保持平衡,当患者血压下降时可先置入胶体,血压稳定时再置入晶体,避免血容量的波动。其次,要维持水、电解质的平衡,保持血浆胶体渗透压稳定。

3.护理措施

密切观察患者生命体征,每 30 分钟监测生命体征 1 次。出现头晕、出汗、恶心、脉速、血压下降时,立即补充清蛋白,加快输液速度,减慢血浆出量,延长血浆置换时间。一般血流量应控制在50～80 mL/min,血浆流速为25～40 mL/min,平均置换血浆1 000～1 500 mL/h,血浆出量与输入血浆和液体量平衡。

(三)低钙血症

1.原因

新鲜血浆含有枸橼酸钠,输入新鲜血过多、过快容易导致低钙血症,患者出现口麻、腿麻及小腿肌肉抽搐等低钙血症表现,严重时发生心律失常。

2.预防

治疗中常规静脉注射10%葡萄糖酸钙10 mL。

3.护理措施

严密观察患者有无低钙血症表现及血液生化改变,如出现低钙血症表现可给予热敷、按摩或补充钙剂等对症处理。

(四)出血

1.原因

血浆置换过程中血小板破坏、抗凝剂输入过多及疾病本身导致。

2.预防

治疗前常规检测患者的凝血功能,根据情况确定抗凝剂剂量及用法。

3.护理措施

治疗中严密观察皮肤及黏膜有无出血点;进行医疗护理操作时,动作轻柔、娴熟,熟练掌握静脉穿刺技巧,尽量避免反复穿刺;一旦发生出血,立即通知医师采取措施,治疗结束时用鱼精蛋白中和肝素,用无菌纱布加压包扎穿刺点,术后6小时注意观察穿刺部位有无渗血。

(五)感染

1.原因

置换液含有致热源;血管通路感染;疾病原因引起的感染。

2.预防

严格无菌操作。

3.护理措施

血浆置换是一种特殊的血液净化疗法,必须严格无菌操作;患者必须置于单间进行治疗,治疗室要求清洁,操作前紫外线照射30分钟,家属及无关人员不得进入治疗场所;操作人员必须认真洗手、戴口罩和帽子,配置置换液时需认真核对、检查、消毒,同时做到现配现用。

(六)破膜

血浆分离的滤器因为制作工艺而受到血流量及跨膜压的限制,如置换时血流量过大或置换量增大,往往会导致破膜,故血流量应为100～150 mL/min,每小时分离血浆1 000 mL左右,跨膜压控制为50.0 kPa(375 mmHg)。预冲分离器时注意不要用血管钳敲打排气,防止破膜的发生。

(张秀秀)

第四节 血液灌流技术与护理

一、概述

(一)血液灌流

血液灌流是指将患者的血液引出体外并经过具有光谱解毒效应的血液灌流器,通过吸附的方法来清除体内有害的代谢产物或外源性毒物,最后将净化后的血液回输患者体内的一种血液净化疗法。在临床上被广泛地用于药物和化学毒物的解毒,尿毒症、肝性脑病及某些自身免疫性疾病等的治疗。

(二)吸附剂

经典的吸附剂包括活性炭和树脂。

1.活性炭

活性炭是一种非常疏松多孔的物质,其来源相当多样,包括植物、果壳、动物骨骼、木材、石油等,经蒸馏、炭化、酸洗及高温、高压等处理后变得疏松多孔。活性炭吸附力强的主要原因就在于多孔性,无数的微孔形成了巨大的比表面积。活性炭的特点是大面积(1 000 m/g 以上)、高孔隙和孔径分布宽,它能吸附多种化合物,特别是极难溶于水的化合物,对肌酐、尿酸和巴比妥类药物具有良好的吸附性能。

2.树脂

树脂是一类具有网状立体结构的高分子聚合物,根据合成的单体及交联剂的不同分为不同的种类。血液净化吸附剂采用吸附树脂,吸附树脂又分为极性吸附树脂和非极性吸附树脂。XAD-4、XAD-7 等对有机毒物、脂溶性毒物的吸附作用大;XAD-2 树脂,对疏水集团毒素(如有机磷农药、地西泮等)的吸附力大;XAD 系列树脂的解毒作用优于活性炭,其吸附的毒物分子量为 $500\sim20\,000$ D。一般认为血液灌流的吸附解毒作用优于血液透析。如对苯巴比妥钠等镇静安眠药、解热镇静剂、三环类抗忧郁药、洋地黄、地高辛、茶碱、卡马西平、有机氯、百草枯等的解毒作用优于血液透析。对脂溶性高、分布容积大、易与蛋白结合的毒物解毒作用也优于血液透析。

(三)理想的血液灌流吸附必须符合以下标准

(1)与血液接触无毒无变态反应。

(2)在血液灌流过程中不发生任何化学反应和物理反应。

(3)具有良好的机械强度,耐磨损,不发生微粒脱落,不发生变形。

(4)具有较高的血液相容性。

(5)易消毒清洗。

二、血液灌流的方法、观察及护理

(一)方法

进行血液灌流时,应将吸附罐的动脉端向下,垂直立位,位置高度相当于患者右心房水平,用 5% 葡萄糖溶液 500 mL 冲洗后,再用肝素盐水(2 500 U/L 盐水)2 000 mL 冲洗,将血泵速度升至 200～300 mL/min 冲洗灌流器,清除脱落的微粒,并使碳颗粒吸水膨胀,同时排尽气泡。冲洗过程中,可在静脉端用止血钳反复钳夹血路以增加血流阻力,使冲洗液在灌流器内分布更均匀。灌流时初始肝素量为 4 000 U 左右,由动脉端注入,维持量高,总肝素量为每次 6 000～8 000 U,较常规血液透析量大,因活性炭可吸附肝素,要求部分凝血活酶时间、凝血酶时间及活化凝血时间达正常的 1.5～2.0 倍。

(二)血管通路

应用临时血管通路。首选股静脉、颈内静脉及锁骨下静脉。也可采用桡动脉-贵要静脉,足背动脉-大隐静脉。个别情况下也可使用内瘘或外瘘。血流量以 50 mL/min 开始,若血压、脉搏和心率稳定可提高至 150～200 mL/min。

(三)观察

每次血液灌流 2 小时,足以有效地清除毒物。如果长于 2 小时,吸附剂已被毒物饱和而失效。如果1 次灌流后又出现反跳时(组织内毒物又释放入血液),可再进行第 2 次灌流,但 1 次灌流时间不能超过 2 小时。血液灌流如与血液透析联合治疗,则灌流器应装于透析器之前;结束时把灌流器倒过来,动脉端在上,静脉端在下,用空气回血,不能用生理盐水,以免被吸附的物质重新释放入血。

(四)不良反应

1.血小板减少

临床上较多见。另外活性炭也可吸附纤维蛋白原,这是造成出血倾向的原因之一。

2.对氨基酸等生理性物质的影响

血液灌流能吸附氨基酸,尤其对色氨酸、蛋氨酸等芳香族氨基酸吸附量最大,但一般机体有代偿功能,若长期使用,应引起警惕。

3.对药物的影响

因能清除许多药物,如抗生素、升压药等,药物治疗时应注意调整剂量。

4.低体温

常发生于冬天使用简易无加温装置血液灌流时。

(五)护理措施及注意事项

(1)密切观察患者的生命体征、神志变化、瞳孔反应等,保持呼吸道通畅。呼吸道分泌物过多的昏迷患者,应将头侧向一边,并及时减慢血流速度,去枕平卧。使用升压药,扩充血容量,如补液及输血、清蛋白、血浆等。但药物应在血路管的静脉端注入,或经另外的补液途径注入,否则药物被灌流器吸附,达不到有效浓度。若患者在灌流之前血压已很低,则可将充满预冲液的管路直接与患者的动静脉端相连接。

(2)血液灌流前大多数患者由于药物影响处于昏迷状态,随着血液灌流的作用,药物被灌流器逐渐吸附,1～1.5 小时后患者逐渐出现躁动、不安,需用床挡加以保护,以防坠床;四肢和胸部可用约束带进行约束,但不能强按患者的肢体,防止发生肌肉撕裂、骨折或关节脱位;背部应垫上软垫防止背部擦伤和椎骨骨折;必要时用包有纱布的压舌板垫在患者的上下齿之间,防止咬伤舌头,并注意防止舌后坠。

(3)保持体外循环通畅。导管应加以固定,对躁动不安的患者适当给予约束,必要时给予镇静剂。防止因剧烈活动而使留置导管受挤压变形、折断、脱出,管道的各个接头须紧密连接,防止滑脱出血或空气进入导管引起空气栓塞。

（4）严密观察肝素抗凝情况,若发现灌流器内血色变暗、动脉和静脉壶内有血凝块,则应调整肝素剂量,必要时更换灌流器及管路。

（5）如用简易的血泵做血液灌流,没有监护装置,则必须严密观察是否有凝血、血流量不足和空气栓塞等情况。如出现动脉除泡器凹陷,则提示血流量不足,应考虑动脉穿刺针是否位置不当、动脉管道是否扭曲折叠、血压是否下降;若动脉除泡器变硬、膨胀,血液溢入除泡器的侧管,提示动脉压过高,灌流器凝血;若同时伴有静脉除泡器液面下降,则应适当增加肝素的用量;在无空气监测的情况下,一旦空气进入体内将会发生严重的空气栓塞,因此要密切注意各管道的连接,严防松脱,注意动静脉除泡器和灌流器的安全固定。

（6）维持性血液透析患者合并急性药物或毒物中毒需要联合应用血液透析和血液灌流时,灌流器应置于透析器之前,有利于血液的加温,以免经透析脱水后血液浓缩,使血液阻力增大,导致灌流器凝血。

（7）患者有出血倾向时,应注意肝素的用法,如有需要,可遵医嘱输新鲜血或浓缩血小板。

（8）若患者在灌流1小时左右出现寒战、发热、胸闷、呼吸困难等反应,可能是灌流器生物相容性差所致,可静脉注射地塞米松,给予吸氧,但不要盲目终止灌流,以免延误抢救。

（9）观察反跳现象:血液灌流只是清除了血中的毒物,而脂肪、肌肉等组织已吸收的毒物的不断释放、肠道中残留毒物的再吸收等,都会使血中毒物浓度再次升高而再度引起昏迷,会出现昏迷－灌流－清醒－再昏迷－再灌流－再清醒的情况。因此,对脂溶性药物如有需要,应继续多次灌流,直至病情稳定为止。如有条件,应在灌流前后采血做毒物、药物浓度测定。

（10）血液灌流只能清除毒物本身,不能纠正毒物已经引起的病理生理的改变,故中毒时一定要使用特异性的解毒药。如有机磷农药中毒时,血液灌流不能恢复胆碱酯酶的活性,必须使用解磷定、阿托品治疗。

（11）应根据病情采取相应的治疗措施,如洗胃、导泻、吸氧、呼吸兴奋剂、强心、升压、纠正酸中毒、抗感染等。

（12）做好心理护理。多数药物中毒患者都是因对生活失去信心或与家庭成员、同事发生矛盾而服药,故当患者神志逐渐清楚时,护士要耐心劝解、开导、化解矛盾,使患者情绪稳定,从而积极配合治疗。

（张秀秀）

第五节　患儿血液透析的护理

一、适应证

(一)急性肾衰竭
利尿剂难治的液体超负荷导致高血压或充血性心力衰竭,高分解状态或因为支持循环需要大量肠外补充液体,以上情况合并持续少尿状态时需要透析。

(二)慢性肾衰竭
小儿慢性肾衰竭的年发病率为(2～3.5)/100万人口,病因与第一次检出肾衰竭时小儿的年龄密切相关,5岁以下的慢性肾衰竭常是先天性泌尿系统解剖异常的结果;5岁以上的慢性肾衰竭以后天性肾小球疾病为主。对慢性肾衰竭来说生化指标的改变比临床症状更重要,当小儿肾小球滤过率将为5 mL/(min·1.73 m²)时,就相当于年长儿童血浆肌酐884 mmol/L。慢性肾衰竭小儿透析指征见表4-3。

表 4-3　慢性肾衰竭小儿开始透析的指征

1.血肌酐:年长儿童大于884 mmol/L,婴儿大于442 mmol/L

2.血清钾大于6.0 mmol/L

3.CO_2CP小于10 mmol/L或血磷大于3.23 mmol/L

4.药物治疗难以纠正的严重水肿、高血压、左心衰竭

5.保守治疗伴发严重肾性骨病、严重营养不良及生长发育迟缓者

凡具备以上任何一项都应开始透析,有条件时尽量提前建立动静脉内瘘,早期、充分透析可以预防出现严重并发症,如左心衰竭、致死性高血钾、心包炎等,有助于纠正营养不良及生长发育迟缓。

二、小儿血液透析特点

近10年由于血液透析新技术的应用使小儿血透更加安全,如血管通路的建立、专用的小儿透析材料和设备等,但是在不同国家和地区之间,小儿透析的开展还是有很大的差距。

(一)血管通路

良好的血液通路是小儿血液透析的关键。由于小儿透析患者血管细,合作不好,建立有效的血管通路是血透成功的关键。

1.经皮穿刺中心静脉置管

目前小儿临时血透血管通路以采用经皮中心静脉穿刺插管为主,穿刺部位常用股静脉、颈内静脉及锁骨下静脉,婴幼儿多选用穿刺技术简便又安全的股静脉,缺点是限制患儿活动,并易发生感染,导管留置时间不宜超过1个月,较大儿童能够合作可选择颈内静脉或锁骨下静脉,不影响患儿活动,导管留置时间较长,可达3个月,但穿刺技术要求高,要求患儿能够很好地配合,可考虑应用短效的静脉麻醉剂,并发症为误穿动脉、误穿腹膜等。

2.动静脉内瘘

用于需慢性血透的患儿,最常用的部位是上肢的桡动脉与头静脉。体重5～10 kg的小儿可利用大隐静脉远端和股动脉侧壁建立隐静脉襻内瘘,血管条件差者可行移植血管建立动静脉搭桥。由于小儿血管细,常需要应用显微外科技术建立动静脉内瘘,术后内瘘成熟期应足够长(1～6个月),在成熟期内患儿应在医护人员指导下做一些有助于扩张血管的锻炼。过早使用动静脉内瘘易发生血肿或假性动脉瘤。

(二)透析器及血液管道

选择透析器型号和血液管道容量应依据患儿年龄和体重的不同而有所差异。透析器和血液管道总容量不应超过患者总血容量的10%,小儿血容量为80 mL/kg,即透析器和血液管道总容量不应超过体重的8%,最好选用小血室容量和低顺应性透析器,如中空纤维型、小平板型,而具有大血室容量和高顺应性的蟠管型就不适合。为防止透析后失衡综合征,首次透析选择透析器为尿

素清除率不超过3 mL/(min·kg),以后的规律透析也选择尿素清除率在6~8 mL/(min·kg)。一般情况下体重小于20 kg者选0.2~0.4 m² 膜面积的透析器,20~30 kg者选0.4~0.8 m² 膜面积的透析器,30~40 kg者选0.8~1.0 m² 膜面积的透析器,体重超过40 kg者可选用成人透析器和血液管道。

小儿的血液管道容量为13~77 mL,用直径1.5~3 mm的管道可限制血流量在30~75 mL/min,如用大流量透析可选用短和直径大的管道,以减少体外循环血容量。

(三)血透方案设计

血透初期遵循频繁短时透析的原则,避免血浆渗透压剧烈改变。低蛋白血症患儿可在透析中输清蛋白1~2 g/kg。

1.血流量

3~5 mL/(min·kg)。体重超过40 kg者可使血流量达250 mL/min。

2.抗凝剂

常规应用肝素,首次用量25~50 U/kg,维持量10~25 U/(kg·h),透析结束前30分钟停用。低分子肝素平均剂量为:体重低于15 kg者用1 500 U,体重15~30 kg者用2 500 U,体重30~50 kg者用5 000 U。有出血倾向者应减少肝素用量或无肝素透析。

3.透析液

为避免醋酸盐不宜耐受,主张全部应用碳酸氢盐透析液,钠浓度140~145 mmol/L,透析液流量500 mL/L,婴幼儿血流量小,则透析液流量减少到250 mL/L。

4.透析频率

一般每周2~3次,每次3~4小时,婴幼儿因高代谢率和对饮食适应性较差,有时需每周透析4次或隔天透析,透析充分性指标应高于成人透析患者,建议维持Kt/V在1.2~1.6。

三、小儿透析组织机构和人员设置

建议专为肾衰竭儿童设置肾病中心,包括小儿透析中心、儿科病房,透析中心除了成人透析中心应该配备的工作人员外,还应配备专门培训过的相应专业人员,如营养师、教师及心理医师等,这才能很好地控制小儿饮食等各方面,有助于教育和纠正患儿的心理障碍。

四、血液透析的护理

(一)一般护理

(1)做好透析患儿的心理护理。医务人员穿着白色服装,每次透析都由护士做血管穿刺等,血液透析的不舒适及透析中没有家长的陪伴,这些往往使患儿感到恐惧、紧张,作为医务人员可以通过与透析患儿交谈,努力成为他们的朋友,用温柔的言语和娴熟的技能缓解患儿的恐惧、紧张的心理。通过做好生活护理,及时发现和满足患儿的需求,拉近与患儿的距离,提高患儿在透析过程中的依从性。另外,要做好患儿家属及年龄较大患儿的宣教工作,告诉他们疾病的相关知识,透析间期血管通路的护理及饮食控制的知识,以及自我护理对疾病预后的重要性。

(2)小儿一般选择容量控制型的透析机,调节血流量和透析液流量,控制超滤量,降低透析失衡综合征和低血压的发生。应根据患儿的情况采用不同的透析处方,包括透析方式、透析液的温度和浓度。了解患儿的一般情况,如体重、年龄、血压、体温、有无出血倾向、有无并发症等,确定使用抗凝剂的种类及剂量,决定选用的透析器型号、超滤量及透析时间。回血时控制生理盐水的入量,以不超过 100 mL 为宜。

(3)患儿的血管条件较成人差,穿刺技术不佳可以引起血肿,诱发动静脉内瘘闭塞,加重患儿对血液透析的恐惧,不利于治疗。因此要求护士操作技术规范、娴熟,可以由资深的护士进行血管穿刺,做到"一针见血",提高穿刺的成功率,有利于动静脉内瘘的成熟,并减轻患儿的恐惧心理。

(4)在透析过程中加强观察,包括:①穿刺处有无渗血;管道安置是否妥当,有无扭曲或折叠。②透析机运转是否正常。③管路内血液的颜色是否正常。④血流量是否正常。⑤血液、脉搏和体温情况。应经常询问患者有无抽筋、头痛、头晕和胸闷等不适。患儿年龄小,往往对不良反应敏感度较低,不能做到出现不适时及时告知医护人员,因此应通过对生命体征的密切观察,以及早发现一些不良反应的早期征象,及时处理。

(5)对于有低蛋白血症的患儿,可以:①在透析过程中通过使用人血清蛋白或输注血浆提高血浆胶体渗透压。②对于严重低血压或严重贫血的患儿,可以增加预冲液量或使用新鲜血预冲体外循环系统,或在透析中使用升压药。③对于因体重增长过多使心脏前负荷过重或伴有急性肺水肿的患儿,应减少预冲液量。④对急性左心衰竭但不伴有高钾血症的患儿可以先行单纯超滤。⑤对合并高钾血症的患儿可以先用降钾药物,使高钾血症有所缓解,再行透析。

(6)保持呼吸道通畅,防止窒息;指导和督促患儿按时服药,定期注射重组人红细胞生成素,定期检查血液分析等各项检查。

(二)营养管理

小儿处于生长发育期,其代谢速度较成人快,活动量大,营养要求也高,但因疾病等原因,患儿食欲较差,且由于饮食控制使食物过于单调,加之透析丢失营养物质,因此患儿容易发生营养不良。因此可选择患儿喜爱的食物,经常变换烹饪方法,以保证患儿的营养需求。血液透析的患儿营养需求如下:优质高蛋白饮食,蛋白质摄入量为 $1.0\sim1.2$ g/(kg·d),男性患儿热量摄入为 251 kJ/(kg·d)[60 kcal/(kg·d)],女性患儿为 201 kJ/(kg·d)[48 kcal/(kg·d)],要求其中 35% 来自碳水化合物。

(三)并发症及其护理

许多成人透析的远期并发症,如肾性骨营养不良、贫血、高血压、心包炎、周围神经病变等,也同样发生于慢性透析的小儿患者。因为小儿处于生长发育期,透析中低血压、失衡综合征、"干体重"的监测方面有其特殊性,且并发症中肾性骨营养不良和贫血的治疗尤其重要。此外慢性透析小儿还受生长发育迟缓、性成熟延迟、心理障碍的困扰等。

1."干体重"的监测

小儿自我管理能力较差,对水、盐不能很好限制,透析间期食欲不佳,常并发营养不良,加之处于生长发育时期,随年龄增加或肌肉增长等"干体重"都会随之变化,每次透析都应精确计算脱水量,防止容量负荷过高,在血透过程中实时监测血细胞比容可防止透析中血液下降,定期根据心胸比等有关指标确定"干体重",注意防止因脱水过多导致血压降低或脱水不足导致心力衰竭。

2.透析中低血压

小儿对血流动力学改变非常敏感,每次透析应遵循出水少于体重的 5%,婴幼儿小于 3% 或除水速度小于 10 mL/(kg·h)的原则。体重不足 30 kg 的患者,每周血透 3 次,每次 4 小时,65% 的病例出现循环衰竭、腹痛、恶心、呕吐等因急速除水引起的症状。体重 30 kg 以上的患者,只有 20% 的病例出现这些症状。发生这些症状主要与除水有关,其他原因还有选用大血室容量透析器或血液管道,非常仔细地观察透析当中生命体征,透析中最好配备血容量监控装置,回血时生理盐水不能过多(尽量不超过 100 mL)。当患儿血容量相对或绝对不足时,如重度贫血、低蛋白血症或较低体重(小于 25 kg),血透时没有相适应的小透析器而只能用较大透析器时,在透析前预冲血液或血制品(如血浆或清蛋白)于透析器和透析管道中可预防低血压的发生。透析中低血压的处理主要是输注生理盐水或清蛋白。

3.失衡综合征

若透析前尿素氮明显升高,超过 35.7 mmol/L(100 mg/dL)或使用大面积高效能透析器都易发生失衡综合征,常表现为头痛、恶心、呕吐或癫痫样发作,处理可静脉滴注甘露醇 1 g/kg,30% 在透析开始 1 小时内滴入,其余在透析过程中均匀滴入,若频繁或大量使用,应注意对残余肾功能的影响,也可提高透析液葡萄糖浓度。若透析前尿素氮超过 71.4 mmol/L 就应频繁短时间的透析。

4.心理和精神障碍

透析小儿不仅要接受长期依赖透析生存的现实,还得应付一些透析治疗带来的问题,如穿刺的疼痛、透析过程中的不适、饮食的限制、与同龄儿童的隔阂及死亡的恐惧等,这些常常导致小儿情绪低落,精神抑郁,加重畏食。鼓励这些儿童建立生活信心,需要心理医师、护士、家长及学校教师共同配合。对这类儿童更要强调生活质量,主张回归社会,尽可能参加体育运动,应帮助患儿合理安排透析时间,与同龄儿童一样入学校完成学业。

总之,在小儿透析过程中,早发现、早处理是防治血液透析急性并发症的关键,加强对患儿及家属的宣教工作,做好饮食管理及采用个体化透析,是防治远期并发症、提高透析患儿的存活率和生活质量的前提。医务人员高超的透析技术、穿刺技术在缓解小儿不良心理情绪方面起着至关重要的作用。

从长远观点看,终末期肾衰竭患儿长期血透并非上策,因为它对患儿生活质量影响较大,故在接受一段时间透析后最终行肾移植。北美儿童肾移植协作组资料显示,12 岁以前肾移植有利于生长发育,13 岁以后肾移植未见预期的青春期加快生长,强调在青春期前进行肾移植有利于生长和性发育,与透析治疗比较,肾移植具有可以获得正常生活、较好职业的优点。

(张秀秀)

第六节 老年患者血液透析的护理

血液透析疗法已成为治疗终末期肾脏病的有效措施。近年来透析人群中老年人比例显著增加,据欧洲肾脏病学会的登记报道,1995 年终末期肾脏病进入透析治疗的患者平均年龄 56.8 岁,其中大于 60 岁者占 52%。美国大于 65 岁的透析患者已从 1973 年的 5%,1990 年的 38% 上升至目前的 42%。由于这一人群存在着与年龄相关的脏器组织学、功能及代谢的特殊性,老年终末期肾衰竭的治疗问题越来越引起人们的关注。

一、疾病特点

老年尿毒症患者并发症多,透析中的急性并发症以低血压、抽搐和心律失常为主,慢性并发症以心血管系统疾病、感染、营养不良、脑血管意外、恶性肿瘤和肾性骨病较常见,死亡原因主要为心血管疾病。

老年尿毒症患者在透析前大多伴有高血压、糖尿病、骨质疏松、心血管系统疾病、呼吸系统及消化系统疾病,因此在透析过程中容易发生低血压、抽搐和心律失常,有部分患者在透析过程中会出现腹痛,要警惕有无小肠坏死或腹腔感染灶。

维持性血液透析患者在透析前往往已存在营养不良,进行血液透析后,营养不良则更为明显,其中老年患者更为突出。患者由于对透析不耐受导致透析不充分,伴有糖尿病、胃肠道等慢性病,或使用某些药物引起不良反应导致患者厌食,蛋白质摄入不足;特别是透析不充分、微炎症状态、透析过程中各种营养物质的丢失及透析的不良反应等,这些都是引起营养不良的主要原因。长期的营养不良会使机体的免疫力降低,引起呼吸系统、泌尿系统的感染率上升。维持性血液透析的老年患者若由于上呼吸道感染诱发肺炎、高热,会使病情加重,使营养不良的状况变得更加严重,导致患者对血液透析不耐受,如此恶性循环,使患者死亡的危险性大为增加。

二、透析时机及血管通路的建立

对老年患者透析时机目前尚无一致看法,一般认为肌酐清除率<0.17 mL/(s·1.73 m²)[10 mL/(min·1.73 m²)],或血肌酐浓度大于707.2 μmol/L并有明显尿毒症症状(尤其有较明显的水钠潴留,如明显水肿、高血压和充血性心力衰竭迹象),有较严重的电解质紊乱(如血钾大于6.5 mmol/L),有较严重的代谢性酸中毒($CO_2CP \leqslant 6.84$ mmol/L)者,均应开始透析。

慢性肾衰竭老年透析患者,在透析前4~6周应安排行动静脉内瘘吻合术,使动静脉内瘘有充分的成熟时间,如需紧急透析而动静脉内瘘未建立,可以通过建立临时血管通路进行透析,如经皮静脉插管或直接进行血管穿刺。

三、血液透析的特点

(一)透析器

老年患者因疾病的特殊性,在透析中极易引起低血压、抽搐等不适,应尽量安排超滤稳定、有可调钠功能的机型。伴有心功能不全、持续性低血压者,应避免选择大面积、高通量的透析器,一般使用面积为1.2 m²的透析器。

(二)血管通路

建立合适的血管通路是血液透析得以进行的前提,亦是提供充分透析的必要条件。老年血透患者由于动脉粥样硬化、血管中层钙化、营养不良等因素,给自体动静脉内瘘的建立带来困难。常用的动静脉内瘘是在前臂进行桡动脉与头静脉的吻合。老年人由于桡动脉粥样硬化,造成桡动脉-头静脉瘘的失败率高达56%,老年患者特别是年龄大于74岁者内瘘存活时间明显低于年轻者。

近期研究表明,老年人行直接的肘部内瘘(肱动脉合并行静脉吻合)优于任何其他形式的血管通路,早期失败率仅1.8%,而前臂瘘大于20%,血管移植建立动静脉瘘为16.5%。当肘部瘘因流量不足而无法有效进行透析时,在相同血管通路改用移植血管建立动静脉内瘘均获得了成功。

如果不能建立肘部自体动静脉内瘘,用同种移植静脉建立血管通路优于聚四氟乙烯人造血管,主要是并发症少,宿主血管的依从性好,技术容易等。最常见的并发症是血栓形成,常需要血管成形术或搭桥术。

部分老年透析患者无论自体或移植建立动静脉内瘘都有困难,可选用持久性双腔导管作为长期血管通路的有效补充形式。与普通双腔导管不同的是,持久性双腔导管长一些,柔韧性更好,对组织损害小,不易移动。此外,其在出皮肤处与穿刺点的平行距离至少有 2 cm,且皮下有一涤纶扣,被组织生长包绕,有利于导管在皮下的固定,并设置了自然抗感染屏障,延长了导管的使用时间。由于持久性双腔导管作为血管通路可立即使用,无动静脉分流,对心脏的血流动力学影响小,加之不需要忍受每次透析时穿刺的痛苦,使一些慢性肾衰竭患者容易接受,特别是无法建立有效血管通路时。

(三)血流量

不伴有慢性病的老年患者,血流量根据其年龄、性别、体重控制在 200～250 mL/min;伴有心血管系统疾病、肺心病、持续性低血压,血流量应控制在 150～180 mL/min。流量过快可加重患者的心脏负担,引起心律失常及心动过速等。

(四)透析液浓度

根据患者在透析中存在的不同问题调节钠浓度。对于高血压的患者,可适当调低钠浓度,一般控制在 138～142 mmol/L;对于低血压、在透析中易出现抽筋的患者,可适当调高钠浓度,一般控制在142～148 mmol/L。

(五)透析液温度

透析液温度一般控制在 36～37 ℃,对于持续性低血压的患者将透析液温度调到 35.5～36.5 ℃,因低温透析可使患者外周血管收缩,对血压有一定的调控作用。对发热患者也可适当降低透析液温度。对于血压正常或较高,但在透析中易引起抽搐的患者,可将透析液温度适当调高,控制在 37～37.5 ℃,以减少透析中肌肉抽搐的发生。

(六)超滤量

根据患者体重的增长情况设定超滤量。若患者透析间期体重的增长超过了干体重的 4%,则应根据患者以往的透析资料确定超滤量。一般超滤率控制在 500 mL 以内,并根据患者透析中的情况和透析结束前 1 小时的血压适当增减超滤量。

对个别水肿严重或伴有腹水、胸腔积液的患者,可以通过序贯透析来减缓透析对患者心血管系统造成的影响,促使水分排出。

(七)每周透析的次数和时间

年纪较大的患者,一般不能耐受长达 6 小时的透析,所以大都安排每周透析 3 次,每次4 小时。

四、护理

(一)一般护理

(1)病室环境应保持清洁,地面保持干燥,阳光充足,每天定时开窗通风,保持室内空气清新,保持室内温度在 18～20 ℃,湿度在 50%～60% 为宜。

(2)根据患者的病情及需求让其采取舒适的卧位,保持床单位清洁、干燥,床单位做到一人一用一更换。

(3)做好基础护理,满足患者的合理需求,对生活不能自理的患者,应帮助其进食和饮水。

(4)做好心理护理,仔细耐心地向患者及家属讲解关于血液透析的基础知识,让患者了解血液透析的意义及注意事项,消除患者紧张、恐惧的心理,使患者能配合治疗。生活上给予患者无微不至的关心,用温柔的言语、和蔼的微笑感染患者,对患者每一点微笑的进步都予以鼓励,使老年患者感受到医院的温暖,保持健康、乐观的心情,增强战胜疾病的信心和勇气。

(5)体重监测。老年患者的记忆力减退,往往在季节变换时由于衣物增减弄错了自己的体重,护士应陪同患者测量体重,并做好详细记录,对透析间期体重增长过快的患者应提醒其注意控制饮食。

(6)透析前仔细询问患者有无出血倾向,合理选择抗凝剂;了解患者有无感染、发热,如有异常,先通知医师处理后再上机。根据患者体重增长情况及疾病的特点设定超滤模式、超滤量、血流量及透析液浓度等,给予患者个体化透析。

(7)加强永久性血管通路和临时性血管通路的护理。老年患者因某些慢性病,如糖尿病、肿瘤、慢性支气管炎等食欲下降,而分解代谢增加,消耗了体内蛋白质及脂肪的储备,引起营养不良,同时因尿毒症导致体内代谢和激素水平紊乱,故伤口不易愈合。老年患者大都伴有高血脂和肥胖,且疾病因素使患者血管条件较差,血管细、脆、易滑动,穿刺失败时易引起血肿,管壁修复较慢,这些给内瘘穿刺带来一定的难度。因此穿刺时应选择年资较长、技术较熟练的护士进行操作,有计划地选择动静脉内瘘穿刺点。

老年人因精力不足、经济条件的限制、自身照顾不周而不能做好个人清洁卫生,容易引起动静脉内瘘感染。因此护士对其进行动静脉内瘘穿刺前应先做好皮肤清洁,观察有无血肿、内瘘是否通畅、周围皮肤是否完好;穿刺时应严格执行无菌操作技术,认真执行操作规程,防止并发症的发生。

使用临时血管通路前,护士同样要做好皮肤的清洁消毒,观察伤口有无渗血、管道固定处有无缝线脱落、固定是否妥当。此外,还要做好患者动静脉内瘘及临时性血管通路的宣教工作,让其进行自我保护。

(8)给予吸氧:对伴有心肺疾病者,在透析开始时就可给予吸氧。

(9)保持呼吸道通畅:对于透析中出现恶心、呕吐者,应及时清理呼吸道,保持呼吸道通畅。

(10)透析过程中严格执行操作规程,避免发生不必要的医疗差错,造成患者身体上和心理上的痛苦。

(二)密切观察病情变化,做好记录

(1)在透析过程中加强观察:①穿刺处有无渗血。②管道安置是否妥当、有无扭曲或折叠。③透析机运转是否正常。④管路内血液的颜色是否正常。⑤血流量是否正常。⑥患者的血压、脉搏和体温情况。经常询问患者有无抽搐、头痛、头晕、胸闷等不适。有些老人对不良反应的敏感度较低,出现不适时不能及时告知医护人员,因此医护人员应通过对生命体征的密切观察,以及早发现不良反应的早期征象,及时处理。

(2)在透析中,患者如需输血、输液,应严格掌握输液速度。为了使血液中的钾离子清除充分,输血应控制在透析结束前2小时结束;输液时根据不同的药物调节滴速,避免过快,一般控制在每分钟30滴为宜。用药时,密切观察患者有无输血反应、输液反应、药物变态反应等,以及用药后有何不适,如有异常应及时通知医师。

(3)透析结束后,对止血有困难的患者,应该帮助止血;告诉患者起床速度不要太快,避免发生直立性低血压;严密观察生命体征,待患者一切正常后才能护送出血透室。

(三)饮食护理

护士应关心患者透析期间的饮食、起居情况,加强与患者的沟通,讲解有关的营养知识,告诉患者饮食多元化的方法,把握机会和患者家属沟通,告知家庭支持的重要性。

对合并其他慢性病的老年患者,在饮食上要结合患者的不同情况,做出相应的调整。如患者伴有糖尿病,则应避免摄入含糖量过高的食物,主食以米、麦类碳水化合物为宜。

(四)并发症的护理

老年血液透析患者的急性并发症及远期并发症与常规透析患者的并发症基本相同,但由于疾病及年龄的特殊性,他们更易发生透析失衡综合征、心血管系统并发症、感染、营养不良、脑血管意外、肾性骨病及肿瘤等并发症。

1.透析失衡综合征

透析失衡综合征多见于首次进行血液透析的患者,在透析过程中后透析后24小时内发生以神经系统症状为主的一系列综合征,如头痛、失眠、恶心、呕吐和血压升高等,初次血液透析的患者应缩短血液透析时间,以 3～4 小时为宜;血流量不易过快,一般控制在 150～180 mL/min。若患者在透析中出现上诉症状,在无糖尿病的情况下,可以静脉推注高渗糖水。

2.心血管系统并发症

心血管系统并发症是 60 岁以上的老年血液透析患者的常见并发症,也是最常见的致死原因之一。老年患者多患有缺血性心脏病、高血压和心脏传导系统疾病,导致心脏功能储备减弱;体外循环破坏了血流动力学的稳定性,增加了心脏的负担。透析中的低血压、体液及电解质的急剧变化、动静脉内瘘的形成均是构成老年血液透析患者心血管系统并发症的诱因。

(1)低血压:老年患者由于机体耐受力下降,多伴有心血管系统慢性病,在透析过程中极易发生低血压,应根据产生的原理认真分析,采取相应的防治措施。

患者如在透析一开始就出现血压下降,可能与伴有心血管系统疾病或体外循环的建立、血流量过大致患者不能耐受有关。可通过减慢血流量、减慢超滤、增加预冲液量或使用新鲜血液预冲管道等方面减轻患者的不适,使患者顺利完成血液透析。

如在透析过程中或透析结束前突然出现血压下降、打哈欠、恶心、呕吐、出冷汗、胸闷或伴有下肢肌肉痉挛,可能与患者透析间期体重增长过多,以致在透析时超滤量过多、速度过快有关,也可能是透析中进食过多所引起,应立即减慢血流量、减慢或停止超滤水分,补充生理盐水,待症状改善后继续透析。但要注重控制补液量,避免因补液过多造成透析结束后体内仍有过多水分潴留,诱发急性左心衰竭。对于在透析中经常出现低血压、抽搐的患者,通过适当调高透析液钠浓度能使患者顺利地完成透析治疗。做好饮食宣教工作,让患者知道因饮食控制不佳而导致透析过程中出现各种并发症的危险性,使患者自觉遵守饮食常规,同时宣教患者在透析过程中避免过多进食。

(2)心绞痛:由于体外循环的建立,患者可出现暂时的冠状动脉供血不足,在透析过程中突然出现胸骨后疼痛、胸闷,心电图可见 ST 段压低、T 波平坦或倒置,应立即减慢血流量及超滤量,或停止超滤,吸氧,并通知医师,根据医嘱给予硝酸甘油舌下含服,待情况好转后继续透析。如症状不缓解,应立即停止透析治疗。

(3)心律失常:在透析过程中患者感觉心悸、胸闷,出现心动过速、心律不齐,严重者可以出现室性或房性心律失常,应立即减慢血流量及超滤量,或停止超滤,吸氧,针对病因给予抗心律失常的药物,严重者应停止透析治疗。

（4）高血压：多见于患者饮食控制不佳，摄入过多水钠、患者过于紧张、肾素依赖性高血压、透析液浓度过高、超滤不足、失衡综合征、降压药物被透出，药物因素如重组人红细胞生成素的使用等。

加强宣教工作，使患者了解饮食控制的重要性，严格控制水、钠的摄入；每次透析都应完成透析处方；鼓励患者在透析间期按时服药，使高血压能得到有效控制；或改变透析方式，如进行血液滤过治疗；检查透析液的浓度是否过高；对在透析中有严重高血压的患者可以使用药物加以控制。

（5）心力衰竭：患者突发呼吸困难、不能平卧、心率加快、血压升高，在排除高钾血症的情况下，可以先给患者行单纯超滤，然后改为血液透析，这样可以减轻心脏负担，给予患者半卧位，吸氧或必要时用50％乙醇湿化给氧。积极控制贫血，平时注意充分超滤，及时拍胸片以了解心胸比例，特别在发热或换其他疾病后，应警惕因体重减轻引起的水分超滤不足，预防透析后未达到干体重而诱发心力衰竭。

3.感染

老年患者由于疾病及年龄因素，免疫力低下，加上营养不良，易发生感染性疾病，特别是呼吸系统、泌尿系统感染及结核。上呼吸道感染易并发肺炎，老年血液透析患者感染的发生率仅次于心血管并发症。因此，应鼓励患者平时注意饮食的合理均衡，进行适度的锻炼，注意在季节变换时及时增减衣物，防止上呼吸道感染。一旦发生感染应立即去医院就医，按时服药，使感染得到有效控制。同时，在透析过程中，应注意严格执行无菌操作技术，防止医源性感染。

4.营养不良

长期血液透析的老年患者大多合并其他慢性疾病，由于消化吸收能力减弱，对蛋白质的吸收和利用能力降低，更易发生营养不良。很多患者独居，不愿给儿女带来负担，因此缺乏照顾，因疾病因素使其精力有限，不能做到饮食的多元化；因饮食需要控制，故饮食单一乏味；或由于缺乏营养知识，蛋白质及能量摄入减少，这些都会导致营养不良。

5.脑血管意外

老年患者由于高血压、高血脂、脑动脉硬化的发生率较高，反复使用肝素后，在动脉硬化的基础上，更易发生脑出血。患者往往表现为持续头痛、无法解释的痴呆、神志的改变，严重的出现偏瘫、死亡。有些患者因脑动脉硬化、降压幅度过大，诱发脑循环障碍，脑血栓形成，引起脑梗死。

因此，对高血压患者应鼓励其在透析间期严格做好自身防护，定期测量血压，按时按量服药，严格控制水分摄入，注意劳逸结合，避免过度疲劳。同时，对严重高血压的患者，应避免短时间内降压幅度过大。对已出现脑血管意外的患者，应避免搬动，在透析中严格控制血流量及超滤量，严密观察生命体征。因病情需要进行无肝素透析的患者应注意血流量、静脉压、跨膜压的变化，防止体外凝血。

6.肿瘤

老年血液透析患者因其免疫功能低下，恶性肿瘤的发生率是正常人的3～5倍，且预后差。对于患有恶性肿瘤的患者，做好心理护理极为重要。在透析过程中更要给予无微不至的关怀，密切观察病情，尽量减少急性并发症的发生。

7.老年血液透析胃肠道出血

老年人消化道憩室、毛细血管扩张、癌症的发生率高于年轻人，因而胃肠道出血的发生率也增高。出血原因以出血性胃炎占首位，其次为毛细血管扩张，可发生在任何部位，常为多发性，确诊靠内镜检查。结肠憩室穿孔的症状不典型,以低热和模糊的腹痛为初发症状,须提高警惕。

8.精神心理问题

首先,慢性疾病的存在导致了患者对治疗的依赖性,维持性血液透析患者则更多依赖医师、护士,依赖透析机。其次是由于疾病自身及由此产生的依赖性,他们不得不进行调整,改变生活方式,并寻求在新的水平上的平衡,这常常是不舒服的,并由此产生一系列心理问题。国内统计资料表明,老年透析患者常存在着焦虑和抑郁,常有一些模棱两可的感情和行为,特别是那些集体活动受阻而致功能损害,不得不依赖他人者。国内资料显示,老年血透患者抑郁、焦虑自评量表总分,明显高于中青年组,血液透析患者情感障碍严重者,可影响康复及预后,更加严重的可造成血液透析治疗中并发症的发生率增多,使血液透析中不稳定因素增加,治疗的风险性加大。尤其应注意的是老年患者血液透析时高血压的发生率较高,Kennedy发现抑郁症增加冠心病患者心源性猝死的危险性。有研究发现,抑郁症状患者在血液透析中心律失常的发生率明显增加,中青年患者出现抑郁症状时,虽然心律失常增加,但更多则表现为胃肠反应。

临床上绝大多数疾病背景下的抑郁未获得及时诊断和治疗,因此对患者抑郁症状发作的再认识已是临床上不可忽视的问题。老年血透患者抑郁症状的产生使临床医师面临更为复杂的医疗问题。两种疾病的并存和相互影响使得对躯体疾病治疗的难度增加。

患者在透析过程中出现不适时会紧张、焦虑,医护人员若能准确、快速、沉稳地做出处理,缓解患者的不适,既能减轻患者的痛苦,又能增加患者的信任感,提高患者在治疗过程中的依从性,改善患者的透析质量和生活质量。

随着血液透析技术的不断成熟、更新和发展,年龄不再是血液透析考虑的首要因素,但如何提高老年患者的透析质量和生活质量,仍然是我们继续探讨的话题。

（张秀秀）

第五章　神经内科护理

第一节　偏　头　痛

偏头痛是一类发作性且常为单侧的搏动性头痛。发病率各家报道不一,有学者描述约 6% 的男性,18% 的女性患有偏头痛,男女之比为 1∶3;Wilkinson 的数字为约 10% 的英国人口患有偏头痛;有报道在美国约有 2 300 万人患有偏头痛,其中男性占 6%,女性占 17%。偏头痛多开始于青春期或成年早期,约 25% 的患者于 10 岁以前发病,55% 的患者发生在 20 岁以前,90% 以上的患者发生于 40 岁以前。在美国,偏头痛造成的社会经济负担为 10 亿～17 亿美元。在我国也有大量患者因偏头痛而影响工作、学习和生活。多数患者有家庭史。

一、病因与发病机制

偏头痛的确切病因及发病机制仍处于讨论之中。很多因素可诱发、加重或缓解偏头痛的发作。通过物理或化学的方法,学者们也提出了一些学说。

(一)激发或加重因素

对于某些个体而言,很多外部或内部环境的变化可激发或加重偏头痛发作。

(1)激素变化:口服避孕药可增加偏头痛发作的频度;月经是偏头痛常见的触发或加重因素("周期性头痛");妊娠、性交可触发偏头痛发作("性交性头痛")。

(2)某些药物:某些易感个体服用硝苯地平、硝酸异山梨酯或硝酸甘油后可出现典型的偏头痛发作。

(3)天气变化:特别是天气转热、多云或天气潮湿。

(4)某些食物添加剂和饮料:最常见者是酒精性饮料,如某些红葡萄酒;奶制品,奶酪,特别是硬奶酪;咖啡;含亚硝酸盐的食物,如汤、热狗;某些水果,如柑橘类水果;巧克力("巧克力性头痛");某些蔬菜;酵母;人工甜食;发酵的腌制品如泡菜;味精。

(5)运动:头部的微小运动可诱发偏头痛发作或使之加重,有些患者因惧怕乘车引起偏头痛发作而不敢乘车;踢足球的人以头顶球可诱发头痛("足球运动员偏头痛");爬楼梯上楼可出现偏头痛。

(6)睡眠过多或过少。

(7)一顿饭漏吃或延后。

(8)抽烟或置身于烟中。

(9)闪光、灯光过强。

　　(10)紧张、生气、情绪低落、哭泣("哭泣性头痛"):很多女性逛商场或到人多的场合可致偏头痛发作;国外有人骑马时尽管拥挤不到一分钟,也可使偏头痛加重。

　　在激发因素中,剂量、联合作用及个体差异尚应考虑。如对于敏感个体,吃一片橘子可能不致引起头痛,而吃数枚橘子则可引起头痛。有些情况下,吃数枚橘子也不引起头痛发作,但如同时有月经的影响,这种联合作用就可引起偏头痛发作。有的个体在商场中待一会儿即出现发作,而有的个体仅于商场中久待才出现偏头痛发作。

　　偏头痛尚有很多改善因素。有人于偏头痛发作时静躺片刻,即可使头痛缓解。有人于光线较暗淡的房间闭目而使头痛缓解。有人于头痛发作时喜以双手压迫双颞侧,以期使头痛缓解,有人通过冷水洗头使头痛得以缓解。妇女绝经后及妊娠 3 个月后偏头痛趋于缓解。

　　(二)有关发病机制的几个学说

　　1.血管活性物质

　　在所有血管活性物质中,5-羟色胺(5-HT)学说是学者们提及最多的一个。人们发现偏头痛发作期血小板中5-HT浓度下降,而尿中 5-HT 代谢物 5-HT 羟吲哚乙酸增加。脑干中 5-HT 能神经元及去甲肾上腺素能神经元可调节颅内血管舒缩。很多 5-HT 受体拮抗剂治疗偏头痛有效。以利血压耗竭 5-HT 可加速偏头痛发生。

　　2.三叉神经血管脑膜反应

　　曾通过刺激啮齿动物的三叉神经,可使其脑膜产生炎性反应,而治疗偏头痛药物麦角胺,双氢麦角胺、舒马普坦(舒马普坦)等可阻止这种神经源性炎症。在偏头痛患者体内可检测到由三叉神经所释放的降钙素基因相关肽(CGRP),而降钙素基因相关肽为强烈的血管扩张剂。双氢麦角胺、舒马普坦既能缓解头痛,又能降低降钙素基因相关肽含量。因此,偏头痛的疼痛是由神经血管性炎症产生的无菌性脑膜炎。Wilkinson 认为三叉神经分布于涉痛区域,偏头痛可能就是一种神经源性炎症。Solomon 在复习儿童偏头痛的研究文献后指出,儿童眼肌瘫痪型偏头痛的复视源于海绵窦内颈内动脉的肿胀伴第Ⅲ对脑神经的损害。另一种解释是小脑上动脉和大脑后动脉肿胀造成的第Ⅲ对脑神经的损害,也可能为神经的炎症。

　　3.内源性疼痛控制系统障碍

　　中脑水管周围及第四脑室室底灰质含有大量与镇痛有关的内源性阿片肽类物质,如脑啡肽、β-内啡肽等。正常情况下,这些物质通过对疼痛传入的调节而起镇痛作用。虽然报道的结果不一,但多数报道显示偏头痛患者脑脊液或血浆中 β-内啡肽或其类似物降低,提示偏头痛患者存在内源性疼痛控制系统障碍。这种障碍导致患者疼痛阈值降低,对疼痛感受性增强,易于发生疼痛。鲑钙紧张素治疗偏头痛的同时可引起患者血浆 β-内啡肽水平升高。

　　4.自主功能障碍

　　自主功能障碍很早即引起了学者们的重视。瞬时心率变异及心血管反射研究显示,偏头痛患者存在交感功能低下。24 小时动态心率变异研究提示,偏头痛患者存在交感、副交感功能平衡障碍。也有学者报道偏头痛患者存在瞳孔直径不均,提示这部分患者存在自主功能异常。有人认为在偏头痛患者中的猝死现象可能与自主功能障碍有关。

　　5.偏头痛的家族聚集性及基因研究

　　偏头痛患者具有肯定的家族聚集性倾向。遗传因素最明显,研究较多的是家族性偏瘫型偏头痛及基底型偏头痛。有先兆偏头痛比无先兆偏头痛具有更高的家族聚集性。有先兆偏头痛和偏瘫发作可在同一个体交替出现,并可同时出现于家族中,基于此,学者们认为家族性偏瘫型偏头痛和非复杂性偏头痛可能具有相同的病理生理和病因。有学者报道了数个家族,其家族中多个成员出现偏头痛性质的头痛,并有眩晕发作或原发性眼震,有的晚年继发进行性周围性前庭功能丧失,有的家族成员发病年龄趋于一致,如均于 25 岁前出现症状发作。

有报道,偏瘫型偏头痛家族基因缺陷与 19 号染色体标志点有关,但也有发现提示有的偏瘫型偏头痛家族与 19 号染色体无关,提示家族性偏瘫型偏头痛存在基因的变异。与 19 号染色体有关的家族性偏瘫型偏头痛患者出现发作性意识障碍的频度较高,这提示在各种与 19 号染色体有关的偏头痛发作的外部诱发阈值较低是由遗传决定的。也有报道 34 例与 19 号染色体有关的家族性偏瘫型偏头痛家族,在电压闸门性钙离子通道 α_1 亚单位基因代码功能区域存在 4 种不同的错义突变。

有一种伴有发作间期眼震的家族性发作性共济失调,其特征是共济失调。眩晕伴以发作间期眼震,为显性遗传性神经功能障碍,这类患者约有 50% 出现无先兆偏头痛,临床症状与家族性偏瘫型偏头痛有重叠,二者亦均与基底型偏头痛的典型状态有关,且均可有原发性眼震及进行性共济失调。Ophoff 报道了 2 例伴有发作间期眼震的家族性共济失调家族,存在 19 号染色体电压依赖性钙离子通道基因的突变,这与在家族性偏瘫型偏头痛所探测到的一样。所不同的是其阅读框架被打断,并产生一种截断的 α_1 亚单位,这导致正常情况下可在小脑内大量表达的钙离子通道密度的减少,由此可能解释其发作性及进行性加重的共济失调。同样的错义突变如何导致家族性偏瘫型偏头痛中的偏瘫发作尚不明。

有学者报道了 3 个伴有双侧前庭病变的家族性偏头痛家族。家族中多个成员经历偏头痛性头痛、眩晕发作(数分钟),晚年继发前庭功能丧失,晚期,当眩晕发作停止,由于双侧前庭功能丧失导致平衡障碍及走路摆动。

6.血管痉挛学说

颅外血管扩张可伴有典型的偏头痛性头痛发作。偏头痛患者是否存在颅内血管的痉挛尚有争议。以往认为偏头痛的视觉先兆是由血管痉挛引起的,现在有确切的证据表明,这种先兆是由于皮质神经元活动由枕叶向额叶的扩布抑制(3 mm/min)造成的。血管痉挛更像是视网膜性偏头痛的始动原因,一些患者经历短暂的单眼失明,于发作期检查,可发现视网膜动脉的痉挛。另外,这些患者对抗血管痉挛剂有反应。与偏头痛相关的听力丧失和/或眩晕可基于内听动脉耳蜗和/或前庭分支的血管痉挛来解释。血管痉挛可导致内淋巴管或囊的缺血性损害,引起淋巴液循环损害,并最终发展成为水肿。经颅多普勒(TCD)脑血流速度测定发现,不论是在偏头痛发作期还是发作间期,均存在血流速度的加快,提示这部分患者颅内血管紧张度升高。

7.离子通道障碍

很多偏头痛综合征所共有的临床特征与遗传性离子通道障碍有关。偏头痛患者内耳存在局部细胞外钾的积聚。当钙进入神经元时钾退出。因为内耳的离子通道在维持富含钾的内淋巴和神经元兴奋功能方面是至关重要的,脑和内耳离子通道的缺陷可导致可逆性毛细胞除极及听觉和前庭症状。偏头痛中的头痛则是继发现象,这是细胞外钾浓度增加的结果。偏头痛综合征的很多诱发因素,包括紧张、月经,可能是激素对有缺陷的钙离子通道影响的结果。

8.其他学说

有人发现偏头痛于发作期存在血小板自发聚集和黏度增加。另有人发现偏头痛患者存在 TXA_2、PGI_2 平衡障碍、P 物质及神经激肽的改变。

二、临床表现

(一)偏头痛发作

有学者在描述偏头痛发作时将其分为5期来叙述。需要指出的是,这5期并非每次发作所必备的,有的患者可能只表现其中的数期,大多数患者的发作表现为两期或两期以上,有的仅表现其中的一期。另外,每期特征可以存在很大不同,同一个体的发作也可不同。

1.前驱期

60%的偏头痛患者在头痛开始前数小时至数天出现前驱症状。前驱症状并非先兆,不论是有先兆偏头痛还是无先兆偏头痛均可出现前驱症状。可表现为精神、心理改变,如精神抑郁、疲乏无力、懒散、昏昏欲睡,也可情绪激动。易激惹、焦虑、心烦或欣快感等。尚可表现为自主神经症状,如面色苍白、发冷、厌食或明显的饥饿感、口渴、尿少、尿频、排尿费力、打哈欠、颈项发硬、恶心、肠蠕动增加、腹痛、腹泻、心慌、气短、心率加快,对气味过度敏感等,不同患者前驱症状具有很大的差异,但每例患者每次发作的前驱症状具有相对稳定性。这些前驱症状可在前驱期出现,也可于头痛发作中、甚至持续到头痛发作后成为后续症状。

2.先兆

约有20%的偏头痛患者出现先兆症状。先兆多为局灶性神经症状,偶为全面性神经功能障碍。典型的先兆应符合下列4条特征中的3条,即重复出现,逐渐发展、持续时间不多于1小时,并跟随出现头痛。大多数病例先兆持续5～20分钟。极少数情况下先兆可突然发作,也有的患者于头痛期间出现先兆性症状,尚有伴迁延性先兆的偏头痛,其先兆不仅始于头痛之前,尚可持续到头痛后数小时至7天。

先兆可为视觉性的、运动性的、感觉性的,也可表现为脑干或小脑性功能障碍。最常见的先兆为视觉性先兆,约占先兆的90%。如闪电、暗点、单眼黑蒙、双眼黑蒙、视物变形、视野外空白等。闪光可为锯齿样或闪电样闪光、城垛样闪光。视网膜动脉型偏头痛患者眼底可见视网膜水肿,偶可见樱红色黄斑。仅次于视觉现象的常见先兆为麻痹。典型的是影响一侧手和面部,也可出现偏瘫。如果优势半球受累,可出现失语。数十分钟后出现对侧或同侧头痛,多在儿童期发病。这称为偏瘫型偏头痛。偏瘫型偏头痛患者的局灶性体征可持续7天以上,甚至在影像学上发现脑梗死。偏头痛伴迁延性先兆和偏头痛性偏瘫以前曾被划入"复杂性偏头痛"。偏头痛反复发作后出现眼球运动障碍称为眼肌瘫痪型偏头痛。多为动眼神经麻痹所致,其次为滑车神经和展神经麻痹。多有无先兆偏头痛病史,反复发作者麻痹可经久不愈。如果先兆涉及脑干或小脑,则这种状况被称为基底型偏头痛,又称基底动脉型偏头痛。可出现头昏、眩晕、耳鸣、听力障碍、共济失调、复视,视觉症状包括闪光、暗点、黑蒙、视野缺损、视物变形。双侧损害可出现意识抑制,后者尤见于儿童。尚可出现感觉迟钝,偏侧感觉障碍等。

偏头痛先兆可不伴头痛出现,称为偏头痛等位症。多见于儿童偏头痛。有时见于中年以后,先兆可为偏头痛发作的主要临床表现而头痛很轻或无头痛。也可与头痛发作交替出现,可表现为闪光、暗点、腹痛、腹泻、恶心、呕吐、复发性眩晕、偏瘫、偏身麻木及精神心理改变。如儿童良性发作性眩晕、前庭性梅尼埃病、成人良性复发性眩晕。有跟踪研究显示,为数不少的以往诊断为梅尼埃病的患者,其症状大多数与偏头痛有关。有报道描述了一组成人良性复发性眩晕患者,年龄在7～55岁,晨起发病症状表现为反复发作的头晕、恶心、呕吐及大汗,持续数分钟至4天。发作开始及末期表现为位置性眩晕,发作期间无听觉症状。发作间期几乎所有患者均无症状,这些患者眩晕发作与偏头痛有着几个共同的特征,包括可因乙醇、睡眠不足、情绪紧张造成及加重,女性多发,常见于经期。

3.头痛

头痛可出现于围绕头或颈部的任何部位,可位于颞侧、额部、眶部。多为单侧痛,也可为双侧痛,甚至发展为全头痛,其中单侧痛者约占 2/3。头痛性质往往为搏动性痛,但也有的患者描述为钻痛。疼痛程度往往为中、重度痛,甚至难以忍受。往往是晨起后发病,逐渐发展,达高峰后逐渐缓解。也有的患者于下午或晚上起病,成人头痛大多历时 4 小时至 3 天,而儿童头痛多历时 2 小时至 2 天。尚有持续时间更长者,可持续数周。有人将发作持续 3 天以上的偏头痛称为偏头痛持续状态。

头痛期间不少患者伴随出现恶心、呕吐、视物不清、畏光、畏声等,喜独居。恶心为最常见伴随症状,达一半以上,且常为中、重度恶心。恶心可先于头痛发作,也可于头痛发作中或发作后出现。近一半的患者出现呕吐,有些患者的经验是呕吐后发作即明显缓解。其他自主功能障碍也可出现,如尿频、排尿障碍、鼻塞、心慌、高血压、低血压、甚至可出现心律失常。发作累及脑干或小脑者可出现眩晕、共济失调、复视、听力下降、耳鸣、意识障碍。

4.头痛终末期

此期为头痛开始减轻至最终停止这一阶段。

5.后续症状期

为数不少的患者于头痛缓解后出现一系列后续症状。表现怠倦、困钝、昏昏欲睡。有的感到精疲力竭、饥饿感或厌食、多尿、头皮压痛、肌肉酸痛。也可出现精神心理改变,如烦躁、易怒、心境高涨或情绪低落、少语、少动等。

(二)儿童偏头痛

儿童偏头痛是儿童期头痛的常见类型。儿童偏头痛与成人偏头痛在一些方面有所不同。性别方面,发生于青春期以前的偏头痛,男女患者比例大致相等,而成人期偏头痛,女性比例大大增加,约为男性的 3 倍。

儿童偏头痛的诱发及加重因素有很多与成人偏头痛一致,如劳累和情绪紧张可诱发或加重头痛,为数不少的儿童可因运动而诱发头痛,儿童偏头痛患者可有睡眠障碍,而上呼吸道感染及其他发热性疾病在儿童比成人更易使头痛加重。

在症状方面,儿童偏头痛与成人偏头痛亦有区别。儿童偏头痛持续时间常较成人短。偏瘫型偏头痛多在儿童期发病,成年期停止,偏瘫发作可从一侧到另一侧,这种类型的偏头痛常较难控制。反复的偏瘫发作可造成永久性神经功能缺损,并可出现病理征,也可造成认知障碍。基底动脉型偏头痛,在儿童也比成人常见,表现闪光、暗点、视物模糊、视野缺损,也可出现脑干、小脑及耳症状,如眩晕、耳鸣、耳聋、眼球震颤。在儿童出现意识恍惚者比成人多,尚可出现跌倒发作。有些偏头痛儿童尚可仅出现反复发作性眩晕,而无头痛发作。一个平时表现完全正常的儿童可突然恐惧、大叫、面色苍白、大汗、步态蹒跚、眩晕、旋转感,并出现眼球震颤,数分钟后可完全缓解,恢复如常,称为儿童良性发作性眩晕,属于一种偏头痛等位症。这种眩晕发作典型的始于4 岁以前,可每天数次发作,其后发作次数逐渐减少,多数于 7~8 岁以后不再发作。与成人不同,儿童偏头痛的前驱症状常为腹痛,有时可无偏头痛发作而代之以腹痛、恶心、呕吐、腹泻,称为腹型偏头痛等位症。在偏头痛的伴随症状中,儿童偏头痛出现呕吐较成人更加常见。

儿童偏头痛的预后较成人偏头痛好。6 年后约有一半儿童不再经历偏头痛,约 1/3 的偏头痛得到改善。而始于青春期以后的成人偏头痛常持续几十年。

三、诊断与鉴别诊断

(一)诊断

偏头痛的诊断应根据详细的病史作出,特别是头痛的性质及相关的症状非常重要。如头痛的部位、性质、持续时间、疼痛严重程度、伴随症状及体征、既往发作的病史、诱发或加重因素等。

对于偏头痛患者应进行细致的一般内科查体及神经科检查,以除外症状与偏头痛有重叠、类似或同时存在的情况。诊断偏头痛虽然没有特异性的实验室指标,但有时给予患者必要的实验室检查非常重要,如血、尿、脑脊液及影像学检查,以排除器质性病变。特别是中年或老年期出现的头痛,更应排除器质性病变。当出现严重的先兆或先兆时间延长时,有学者建议行颅脑 CT 或 MRI 检查。也有学者提议当偏头痛发作每月超过 2 次时,应警惕偏头痛的原因。

国际头痛协会(IHS)头痛分类委员会于 1962 年制定了一套头痛分类和诊断标准,这个旧的分类与诊断标准在世界范围内应用了 20 余年,至今我国尚有部分学术专著仍在沿用或参考这个分类。1988 年国际头痛协会头痛分类委员会制定了新的关于头痛、脑神经痛及面部痛的分类和诊断标准。目前临床及科研多采用这个标准。本标准将头痛分为 13 个主要类型,包括了总数 129 个头痛亚型。其中常见的头痛类型为偏头痛、紧张性头痛、丛集性头痛和慢性发作性偏头痛,而偏头痛又被分为 7 个亚型(表 5-1~表 5-4)。这 7 个亚型中,最主要的两个亚型是无先兆偏头痛和有先兆偏头痛,其中最常见的是无先兆偏头痛。

表 5-1 偏头痛分类

无先兆偏头痛
有先兆偏头痛
偏头痛伴典型先兆
偏头痛伴迁延性先兆
家族性偏瘫型偏头痛
基底动脉型偏头痛
偏头痛伴急性先兆发作
眼肌瘫痪型偏头痛
视网膜型偏头痛
可能为偏头痛前驱或与偏头痛相关联的儿童期综合征
儿童良性发作性眩晕
儿童交替性偏瘫
偏头痛并发症
偏头痛持续状态
偏头痛性偏瘫
不符合上述标准的偏头痛性障碍

表 5-2 国际头痛协会关于无先兆偏头痛的定义

1.至少 5 次发作符合第 2~4 项标准

2.头痛持续 4~72 小时(未治疗或没有成功治疗)

3.头痛至少具备下列特征中的 2 条

    (1)位于单侧

    (2)搏动性质

    (3)中度或重度(妨碍或不敢从事每天活动)

    (4)因上楼梯或类似的日常体力活动而加重

4.头痛期间至少具备下列 1 条

    (1)恶心和/或呕吐

    (2)畏光和畏声

5.至少具备下列 1 条

    (1)病史、体格检查和神经科检查不提示器质性障碍

    (2)病史和/或体格检查和/或神经检查确实提示这种障碍(器质性障碍),但被适当的观察所排除

    (3)这种障碍存在,但偏头痛发作并非在与这种障碍有密切的时间关系上首次出现

表 5-3 国际头痛协会关于有先兆偏头痛的定义

有先兆偏头痛

  先前用过的术语:经典型偏头痛,典型偏头痛;眼肌瘫痪型、偏身麻木型、偏瘫型、失语型偏头痛

  诊断标准:

1.至少 2 次发作符合第 2 项标准

2.至少符合下列 4 条特征中的 3 条

    (1)一个或一个以上提示局灶大脑皮质或脑干功能障碍的完全可逆性先兆症状

    (2)至少一个先兆症状逐渐发展超过 4 分钟,或 2 个或 2 个以上的症状接着发生

    (3)先兆症状持续时间不超过 60 分钟,如果出现 1 个以上先兆症状,持续时间可相应增加

    (4)继先兆出现的头痛间隔期在 60 分钟之内(头痛尚可在先兆前或与先兆同时开始)

3.至少具备下列 1 条

    (1)病史:体格检查及神经科检查不提示器质性障碍

    (2)病史和/或体格检查和/或神经科检查确实提示这障碍,但通过适当的观察被排除

    (3)这种障碍存在,但偏头痛发作并非在与这种障碍有密切的时间关系上首次出现

有典型先兆的偏头痛

  诊断标准:

1.符合有先兆偏头痛诊断标准,包括第 2 项全部 4 条标准

2.有一条或一条以上下列类型的先兆症状

    (1)视觉障碍

    (2)单侧偏身感觉障碍和/或麻木

    (3)单侧力弱

    (4)失语或非典型言语困难

表 5-4　国际头痛协会关于儿童偏头痛的定义

1.至少 5 次发作符合第(1)、(2)项标准

　(1)每次头痛发作持续 2～48 小时

　(2)头痛至少具备下列特征中的 2 条

　　①位于单侧

　　②搏动性质

　　③中度或重度

　　④可因常规的体育活动而加重

2.头痛期间内至少具备下列 1 条

　(1)恶心和/或呕吐

　(2)畏光和畏声

国际头痛协会的诊断标准为偏头痛的诊断提供了一个可靠的、可量化的诊断标准,对于临床和科研的意义是显而易见的,有学者特别提到其对于临床试验及流行病学调查有重要意义。但临床上有时遇到患者并不能完全符合这个标准,对这种情况学者们建议随访及复查,以确定诊断。

由于国际头痛协会的诊断标准掌握起来比较复杂,为了便于临床应用,国际上一些知名的学者一直在探讨一种简单化的诊断标准。其中 Solomon 介绍了一套简单标准,符合这个标准的患者 99% 符合国际头痛协会关于无先兆偏头痛的诊断标准。这套标准较易掌握,供参考。

(1)具备下列 4 条特征中的任何 2 条,即可诊断无先兆偏头痛:①疼痛位于单侧。②搏动性痛。③恶心。④畏光或畏声。

(2)另有 2 条符加说明:①首次发作者不应诊断;②应无器质性疾病的证据。

在临床工作中尚能遇到患者有时表现为紧张性头痛,有时表现为偏头痛性质的头痛,为此有学者查阅了国际上一些临床研究文献后得到的答案是,紧张性头痛和偏头痛并非是截然分开的,其临床上确实存在着重叠,故有学者提出二者可能是一个连续的统一体。有时遇到有先兆偏头痛患者可表现为无先兆偏头痛,同样,学者们认为二型之间既可能有不同的病理生理,又可能是一个连续的统一体。

(二)鉴别诊断

偏头痛应与下列疼痛相鉴别。

1.紧张性头痛

紧张性头痛的临床特点:头痛部位较弥散,可位于前额、双颞、顶、枕及颈部。头痛性质常呈钝痛,头部压迫感、紧箍感,患者常述犹如戴着一个帽子。头痛常呈持续性,可时轻时重。多有头皮、颈部压痛点,按摩头颈部可使头痛缓解,多有额、颈部肌肉紧张。多少伴有恶心、呕吐。

2.丛集性头痛

丛集性头痛又称组胺性头痛,表现为一系列密集的、短暂的、严重的单侧钻痛。与偏头痛不同,头痛部位多局限并固定于一侧眶部、球后和额颞部。发病时间常在夜间,并使患者痛醒。发病时间固定,起病突然而无先兆,开始可为一侧鼻部烧灼感或球后压迫感,继之出现特定部位的疼痛,常疼痛难忍,并出现面部潮红,结膜充血、流泪、流涕、鼻塞。为数不少的患者出现 Horner 征,可出现畏光,不伴恶心、呕吐。诱因可为发作群集期饮酒、兴奋或服用扩血管药引起。发病年

龄常较偏头痛晚,平均 25 岁,男女之比约 4：1。罕见家族史。治疗：非甾体抗炎药；激素治疗；睾丸素治疗；吸氧疗法(国外介绍为 100％氧,8～10 L/min,共 10～15 分钟,仅供参考)；麦角胺咖啡因或双氢麦角碱睡前应用,对夜间头痛特别有效；碳酸锂疗效尚有争议,但多数介绍其有效,但中毒剂量有时与治疗剂量很接近,曾有老年患者(精神患者)服一片致昏迷者,建议有条件者监测血锂水平,不良反应有胃肠道症状、肾功能改变、内分泌改变、震颤、眼球震颤、抽搐等；其他药物尚有钙通道阻滞剂、舒马普坦等。

3.痛性眼肌麻痹

痛性眼肌麻痹又称 Tolosa-Hunt 综合征。是一种以头痛和眼肌麻痹为特征,涉及特发性眼眶和海绵窦的炎性疾病。病因可为颅内颈内动脉的非特异性炎症,也可能涉及海绵窦。常表现为球后及眶周的顽固性胀痛、刺痛,数天或数周后出现复视,并可有第Ⅲ、Ⅳ、Ⅵ脑神经受累表现,间隔数月数年后复发,需行血管造影以排除颈内动脉瘤。类固醇皮质治疗有效。

4.颅内占位所致头痛

占位早期,头痛可为间断性或晨起为重,但随着病情的发展,多成为持续性头痛,进行性加重,可出现颅内高压的症状与体征,如头痛、恶心、呕吐、视盘水肿,并可出现局灶症状与体征,如精神改变。偏瘫、失语、偏身感觉障碍、抽搐、偏盲、共济失调、眼球震颤等,典型者鉴别不难。但需注意,也有表现为十几年的偏头痛,最后被确诊为巨大血管瘤者。

四、防治

(一)一般原则

偏头痛的治疗策略包括两个方面：对症治疗及预防性治疗。对症治疗的目的在于消除、抑制或减轻疼痛及伴随症状。预防性治疗用来减少头痛发作的频度及减轻头痛严重性。对偏头痛患者是单用对症治疗还是同时采取对症治疗及预防性治疗,要具体分析。一般说来,如果头痛发作频度较小,疼痛程度较轻,持续时间较短,可考虑单纯选用对症治疗。如果头痛发作频度较大,疼痛程度较重,持续时间较长,对工作、学习、生活影响较明显,则在给予对症治疗的同时,给予适当的预防性治疗。总之,既要考虑到疼痛对患者的影响,又要考虑到药物不良反应对患者的影响,有时还要参考患者个人的意见。Saper 的建议是每周发作 2 次以下者单独给予药物性对症治疗,而发作频繁者应给予预防性治疗。

不论是对症治疗还是预防性治疗均包括两个方面,即药物干预及非药物干预。

非药物干预方面,强调患者自助。嘱患者详细记录前驱症状、头痛发作与持续时间及伴随症状,找出头痛诱发及缓解的因素,并尽可能避免。如避免某些食物,保持规律的作息时间、规律饮食。不论是在工作日,还是周末抑或假期,坚持这些方案对于减轻头痛发作非常重要,接受这些建议对 30％患者有帮助。另有人倡导有规律的锻炼,如长跑等,可能有效地减少头痛发作。认知和行为治疗,如生物反馈治疗等,已被证明有效,另有患者于头痛时进行痛点压迫,于凉爽、安静、暗淡的环境中独处,或以冰块冷敷均有一定效果。

(二)药物对症治疗

偏头痛对症治疗可选用非特异性药物治疗,包括简单的止痛药,非甾体抗炎药及麻醉剂。对于轻、中度头痛,简单的镇痛药及非甾体抗炎药常可缓解头痛的发作。常用的药物有脑清片、对乙酰氨基酚、阿司匹林、萘普生、吲哚美辛、布洛芬、罗通定等。麻醉药的应用是严格限制的,Saper 提议主要用于严重发作,其他治疗不能缓解,或对偏头痛特异性治疗有禁忌或不能忍受的情况下应用。偏头痛特异性 5-HT 受体拮抗剂主要用于中、重度偏头痛。偏头痛特异性 5-HT 受体拮抗剂结合简单的止痛剂,大多数头痛可得到有效的治疗。

5-HT 受体拮抗剂治疗偏头痛的疗效是肯定的。麦角胺咖啡因既能抑制去甲肾上腺素的再摄取,又能拮抗其与 β-肾上腺素受体的结合,于先兆期或头痛开始后服用 1 片,常可使头痛发作终止或减轻。如效不显,于数小时后加服 1 片,每天不超过 4 片,每周用量不超过 10 片。该药缺点是不良反应较多,并且有成瘾性,有时剂量会越来越大。常见不良反应为消化道症状、心血管症状,如恶心、呕吐、胸闷、气短等。孕妇、心肌缺血、高血压、肝肾疾病等忌用。

麦角碱衍生物酒石酸麦角胺,舒马普坦和双氢麦角胺为偏头痛特异性药物,均为 5-HT 受体拮抗剂。这些药物作用于中枢神经系统和三叉神经中受体介导的神经通路,通过阻断神经源性炎症而起到抗偏头痛作用。

酒石酸麦角胺主要用于中、重度偏头痛,特别是当简单的镇痛治疗效果不足或不能耐受时。其有多项作用:既是 $5-HT_{1A}$、$5-HT_{1B}$、$5-HT_{1D}$ 和 $5-HT_{1F}$ 受体拮抗剂,又是 α-肾上腺素受体拮抗剂,通过刺激动脉平滑肌细胞 5-HT 受体而产生血管收缩作用;它可收缩静脉容量性血管、抑制交感神经末端去甲肾上腺素再摄取。作为 $5-HT_1$ 受体拮抗剂,它可抑制三叉神经血管系统神经源性炎症,其抗偏头痛活性中最基础的机制可能在此,而非其血管收缩作用。其对中枢神经递质的作用对缓解偏头痛发作亦是重要的。给药途径有口服、舌下及直肠给药。生物利用度与给药途径关系密切。口服及舌下含化吸收不稳定,直肠给药起效快,吸收可靠。为了减少过多应用导致麦角胺依赖性或反跳性头痛,一般每周应用不超过 2 次,应避免大剂量连续用药。

有学者总结酒石酸麦角胺在下列情况下慎用或禁用:年龄 55～60 岁(相对禁忌);妊娠或哺乳;心动过缓(中至重度);心室疾病(中至重度);胶原-肌肉病;心肌炎;冠心病,包括血管痉挛性心绞痛;高血压(中至重度);肝、肾损害(中至重度);感染或高热/败血症;消化性溃疡性疾病;周围血管病;严重瘙痒。另外,该药可加重偏头痛造成的恶心、呕吐。

舒马普坦亦适用于中、重度偏头痛发作。作用于神经血管系统和中枢神经系统,通过抑制或减轻神经源性炎症而发挥作用。曾有人称舒马普坦为偏头痛治疗的里程碑。皮下用药 2 小时,约 80% 的急性偏头痛有效。尽管 24～48 小时内 40% 的患者重新出现头痛,这时给予第 2 剂仍可达到同样的有效率。口服制剂的疗效稍低于皮下给药,起效亦稍慢,通常在 4 小时内起效。皮下用药后 4 小时给予口吸制剂不能预防再出现头痛,但对皮下用药后 24 小时内出现的头痛有效。

舒马普坦具有良好的耐受性,其不良反应通常较轻和短暂,持续时间常在 45 分钟以内。包括注射部位的疼痛、耳鸣、面红、烧灼感、热感、头昏、体重增加、颈痛及发音困难。少数患者于首剂时出现非心源性胸部压迫感,仅有很少患者于后续用药时再出现这些症状。罕见引起与其相关的心肌缺血。

应用舒马普坦注意事项及禁忌证:年龄超过 55 岁(相对禁忌证);妊娠或哺乳;缺血性心肌病(心绞痛、心肌梗死病史、记录到的无症状性缺血);不稳定型心绞痛;高血压(未控制);基底型或偏瘫型偏头痛;未识别的冠心病(绝经期妇女,男性＞40 岁,心脏病危险因素如高血压、高脂血症、肥胖、糖尿病、严重吸烟及强阳性家族史);肝、肾功能损害(重度);同时应用单胺氧化酶抑制剂或单胺氧化酶抑制剂治疗终止后 2 周内;同时应用含麦角胺或麦角类制剂(24 小时内),首次剂量可能需要在医师监护下应用。

酒石酸双氢麦角胺的效果超过酒石酸麦角胺。大多数患者起效迅速,在中、重度发作特别有用,也可用于难治性偏头痛。与酒石酸麦角胺有共同的机制,但其动脉血管收缩作用较弱,有选择性收缩静脉血管的特性,可静脉注射、肌内注射及鼻腔吸入。静脉注射途径给药起效迅速。肌内注射生物利用度达 100%。鼻腔吸入的绝对生物利用度 40%,应用酒石酸双氢麦角胺后再出现头痛的频率较其他现有的抗偏头痛剂小,这可能与其半衰期长有关。

酒石酸双氢麦角胺较酒石酸麦角胺具有较好的耐受性、恶心和呕吐的发生率及程度非常低,静脉注射最高,肌内注射及鼻吸入给药低。极少成瘾和引起反跳性头痛。通常的不良反应包括胸痛、轻度肌痛、短暂的血压上升。不应给予有血管痉挛反应倾向的患者,包括已知的周围性动脉疾病,冠状动脉疾病(特别是不稳定型心绞痛或血管痉挛性心绞痛)或未控制的高血压。注意事项和禁忌证同酒石酸麦角胺。

(三)药物预防性治疗

偏头痛的预防性治疗应个体化,特别是剂量的个体化。可根据患者体重,一般身体情况、既往用药体验等选择初始剂量,逐渐加量,如无明显不良反应,可连续用药 2～3 天,无效时再接用其他药物。

1.抗组织胺药物

苯噻啶为一有效的偏头痛预防性药物。可每天 2 次,每次 0.5 mg 起,逐渐加量,一般可增加至每天3 次,每次 1.0 mg,最大量不超过 6 mg/d。不良反应为嗜睡、头昏、体重增加等。

2.钙通道阻滞剂

氟桂利嗪,每晚 1 次,每次 5～10 mg,不良反应有嗜睡、锥体外系反应、体重增加、抑郁等。

3.β 受体阻滞剂

普萘洛尔,开始剂量 3 次/天,每次 10 mg,逐渐增加至 60 mg/d,也有介绍 120 mg/d,心率<60 次/分者停用。哮喘、严重房室传导阻滞者禁用。

4.抗抑郁剂

阿米替林每天 3 次,每次 25 mg,逐渐加量。可有嗜睡等不良反应,加量后不良反应明显。氟西汀(我国商品名百优解)每片 20 mg,每晨 1 片,饭后服,该药初始剂量及有效剂量相同,服用方便,不良反应有睡眠障碍、胃肠道症状等,常较轻。

5.其他

非甾体抗炎药,如萘普生;抗惊厥药,如卡马西平、丙戊酸钠等;舒必剂、硫必利;中医中药(辨证施治、辨经施治、成方加减、中成药)等皆可试用。

(四)关于特殊类型偏头痛

与偏头痛相关的先兆是否需要治疗及如何治疗,目前尚无定论。通常先兆为自限性的、短暂的,大多数患者于治疗尚未发挥作用时可自行缓解。如果患者经历复发性、严重的、明显的先兆,考虑舌下含化尼非地平,但头痛有可能加重,且疗效亦不肯定。给予舒马普坦及酒石酸麦角胺的疗效亦尚处观察之中。

(五)关于难治性、严重偏头痛性头痛

这类头痛主要涉及偏头痛持续状态,头痛常不能为一般的门诊治疗所缓解。患者除持续的进展性头痛外尚有一系列生理及情感症状,如恶心、呕吐、腹泻、脱水、抑郁、绝望,甚至自杀倾向。用药过度及反跳性依赖、戒断症状常促发这些障碍。这类患者常需收入急症室观察或住院,以纠正患者存在的生理障碍,如脱水等;排除伴随偏头痛出现的严重的神经内科或内科疾病;治疗纠正药物依赖;预防患者于家中自杀等。应注意患者的生命体征,可做心电图检查。药物可选用酒石酸双氢麦角胺、舒马普坦、鸦片类及止吐药,必要时亦可谨慎给予氯丙嗪等。可选用非肠道途

径给药,如静脉或肌内注射给药。一旦发作控制,可逐渐加入预防性药物治疗。

(六)关于妊娠妇女的治疗

给予地美罗注射剂或片剂,并应限制剂量。还可应用泼尼松,其不易穿过胎盘,在妊娠早期不损害胎儿,但不宜应用太频。如欲怀孕,最好尽最大可能不用预防性药物并避免应用麦角类制剂。

(七)关于儿童偏头痛

儿童偏头痛用药的选择与成人有很多重叠,如止痛药物、钙通道阻滞剂、抗组织胺药物等,但也有人质疑酒石酸麦角胺药物的疗效。如能确诊,重要的是对儿童及其家长进行安慰,使其对本病有一个全面的认识,以缓解由此带来的焦虑,对治疗当属有益。

五、护理

(一)护理评估

1.健康史

(1)了解头痛的部位、性质和程度:询问是全头疼还是局部头疼;是搏动性头疼还是胀痛、钻痛;是轻微痛、剧烈痛还是无法忍受的疼痛。偏头疼常描述为双侧颞部的搏动性疼痛。

(2)头疼的规律:询问头疼发病的急缓,是持续性还是发作性,起始与持续时间,发作频率,激发或缓解的因素,与季节、气候、体位、饮食、情绪、睡眠、疲劳等的关系。

(3)有无先兆及伴发症状:如头晕、恶心、呕吐、面色苍白、潮红、视物不清、闪光、畏光、复视、耳鸣、失语、偏瘫、嗜睡、发热、晕厥等。典型偏头疼发作常有视觉先兆和伴有恶心、呕吐、畏光。

(4)既往史与心理社会状况:询问患者的情绪、睡眠、职业情况及服药史,了解头疼对日常生活、工作和社交的影响,患者是否因长期反复头疼而出现恐惧、忧郁或焦虑心理。大部分偏头疼患者有家族史。

2.身体状况

检查意识是否清楚,瞳孔是否等大等圆、对光反射是否灵敏;体温、脉搏、呼吸、血压是否正常;面部表情是否痛苦,精神状态怎样;眼睑是否下垂、有无脑膜刺激征。

3.主要护理问题及相关因素

(1)偏头疼:与发作性神经血管功能障碍有关。

(2)焦虑:与偏头疼长期、反复发作有关。

(3)睡眠形态紊乱:与头疼长期反复发作和/或焦虑等情绪改变有关。

(二)护理措施

1.避免诱因

告知患者可能诱发或加重头疼的因素,如情绪紧张、进食某些食物、饮酒、月经来潮、用力性动作等;保持环境安静、舒适、光线柔和。

2.指导减轻头疼的方法

如指导患者缓慢深呼吸,听音乐、练气功、生物反馈治疗,引导式想象,冷、热敷,以及理疗、按摩、指压止痛法等。

3.用药护理

告知止痛药物的作用与不良反应,让患者了解药物依赖性或成瘾性的特点,如大量使用止痛剂,滥用麦角胺咖啡因可致药物依赖。指导患者遵医嘱正确服药。

(徐娟娟)

第二节 三叉神经痛

三叉神经痛是指三叉神经分布范围内反复发作短暂性剧烈疼痛,分为原发性及继发性两种。前者病因未明,可能是某些致病因素使三叉神经脱髓鞘而产生异位冲动或伪突触传递,近年来由于显微血管减压术的开展,多数认为主要原因是邻近血管压迫三叉神经根所致。继发性三叉神经痛常见原因有鼻咽癌颅底转移、中颅窝脑膜瘤、听神经瘤、半月节肿瘤、动脉瘤压迫、颅底骨折、脑膜炎、颅底蛛网膜炎、三叉神经节带状疱疹病毒感染等。

一、病因和发病机制

近年来由于显微血管减压术的开展,认为三叉神经痛的病因是邻近血管压迫了三叉神经根所致。绝大部分为小脑上动脉从三叉神经根的上方或内上方压迫了神经根,少数为小脑前下动脉从三叉神经根的下方压迫了神经根。血管对神经的压迫,使神经纤维挤压在一起,逐渐使其发生脱髓鞘改变,从而引起相邻纤维之间的短路现象,轻微的刺激即可形成一系列的冲动通过短路传入中枢,引起一阵阵剧烈的疼痛。

二、临床表现

多发生于40岁以上,女略多于男,多为单侧发病。突发闪电样、刀割样、钻顶样、烧灼样剧痛,严格限三叉神经感觉支配区内,伴有面部抽搐,又称"痛性抽搐",每次发作持续数秒钟至1~2分钟即骤然停止,间歇期无任何疼痛。在疲劳或紧张时发作较频。

三、治疗原则

三叉神经痛,无论原发性或继发性,在未明确病因或难以查出病因的情况下均可用药物治疗或封闭治疗,以缓解症状,倘若一旦确诊病因,应针对病因治疗,除非因高龄、身患严重疾病等因素难以接受者或病因去除治疗后仍疼痛发作,可继续采用药物治疗或封闭疗法。若服药不良反应大者亦可先选择封闭疗法。

四、治疗

(一)药物治疗

三叉神经痛的药物治疗,主要用于患者发病初期或症状较轻者。经过一段时间的药物治疗,部分患者可达到完全治愈或症状得到缓解,表现在发作程度减轻、发作次数减少。

目前应用最广泛的、最有效的药物是抗癫痫药。在用药方面应根据患者的具体情况进行具体分析,各药可单独使用,亦可互相联合应用。在采用药物治疗过程中,应特别注意各种药物不良反应,联合应用。在采用药物治疗过程中,应特别注意各种药物不良反应,进行必要的检测,以免发生不良反应。

1.卡马西平

卡马西平对三叉神经脊束核及丘脑中央内侧核部位的突触传导有显著的抑制作用。用药达到有效治疗量后多数患者于 24 小时内发作性疼痛即消失或明显减轻,文献报道,卡马西平可使 70% 以上的患者完全止痛,20% 患者疼痛缓解,此药需长期服用才能维持疗效,多数停药后疼痛再现。不少患者服药后疗效有时会逐渐下降,需加大剂量。此药不能根治三叉神经痛,复发者再次服用仍有效。

用法与用量:口服开始时一次 0.1～0.2 g,每天 1～2 次,然后逐天增加 0.1 g。每天最大剂量不超过 1.6 g,取得疗效后,可逐天逐次地减量,维持在最小有效量。如最大剂量应用 2 周后疼痛仍不消失或减轻时,则应停止服用,改用其他药物或治疗方法。

不良反应有眩晕、嗜睡、步态不稳、恶心,数天后消失,偶有白细胞减少、皮疹,可停药。

2.苯妥英钠

苯妥英钠为一种抗癫痫药,在未开始应用卡马西平之前,该药曾被认为是治疗三叉神经痛的首选药物,本药疗效不如卡马西平,止痛效果不完全,长期使用止痛效果减弱,因此,目前已列为第二位选用药物。

本品主要通过增高周围神经对电刺激的兴奋阈值及抑制脑干三叉神经脊髓束的突触间传导而起作用。其疗效仅次于卡马西平,文献报道有效率为 88%～96%,但需长期用药,停药后易复发。

用法与用量:成人开始时每次 0.1 g,每天 3 次口服。如用药后疼痛不见缓解,可加大剂量到每天 0.2 g,每天 3 次,但最大剂量不超过 0.8 g/d。取得疗效后再逐渐递减剂量,以最小量维持。肌内注射或静脉注射:一次 0.125～0.25 g,每天总量不超过 0.5 g。临用时用等渗盐水溶解后方可使用。

不良反应为长期服用该药或剂量过大,可出现头痛、头晕、嗜睡、共济失调及神经性震颤等。一般减量或停药后可自行恢复。本品对胃有刺激性,易引起厌食、恶心、呕吐及上腹痛等症状。饭后服用可减轻上述症状。长期服用可出现黏膜溃疡,多见于口腔及生殖器,并可引起牙龈增生,同时服用钙盐及抗过敏药可减轻。苯妥英钠并可引起白细胞减少、视力减退等症状。大剂量静脉注射,可引起心肌收缩力减弱、血管扩张、血压下降,严重时可引起心脏传导阻滞,心搏骤停。

3.氯硝西泮

本品为抗癫痫药物,对三叉神经痛也有一定疗效。服药 4～12 天,血浆药浓度达到稳定水平,为 30～60 μg/mL。口服氯硝西泮后,30～60 分钟作用逐渐显著,维持 6～8 小时,一般在最初 2 周内可达最大效应,其效果次于卡马西平和苯妥英钠。

(1)用法与用量:氯硝安定药效强,开始 1 mg/d,分 3 次服,即可产生治疗效果。而后每 3 天调整药量 0.5～1 mg,直至达到满意的治疗效果,至维持剂量为 3～12 mg/d。最大剂量为 20 mg/d。

(2)不良反应有嗜睡、行为障碍、共济失调、眩晕、言语不清、肌张力低下等,对肝、肾功能也有一定的损害,有明显肝脏疾病的禁用。

4.山莨菪碱(654-2)

山莨菪碱为从我国特产茄科植物山莨菪中提取的一种生物碱,其作用与阿托品相似,可使平滑肌松弛,解除血管痉挛(尤其是微血管),同时具有镇痛作用。本药对治疗三叉神经痛有一定疗效,近期效果满意,据文献报道有效率为 76.1%～78.4%,止痛时间一般为 2～6 个月,个别达 5 年之久。

(1)用法与用量:①口服,每次 5～10 mg,每天 3 次,或每次 20～30 mg,每天 1 次。②肌内注射,每次 10 mg,每天 2～3 次,待疼痛减轻或疼痛发作次数减少后改为每次 10 mg,每天一次。

(2)不良反应有口干、面红、轻度扩瞳、排尿困难、视近物模糊及心率增快等反应。以上反应多在 1～3 小时内消失,长期用药不会蓄积中毒。有青光眼和心脏病患者忌用。

5.巴氯芬

巴氯芬化学名[β-(P-氯茶基)γ-氨基丁酸]是抑制性神经递质 γ 氨基丁酸的类似物,临床试验研究表明本品能缓解三叉神经痛。用法:巴氯芬开始每次 10 mg,每天 3 次,隔天增加每天 10 mg,直到治疗的第 2 周结束时,将用量递增至每天 60～80 mg。每天平均维持量:单用者为 50～60 mg,与卡马西平或苯妥英钠合用者为 30～40 mg。文献报道,治疗三叉神经痛的近期疗效,巴氯芬与卡马西平几乎相同,但远期疗效不如卡马西平,巴氯芬与卡马西平或苯妥英钠均具有协同作用,且比卡马西平更安全,这一特点使巴氯芬在治疗三叉神经痛方面颇受欢迎。

6.麻黄碱

本品可以兴奋脑啡肽系统,因而具有镇痛作用,其镇痛程度为吗啡的 1/12～1/7。用法:每次 30 mg,肌内注射,每天 2 次。甲状腺功能亢进症(甲亢)、高血压、动脉硬化、心绞痛等患者禁用。

7.硫酸镁

本品在眶上孔或眶下孔注射可治疗三叉神经痛。

8.维生素 B_{12}

文献报道,用大剂量维生素 B_{12},对治疗三叉神经痛确有较好疗效。方法:维生素 B_{12} 4 000 μg 加维生素 B_1 200 mg 加 2% 普鲁卡因 4 mL 对准扳机点做深浅上下左右四点式注药,对放射的始端作深层肌下进药,放射的终点作浅层四点式进药,药量可根据疼痛轻重适量进入。但由于药物作用扳机点可能变位,治疗时可酌情根据变位更换进药部位。

9.哌咪清(匹莫齐特)

据文献报道,用其他药物治疗无效的顽固性三叉神经痛患者本品有效,且其疗效明显优于卡马西平。开始剂量为每天 4 mg,逐渐增加至每天 12～14 mg,分 2 次服用。不良反应以锥体外系反应较常见,亦可有口干、无力、失眠等。

10.维生素 B_1

在神经组织蛋白合成过程中起辅酶作用,参与胆碱代谢,其止痛效果差,只能作为辅助药物。用法与用量:①肌内注射 1 mg/d,每天 1 次,10 天后改为 2～3 次/周,持续 3 周为 1 个疗程。②三叉神经分支注射,根据疼痛部位可作眶上神经、眶下神经、上颌神经和下颌神经注射。剂量每次 500～1 000 μg,每周 2～3 次。③穴位注射,每次 25～100 μg,每周 2～3 次。常用颊车、下关、四白及阿是穴等。

11.激素

原发性三叉神经痛和继发性三叉神经痛的病例,其病理改变在光镜和电镜下都表现为三叉神经后根有脱髓鞘改变。在临床治疗中发现,许多用卡马西平、苯妥英钠等治疗无效的患者,改用泼尼松、地塞米松等治疗有效。这种激素治疗的原理与治疗脱髓鞘疾病相同,利用激素的免疫抑制作用达到治疗三叉神经痛的目的。由于各学者报道的病例少,只是对一部分卡马西平、苯妥英钠治疗无效者应用有效,其长期效果和机制有待进一步观察。剂量与用量:①泼尼松,每次 5 mg,每天 3 次。②地塞米松,每次 0.75 mg,每天 3 次。注射剂:每支 5 mg,每次 5 mg,每天 1 次,肌内注射或静脉注射。

（二）神经封闭法

神经封闭法主要包括三叉神经半月节及其周围支乙醇封闭术和半月节射频热凝法，其原理是通过乙醇的化学作用或热凝的物理作用于三叉神经纤维，使其发生坏变，从而阻断神经传导达到止痛目的。

1.三叉神经乙醇封闭法

封闭用乙醇一般在浓度80％左右（因封闭前注入局麻，故常用98％浓度）。

（1）眶上神经封闭：适用于三叉神经第1支痛。方法为患者取坐或卧位，位于眶上缘中内1/3交界处触及切迹，皮肤消毒及局麻后，用短细针头自切迹刺入皮肤直达骨面，找到骨孔后刺入，待患者出现放射痛时，先注入2％利多卡因0.5～1 mL，待眶上神经分布区针感消失，再缓慢注入乙醇0.5 mL左右。

（2）眶下神经封闭：在眶下孔封闭三叉神经上颌支的眶下神经。适用于三叉神经第2支痛（主要疼痛局限在鼻旁、下眼睑、上唇等部位）。方法为患者取坐或卧位，位于距眶下缘约1 cm，距鼻中线3 cm，触及眶下孔，该孔走向与矢状面成40°～45°，长约1 cm，故穿刺时针头由眶下孔做40°～45°向外上、后进针，深度不超过1 cm，患者出现放射痛时，以下操作同眶上神经封闭。

（3）后上齿槽神经封闭：在上颌结节的后上齿槽孔处进行。适用于三叉神经第二支痛（痛区局限在上白齿及其外侧黏膜者）。方法为患者取坐或卧位，头转向健侧，穿刺点在颧弓下缘与齿槽嵴成角处，即相当于过眼眶外缘的垂线与颧骨下缘相交点，局部消毒后，先用左手指将附近皮肤向下前方拉紧，继之以4～5 cm长穿刺针自穿刺点稍向后上方刺入直达齿槽嵴的后侧骨面，然后紧贴骨面缓慢深入2 cm左右，即达后上齿槽孔处，先注入2％利多卡因，后再注入乙醇。

（4）颏神经封闭：在下颌骨的颏孔处进行，适用于三叉神经第三支痛（主要局限在颏部、下唇）。方法为在下颌骨上、下缘间之中点相当于咬肌前缘和颏正中线之间中点找到颏孔，然后自后上方并与皮肤成45°角向前下进针刺入骨面，插入颏孔，以下操作同眶上神经封闭。

（5）上颌神经封闭：用于三叉神经第二支痛（痛区广泛及眶下神经封闭失效者）。上颌神经主干自圆孔穿出颅腔至翼腭窝。方法常用侧入法：穿刺点位于眼眶外缘至耳道间连线中点下方，穿刺针自该点垂直刺入深约4 cm，触及翼突板，继之退针2 cm左右稍改向前方15°角重新刺入，滑过翼板前缘，再深入0.5 cm即入翼腭窝内，患者有放射痛时，回抽无血后，先注入2％利多卡因，待上颌部感觉麻后，注入乙醇1 mL。

（6）下颌神经封闭：用于三叉神经第3支痛（痛区广泛及眶下神经封闭失效者）。下颌神经主干自卵圆孔穿出。方法常用侧入法，穿刺点同上颌神经穿刺点，垂直进针达翼突板后，退针2 cm再改向上后方15°角进针，患者出现放射痛后，注药同上颌神经封闭。

（7）半月神经节封闭：用于三叉神经2、3支痛或1、2、3支痛，方法常用前入法：穿刺点在口角上方及外侧约3 cm处，自该点进针，方向后、上、内即正面看应对准向前直视的瞳孔，从侧面看朝颧弓中点，约进针5 cm处达颅底触及试探，当刺入卵圆孔时，患者即出现放射痛（下颌区），则再推进0.5 cm，上颌部亦出现剧痛即确入半月节内。回抽无血、无脑脊液，先注入2％利多卡因0.5 mL同侧面部麻木后，再缓慢注入乙醇0.5 mL。

以上乙醇封闭法的治疗效果差异较大，短者数月，长者可达数年。复发者可重复封闭，但难以根治。

2.三叉神经半月节射频热凝法

该法首先由 Sweat(1974)提出,它通过穿刺半月节插入电极后用电刺激确定电极位置,从而有选择地用射频温控定量灶性破坏法,达到止痛目的。方法如下。

(1)半月节穿刺:同半月节封闭术。

(2)电刺激:穿入成功后,插入电极通入 0.2～0.3 V,用 50～75 w/s 的方波电流,这时患者感觉有刺激区的蚁行感。

(3)射频温探破坏:电刺激准确定位后,打开射频发生器,产生射频电场,此时为进一步了解电极位置,可将温度控制在 42～44 ℃,这种电流可造成可逆性损伤并刺激产生疼痛,一旦电极位置无误,则可将温度增高,每次 5 ℃,增高至 60～80 ℃,每次 30～60 秒,在破坏第 1 支时,则稍缓慢加热并检查角膜反射。此方法有效率为 85% 左右,但仍会复发,不能根治。

3.三叉神经痛的 γ 刀放射疗法

1991 年,有学者利用 MRI 定位像输入 HP-9000 计算机,使用 Gamma plan 进行定位和定量计算,选择三叉神经感觉根进脑干区为靶点照射,达到缓解症状目的,其疗效尚不明确。

五、护理

(一)护理评估

1.健康史评估

(1)原发性三叉神经痛是一种病因尚不明确的疾病。但三叉神经痛可继发于脑桥、小脑脚占位病变压迫三叉神经及多发硬化等所致。因此,应询问患者是否患有多发硬化,检查有无占位性病变,每次面部疼痛有无诱因。

(2)评估患者年龄。此病多发生于中老年人。40 岁以上起病者占 70%～80%,女略多于男比例为 3∶1。

2.临床观察与评估

(1)评估疼痛的部位、性质、程度、时间。通常疼痛无预兆,大多数人单侧,开始和停止都很突然,间歇期可完全正常。发作表现为电击样、针刺样、刀割样或撕裂样的剧烈疼痛,每次数秒至 2 分钟。疼痛以面颊、上下颌及舌部最为明显;口角、鼻翼、颊部和舌部为敏感区。轻触即可诱发,称为扳机点;当碰及触发点,如洗脸、刷牙时疼痛发作。或当因咀嚼、呵欠和讲话等引起疼痛。以致患者不敢做这些动作。表现为面色憔悴、精神抑郁和情绪低落。

(2)严重者伴有面部肌肉的反复性抽搐、口角牵向患侧,称为痛性抽搐。并可伴有面部发红、皮温增高、结膜充血和流泪等。严重者可昼夜发作,夜不成眠或睡后痛醒。

(3)病程可呈周期性。每次发作期可为数天、数周或数月不等;缓解期亦可数天至数年不等。病程越长,发作越频繁越重。神经系统检查一般无阳性体征。

(4)心理评估。使用焦虑量表评估患者的焦虑程度。

(二)患者问题

1.疼痛

主要由于三叉神经受损引起面颊、上颌、下颌及舌疼痛。

2.焦虑

与疼痛反复、频繁发作有关。

(三)护理目标

(1)患者自感疼痛减轻或缓解。

(2)患者述舒适感增加,焦虑症状减轻。

(四)护理措施

1.治疗护理

(1)药物治疗:原发性三叉神经痛首选卡马西平治疗。其不良反应为头晕、嗜睡、口干、恶心、皮疹、再生障碍性贫血、肝功能损害、智力和体力衰弱等。护理者必须注意观察,每1～2个月复查肝功和血常规。偶有皮疹、肝功能损害和白细胞减少,需停药;也可按医师建议单独或联合使用苯妥英钠、氯硝西泮、巴氯芬、野木瓜等治疗。

(2)封闭治疗:三叉神经封闭是注射药物于三叉神经分支或三叉神经半月节上,阻断其传导,导致面部感觉丧失,获得一段时间的止痛效果。注射药物有无水乙醇、甘油等。封闭术的止痛效果往往不够满意,远期疗效较差,还有可能引起角膜溃疡、失明、颅神经损害、动脉损伤等并发症。且对三叉神经第一支疼痛不适用。但对全身状况差不能耐受手术的患者、鉴别诊断及为手术创造条件的过渡性治疗仍有一定的价值。

(3)经皮选择性半月神经节射频电凝治疗:在X线监视下或经CT导向将射频电极针经皮插入半月神经节,通电加热至 $65\sim75$ ℃维持1分钟,可选择性地破坏节后无髓鞘的传导痛温觉的 $A\beta$ 和C细纤维,保留有髓鞘的传导触觉的 $A\alpha$ 和粗纤维,疗效可达 90% 以上,但有面部感觉异常、角膜炎、咀嚼无力、复视和带状疱疹等并发症。长期随访复发率为 $21\%\sim28\%$,但重复应用仍有效。本方法尤其适用于年老体弱不适合手术治疗的患者、手术治疗后复发者及不愿意接受手术治疗的患者。

射频电凝治疗后并发症的观察护理:观察患者的恶心、呕吐反应,随时处理污物,遵医嘱补液补钾;询问患者有无局部皮肤感觉减退,观察其是否有同侧角膜反射迟钝、咀嚼无力、面部异样不适感觉。并注意给患者进餐软食,洗脸水温要适宜。如有术中穿刺方向偏内、偏深误伤视神经引起视力减退、复视等并发症,应积极遵医嘱给予治疗并防止患者活动摔伤、碰伤。

(4)外科治疗:①三叉神经周围支切除及抽除术,两者手术较简单,因神经再生而容易复发,故有效时间短,目前较少采用,仅限于第一支疼痛者姑息使用。②三叉神经感觉根切断术,经枕下入路三叉神经感觉根切断术,三叉神经痛均适用此种入路,手术操作较复杂,危险性大,术后反应较多,但常可发现病因,可很好保护运动根及保留部分面部和角膜触觉,复发率低,至今仍广泛使用。③三叉神经脊束切断术,此手术危险性太大,术后并发症严重,现很少采用。④微血管减压术,已知有 $85\%\sim96\%$ 的三叉神经痛患者是由于三叉神经根存在血管压迫所致,用手术方法将压迫神经的血管从三叉神经根部移开,疼痛则会消失,这就是微血管减压术,因为微血管减压术是针对三叉神经痛的主要病因进行治疗,去除血管对神经的压迫后,约 90% 的患者疼痛可以完全消失,面部感觉完全保留,而达到根治的目的,微血管减压术可以保留三叉神经功能,运用显微外科技术进行手术,减小了手术创伤,很少遗留永久性神经功能障碍,术中手术探查可以发现引起三叉神经痛的少见病因,如影像学未发现的小肿瘤、蛛网膜增厚及粘连等,因而成为原发性三叉神经痛的首选手术治疗方法。

三叉神经微血管减压术的手术适应证:正规药物治疗一段时间后,药物效果不明显或疗效明显减退的患者;药物过敏或严重不良反应不能耐受者;疼痛严重,影响工作、生活和休息者。

微血管减压术治疗三叉神经痛的临床有效率为 $90\%\sim98\%$,影响其疗效的因素很多,其中压迫血管的类型、神经受压的程度及减压方式的不同对其临床治疗和预后的判断有着重要的意义。微血管减压术治疗三叉神经痛也存在 5%～10% 的复发率,不同术者和手术方法的不同差异很大。研究表明,患者的性别、年龄、疼痛的支数、疼痛部位、病程、近期疗效及压迫血管的类型可能与复发存在一定的联系。导致三叉神经痛术后复发的主要原因:①病程大于 8 年;②静脉为压迫因素;③术后无即刻症状消失者。三叉神经痛复发最多见于术后 2 年内,2 年后复发率明显降低。

2.心理支持

由于本病为突然发作的反复的阵发性剧痛,易出现精神抑郁和情绪低落等表现,护士应关心、理解、体谅患者,帮助其减轻心理压力,增强战胜疾病的信心。

3.健康教育

指导患者生活有规律,合理休息、娱乐;鼓励患者运用指导式想象、听音乐、阅读报刊等分散注意力,消除紧张情绪。

(徐娟娟)

第三节　面　神　经　炎

面神经炎又称 Bell 麻痹,是面神经在茎乳孔以上面神经管内段的急性非化脓性炎症。

一、病因

病因不明,一般认为面部受冷风吹袭、病毒感染、自主神经功能紊乱造成面神经的营养微血管痉挛,引起局部组织缺血、缺氧所致。近年来也有认为可能是一种免疫反应。膝状神经节综合征则为带状疱疹病毒感染,使膝状神经节及面神经发生炎症所致。

二、临床表现

无年龄和性别差异,多为单侧,偶见双侧,多为吉兰-巴雷综合征。发病与季节无关,通常急性起病,数小时至 3 天达到高峰。病前 1～3 天患侧乳突区可有疼痛。同侧额纹消失,眼裂增大,闭眼时,眼睑闭合不全,眼球向外上方转动并露出白色巩膜,称 Bell 现象。病侧鼻唇沟变浅,口角下垂。不能做噘嘴和吹口哨动作,鼓腮时病侧口角漏气,食物常滞留于齿颊之间。

若病变波及鼓索神经,尚可有同侧舌前 2/3 味觉减退或消失。镫骨肌支以上部位受累时,出现同侧听觉过敏。膝状神经节受累时除面瘫、味觉障碍和听觉过敏外,还有同侧唾液、泪腺分泌障碍,耳内及耳后疼痛,外耳道及耳郭部位带状疱疹,称膝状神经节综合征。一般预后良好,通常于起病 1～2 周后开始恢复,2～3 个月内痊愈。发病时伴有乳突疼痛、老年、患有糖尿病和动脉硬化者预后差。可遗有面肌痉挛或面肌抽搐。可根据肌电图检查及面神经传导功能测定判断面神经受损的程度和预后。

三、诊断与鉴别诊断

根据急性起病的周围性面瘫即可诊断。但需与以下疾病鉴别。

(1)吉兰-巴雷综合征:可有周围面瘫,多为双侧性,并伴有对称性肢体瘫痪和脑脊液蛋白-细胞分离。

(2)中耳炎迷路炎乳突炎等并发的耳源性面神经麻痹,以及腮腺炎肿瘤下颌化脓性淋巴结炎等所致者多有原发病的特殊症状及病史。

(3)颅后窝肿瘤或脑膜炎引起的周围性面瘫:起病较慢,且有原发病及其他脑神经受损表现。

四、治疗

(一)急性期治疗

以改善局部血液循环,消除面神经的炎症和水肿为主。如为带状疱疹所致的 Hunt 综合征,可口服阿昔洛韦 5 mg/(kg·d),每天 3 次,连服 7~10 天。①类固醇皮质激素:泼尼松(20~30 mg)每天 1 次,口服,连续 7~10 天。②改善微循环,减轻水肿:706 代血浆(羟乙基淀粉)或右旋糖酐-40 250~500 mL,静脉滴注每天 1 次,连续 7~10 天,亦可加用脱水利尿药。③神经营养代谢药物的应用:维生素 B_1 50~100 mg,维生素 B_{12} 500 μg,胞磷胆碱 250 mg,辅酶 Q_{10} 5~10 mg 等,肌内注射,每天 1 次。④理疗:茎乳孔附近超短波透热疗法,红外线照射。

(二)恢复期治疗

以促进神经功能恢复为主。①口服维生素 B_1、维生素 B_{12} 各 1 至 2 片,每天 3 次;地巴唑 10~20 mg,每天 3 次。亦可用加兰他敏 2.5~5 mg,肌内注射,每天 1 次。②中药,针灸,理疗。③采用眼罩,滴眼药水,涂眼药膏等方法保护暴露的角膜。④病后 2 年仍不恢复者,可考虑行神经移植治疗。

五、护理

(一)一般护理

(1)病后两周内应注意休息,减少外出。

(2)本病一般预后良好,约 80% 的患者可在 3~6 周内痊愈,因此应向患者说明病情,使其积极配合治疗,解除心理压力,尤其年轻患者,应保持健康心态。

(3)给予易消化、高热能的半流饮食,保证机体足够营养代谢,增加身体抵抗力。

(二)观察要点

面神经炎是神经科常见病之一,在护理观察中主要注意以下两方面的鉴别。

1.分清面瘫属中枢性还是周围性瘫痪

中枢性面瘫是由对侧皮质延髓束受损引起的,故只产生对侧下部面肌瘫痪,表现为鼻唇沟浅、口角下坠、露齿、鼓腮、吹口哨时出现肌肉瘫痪,而皱额、闭眼仍正常或稍差。哭笑等情感运动时,面肌仍能收缩。周围性面瘫所有表情肌均瘫痪,不论随意或情感活动,肌肉均无收缩。

2.正确判断患病一侧

面肌挛缩时病侧鼻唇沟加深,眼裂缩小,易误认健侧为病侧。如让患者露齿时可见挛缩侧面肌不收缩,而健侧面肌收缩正常。

(三)保护暴露的角膜及防止结膜炎

由于患者不能闭眼,因此必须注意眼的清洁卫生。①外出必须戴眼罩,避免尘沙进入眼内;②每天抗生素眼药水滴眼,入睡前用眼药膏,以防止角膜炎或暴露性角结膜炎;③擦拭眼泪的正确方法是向上,以防止加重外翻。④注意用眼卫生,养成良好习惯,不能用脏手、脏手帕擦泪。

（四）保持口腔清洁防止牙周炎

由于患侧面肌瘫痪,进食时食物残渣常停留于患侧颊齿间,故应注意口腔卫生。①经常漱口,必要时使用消毒漱口液;②正确使用刷牙方法,应采用"短横法或竖转动法"两种方法,以去除菌斑及食物残片;③牙齿的邻面与间隙容易堆积菌斑而发生牙周炎,可用牙线紧贴牙齿颈部,然后在邻面做上下移动,每个牙齿 4～6 次,直至刮净;④牙龈乳头萎缩和齿间空隙大的情况下可用牙签沿着牙龈的形态线平行插入,不宜垂直插入,以免影响美观和功能。

（五）家庭护理

1.注意面部保暖

夏天避免在窗下睡觉,冬天迎风乘车要戴口罩,在野外作业时注意面部及耳后的保护。耳后及病侧面部给予温热敷。

2.平时加强身体锻炼

增强抗风寒侵袭的能力,积极治疗其他炎性疾病。

3.瘫痪面肌锻炼

因面肌瘫痪后常松弛无力,患者自己可对着镜用手掌贴于瘫痪的面肌上做环形按摩,每天3～4次,每次 15 分钟,以促进血液循环,并可减轻患者面肌受健侧的过度牵拉。当神经功能开始恢复时,鼓励患者练习病侧的各单个面肌的随意运动,以促进瘫痪肌的早日康复。

（徐娟娟）

第四节　病毒性脑膜炎

病毒性脑膜炎是一组由各种病毒感染引起的脑膜急性炎症性疾病,临床以发热、头痛和脑膜刺激征为主要表现。本病大多呈良性过程。

一、病因及发病机制

多数的病毒性脑膜炎由肠道病毒引起。该病毒属于微小核糖核酸病毒科,有 60 多个不同亚型,包括脊髓灰质炎病毒、柯萨奇病毒 A 和 B、埃可病毒等,其次为流行性腮腺炎、单纯疱疹病毒和腺病毒。

肠道病毒主要经粪-口途径传播,少数通过呼吸道分泌物传播;大部分病毒在下消化道发生最初的感染,肠道细胞上有与肠道病毒结合的特殊受体,病毒经肠道入血,产生病毒血症,再经脉络丛侵犯脑膜,引发脑膜炎症改变。

二、临床表现

(1)本病以夏秋季为高发季节,在热带和亚热带地区可终年发病。儿童多见,成人也可罹患。多为急性起病,出现病毒感染的全身中毒症状如发热、头痛、畏光、肌痛、恶心、呕吐、食欲减退、腹泻和全身乏力等,并可有脑膜刺激征。病程在儿童常超过 1 周,成人病程可持续 2 周或更长时间。

(2)临床表现可因患者的年龄、免疫状态和病毒种类不同而异,如幼儿可出现发热、呕吐、皮疹等症状,而脑膜刺激征轻微甚至缺如;手-足-口综合征常发生于肠道病毒 71 型脑膜炎,非特异性皮疹常见于埃可病毒 9 型脑膜炎。

三、辅助检查

脑脊液压力正常或增高,白细胞数正常或增高,可达$(10\sim100)\times10^6/L$,早期可以多形核细胞为主,8～48 小时后以淋巴细胞为主。蛋白质可轻度增高,糖和氯化物含量正常。

四、治疗

本病是一种自限性疾病,主要是对症治疗、支持治疗和防治并发症。对症治疗:如头痛严重者可用止痛药,癫痫发作可选用卡马西平或苯妥英钠等,脑水肿在病毒性脑膜炎不常见,可适当应用甘露醇。对于疱疹病毒引起的脑膜炎,应用阿昔洛韦抗病毒治疗可明显缩短病程和缓解症状,目前针对肠道病毒感染临床上使用或试验性使用的药物有人免疫球蛋白和抗微小核糖核酸病毒药物普来可那立。

五、护理评估

(一)健康史
发病前有无发热及感染史(呼吸道、消化道)。

(二)症状
发热、头痛、呕吐、食欲减退、腹泻、乏力、皮疹等。

(三)身体状况
(1)生命体征及意识,尤其是体温及意识状态。

(2)头痛:头痛部位、性质、有无逐渐加重及突然加重,脑膜刺激征是否阳性。

(3)呕吐:呕吐物性质、量、频率,是否为喷射样呕吐。

(4)其他症状:有无人格改变、共济失调、偏瘫、偏盲、皮疹。

(四)心理状况
(1)有无焦虑、恐惧等情绪。

(2)疾病对生活、工作有无影响。

六、护理诊断/问题

(一)体温过高
体温过高与感染的病原有关。

(二)意识障碍
意识障碍与高热、颅内压升高引起的脑膜刺激征及脑疝形成有关。

(三)有误吸的危险
有误吸的危险与脑部病变引起的脑膜刺激征及吞咽困难有关。

(四)有受伤的危险
有受伤的危险与脑部皮质损伤引起的癫痫发作有关。

(五)营养失调:低于机体需要量
营养失调:低于机体需要量与高热、吞咽困难、脑膜刺激征所致的入量不足有关。

(六)生活自理能力缺陷

生活自理能力缺陷与昏迷有关。

(七)有皮肤完整性受损的危险

有皮肤完整性受损的危险与昏迷抽搐有关。

(八)语言沟通障碍

语言沟通障碍与脑部病变引起的失语、精神障碍有关。

(九)思维过程改变

思维过程改变与脑部损伤所致的智力改变、精神障碍有关。

七、护理措施

(一)高热的护理

(1)注意观察患者发热的热型及相伴的全身中毒症状的程度,根据体温高低定时监测其变化,并给予相应的护理。

(2)患者在寒战期及时给予增加衣被保暖;在高热期则给予减少衣被,增加其散热。患者的内衣以棉制品为宜,且不宜过紧,应勤洗勤换。

(3)在患者头、颈、腋窝、腹股沟等大血管走行处放置冰袋,及时给予物理降温,30分钟后测量降温后的效果。

(4)当物理降温无效、患者持续高热时,遵医嘱给予降温药物。给予药物降温后特别是有昏迷的患者,要观察其神志、瞳孔、呼吸、血压的变化。

(5)做好基础护理,使患者身体舒适;做好皮肤护理,防止降温后大量出汗带来的不适;给予患者口腔护理,以减少高热导致口腔分泌物减少引起的口唇干裂、口干、舌苔,以及呕吐、口腔残留食物引起的口臭带来的不适感及舌尖、牙龈炎等感染;给予会阴部护理,保持其清洁,防止卧床所致的泌尿系统感染;床单位清洁、干燥、无异味。

(6)患者的饮食应以清淡为宜,给予细软、易消化、高热量、高维生素、高蛋白、低脂肪饮食。鼓励患者多饮水、多吃水果和蔬菜。意识障碍不能经口进食者及时给予鼻饲,并计算患者每千克体重所需的热量,配置合适的鼻饲饮食。

(7)保持病室安静舒适,空气清新,室温18～22 ℃,湿度50％～60％适宜。避免噪声,以免加重患者因发热引起的躁动不安、头痛及精神方面的不适感。降低室内光线亮度或给患者戴眼罩,减轻因光线刺激引起的燥热感。

(二)病情观察

(1)严密观察患者的意识状态,维持患者的最佳意识水平。严密观察病情变化,包括意识、瞳孔、血压、呼吸、体温等生命体征的变化,结合其伴随症状,正确判断、准确识别因智力障碍引起的表情呆滞、反应迟钝,或因失语造成的不能应答,或因高热引起的精神萎靡,或因颅压高所致脑疝引起的嗜睡、昏睡、昏迷,应及时并准确地反馈给医师,以利于患者得到恰当的救治。

(2)按时给予脱水降颅压的药物,以减轻脑水肿引起的头痛、恶心、呕吐等脑膜刺激征,防止脑疝的发生。

(3)注意补充液体,准确记录24小时出入量,防止低血容量性休克而加重脑缺氧。

(4)定时翻身、叩背、吸痰,及时清理口鼻呼吸道分泌物,保持呼吸道通畅,防止肺部感染。

(5)给予鼻导管吸氧或储氧面罩吸氧,保证脑组织氧的供给,降低脑组织氧代谢。

(6)避免噪声、强光刺激,减少癫痫发作,减少脑组织损伤,维护患者意识的最佳状态。

(7)癫痫发作及癫痫持续状态的护理详见癫痫患者的护理。

(三)精神症状的护理

(1)密切观察患者的行为,每天主动与患者交谈,关心其情绪,及时发现有无暴力行为和自杀倾向。

(2)减少环境刺激,避免引起患者恐惧。

(3)注意与患者沟通交流和护理操作技巧,减少不良语言和护理行为的刺激,避免患者意外事件的发生。①在与患者接触时保持安全距离,以防有暴力行为患者的伤害。②在与患者交流时注意表情,声音要低,语速要慢,避免使患者感到恐惧,从而增加患者对护士的信任。③运用顺应性语言劝解患者接受治疗护理,当患者焦虑或拒绝时,除特殊情况外,可待其情绪稳定后再处理。④每天集中进行护理操作,避免反复的操作引起患者的反感或激惹患者的情绪。⑤当遇到患者有暴力行为的倾向时,要保持沉着、冷静的态度,切勿大叫,以免使患者受到惊吓后产生恐惧,引发攻击行为而伤害他人。

(4)当患者烦躁不安或暴力行为不可控时,及时给予适当约束,以协助患者缓和情绪,减轻或避免意外事件的发生。约束患者时应注意以下几点:①约束患者前一定要向患者家属讲明约束的必要性,医师病程和护理记录要详细记录,必要时签知情同意书,在患者情绪稳定的情况下也应向家属讲明约束原因。②约束带应固定在患者手不可触及的地方。约束时注意患者肢体的姿势,维持肢体功能性位置,约束带松紧度适宜,注意观察被约束肢体的肤色和活动度。③长时间约束至少每 2 小时松解约束 5 分钟。必要时改变患者体位,协助肢体被动运动。若患者情况不允许,则每隔一段时间轮流松绑肢体。④患者在约束期间家属或专人陪伴,定时巡视病房,并保证患者在护理人员的视线之内。

(四)用药护理

(1)遵医嘱使用抗病毒药物,静脉给药注意保持静脉通路通畅,做好药物不良反应宣教,注意观察患者有无谵妄、震颤、皮疹、血尿,定期抽血监测肝、肾功能。

(2)使用甘露醇等脱水降颅压的药物,应保证输液快速滴注,并观察皮肤情况,药液有无外渗,准确记录出入量。

(3)使用镇静、抗癫痫药物,要观察药效及药物不良反应,定期抽血,监测血药浓度。

(4)使用退热药物,注意及时补充水分,观察血压情况,预防休克。

(五)心理护理

(1)要做好患者心理护理,介绍有关疾病知识,鼓励患者配合医护人员的治疗,树立战胜疾病的信心,减轻恐惧、焦虑、抑郁等不良情绪,以促进疾病康复。

(2)对有精神症状的患者,给予家属帮助,做好患者生活护理,减少家属的焦虑。

(六)健康教育

(1)指导患者和家属养成良好的卫生习惯。

(2)加强体质锻炼,增强抵抗疾病的能力。

(3)注意休息,避免感冒,定期复查。

(4)指导患者服药。

(徐娟娟)

第五节 癫 痫

癫痫是多种原因导致的脑部神经元高度同步化异常放电所引起的临床综合征,临床表现具有发作性、短暂性、重复性和刻板性的特点。临床上每次发作或每种发作的过程称为痫性发作。

一、病因与发病机制

(一)病因

癫痫不是独立的疾病,而是一组疾病或综合征。引起癫痫的病因非常复杂,根据病因学不同,癫痫可分为三大类。

1.症状性癫痫

由各种明确的中枢神经系统结构损伤和功能异常引起,如脑肿瘤、脑外伤、脑血管病、中枢神经系统感染、寄生虫、遗传代谢性疾病、神经系统变性疾病等。

2.特发性癫痫

病因不明,未发现脑部有足以引起癫痫发作的结构性损伤或功能异常,可能与遗传因素密切相关。

3.隐源性癫痫

病因不明,但临床表现提示为症状性癫痫,现有的检查手段不能发现明确的病因。其占全部癫痫的 $60\% \sim 70\%$。

(二)发病机制

癫痫的发病机制非常复杂,至今尚未能完全了解其全部机制,但发病的一些重要环节已被探知。

1.痫性放电的起始

神经元异常放电是癫痫发病的电生理基础。

2.痫性放电的传播

异常高频放电反复通过突触联系和强化后的易化作用诱发周边及远处的神经元的同步放电,从而引起异常电位的连续传播。

3.痫性放电的终止

目前机制尚未完全明了。

二、临床表现

(一)痫性发作

1.部分性发作

部分性发作包括以下几种。①单纯部分性发作:常以发作性一侧肢体、局部肌肉节律性抽动或感觉障碍为特征,发作时程短。②复杂部分性发作:表现为意识障碍,多有精神症状和自动症。③部分性发作继发全面性发作:上述部分性发作后出现全身性发作。

2.全面性发作

这类发作起源于双侧脑部,发作初期即有意识丧失,根据其临床表现的不同,可分为如下内容。

(1)全面强直-阵挛发作:以意识丧失、全身抽搐为主要临床特征。早期出现意识丧失、跌倒,随后的发作过程分为三期:强直期、阵挛期和发作后期。发作过程可有喉部痉挛、尖叫、心率增快、血压升高、瞳孔散大、呼吸暂停等症状,发作后各项体征逐渐恢复正常。

(2)失神发作:典型表现为正常活动中突然发生短暂的意识丧失,两眼凝视且呼之不应,发作停止后立即清醒,继续原来的活动,对发作没有丝毫记忆。

(3)强直性发作:多在睡眠中发作,表现为全身骨骼肌强直性阵挛,常伴有面色潮红或苍白、瞳孔散大等症状。

(4)阵挛性发作:表现为全身骨骼肌阵挛伴意识丧失,见于婴幼儿。

(5)肌阵挛发作:表现为短暂、快速、触电样肌肉收缩,一般无意识障碍。

(6)失张力发作:表现为全身或部分肌肉张力突然下降,造成张口、垂颈、肢体下垂甚至跌倒。

3.癫痫持续状态

癫痫持续状态指一次癫痫发作持续 30 分钟以上,或连续多次发作致发作间期意识或神经功能未恢复至通常水平。可见于各种类型的癫痫,但通常是指全面强直-阵挛发作持续状态。可因不适当地停用抗癫痫药物或治疗不规范、感染、精神刺激、过度劳累、饮酒等诱发。

(二)癫痫综合征

特定病因引发的由特定症状和体征组成的癫痫。

三、辅助检查

(一)脑电图检查

脑电图检查是诊断癫痫最有价值的辅助检查方法,典型表现是尖波、棘波、棘-慢或尖-慢复合波。

(二)血液检查

通过血糖、血常规、血寄生虫等检查,可了解有无低血糖、贫血、寄生虫病。

(三)影像学检查

应用 DSA、CT、MRI 等检查可发现脑部器质性病变,为癫痫的诊断提供依据。

四、治疗要点

目前癫痫治疗仍以药物治疗为主,药物治疗应达到 3 个目的:①控制发作或最大限度地减少发作次数;②长期治疗无明显不良反应;③使患者保持或恢复其原有的生理、心理和社会功能状态。

(一)病因治疗

去除病因,避免诱因。如全身代谢性疾病导致癫痫的应先纠正代谢紊乱,睡眠不足诱发癫痫的要保证充足的睡眠,对于颅内占位性病变引起者首先考虑手术治疗,对于脑寄生虫病行驱虫治疗。

(二)发作时治疗

立即让患者就地平卧,保持呼吸道通畅,及时给氧;防止外伤,预防并发症;应用药物预防再次发作,如地西泮、苯妥英钠等。

(三)发作间歇期治疗

合理应用抗癫痫药物,常用的抗癫痫药物有地西泮、氯硝西泮、卡马西平、丙戊酸、苯妥英钠、苯巴比妥、扑痫酮、拉莫三嗪、奥卡西平、左乙拉西坦、加巴喷丁等。强直性发作、部分性发作和部分性发作继发全面性发作首选卡马西平;全面强直-阵挛发作、典型失神、肌阵挛发作、阵挛性发作首选丙戊酸。

(四)癫痫持续状态的治疗

保持稳定的生命体征和进行性心肺功能支持;终止呈持续状态的癫痫发作,减少癫痫发作对脑部神经元的损害;寻找并尽可能根除病因及诱因;处理并发症。可依次选用地西泮、异戊巴比妥钠、苯妥英钠和水合氯醛等药物。及时纠正血酸碱度和电解质失衡,发生脑水肿时给予甘露醇和呋塞米注射,注意预防和控制感染。

(五)其他治疗

对于药物难治性、有确定癫痫灶的癫痫可采用手术治疗,中医学针灸治疗对某些癫痫也有一定疗效。

五、护理措施

(一)一般护理

(1)饮食:为患者提供充足的营养,癫痫持续状态的患者可给予鼻饲,嘱发作间歇期的患者进食清淡、无刺激、富于营养的食物。

(2)休息与运动:癫痫发作后宜卧床休息,平时应劳逸结合,保证充足的睡眠,生活规律,避免不良刺激。

(3)纠正水、电解质及酸碱平衡紊乱,预防并发症。

(二)病情观察

密切观察生命体征、意识状态、瞳孔变化、大小便等情况;观察并记录发作的类型、频率和持续时间;观察发作停止后意识恢复的时间,有无疲乏、头痛及行为异常。

(三)安全护理

告知患者有发作先兆时立即平卧。活动中发作时,立即将患者置于平卧位,避免摔伤。摘下眼镜、手表、义齿等硬物,用软垫保护患者关节及头部,必要时用约束带适当约束,避免外伤。用牙垫或厚纱布置于患者口腔一侧上下磨牙间,防止口、舌咬伤。发作间歇期,应为患者创造安静、安全的休养环境,避免或减少诱因,防止意外的发生。

(四)保持呼吸道通畅

发作时立即解开患者领扣、腰带以减少呼吸道受压,及时清除口腔内食物、呕吐物和分泌物,防止呼吸道阻塞。让患者平卧、头偏向一侧,必要时用舌钳拉出舌头,避免舌后坠阻塞呼吸道。必要时可行床旁吸引和气管切开。

(五)用药护理

有效的抗癫痫药物治疗可使80%的患者发作得到控制。告诉患者抗癫痫药物治疗的原则及药物疗效与不良反应的观察,指导患者遵医嘱坚持长期正确服药。

1.服药注意事项

服药注意事项包括:①根据发作类型选择药物。②药物一般从小剂量开始,逐渐加量,以尽可能控制发作、又不致引起毒性反应的最小有效剂量为宜。③坚持长期有规律服药,完全不发作后还需根据发作类型、频率,再继续服药2～3年,然后逐渐减量至停药,切忌服药控制发作后就自行停药。④间断不规则服药不利于癫痫控制,易导致癫痫持续状态发生。

2.常用抗癫痫药物不良反应

每种抗癫痫药物均有多种不良反应。不良反应轻者一般不需停药,从小剂量开始逐渐加量或与食物同服可以减轻,严重反应时应减量或停药、换药。服药前应做血、尿常规和肝、肾功能检查,服药期间定期监测血药浓度,复查血常规和生化检查。

(六)避免促发因素

1.癫痫的诱因

疲劳、饥饿、缺睡、便秘、经期、饮酒、感情冲动、一过性代谢紊乱和变态反应。过度换气对于失神发作、过度饮水对于强直性阵挛发作、闪光对于肌阵挛发作也有诱发作用。有些反射性癫痫还应避免如声光刺激、惊吓、心算、阅读、书写、下棋、玩牌、刷牙、起步、外耳道刺激等特定因素。

2.癫痫持续状态的诱发因素

常为突然停药、减药、漏服药及换药不当;其次为发热、感冒、劳累、饮酒、妊娠与分娩;使用异烟肼、利多卡因、氨茶碱或抗抑郁药亦可诱发。

(七)手术的护理

对于手术治疗癫痫的患者,术前应做好心理护理以减少恐惧和紧张。密切观察意识、瞳孔、肢体活动和生命体征等情况,并按医嘱做好术前检查和准备;术后麻醉清醒后应采取头高脚低位,以减轻脑水肿的发生。严密监测病情,做好术后常规护理、用药护理和安全护理。

(八)心理护理

病情反复发作、长期服药常会给患者带来沉重的精神负担,易产生焦虑、恐惧、抑郁等不良心理状态。护士应多关心患者,随时关注其心理状态并给予安慰和疏导,缓解患者的心理负担,使其更好地配合治疗。

(九)健康指导

(1)向患者及家属介绍疾病治疗和预防的相关知识,教会其癫痫的基本护理方法,安静的环境、规律的生活、合理的饮食、充足的睡眠、远离不良刺激等均有利于患者的康复。

(2)告知患者及家属遵医嘱长期、规律用药,不可突然减药甚至停药,定期复查,病情变化立即就诊。

(3)应尽量避免患者单独外出,不参与蹦极、游泳等可能危及生命的活动,避免紧张、劳累。

(4)特发性癫痫且有家族史的女性患者,婚后不宜生育,双方均有癫痫,或一方患病,另一方有家族史者不宜婚配。

(徐娟娟)

第六节 多发性硬化

多发性硬化(multiple sclerosis,MS)是中枢神经系统白质脱髓鞘疾病,其病因不清,病理特征为中枢神经系统白质区域多个部位的炎症、脱髓鞘及胶质增生病灶。临床上多为青壮年起病,症状和体征提示中枢神经系统多部位受累,病程有复发缓解的特征。

一、病因及发病机制

病因及发病机制尚未完全清楚。有研究认为该病与病毒感染有关,但尚未从患者的脑组织中发现和分离出病毒;亦有认为 MS 可能是中枢神经系统病毒感染引起的自身免疫性疾病。MS还具有明显的家族性倾向,MS 患者的一级亲属中患病的危险比一般人群要高得多,其遗传易感性可能是多基因产物相互作用的结果。环境、种族、免疫接种、外伤、怀孕等因素均可能与该病的发病或复发有关。

二、临床表现

(一)发病年龄

发病通常在青壮年,20~30 岁是发病的高峰年龄。10 岁以前或 60 岁以后很少发病。但有3 岁和67 岁发病的报道。

(二)发病形式

起病快慢不一;通常急性或亚急性起病。病程有加重与缓解交替。临床病程会由数年至数十年,亦有极少数重症患者在发病后数月内死亡。部分患者首次发作症状可以完全缓解,但随着复发,缓解会不完全。

(三)症状和体征

可出现中枢神经系统各部位受累的症状和体征。其特征是症状和体征复杂,且随着时间变化,其性质和严重程度也发生着变化。

(1)视觉症状包括复视、视觉模糊、视力下降、视野缺损。眼底检查可见有视神经炎的改变,晚期可出现视神经萎缩。内侧纵束病变可造成核间性眼肌麻痹,是多发性硬化的重要体征。其特征表现为内直肌麻痹而造成一侧眼球不能内收,并有对侧外直肌无力和眼震。

(2)某些患者三叉神经根部可能会损害,表现为面部感觉异常,角膜反射消失。三叉神经痛应考虑多发性硬化的可能。

(3)其他如眩晕、面瘫、构音障碍、假性延髓性麻痹均可以出现。

(4)肢体无力是最常见的体征。单瘫、轻偏瘫、四肢瘫均能见到,还可能有不对称性四肢瘫。肌力常与步行困难不成比例。某些患者,特别是晚发性患者,会表现为慢性进行性截瘫,可能只出现锥体束征及较轻的本体感觉异常。

(5)小脑及其与脑干的联系纤维常常受累,引起构音障碍、共济失调、震颤及肢体协调不能,其语言具有特征性的扫描式语言,为腭和唇肌的小脑性协调不能加上皮质脑干束受累所致,出现所谓夏科三联征:构音不全、震颤及共济失调。

(6)排尿障碍症状包括尿失禁、尿急、尿频等。排便障碍少于排尿障碍。男性患者可以出现性欲减低和阳痿。女性性功能障碍亦不少见。

(7)感觉异常较常见。颈部被动或主动屈曲时会出现背部向下放射的闪电样疼痛,即Lhermitte征,提示颈髓后柱的受累。各种疼痛除 Lhermitte 征外,还有三叉神经痛、咽喉部疼痛、肢体的痛性痉挛、肢体的局部疼痛及头痛等。

(8)精神症状亦不少见,常见有抑郁、欣快,亦有可能合并情感性精神病。认知、思维、记忆等均可受累。

三、辅助检查

(一)影像学检查

磁共振是最有用的诊断手段。90％以上的患者可以通过 MRI 发现白质多发病灶,因而是诊断多发性硬化的首选检查。T_2 加权相是常规检查,质子相或压水相能提高检查的正确率。典型改变应在白质区域有 4 处直径大于 3 mm 的病灶,或 3 处病灶至少有一处在脑室旁。

(二)脑脊液检查

对于诊断可以提供支持证据。脑脊液 γ 球蛋白改变及出现寡克隆区带,提示鞘内有免疫球蛋白合成,这是 MS 的脑脊液改变之一。

(三)电生理检查

视觉诱发电位及脑干诱发电位对发现临床病灶有重要意义。视觉诱发电位对视神经、视交叉、视束病灶非常敏感。

四、治疗原则

(一)激素治疗

糖皮质激素具有抗炎和免疫抑制作用,用于治疗 MS 可以缩短病程和减少复发。急性发作较严重,可给予甲泼尼龙 1 000 mg,加入 5％葡萄糖 500 mL 中静脉滴注,3～4 小时滴完,连续 3 天,然后口服泼尼松治疗:80 mg/d,10～14 天,以后可根据病情调整剂量和用药时间,逐渐减量。亦可予地塞米松 10～20 mg/d,或氢化可的松 200～300 mg/d,静脉滴注,一般使用 10～14 天后改服泼尼松。从对照研究来看,激素治疗可加速急性发作的缓解,但对于最终预后的影响尚不清楚。促皮质激素多数人认为不宜使用。

(二)干扰素

目前认为可能改变 MS 病程和病情。有两种制剂,β-1a、β-1b。这些药物治疗可能降低复发缓解期的发作次数 30％,也可降低症状的严重程度。β 干扰素治疗的不良反应较小,有些患者可能产生肝功能异常及骨髓抑制。

(三)免疫抑制剂

1.环磷酰胺

成人剂量一般 0.2～0.4 g 加入 0.9％生理盐水 20 mL 中静脉注射,隔天一次,累计总量 8～10 g 为 1 个疗程。

2.硫唑嘌呤

口服剂量 1～2 mg/kg,累积剂量 8～10 g 为 1 个疗程。

3.甲氨蝶呤

对于进展性 MS 可能有效,剂量为 7.5～15.0 mg,每周一次。使用免疫抑制剂时应注意其毒副作用。

(四)Copolymer1

Copolymer1 是一种由 L-丙氨酸、L-谷氨酸、L-赖氨酸和 L-酪氨酸按比例合成的一种多肽混合物。它在免疫化学特性上模拟多发性硬化的推测抗原,可清除自身抗原分子,对早期复发缓解性多发性硬化患者可减少复发次数,但对重症患者无效。用法为每天皮下注射 120 mg。

(五)对症治疗

减轻痉挛,可用 Baclofen 40～80 mg/d,分数次给予,地西泮和其他肌肉松弛药也可给予。尿失禁患者应注意预防泌尿道感染。有痛性强直性痉挛发作或其他发作性症状,可予卡马西平 0.1～0.2 g,每天 3 次口服,应注意该药对血液系统和肝功能的不良反应。功能障碍患者应进行康复训练,加强营养。注意预防肺部感染。感冒、妊娠、劳累可能诱发复发,应注意避免。

五、护理评估

(一)健康史
有无家族史;有无病毒感染史。

(二)症状
1.视力障碍

表现为急性视神经炎或球后视神经炎,常伴眼球疼痛。部分有眼肌麻痹和复视。

2.运动障碍

四肢瘫、偏瘫、截瘫或单瘫,以不对称瘫痪最常见。易疲劳,可为疾病首发症状。

3.感觉异常

浅感觉障碍,肢体、躯干或面部针刺麻木感,异常的肢体发冷、蚁走感、瘙痒感或尖锐、烧灼样疼痛及定位不明确的感觉异常。

4.共济失调

不同程度的共济运动障碍。

5.自主神经功能障碍

尿频、尿失禁、便秘,或便秘与腹泻交替出现,性欲减退、半身多汗和流涎等。

6.精神症状和认知功能障碍

抑郁、易怒、脾气暴躁,也可表现为淡漠、嗜睡、强哭强笑等。

7.发作性症状

指持续时间短暂、可被特殊因素诱发的感觉或运动异常。如构音障碍、共济失调、单肢痛性发作及感觉迟钝、面肌痉挛、阵发性瘙痒和强直性发作等。

(三)身体状况
(1)生命体征:尤其是呼吸、血氧饱和度。

(2)肢体活动障碍:肌力分级、肌力有无下降。

(3)二便障碍:有无尿失禁、尿潴留,有无尿管,有无便秘。

(4)呼吸:有无呼吸困难、咳嗽咳痰费力。

(5)视力:有无视力障碍、复视。

(四)心理状况
(1)有无焦虑、恐惧、抑郁等情绪。

(2)疾病对生活、工作有无影响。

六、护理诊断/问题

(一)生活自理能力缺陷
与肢体无力有关。

(二)躯体移动障碍

与脊髓受损有关。

(三)有受伤的危险

与视神经受损有关。

(四)有皮肤完整性受损的危险

与瘫痪及大小便失禁有关。

(五)便秘

与脊髓受累有关。

(六)潜在的并发症

感染,与长期应用激素导致机体抵抗力下降有关。

七、护理措施

(1)环境与休息:保持病室安静舒适,病房内空气清新,温湿度适宜。病情危重患者应卧床休息。病情平稳时应鼓励患者下床活动,预防跌倒、坠床等不良事件的发生。

(2)饮食护理指导患者进高热量、易消化、高维生素饮食,少食多餐,多吃新鲜蔬菜和水果。出现吞咽困难等症状时,进食应抬高床头,速度宜慢,并观察进食情况,避免呛咳,必要时遵医嘱留置胃管,并进行吞咽康复锻炼。

(3)严密观察病情变化,保持呼吸道通畅,出现咳嗽无力、呼吸困难症状给予吸氧、吸痰,并观察缺氧的程度,备好抢救物品。

(4)视力下降、视野缺损的患者要注意用眼卫生,不用手揉眼,保持室内光线良好,环境简洁整齐。将呼叫器、水杯等必需品放在患者视力范围内,暖瓶等危险物品远离患者。复视患者活动时建议戴眼罩遮挡一侧眼部,以减轻头晕症状。

(5)感觉异常的患者,指导其选择宽松、棉质衣裤,以减轻束带感。洗漱时,以温水为宜,可以缓解疲劳。禁止给予患者使用热水袋,避免泡热水澡。避免因过热而导致症状波动。

(6)排泄异常的患者嘱其养成良好的排便习惯,定时排便。每天做腹部按摩,促进肠蠕动,排便困难时可使用开塞露等缓泻药物。平时多食含粗纤维食物,以保证大便通畅。留置尿管的患者,保持会阴部清洁、干燥。定时夹闭尿管,协助患者每天做膀胱、盆底肌肉训练,帮助患者控制膀胱功能。

(7)卧床患者加强基础护理。保持床单位清洁、干燥,保证患者"六洁四无"。定时翻身、拍背、吸痰,保持呼吸道通畅,保持皮肤完好。肢体处于功能位,每天进行肢体的被动活动及伸展运动训练。能行走的患者,鼓励进行主动锻炼。锻炼要适度,并保证患者安全,避免外伤。

(8)注射干扰素时,选择正确的注射方式,避免重复注射同一部位,选择注射部位轮流注射。注射前 15～30 分钟将药物从冰箱取出,置室温环境复温,以减少注射部位反应。注射前冰敷注射部位 1～2 分钟,以缓解疼痛。注射部位在注射后先轻柔按摩 1 分钟再冰敷(勿大于 5 分钟),以降低红肿及硬块的发生。

(9)使用激素时要注意观察生命体征、血糖变化。保护胃黏膜,避免进食坚硬、有刺激的食物。长期应用者,要注意预防感染。

(10)要做好患者心理护理,介绍有关疾病知识,鼓励患者配合医护人员的治疗,树立战胜疾病的信心,减轻恐惧、焦虑、抑郁等不良情绪,以促进疾病康复。

八、健康指导

(1)合理安排工作、学习,生活有规律。

(2)保证充足睡眠,保持积极乐观的精神状态,增加自我照顾能力和应对疾病的信心。

(3)避免紧张和焦虑。

(4)进行康复锻炼,以保持活动能力,强度要适度。

(5)避免诱发因素,如感冒、发热、外伤、过劳、手术、疫苗接种。控制感染。

(6)正确用药,合理饮食。

(7)女性患者首次发作后 2 年内避免妊娠。

(徐娟娟)

第六章	呼吸内科护理

第一节　急性上呼吸道感染

一、概述

(一)疾病概述

急性上呼吸道感染为外鼻孔至环状软骨下缘,包括鼻腔、咽或喉部急性炎症的概称。主要病原体是病毒,少数是细菌,免疫功能低下者易感。通常病情较轻、病程短、可自愈,预后良好。但由于发病率高,不仅影响工作和生活,有时还可伴有严重并发症,并具有一定的传染性,应积极防治。

多发于冬春季节,多为散发,且可在气候突变时小规模流行。主要通过患者喷嚏和含有病毒的飞沫经空气传播,或经污染的手和用具接触传播。可引起急性上呼吸道感染的病原体大多为自然界中广泛存在的多种类型病毒,同时健康人群亦可携带,且人体对其感染后产生的免疫力较弱、短暂,病毒间也无交叉免疫,故可反复发病。

(二)相关病理生理

组织学上可无明显病理改变,亦可出现上皮细胞的破坏。可有炎症因子参与发病,使上呼吸道黏膜血管充血和分泌物增多,伴单核细胞浸润,浆液性及黏液性炎性渗出。继发细菌感染者可有中性粒细胞浸润及脓性分泌物。

(三)急性上呼吸道感染的病因与诱因

1.基本病因

急性上呼吸道感染有70%～80%由病毒引起,包括鼻病毒、冠状病毒、腺病毒、流感和副流感病毒及呼吸道合胞病毒、埃可病毒和柯萨奇病毒等。另有20%～30%的急性上呼吸道感染为细菌引起,可单纯发生或继发于病毒感染之后发生,以口腔定植菌溶血性链球菌为多见,其次为流感嗜血杆菌、肺炎链球菌和葡萄球菌等,偶见革兰阴性杆菌。

2.常见诱因

淋雨、受凉、气候突变、过度劳累等可降低呼吸道局部防御功能,致使原存的病毒或细菌迅速繁殖,或者直接接触含有病原体的患者喷嚏、空气及污染的手和用具诱发本病。老幼体弱,免疫功能低下或有慢性呼吸道疾病如鼻窦炎、扁桃体炎者更易发病。

(四)临床表现

临床表现有以下几种类型。

1.普通感冒

普通感冒俗称"伤风",又称急性鼻炎或上呼吸道卡他,为病毒感染引起。起病较急,主要表现为鼻部症状,如喷嚏、鼻塞、流清水样鼻涕,也可表现为咳嗽、咽干、咽痒或烧灼感甚至鼻后滴漏感。咽干、咳嗽和鼻后滴漏与病毒诱发的炎症介质导致的上呼吸道传入神经高敏状态有关。2～3天后鼻涕变稠,可伴咽痛、头痛、流泪、味觉迟钝、呼吸不畅、声嘶等,有时由于咽鼓管炎致听力减退。严重者有发热、轻度畏寒和头痛等。体检可见鼻腔黏膜充血、水肿、有分泌物,咽部可为轻度充血。一般经5～7天痊愈,伴并发症者可致病程迁延。

2.急性病毒性咽炎和喉炎

由鼻病毒、腺病毒、流感病毒、副流感病毒及肠病毒、呼吸道合胞病毒等引起。临床表现为咽痒和灼热感,咽痛不明显。咳嗽少见。急性喉炎多为流感病毒、副流感病毒及腺病毒等引起,临床表现为明显声嘶、讲话困难、可有发热、咽痛或咳嗽,咳嗽时咽喉疼痛加重。体检可见喉部充血、水肿,局部淋巴结轻度肿大和触痛,有时可闻及喉部的喘息声。

3.急性疱疹性咽峡炎

多由柯萨奇病毒A引起,表现为明显咽痛、发热,病程约为1周。查体可见咽部充血,软腭、腭垂、咽及扁桃体表面有灰白色疱疹及浅表溃疡,周围伴红晕。多发于夏季,多见于儿童,偶见于成人。

4.急性咽结膜炎

主要由腺病毒、柯萨奇病毒等引起。表现为发热、咽痛、畏光、流泪、咽及结膜明显充血。病程4～6天,多发于夏季,由游泳传播,儿童多见。

5.急性咽扁桃体炎

病原体多为溶血性链球菌,其次为流感嗜血杆菌、肺炎链球菌、葡萄球菌等。起病急,咽痛明显,伴发热、畏寒,体温可达39℃以上。查体可发现咽部明显充血,扁桃体肿大、充血,表面有黄色脓性分泌物。有时伴有颌下淋巴结肿大、压痛,而肺部查体无异常体征。

（五）辅助检查

1.血液学检查

因多为病毒性感染,白细胞计数常正常或偏低,伴淋巴细胞比例升高。细菌感染者可有白细胞计数与中性粒细胞增多和核左移现象。

2.病原学检查

因病毒类型繁多,且明确类型对治疗无明显帮助,一般无须明确病原学检查。需要时可用免疫荧光法、酶联免疫吸附法、血清学诊断或病毒分离鉴定等方法确定病毒的类型。细菌培养可判断细菌类型并做药物敏感试验以指导临床用药。

（六）主要治疗原则

由于目前尚无特效抗病毒药物,以对症处理为主,同时戒烟、注意休息、多饮水、保持室内空气流通和防治继发细菌感染。对有急性咳嗽、鼻后滴漏和咽干的患者应给予伪麻黄碱治疗以减轻鼻部充血,亦可局部滴鼻应用。必要时适当加用解热镇痛类药物。

（七）药物治疗

1.抗菌药物治疗

目前已明确普通感冒无须使用抗菌药物。除非有白细胞计数升高、咽部脓苔、咳黄痰和流鼻涕等细菌感染证据,可根据当地流行病学史和经验用药,可选口服青霉素、第一代头孢菌素、大环内酯类或喹诺酮类。

2.抗病毒药物治疗

由于目前有滥用造成流感病毒耐药现象,所以如无发热,免疫功能正常,发病超过 2 天一般无须应用。对于免疫缺陷患者,可早期常规使用。利巴韦林和奥司他韦有较广的抗病毒谱,对流感病毒、副流感病毒和呼吸道合胞病毒等有较强的抑制作用,可缩短病程。

二、护理评估

(一)病因评估

主要评估患者健康史和发病史,是否有受凉感冒史。对流行性感冒者,应详细询问患者及家属的流行病史,以有效控制疾病进展。

(二)一般评估

1.生命体征

患者体温可正常或发热;有无呼吸频率加快或节律异常。

2.患者主诉

有无鼻塞、流涕、咽干、咽痒、咽痛、畏寒、发热、咳嗽、咳痰、声嘶、畏光、流泪、眼痛等症状。

3.相关记录

体温,痰液颜色、性状和量等记录结果。

(三)身体评估

1.视诊

咽喉部有无充血;鼻腔黏膜有无充血、水肿及分泌物情况;扁桃体有无充血、肿大(肿大扁桃体的分度),有无黄色脓性分泌物;眼结膜有无充血等情况。

2.触诊

有无颌下、耳后等头颈部位浅表淋巴结肿大,肿大淋巴结有无触痛。

3.听诊

有无异常呼吸音;双肺有无干、湿啰音。

(四)心理-社会评估

患者在疾病治疗过程中的心理反应与需求,家庭及社会支持情况,引导患者正确配合疾病的治疗与护理。

(五)辅助检查结果评估

1.血常规检查

有无白细胞计数降低或升高、有无淋巴细胞比值升高、有无中性粒细胞升高及核左移等。

2.胸部 X 线检查

有无肺纹理增粗、炎性浸润影等。

3.痰培养

有无细菌生长,药敏试验结果如何。

(六)治疗常用药效果的评估

对于呼吸道病毒感染,尚无特异的治疗药物。一般以对症处理为主,辅以中医治疗,并防治继发细菌感染。

三、主要护理诊断/问题

(一)舒适受损
鼻塞、流涕、咽痛、头痛与病毒、细菌感染有关。

(二)体温过高
与病毒、细菌感染有关。

四、护理措施

(一)病情观察
观察生命体征及主要症状,尤其是体温、咽痛、咳嗽等的变化。高热者联合使用物理降温与药物降温,并及时更换汗湿衣物。

(二)环境与休息
保持室内温、湿度适宜和空气流通,症状轻者应适当休息,病情重者或年老者卧床休息为主。

(三)饮食
选择清淡、富含维生素、易消化的食物,并保证足够热量。发热者应适当增加饮水量。

(四)口腔护理
进食后漱口或按时给予口腔护理,防止口腔感染。

(五)防止交叉感染
注意隔离患者,减少探视,以避免交叉感染。指导患者咳嗽时应避免对着他人。患者使用过的餐具、痰盂等用品应按规定及时消毒。

(六)用药护理
遵医嘱用药且注意观察药物的不良反应。为减轻马来酸氯苯那敏或苯海拉明等抗过敏药的头晕、嗜睡等不良反应,宜指导患者在临睡前服用,并告知驾驶员和高空作业者应避免使用。

(七)健康教育
1.疾病预防指导

生活规律、劳逸结合、坚持规律且适当的体育运动以增强体质,提高抗寒能力和机体的抵抗力。保持室内空气流通,避免受凉、过度疲劳等感染的诱发因素。在高发季节少去人群密集的公共场所。

2.疾病知识指导

指导患者采取适当的措施避免疾病传播,防止交叉感染。患病期间注意休息,多饮水并遵医嘱用药。

3.预防感染的措施

注意保暖,防止受凉,尤其是要避免呼吸道感染。

4.就诊的指标

告诉患者如果出现下列情况应及时到医院就诊。

(1)经药物治疗症状不缓解。

(2)出现耳鸣、耳痛、外耳道流脓等中耳炎症状。

(3)恢复期出现胸闷、心悸、眼睑水肿、腰酸或关节疼痛。

五、护理效果评估

(1)患者自觉症状好转(鼻塞、流涕、咽部不适感、发热、咳嗽咳痰等症状减轻)。

(2)患者体温恢复正常。

(3)身体评估。①视诊:患者咽喉部充血减轻;鼻腔黏膜充血、水肿减轻;扁桃体无充血,肿大程度减轻,无脓性分泌物;眼结膜无充血等情况。②听诊:患者无异常呼吸音;双肺无干、湿啰音。

(董爱芹)

第二节　急性气管-支气管炎

一、概述

(一)疾病概述

急性气管-支气管炎是由生物、物理、化学刺激或过敏等因素引起的急性气管-支气管黏膜炎症。多为散发,无流行倾向,年老体弱者易感。临床症状主要为咳嗽和咳痰。常发生于寒冷季节或气候突变时。也可由急性上呼吸道感染迁延不愈所致。

(二)相关病理生理

由病原体,吸入冷空气、粉尘、刺激性气体或因吸入变应原引起气管-支气管急性炎症反应。其共同的病理表现为气管、支气管黏膜充血水肿,淋巴细胞和中性粒细胞浸润;同时可伴纤毛上皮细胞损伤、脱落;黏液腺体肥大增生。合并细菌感染时,分泌物呈脓性。

(三)急性气管-支气管炎的病因与诱因

病原体导致的感染是最主要病因,过度劳累、受凉、年老体弱是常见诱因。

1.病原体

病原体与上呼吸道感染类似。常见病毒为腺病毒、流感病毒(甲、乙)、冠状病毒、鼻病毒、单纯疱疹病毒、呼吸道合胞病毒和副流感病毒。常见细菌为流感嗜血杆菌、肺炎链球菌、卡他莫拉菌等,近年来衣原体和支原体感染明显增加,在病毒感染的基础上继发细菌感染亦较多见。

2.物理、化学因素

冷空气、粉尘、刺激性气体或烟雾(如二氧化硫、二氧化氮、氨气、氯气等)的吸入,均可刺激气管-支气管黏膜引起急性损伤和炎症反应。

3.变态反应

常见的吸入变应原包括花粉、有机粉尘、真菌孢子、动物毛皮排泄物,或对细菌蛋白质的过敏,钩虫、蛔虫的幼虫在肺内的移行均可引起气管-支气管急性炎症反应。

(四)临床表现

临床主要表现为咳嗽咳痰。一般起病较急,通常全身症状较轻,可有发热。初为干咳或少量黏液痰,随后痰量增多,咳嗽加剧,偶伴血痰。咳嗽、咳痰可延续2~3周,如迁延不愈,可演变成慢性支气管炎。伴支气管痉挛时,可出现程度不等的胸闷气促。

123

(五)辅助检查

1.血液检查

病毒感染时,血常规检查白细胞计数多正常;细菌感染较重时,白细胞计数和中性粒细胞计数增高。血沉检查可有血沉快。

2.胸部 X 线检查

多无异常,或仅有肺纹理的增粗。

3.痰培养

细菌或支原体衣原体感染时,可明确病原体;药物敏感试验可指导临床用药。

(六)治疗要点

1.对症治疗

咳嗽无痰或少痰,可用右美沙芬、喷托维林镇咳。咳嗽有痰而不易咳出,可选用盐酸氨溴索、溴己新、桃金娘油提取物化痰,也可雾化帮助祛痰。较为常用的为兼顾止咳和化痰的棕色合剂,也可选用中成药止咳祛痰。发生支气管痉挛时,可用平喘药如茶碱类、β_2 受体激动剂等。发热可用解热镇痛药对症处理。

2.抗菌药物治疗

有细菌感染证据时应及时使用。可以首选新大环内酯类、青霉素类,亦可选用头孢菌素类或喹诺酮类等药物。多数患者口服抗菌药物即可,症状较重者可经肌内注射或静脉滴注给药,少数患者需要根据病原体培养结果指导用药。

3.一般治疗

多休息,多饮水,避免劳累。

二、护理评估

(一)病因评估

主要评估患者健康史和发病史,近期是否有受凉、劳累,是否有粉尘过敏史,是否有吸入冷空气或刺激性气体史。

(二)一般评估

1.生命体征

患者体温可正常或发热;有无呼吸频率加快或节律异常。

2.患者主诉

有无发热、咳嗽、咳痰、喘息等症状。

3.相关记录

体温,痰液颜色、性状和量等情况。

(三)身体评估

听诊有无异常呼吸音;有无双肺呼吸音变粗,两肺可否闻及散在的干、湿啰音,湿啰音部位是否固定,咳嗽后湿啰音是否减少或消失。有无闻及哮鸣音。

(四)心理-社会评估

患者在疾病治疗过程中的心理反应与需求,家庭及社会支持情况,引导患者正确配合疾病的治疗与护理。

(五)辅助检查结果评估

1.血液检查

有无白细胞总数和中性粒细胞百分比升高,有无血沉加快。

2.胸部 X 线检查

有无肺纹理增粗。

3.痰培养

有无致病菌生长,药敏试验结果如何。

(六)治疗常用药效果的评估

1.应用抗生素的评估要点

(1)记录每次给药的时间与次数,评估有无按时、按量给药,是否足疗程。

(2)评估用药后患者发热、咳嗽、咳痰等症状有否缓解。

(3)评估用药后患者是否出现皮疹、呼吸困难等变态反应。

(4)评估用药后患者有无较明显的恶心、呕吐、腹泻等不良反应。

2.应用止咳祛痰剂效果的评估

(1)记录每次给药的时间与量。

(2)评估用祛痰剂后患者痰液是否变稀,是否较易咳出。

(3)评估用止咳药后,患者咳嗽频繁是否减轻,夜间睡眠是否改善。

3.应用平喘药后效果的评估

(1)记录每次给药的时间与量。

(2)评估用药后患者呼吸困难是否减轻,听诊哮鸣音有否消失。

(3)如应用氨茶碱时间较长,需评估有无茶碱中毒表现。

三、主要护理诊断/问题

(一)清理呼吸道无效

与呼吸道感染、痰液黏稠有关。

(二)气体交换受损

与过敏、炎症引起支气管痉挛有关。

四、护理措施

(一)病情观察

观察生命体征及主要症状,尤其咳嗽,痰液的颜色、性质、量等的变化;有无呼吸困难与喘息等表现;监测体温情况。

(二)休息与保暖

急性期应减少活动,增加休息时间,室内空气新鲜,保持适宜的温度和湿度。

(三)保证充足的水分及营养

鼓励患者多饮水,必要时由静脉补充。给予易消化营养丰富的饮食,发热期间进食流质或半流质食物为宜。

(四)保持口腔清洁

由于患者发热、咳嗽、痰多且黏稠,咳嗽剧烈时可引起呕吐,故要保持口腔卫生,以增加舒适感,增进食欲,促进毒素的排泄。

(五)发热护理

热度不高不需特殊处理,高热时要采取物理降温或药物降温措施。

(六)保持呼吸道通畅

观察呼吸道分泌物的性质及能否有效地咳出痰液,指导并鼓励患者有效咳嗽;若为细菌感染所致,按医嘱使用敏感的抗生素。若痰液黏稠,可采用超声雾化吸入或蒸气吸入稀释分泌物;对于咳嗽无力的患者,宜经常更换体位,拍背,使呼吸道分泌物易于排出,促进炎症消散。

(七)给氧与解痉平喘

有咳喘症状者可给予氧气吸入或按医嘱采用雾化吸入平喘解痉剂,严重者可口服。

(八)健康教育

1.疾病预防指导

预防急性上呼吸道感染的诱发因素。增强体质,可选择合适的体育活动,如健康操、太极拳、跑步等,可进行耐寒训练,如冷水洗脸、冬泳等。

2.疾病知识指导

患病期间增加休息时间,避免劳累;饮食宜清淡、富含营养;按医嘱用药。

3.就诊指标

如 2 周后症状仍持续应及时就诊。

五、护理效果评估

(1)患者自觉症状好转(咳嗽咳痰、喘息、发热等症状减轻)。

(2)患者体温恢复正常。

(3)患者听诊时双肺有无闻及干、湿啰音。

(董爱芹)

第三节　慢性支气管炎

慢性支气管炎是由于感染或非感染因素引起气管、支气管黏膜及其周围组织的慢性非特异性炎症。临床以咳嗽、咳痰或伴有喘息反复发作为特征,每年持续 3 个月以上,且连续 2 年以上。

一、病因和发病机制

慢性支气管炎的病因极为复杂,迄今尚有许多因素还不够明确,往往是多种因素长期相互作用的综合结果。

(一)感染

病毒、支原体和细菌感染是本病急性发作的主要原因。病毒感染以流感病毒、鼻病毒、腺病毒和呼吸道合胞病毒常见;细菌感染以肺炎链球菌、流感嗜血杆菌和卡他莫拉菌及葡萄球菌常见。

(二)大气污染

化学气体如氯气、二氧化氮、二氧化硫等刺激性烟雾,空气中的粉尘等均可刺激支气管黏膜,使呼吸道清除功能受损,为细菌入侵创造条件。

(三)吸烟

吸烟为本病发病的主要因素。吸烟时间的长短与吸烟量决定发病率的高低,吸烟者的患病率较不吸烟者高 2～8 倍。

(四)过敏因素

喘息型支气管患者,多有过敏史。患者痰中嗜酸性粒细胞和组胺的含量及血中 IgE 明显高于正常。此类患者实际上应属慢性支气管炎合并哮喘。

(五)其他因素

气候变化,特别是寒冷空气与慢支的病情加重有密切关系。自主神经功能失调,副交感神经功能亢进,老年人肾上腺皮质功能减退,慢性支气管炎的发病率增加。维生素 C 缺乏、维生素 A 缺乏,易患慢性支气管炎。

二、临床表现

(一)症状

患者常在寒冷季节发病,出现咳嗽、咳痰,尤以晨起显著,白天多于夜间。病毒感染痰液为白色黏液泡沫状,继发细菌感染,痰液转为黄色或黄绿色黏液脓性,偶可带血。慢性支气管炎反复发作后,支气管黏膜的迷走神经感受器反应性增高,副交感神经功能亢进,可出现变态反应而发生喘息。

(二)体征

早期多无体征。急性发作期可有肺底部闻及干、湿性啰音。喘息型支气管炎在咳嗽或深吸气后可闻及哮鸣音,发作时有广泛哮鸣音。

(三)并发症

(1)阻塞性肺气肿:为慢性支气管炎最常见的并发症。

(2)支气管肺炎:慢性支气管炎蔓延至支气管周围肺组织中,患者表现寒战、发热、咳嗽加剧、痰量增多且呈脓性;白细胞总数及中性粒细胞增多;X 线胸片显示双下肺野有斑点状或小片阴影。

(3)支气管扩张症。

三、诊断

(一)辅助检查

1.血常规

白细胞总数及中性粒细胞数可升高。

2.胸部 X 线

单纯型慢性支气管炎,X 线片检查阴性或仅见双下肺纹理增多、增粗、模糊、呈条索状或网状。继发感染时为支气管周围炎症改变,表现为不规则斑点状阴影,重叠于肺纹理之上。

3.肺功能检查

早期病变多在小气道,常规肺功能检查多无异常。

（二）诊断要点

凡咳嗽、咳痰或伴有喘息，每年发作持续 3 个月，连续 2 年或 2 年以上者，并排除其他心肺疾病（如肺结核、肺尘埃沉着病、支气管哮喘、支气管扩张症、肺癌、肺脓肿、心脏病、心功能不全等）、慢性鼻咽疾病后，即可诊断。如每年发病不足 3 个月，但有明确的客观检查依据（如胸部 X 线片、肺功能等）亦可诊断。

（三）鉴别诊断

1.支气管扩张

多于儿童或青年期发病，常继发于麻疹、肺炎或百日咳后，并有咳嗽、咳痰反复发作的病史，合并感染时痰量增多，并呈脓性或伴有发热，病程中常反复咯血。在肺下部周围可闻及不易消散的湿性啰音。晚期重症患者可出现杵状指（趾）。胸部 X 线片上可见双肺下野纹理粗乱或呈卷发状。薄层高分辨率 CT 检查有助于确诊。

2.肺结核

活动性肺结核患者多有午后低热、消瘦、乏力、盗汗等中毒症状。咳嗽痰量不多，常有咯血。老年肺结核的中毒症状多不明显，常被慢性支气管炎的症状所掩盖而误诊。胸部 X 线上可发现结核病灶，部分患者痰结核菌检查可获阳性。

3.支气管哮喘

支气管哮喘常为特质性患者或有过敏性疾病家族史，多于幼年发病。一般无慢性咳嗽、咳痰史。哮喘多突然发作，且有季节性，血和痰中嗜酸性粒细胞常增多，治疗后可迅速缓解。发作时双肺布满哮鸣音，呼气延长，缓解后可消失，且无症状，但气道反应性仍增高。慢性支气管炎合并哮喘的患者，病史中咳嗽、咳痰多发生在喘息之前，迁延不愈较长时间后伴有喘息，且咳嗽、咳痰的症状多较喘息更为突出，平喘药物疗效不如哮喘等可资鉴别。

4.肺癌

肺癌多发生于 40 岁以上男性，并有多年吸烟史的患者，刺激性咳嗽常伴痰中带血和胸痛。X 线胸片检查肺部常有块影或反复发作的阻塞性肺炎。痰脱落细胞及支气管镜等检查可明确诊断。

5.慢性肺间质纤维化

慢性咳嗽，咳少量黏液性非脓性痰，进行性呼吸困难，双肺底可闻及爆裂音（Velcro 啰音），严重者发绀并有杵状指。X 线胸片见中下肺野及肺周边部纹理增多紊乱呈网状结构，其间见弥漫性细小斑点阴影。肺功能检查呈限制性通气功能障碍，弥散功能减低，PaO_2 下降。肺活检是确诊的手段。

四、治疗

（一）急性发作期及慢性迁延期的治疗

以控制感染、祛痰、镇咳为主，同时解痉平喘。

1.抗感染药物

及时、有效、足量，感染控制后及时停用，以免产生细菌耐药或二重感染。一般患者可按常见致病菌用药。可选用青霉素 G 80 万 U 肌内注射；复方磺胺甲噁唑，每次 2 片，2 次/天；阿莫西林 2～4 g/d，分 3～4 次口服；氨苄西林 2～4 g/d，分 4 次口服；头孢氨苄 2～4 g/d 或头孢拉定 1～2 g/d，分 4 次口服；头孢呋辛 2 g/d 或头孢克洛 0.5～1.0 g/d，分 2～3 次口服。亦可选择新一代大环内酯类抗生素,如罗红霉素,0.3 g/d,2 次口服。抗菌治疗疗程一般 7～10 天,反复感染病例可适当延长。严重感染时,可选用氨苄西林、环丙沙星、氧氟沙星、阿米卡星、奈替米星或头孢菌素类联合静脉滴注给药。

2.祛痰镇咳药

刺激性干咳者不宜单用镇咳药物,否则痰液不易咳出。可给盐酸溴环己胺醇 30 mg 或羧甲基半胱氨酸 500 mg,3 次/天,口服。乙酰半胱氨酸(富露施)及氯化铵甘草合剂均有一定的疗效。α-糜蛋白酶雾化吸入亦有消炎祛痰的作用。

3.解痉平喘

解痉平喘主要为解除支气管痉挛,利于痰液排出。常用药物为氨茶碱 0.1～0.2 g,8 次/小时口服;丙卡特罗 50 mg,2 次/天;特布他林 2.5 mg,2～3 次/天。慢性支气管炎有可逆性气道阻塞者应常规应用支气管舒张剂,如异丙托溴铵气雾剂、特布他林等吸入治疗。阵发性咳嗽常伴不同程度的支气管痉挛,应用支气管扩张药后可改善症状,并有利于痰液的排出。

(二)缓解期的治疗

应以增强体质,提高机体抗病能力和预防发作为主。

(三)中药治疗

采取扶正固本原则,按肺、脾、肾的虚实辨证施治。

五、护理措施

(一)常规护理

1.环境

保持室内空气新鲜,流通,安静,舒适,温湿度适宜。

2.休息

急性发作期应卧床休息,取半卧位。

3.给氧

持续低流量吸氧。

4.饮食

给予高热量、高蛋白、高维生素易消化饮食。

(二)专科护理

1.解除气道阻塞,改善肺泡通气

及时清除痰液,神志清醒患者应鼓励咳嗽,痰稠不易咳出时,给予雾化吸入或雾化泵药物喷入,减少局部淤血水肿,以利痰液排出。危重体弱患者,定时更换体位,叩击背部,使痰易于咳出,餐前应给予胸部叩击或胸壁震荡。方法:患者取侧卧位,护士两手手指并拢,手背隆起,指关节微屈,自肺底由下向上,由外向内叩拍胸壁,震动气管,边拍边鼓励患者咳嗽,以促进痰液的排出,每侧肺叶叩击 3～5 分钟。对神志不清者,可进行机械吸痰,需注意无菌操作,抽吸压力要适当,动作轻柔,每次抽吸时间不超过 15 秒,以免加重缺氧。

2.合理用氧减轻呼吸困难

根据缺氧和二氧化碳潴留的程度不同,合理用氧,一般给予低流量、低浓度、持续吸氧,如病情需要提高氧浓度,应辅以呼吸兴奋剂刺激通气或使用呼吸机改善通气,吸氧后如呼吸困难缓解、呼吸频率减慢、节律正常、血压上升、心率减慢、心律正常、发绀减轻、皮肤转暖、神志转清、尿量增加等,表示氧疗有效。若呼吸过缓,意识障碍加深,需考虑二氧化碳潴留加重,必要时采取增加通气量措施。

(董爱芹)

第四节 支气管哮喘

支气管哮喘是由多种细胞(如嗜酸性粒细胞、肥大细胞、T 细胞、中性粒细胞等)和细胞组分参与的气道慢性炎症性疾病,这种慢性炎症与气道高反应性相关,通常出现广泛而多变的可逆性气流受限,并引起反复发作的喘息、气急、胸闷或咳嗽等症状,多数患者可自行缓解或经治疗缓解。

典型表现为发作性呼气性呼吸困难或发作性胸闷和咳嗽,伴哮鸣音,症状可在数分钟内发生,并持续数小时至数天,夜间及凌晨发作或加重是哮喘的重要临床特征。目前尚无特效的根治办法,糖皮质激素可以有效控制气道炎症,β_2肾上腺素受体激动剂是控制哮喘急性发作的首选药物。经过长期规范化治疗和管理,80%以上的患者可以达到哮喘的临床控制。

一、一般护理

(1)执行内科一般护理常规。

(2)室内环境舒适、安静、冷暖适宜。保持室内空气流通,避免患者接触变应原,如花草、尘螨、花露水、香水等,扫地和整理床单位时可请患者室外等候,或采取湿式清洁方法,避免尘埃飞扬。病室避免使用皮毛、羽绒或蚕丝织物等。

(3)卧位与休息:急性发作时协助患者取坐位或半卧位,以增加舒适度,利于膈肌的运动,缓解呼气性呼吸困难。端坐呼吸的患者为其提供床旁桌支撑,以减少体力消耗。

二、饮食护理

大约 20%的成年患者和 50%的患儿是因不适当饮食而诱发或加重哮喘,因此应给予患者营养丰富、清淡、易消化、无刺激的食物。若能找出与哮喘发作有关的食物,如鱼、虾、蟹、蛋类、牛奶等应避免食用。某些食物添加剂如酒石黄和亚硝酸盐可诱发哮喘发作,应引起注意。

三、用药护理

治疗哮喘的药物分为控制性药物和缓解性药物。控制性药物是指需要长期每天规律使用,主要用于治疗气道慢性炎症,达到哮喘临床控制目的;缓解性药物指按需使用的药物,能迅速解除支气管痉挛,从而缓解哮喘症状。哮喘发作时禁用吗啡和大量镇静药,以免抑制呼吸。

(一)糖皮质激素

糖皮质激素简称激素,是目前控制哮喘最有效的药物。激素给药途径包括:吸入、口服、静脉应用等。吸入性糖皮质激素由于其局部抗感染作用强、起效快、全身不良反应少(黏膜吸收、少量进入血液),是目前哮喘长期治疗的首选药物。常用药物有布地奈德、倍氯米松等。通常需规律吸入 1～2 周方能控制。吸药后嘱患者清水含漱口咽部,可减少不良反应的发生。长期吸入较大剂量激素者,应注意预防全身性不良反应。布地奈德雾化用混悬液制剂,经压缩空气泵雾化吸入,起效快,适用于轻、中度哮喘急性发作的治疗。吸入激素无效或需要短期加强治疗的患者可采用泼尼松和泼尼松龙等口服制剂,症状缓解后逐渐减量,然后停用或改用吸入剂。不主张长期口服激素用于维持哮喘控制的治疗。口服用药宜在饭后服用,以减少对胃肠道黏膜的刺激。重度或严重哮喘发作时应及早静脉给予激素,可选择琥珀酸氢化可的松或甲泼尼龙。无激素依赖倾向者,可在 3～5 天内停药;有激素依赖倾向者应适当延长给药时间,症状缓解后逐渐减量,然后改口服或吸入剂维持。

(二)β₂ 肾上腺素受体激动剂

短效 $β_2$ 肾上腺素受体激动剂为治疗哮喘急性发作的首选药物。有吸入、口服和静脉三种制剂,首选吸入给药。常用药物有沙丁胺醇和特布他林。吸入剂包括定量气雾剂、干粉剂和雾化溶液。短效 $β_2$ 肾上腺素受体激动剂应按需间歇使用,不宜长期、单一大剂量使用,因为长期应用可引起 $β_2$ 受体功能下降和气道反应性增高,出现耐药性。主要不良反应有心悸、骨骼肌震颤、低钾血症等。长效 $β_2$ 肾上腺素受体激动剂与吸入性糖皮质激素联合是目前最常用的哮喘控制性药物。常用的有普米克都保(布地奈德/福莫特罗干粉吸入剂)、舒利迭(氟替卡松/沙美特罗干粉吸入剂)。

(三)茶碱类

具有增强呼吸肌的力量及增强气道纤毛清除功能等,从而起到舒张支气管和气道抗感染作用,并具有强心、利尿、扩张冠状动脉、兴奋呼吸中枢等作用,是目前治疗哮喘的有效药物之一。氨茶碱和缓释茶碱是常用的口服制剂,尤其后者适用于夜间哮喘症状的控制。静脉给药主要用于重症和危重症哮喘。注射茶碱类药物应限制注射浓度,速度不超过 0.25 mg/(kg・min),以防不良反应发生。其主要不良反应包括恶心、呕吐、心律失常、血压下降及尿多,偶可兴奋呼吸中枢,严重者可引起抽搐乃至死亡。由于茶碱的"治疗窗"窄及茶碱代谢存在较大个体差异,有条件的应在用药期间监测其血药浓度。发热、妊娠、小儿或老年,患有肝、心、肾功能障碍及甲状腺功能亢进者尤须慎用。合用西咪替丁、喹诺酮类、大环内脂类药物等可影响茶碱代谢而使其排泄减慢,尤应观察其不良反应的发生。

(四)胆碱 M 受体拮抗剂

胆碱 M 受体拮抗剂分为短效(维持 4～6 小时)和长效(维持 24 小时)两种制剂。异丙托溴铵是常用的短效制剂,常与 $β_2$ 受体激动剂联合雾化应用,代表药可比特(异丙托溴铵/沙丁胺醇)。少数患者可有口苦或口干等不良反应。噻托溴铵是长效选择性 M_1、M_2 受体拮抗剂,目前主要用于哮喘合并慢性阻塞性肺疾病及慢性阻塞性肺疾病患者的长期治疗。

(五)白三烯拮抗剂

通过调节白三烯的生物活性而发挥抗感染作用,同时舒张支气管平滑肌,是目前除吸入性糖皮质激素外唯一可单独应用的哮喘控制性药物,尤其适用于阿司匹林哮喘、运动性哮喘和伴有变应性鼻炎哮喘患者的治疗。常用药物为孟鲁司特和扎鲁司特。不良反应通常较轻微,主要是胃肠道症状,少数有皮疹、血管性水肿、转氨酶升高,停药后可恢复正常。

四、病情观察

(1)哮喘发作时,协助取舒适卧位,监测生命体征、呼吸频率、血氧饱和度等指标,观察患者喘息、气急、胸闷或咳嗽等症状,是否出现三凹征,辅助呼吸肌参与呼吸运动,语言沟通困难,大汗淋漓等中重度哮喘的表现。当患者不能讲话,嗜睡或意识模糊,胸腹矛盾运动,哮鸣音减弱甚至消失,脉率变慢或不规则,严重低氧血症和高碳酸血症时,需转入重症加强护理病房(重症监护室,ICU)行机械通气治疗。

(2)注意患者有无鼻咽痒、咳嗽、打喷嚏、流涕、胸闷等哮喘早期发作症状,对于夜间或凌晨反复发作的哮喘患者,应注意是否存在睡眠低氧表现,睡眠低氧可以诱发喘息、胸闷等症状。

五、健康指导

(1)对哮喘患者进行哮喘知识教育,寻找变应原,有效改变环境,避免诱发因素,要贯穿整个哮喘治疗全过程。

(2)指导患者定期复诊、检测肺功能,做好病情自我监测,掌握峰流速仪的使用方法,记哮喘日记。与医师、护士共同制定防止复发、保持长期稳定的方案。

(3)掌握正确吸入技术,如沙丁胺醇气雾剂、信必可都保、舒利迭的使用方法。知晓药物的作用和不良反应的预防。

(4)帮助患者养成规律生活习惯,保持乐观情绪,避免精神紧张、剧烈运动、持续的喊叫等过度换气动作。

(5)熟悉哮喘发作的先兆表现,如打喷嚏、咳嗽、胸闷、喉结发痒等,学会在家中自行监测病情变化并进行评定。及哮喘急性发作时进行简单的紧急自我处理方法,例如吸入沙丁胺醇气雾剂1~2喷、布地奈德1~2吸,缓解喘憋症状,尽快到医院就诊。

(董爱芹)

第五节　支气管扩张症

一、疾病概述

(一)概念和特点

支气管扩张症是由于急、慢性呼吸道感染和支气管阻塞后,反复发生支气管炎症、致使支气管组织结构病理性破坏,引起的支气管异常和持久性扩张。临床上以慢性咳嗽,大量脓痰和/或反复咯血为特征,患者多有童年麻疹、百日咳或支气管肺炎等病史。

(二)相关病理生理

支气管扩张症的主要病因是支气管-肺组织感染和支气管阻塞,两者相互影响,促使支气管扩张的发生和发展。支气管扩张症发生于有软骨的支气管近端分支,主要分为柱状、囊状和不规则扩张3种类型,腔内含有多量分泌物并容易积存。呼吸道相关疾病损伤气道清除机制和防御功能,使其清除分泌物的能力下降,易发生感染和炎症;细菌反复感染使气道内因充满包含炎性介质和病原菌的黏稠液体而逐渐扩大、形成瘢痕和扭曲;炎症可导致支气管壁血管增生,并伴有支气管动脉和肺动脉终末支的扩张和吻合,形成小血管瘤而易导致咯血。病变支气管反复炎症,使周围结缔组织和肺组织纤维化,最终引起肺的通气和换气功能障碍。继发于支气管肺组织感染病变的支气管扩张多见于下肺,尤以左下肺多见。继发于肺结核则多见于上肺叶。

（三）病因与诱因

1.支气管-肺组织感染

支气管扩张与扁桃体炎、鼻窦炎、百日咳、麻疹、支气管肺炎、肺结核等呼吸道感染密切相关，引起感染的常见病原体为铜绿假单胞菌、流感嗜血杆菌、卡他莫拉菌、肺炎克雷伯杆菌、金黄色葡萄球菌、非结核分枝杆菌、腺病毒和流感病毒等。婴幼儿期支气管-肺组织感染是支气管扩张最常见的病因。

2.支气管阻塞

异物、肿瘤、外源性压迫等可使支气管阻塞导致肺不张，胸腔负压直接牵拉支气管管壁导致支气管扩张。

3.支气管先天性发育缺损与遗传因素

支气管先天性发育缺损与遗传因素也可形成支气管扩张，可能与软骨发育不全或弹性纤维不足导致局部管壁薄弱或弹性较差有关。部分遗传性 α-抗胰蛋白酶缺乏者也可伴有等支气管扩张。

4.其他全身性疾病

支气管扩张可能与机体免疫功能失调有关，目前已发现类风湿关节炎、溃疡性结肠炎、克罗恩病、系统性红斑狼疮等疾病同时伴有支气管扩张。

（四）临床表现

1.症状

（1）慢性咳嗽、大量脓痰：咳嗽多为阵发性，与体位改变有关，晨起及晚上临睡时咳嗽和咳痰尤多。严重程度可用痰量估计：轻度每天少于 10 mL，中度每天 10～150 mL，重度每天多于 150 mL。感染急性发作时，黄绿色脓痰量每天可达数百毫升，将痰液放置后可出现分层的特征，即上层为泡沫，下悬脓性成分；中层为混浊黏液；下层为坏死组织沉淀物。合并厌氧菌感染时，痰和呼气具有臭味。

（2）咯血：反复咯血为本病的特点，可为痰中带血或大量咯血。少量咯血每天少于 100 mL，中量咯血每天 100～500 mL，大量咯血每天多于 500 mL 或 1 次咯血量＞300 mL。咯血量有时与病情严重程度、病变范围不一致。部分病变发生在上叶的"干性支气管扩张"患者以反复咯血为唯一症状。

（3）反复肺部感染：由于扩张的支气管清除分泌物的功能丧失，引流差，易反复发生感染，其特点是同一肺段反复发生肺炎并迁延不愈。

（4）慢性感染中毒症状：可出现发热、乏力、食欲减退、消瘦、贫血等，儿童可影响发育。

2.体征

早期或病变轻者无异常肺部体征，病变严重或继发感染时，可在病变部位尤其下肺部闻及固定而持久的局限性粗湿啰音，有时可闻及哮鸣音，部分患者伴有杵状指（趾）。

（五）辅助检查

1.影像学检查

胸部 X 线检查：囊状支气管扩张的气道表现为显著的囊腔，腔内可存在气液平面，纵切面可显示"双轨征"，横切面显示"环形阴影"，并可见气道壁增厚。胸部 CT 检查：可在横断面上清楚地显示扩张的支气管。高分辨 CT 进一步提高了诊断敏感性，成为支气管扩张症的主要诊断方法。

2.纤维支气管镜检查

有助于发现患者的出血部位或阻塞原因。还可局部灌洗,取灌洗液做细菌学和细胞学检查。

(六)治疗原则

保持引流通畅,处理咯血,控制感染,必要时手术治疗。

1.保持引流通畅、改善气流受限

清除气道分泌物保持气道通畅能减少继发感染和减轻全身中毒症状,如应用祛痰药物(盐酸氨溴索、溴己新、α-糜蛋白酶)等稀释痰液,痰液黏稠时可加用雾化吸入。应用振动、拍背、体位引流等方法促进气道分泌物的清除。应用支气管舒张剂可改善气流受限,伴有气道高反应及可逆性气流受限的患者疗效明显。如体位引流排痰效果不理想,可用纤维支气管镜吸痰法以保持呼吸道通畅。

2.控制感染

急性感染期的主要治疗措施。应根据症状、体征、痰液性状,必要时根据痰培养及药物敏感试验选择有效的抗生素。常用阿莫西林、头孢类抗生素、氨基糖苷类等药物,重症患者,尤其是铜绿假单胞菌感染者,常需第三代头孢菌素加氨基糖苷类药联合静脉用药。如有厌氧菌混合感染,加用甲硝唑或替硝唑等。

3.外科治疗

保守治疗不能缓解的反复大咯血且病变局限者,可考虑手术治疗。经充分的内科治疗后仍反复发作且病变为局限性支气管扩张,可通过外科手术切除病变组织。

二、护理评估

(一)一般评估

1.患者的主诉

有无胸闷、气促、心悸、疲倦、乏力等症状。

2.生命体征

严密观察呼吸的频率、节律、深浅和音响,患者呼吸可正常或增快,感染严重时或合并咯血可伴随不同程度的呼吸困难和发绀。患者体温正常或偏高,感染严重时可为高热。

3.咳嗽咳痰情况

观察咳嗽咳痰的发作时间、频率、持续时间、伴随的症状和影响因素等,患者反复继发肺部感染,支气管引流不畅,痰不易咳出时可导致咳嗽加剧,大量脓痰咳出后,患者感觉轻松,体温下降,精神改善。重点观察痰液的量、颜色、性质、气味和与体位的关系,痰液静置后的分层现象,记录24小时痰液排出量。注意患者是否出现面色苍白、出冷汗、烦躁不安等出血的症状,观察咯血的颜色、性质及量。

4.其他

血气分析、血氧饱和度、体重、体位等记录结果。

(二)身体评估

1.头颈部

患者的意识状态,面部颜色(贫血),皮肤黏膜有无脱水、是否粗糙干燥;呼吸困难和缺氧的程度(有无气促、口唇有无发绀、血氧饱和度数值等)。

2.胸部

检查胸廓的弹性,有无胸廓的挤压痛,两肺呼吸运动是否一致。病变部位可闻及固定而持久的局限性粗湿啰音或哮鸣音。

3.其他

患者有无杵状指(趾)。

(三)心理-社会评估

询问健康史,发病原因、病程进展时间及以往所患疾病对支气管扩张的影响,评估患者对支气管扩张的认识;另外,患者常因慢性咳嗽、咳痰或痰量多、有异味等症状产生恐惧或焦虑的心理,并对疾病治疗缺乏治愈的自信。

(四)辅助检查阳性结果评估

血氧饱和度的数值;血气分析结果报告;胸部 CT 检查明确的病变部位。

(五)常用药物治疗效果的评估

抗生素使用后咳嗽咳痰症状有无减轻,原有增高的血白细胞计数有无回降至正常范围,核左移情况有无得到纠正。

三、主要护理诊断/问题

(一)清理呼吸道无效

与大量脓痰滞留呼吸道有关。

(二)有窒息的危险

与大咯血有关。

(三)营养失调

低于机体需要量与慢性感染导致机体消耗有关。

(四)焦虑

与疾病迁延、个体健康受到威胁有关。

(五)活动无耐力

与营养不良、贫血等有关。

四、护理措施

(一)环境

保持室内空气新鲜、无臭味,定期开窗换气使空气流通,维持适宜的温湿度,注意保暖。

(二)休息和活动

休息能减少肺活动度,避免因活动诱发咯血。小量咯血者以静卧休息为主,大量咯血患者应绝对卧床休息,尽量避免搬动。取患侧卧位,可减少患侧胸部的活动度,既防止病灶向健侧扩散,同时有利于健侧肺的通气功能。缓解期患者可适当进行户外活动,但要避免过度劳累。

(三)饮食护理

提供高热量、高蛋白质、富含维生素易消化的饮食,多进食含铁食物有利于纠正贫血,饮食中富含维生素 A、维生素 C、维生素 E 等(如新鲜蔬菜、水果),以提高支气管黏膜的抗病能力。大量咯血者应禁食,小量咯血者宜进少量温、凉流质饮食,避免冰冷食物诱发咳嗽或加重咯血,少食多餐。为痰液稀释利于排痰,鼓励患者多饮水,每天饮水 1 500～2 000 mL。指导患者在咳痰后及进食前后漱口,以去除口臭,促进食欲。

(四)病情观察

严密观察病情,正确记录每天痰量及痰的性质,留好痰标本。有咯血者备好吸痰和吸氧设备。

(五)用药护理

遵医嘱使用抗生素、祛痰剂和支气管舒张剂,指导患者进行有效咳嗽,辅以叩背及时排出痰液。指导患者掌握药物的疗效、剂量、用法和不良反应。

(六)体位引流的护理

体位引流是利用重力作用促使呼吸道分泌物流入气管、支气管排出体外的方法,其效果与需引流部位所对应的体位有关。体位引流的护理措施如下。

(1)体位引流由康复科医师执行,引流前向患者说明体位引流的目的、操作过程和注意事项,消除顾虑取得合作。

(2)操作前测量生命体征,听诊肺部明确病变部位。引流前15分钟遵医嘱给予支气管舒张剂(有条件可使用雾化器或手按定量吸入器)。备好排痰用纸巾或一次性容器。

(3)根据病变部位、病情和患者经验选择合适体位(自觉有利于咳痰的体位)。引流体位的选择取决于分泌物潴留的部位和患者的耐受程度,原则上抬高病灶部位的位置,使引流支气管开口向下,有利于潴留的分泌物随重力作用流入支气管和气管排出。首先引流上叶,然后引流下叶后基底段。如果患者不能耐受,应及时调整姿势。头部外伤、胸部创伤、咯血、严重心血管疾病和病情状况不稳定者,不宜采用头低位进行体位引流。

(4)引流时鼓励患者做腹式深呼吸,辅以胸部叩击或震荡,指导患者进行有效咳嗽等措施,以提高引流效果。

(5)引流时间视病变部位、病情和患者身体状况而定,一般每天1~3次,每次15~20分钟。在空腹或饭前一个半小时前进行,早晨清醒后立即进行效果最好。咯血时不宜进行体位引流。

(6)引流过程应有护士或家人协助,注意观察患者反应,如出现咯血、面色苍白出冷汗、头晕、发绀、脉搏细弱、呼吸困难等情况,应立即停止引流。

(7)体位引流结束后,协助患者采取舒适体位休息,给予清水或漱口液漱口。记录痰液的性质、量及颜色,复查生命体征和肺部呼吸音及啰音的变化,评价体位引流的效果。

(七)窒息的抢救配合

(1)对大咯血及意识不清的患者,应在病床旁备好急救器械。

(2)一旦患者出现窒息征象,应立即取头低脚高45°俯卧位,面向一侧,轻拍背部,迅速排出在气道和口咽部的血块,或直接刺激咽部以咳出血块。嘱患者不要屏气,以免诱发喉头痉挛。必要时用吸痰管进行负压吸引,以解除呼吸道阻塞。

(3)给予高浓度吸氧,做好气管插管或气管切开的准备与配合工作。

(4)咯血后为患者漱口,擦净血迹,防止因口咽部异物刺激引起剧烈咳嗽而诱发咯血,及时清理患者咯出的血块及污染的衣物、被褥,安慰患者,以助于稳定情绪,增加安全感,避免因精神过度紧张而加重病情。对精神极度紧张、咳嗽剧烈的患者,可按医嘱给予小剂量镇静药或镇咳剂。

(5)密切观察咯血的量、颜色、性质及出血的速度,观察生命体征及意识状态的变化,有无胸闷、气促、呼吸困难、发绀、面色苍白、出冷汗、烦躁不安等窒息征象;有无阻塞性肺不张、肺部感染及休克等并发症的表现。

(6)用药护理:①垂体后叶素可收缩小动脉,减少肺血流量,从而减轻咯血。但也能引起子宫、肠道平滑肌收缩和冠状动脉收缩,故冠心病、高血压患者及孕妇忌用。静脉点滴时速度勿过快,以免引起恶心、便意、心悸、面色苍白等不良反应。②年老体弱、肺功能不全者在应用镇静药和镇咳药后,应注意观察呼吸中枢和咳嗽反射受抑制情况,以早期发现因呼吸抑制导致的呼吸衰竭和不能咯出血块而发生窒息。

(八)心理护理

护士应以亲切的态度多与患者交谈,讲明支气管扩张反复发作的原因和治疗进展,帮助患者树立战胜疾病的信心,解除焦虑不安心理。呼吸困难患者应根据其病情采用恰当的沟通方式,及时了解病情,安慰患者。

(九)健康教育

(1)预防感冒等呼吸道感染,吸烟患者戒烟。不要滥用抗生素和止咳药。

(2)疾病知识指导:帮助患者和家属正确认识和对待疾病,了解疾病的发生、发展与治疗、护理过程,与患者及家属共同制订长期防治计划。

(3)保健知识的宣教:学会自我监测病情,一旦发现症状加重,应及时就诊。指导掌握有效咳嗽、胸部叩击、雾化吸入及体位引流的排痰方法,长期坚持,以控制病情的发展。

(4)生活指导:讲明加强营养对机体康复的作用,使患者能主动摄取必需的营养素,以增加机体抗病能力。鼓励患者参加体育锻炼,建立良好的生活习惯,劳逸结合,消除紧张心理,防止病情进一步恶化。

(5)及时到医院就诊的指标:体温过高,痰量明显增加;出现胸闷、气促、呼吸困难、发绀、面色苍白、出冷汗、烦躁不安等症状;咯血。

五、护理效果评估

(1)呼吸道保持通畅,痰易咳出,痰量减少或消失,血氧饱和度、动脉血气分析值在正常范围。

(2)肺部湿啰音或哮鸣音减轻或消失。

(3)患者体重增加,无并发症(咯血等)发生。

(李世芳)

第六节 肺 炎

一、概述

(一)疾病概述

肺炎是指终末气道、肺泡和肺间质的炎症,可由病原微生物、理化因素、免疫损伤、过敏及药物所致。细菌性肺炎是最常见的肺炎,也是最常见的感染性疾病之一。在抗菌药物应用以前,细菌性肺炎对儿童及老年人的健康威胁极大,抗菌药物的出现及发展曾一度使肺炎病死率明显下降。但近年来,尽管应用强力的抗菌药物和有效的疫苗,肺炎总的病死率却不再降低,甚至有所上升。

(二)肺炎分类

肺炎可按解剖、病因或患病环境加以分类。

1.解剖分类

(1)大叶性(肺泡性):肺炎病原体先在肺泡引起炎症,经肺泡间孔(Cohn 孔)向其他肺泡扩散,致使部分肺段或整个肺段、肺叶发生炎症改变。典型者表现为肺实质炎症,通常并不累及支气管。致病菌多为肺炎链球菌。X 线胸片显示肺叶或肺段的实变阴影。

(2)小叶性(支气管性):肺炎病原体经支气管入侵,引起细支气管、终末细支气管及肺泡的炎症,常继发于其他疾病,如支气管炎、支气管扩张、上呼吸道病毒感染及长期卧床的危重患者。其病原体有肺炎链球菌、葡萄球菌、病毒、肺炎支原体及军团菌等。支气管腔内有分泌物,故常可闻及湿啰音,无实变的体征。X 线显示为沿肺纹理分布的不规则斑片状阴影,边缘密度浅而模糊,无实变征象,肺下叶常受累。

(3)间质性肺炎:以肺间质为主的炎症,可由细菌、支原体、衣原体、病毒或肺孢子菌等引起。累及支气管壁及支气管周围,有肺泡壁增生及间质水肿,因病变仅在肺间质,故呼吸道症状较轻,异常体征较少。X 线通常表现为一侧或双侧肺下部的不规则条索状阴影,从肺门向外伸展,可呈网状,其间可有小片肺不张阴影。

2.病因分类

(1)细菌性肺炎:如肺炎链球菌、金黄色葡萄球菌、甲型溶血性链球菌、肺炎克雷伯杆菌、流感嗜血杆菌、铜绿假单胞菌肺炎等。

(2)非典型病原体所致肺炎:如军团菌、支原体和衣原体等。

(3)病毒性肺炎:如冠状病毒、腺病毒、呼吸道合胞病毒、流感病毒、麻疹病毒、巨细胞病毒、单纯疱疹病毒等。

(4)肺真菌病:如白念珠菌、曲霉菌、隐球菌、肺孢子菌等。

(5)其他病原体所致肺炎:如立克次体(如 Q 热立克次体)、弓形虫(如鼠弓形虫)、寄生虫(如肺包虫、肺吸虫、肺血吸虫)等。

(6)理化因素所致的肺炎:如放射性损伤引起的放射性肺炎,胃酸吸入引起的化学性肺炎,或对吸入或内源性脂类物质产生炎症反应的类脂性肺炎等。

3.患病环境分类

由于细菌学检查阳性率低,培养结果滞后,病因分类在临床上应用较为困难,目前多按肺炎的获得环境分成两类,有利于指导经验治疗。

(1)社区获得性肺炎(community-acquired pneumonia,CAP)是指在医院外罹患的感染性肺实质炎症,包括具有明确潜伏期的病原体感染而在入院后平均潜伏期内发病的肺炎。其临床诊断依据是:①新近出现的咳嗽、咳痰或原有呼吸道疾病症状加重,并出现脓性痰,伴或不伴胸痛。②发热。③肺实变体征和/或闻及湿啰音。④白细胞>$10×10^9$/L 或<$4×10^9$/L,伴或不伴中性粒细胞核左移。⑤胸部 X 线检查显示片状、斑片状浸润性阴影或间质性改变,伴或不伴胸腔积液。以上前 4 项中任何 1 项加第 5 项,除外非感染性疾病可作出诊断。CAP 常见病原体为肺炎链球菌、支原体、衣原体、流感嗜血杆菌和呼吸道病毒(甲、乙型流感病毒,腺病毒、呼吸合胞病毒和副流感病毒)等。

(2)医院获得性肺炎(hospital-acquired pneumonia,HAP)亦称医院内肺炎,是指患者入院时不存在,也不处于潜伏期,而于入院 48 小时后在医院(包括老年护理院、康复院等)内发生的肺炎。HAP还包括呼吸机相关性肺炎(ventilator associated pneumonia,VAP)和卫生保健相关性肺炎。其临床诊断依据是X线检查出现新的或进展的肺部浸润影加上下列三个临床征候中的两个或以上即可诊断为肺炎：①发热超过38 ℃。②血白细胞计数增多或减少。③脓性气道分泌物。但HAP的临床表现、实验室和影像学检查特异性低,应注意与肺不张、心力衰竭和肺水肿、基础疾病肺侵犯、药物性肺损伤、肺栓塞和急性呼吸窘迫综合征等相鉴别。无感染高危因素患者的常见病原体依次为肺炎链球菌、流感嗜血杆菌、金黄色葡萄球菌、大肠埃希菌、肺炎克雷伯杆菌、不动杆菌属等；有感染高危因素患者为铜绿假单胞菌、肠杆菌属、肺炎克雷伯杆菌等,金黄色葡萄球菌的感染有明显增加的趋势。

(三)肺炎发病机制

正常的呼吸道免疫防御机制(支气管内黏液-纤毛运载系统、肺泡巨噬细胞等细胞防御的完整性等)使气管隆凸以下的呼吸道保持无菌。是否发生肺炎取决于两个因素：病原体和宿主因素。如果病原体数量多,毒力强和/或宿主呼吸道局部和全身免疫防御系统损害,即可发生肺炎。病原体可通过下列途径引起肺炎：①空气吸入；②血行播散；③邻近感染部位蔓延；④上呼吸道定植菌的误吸。肺炎还可通过误吸胃肠道的定植菌(胃食管反流)和通过人工气道吸入环境中的致病菌引起。病原体直接抵达下呼吸道后滋生繁殖,引起肺泡毛细血管充血、水肿,肺泡内纤维蛋白渗出及细胞浸润。除了金黄色葡萄球菌、铜绿假单胞菌和肺炎克雷伯杆菌等可引起肺组织的坏死性病变易形成空洞外,肺炎治愈后多不遗留瘢痕,肺的结构与功能均可恢复。

二、几种常见病原体所致肺炎

不同病原体所致肺炎在临床表现、辅助检查及治疗要点等方面均有差异。

(一)肺炎链球菌肺炎

肺炎链球菌肺炎是由肺炎链球菌或称肺炎球菌所引起的肺炎,约占社区获得性肺炎的半数。

1.临床表现

(1)症状：发病前常有受凉、淋雨、疲劳、醉酒、病毒感染史,多有上呼吸道感染的前驱症状。起病多急骤,高热、寒战,全身肌肉酸痛,体温通常在数小时内升至39～40 ℃,高峰在下午或傍晚,或呈稽留热,脉率随之增速。可有患侧胸部疼痛,放射到肩部或腹部,咳嗽或深呼吸时加剧。痰少,可带血或呈铁锈色,胃纳锐减,偶有恶心、呕吐、腹痛或腹泻,易被误诊为急腹症。

(2)体征：患者呈急性热病容,面颊绯红,鼻翼翕动,皮肤灼热、干燥,口角及鼻周有单纯疱疹；病变广泛时可出现发绀。有败血症者,可出现皮肤、黏膜出血点,巩膜黄染。早期肺部体征无明显异常,仅有胸廓呼吸运动幅度减小,叩诊稍浊,听诊可有呼吸音减低及胸膜摩擦音。肺实变时叩诊浊音、触觉语颤增强并可闻及支气管呼吸音。消散期可闻及湿啰音。心率增快,有时心律不齐。重症患者有肠胀气,上腹部压痛多与炎症累及隔胸膜有关。重症感染时可伴休克、急性呼吸窘迫综合征及神经精神症状,表现为神志模糊、烦躁、呼吸困难、嗜睡、谵妄、昏迷等。累及脑膜时有颈抵抗及出现病理性反射。

本病自然病程大致1～2周。发病5～10天,体温可自行骤降或逐渐消退；使用有效的抗菌药物后可使体温在1～3天内恢复正常。患者的其他症状与体征亦随之逐渐消失。

(3)并发症：肺炎链球菌肺炎的并发症近年来已很少见。严重败血症或毒血症患者易发生感染性休克,尤其是老年人。表现为血压降低、四肢厥冷、多汗、发热、心动过速、心律失常等,而高热、胸痛、咳嗽等症状并不突出。其他并发症有胸膜炎、脓胸、心包炎、脑膜炎和关节炎等。

2.辅助检查

(1)血液检查:血白细胞计数(10～20)×10^9/L,中性粒细胞多在80%以上,并有核左移,细胞内可见中毒颗粒。年老体弱、酗酒、免疫功能低下者的白细胞计数可不增高,但中性粒细胞的百分比仍增高。

(2)细菌学检查:痰直接涂片做革兰染色及荚膜染色镜检,如发现典型的革兰染色阳性、带荚膜的双球菌或链球菌,即可初步作出病原诊断。痰培养24～48小时可以确定病原体。聚合酶链反应(PCR)检测及荧光标记抗体检测可提高病原学诊断率。痰标本送检应注意器皿洁净无菌,在抗菌药物应用之前漱口后采集,取深部咳出的脓性或铁锈色痰。10%～20%患者合并菌血症,故重症肺炎应做血培养。

(3)X线检查:早期仅见肺纹理增粗,或受累的肺段、肺叶稍模糊。随着病情进展,肺泡内充满炎性渗出物,表现为大片炎症浸润阴影或实变影,在实变阴影中可见支气管充气征,肋膈角可有少量胸腔积液。在消散期,X线显示炎性浸润逐渐吸收,可有片状区域吸收较快,呈现"假空洞"征,多数病例在起病3～4周才完全消散。老年患者肺炎病灶消散较慢,容易出现吸收不完全而成为机化性肺炎。

3.治疗要点

(1)抗菌药物治疗:一经诊断即应给予抗菌药物治疗,不必等待细菌培养结果。首选青霉素G,用药途径及剂量视病情轻重及有无并发症而定:对于成年轻症患者,可用240万U/d,分3次肌内注射,或用普鲁卡因青霉素每12小时肌内注射60万U。病情稍重者,宜用青霉素G 240万～480万U/d,分次静脉滴注,每6～8小时1次;重症及并发脑膜炎者,可增至1 000万～3 000万U/d,分4次静脉滴注。对青霉素过敏者,或耐青霉素或多重耐药菌株感染者,可用呼吸氟喹诺酮类、头孢噻肟或头孢曲松等药物,多重耐药菌株感染者可用万古霉素、替考拉宁等。

(2)支持疗法:患者应卧床休息,注意补充足够蛋白质、热量及维生素。密切监测病情变化,注意防止休克。剧烈胸痛者,可酌用少量镇痛药,如可卡因15 mg。不用阿司匹林或其他解热药,以免过度出汗、脱水及干扰真实热型,导致临床判断错误。鼓励饮水每天1～2 L,轻症患者不需常规静脉输液,确有失水者可输液,保持尿比重在1.020以下,血清钠保持在145 mmol/L以下。中等或重症患者[PaO_2<8.0 kPa(60 mmHg)或有发绀]应给氧。若有明显麻痹性肠梗阻或胃扩张,应暂时禁食、禁饮和胃肠减压,直至肠蠕动恢复。烦躁不安、谵妄、失眠者酌用地西泮5 mg或水合氯醛1～1.5 g,禁用抑制呼吸的镇静药。

(3)并发症的处理:经抗菌药物治疗后,高热常在24小时内消退,或数天内逐渐下降。若体温降而复升或3天后仍不降者,应考虑肺炎链球菌的肺外感染,如脓胸、心包炎或关节炎等。持续发热的其他原因尚有耐青霉素的肺炎链球菌或混合细菌感染、药物热或并存其他疾病。肿瘤或异物阻塞支气管时,经治疗后肺炎虽可消散,但阻塞因素未除,肺炎可再次出现。10%～20%肺炎链球菌肺炎伴发胸腔积液者,应酌情取胸液检查及培养以确定其性质。若治疗不当,约5%并发脓胸,应积极排脓引流。

(二)葡萄球菌肺炎

葡萄球菌肺炎是由葡萄球菌引起的急性肺化脓性炎症。常发生于有基础疾病如糖尿病、血液病、艾滋病、肝病、营养不良、酒精中毒、静脉吸毒或原有支气管肺疾病者。儿童患流感或麻疹时也易罹患。多急骤起病,高热、寒战、胸痛,痰脓性,可早期出现循环衰竭。X线表现为坏死性肺炎,如肺脓肿、肺气囊肿和脓胸。若治疗不及时或不当,病死率甚高。

1.临床表现

(1)症状:本病起病多急骤,寒战、高热,体温多高达39~40 ℃,胸痛,痰脓性,量多,带血丝或呈脓血状。毒血症状明显,全身肌肉、关节酸痛,体质衰弱,精神萎靡,病情严重者可早期出现周围循环衰竭。院内感染者通常起病较隐袭,体温逐渐上升。老年人症状可不典型。血源性葡萄球菌肺炎常有皮肤伤口、疖痈和中心静脉导管置入等,或静脉吸毒史,咳脓性痰较少见。

(2)体征:早期可无体征,常与严重的中毒症状和呼吸道症状不平行,其后可出现两肺散在性湿啰音。病变较大或融合时可有肺实变体征,气胸或脓气胸则有相应体征。血源性葡萄球菌肺炎应注意肺外病灶,静脉吸毒者多有皮肤针口和三尖瓣赘生物,可闻及心脏杂音。

2.辅助检查

(1)血液检查:外周血白细胞计数明显升高,中性粒细胞比例增加,核左移。

(2)X线检查:胸部X线显示肺段或肺叶实变,可形成空洞,或呈小叶状浸润,其中有单个或多发的液气囊腔。另一特征是X线阴影的易变性,表现为一处炎性浸润消失而在另一处出现新的病灶,或很小的单一病灶发展为大片阴影。治疗有效时,病变消散,阴影密度逐渐减低,2~4周后病变完全消失,偶可遗留少许条索状阴影或肺纹理增多等。

3.治疗要点

强调应早期清除引流原发病灶,选用敏感的抗菌药物。近年来,金黄色葡萄球菌对青霉素G的耐药率已高达90%左右,因此可选用耐青霉素酶的半合成青霉素或头孢菌素,如苯唑西林钠、氯唑西林、头孢呋辛钠等,联合氨基糖苷类如阿米卡星等,亦有较好疗效。阿莫西林、氨苄西林与酶抑制剂组成的复方制剂对产酶金黄色葡萄球菌有效,亦可选用。对于耐甲氧西林金黄色葡萄球菌,则应选用万古霉素、替考拉宁等,近年国外还应用链阳霉素和噁唑烷酮类药物(如利奈唑胺)。万古霉素1~2 g/d静脉点滴,或替考拉宁首日0.8 g静脉点滴,以后0.4 g/d,偶有药物热、皮疹、静脉炎等不良反应。临床选择抗菌药物时可参考细菌培养的药物敏感试验。

(三)肺炎支原体肺炎

肺炎支原体肺炎是由肺炎支原体引起的呼吸道和肺部的急性炎症改变,常同时有咽炎、支气管炎和肺炎。支原体肺炎占非细菌性肺炎的1/3以上,或各种原因引起的肺炎的10%。秋冬季节发病较多,但季节性差异并不显著。

1.临床表现

潜伏期2~3周,通常起病较缓慢。症状主要为乏力、咽痛、头痛、咳嗽、发热、食欲缺乏、腹泻、肌痛、耳痛等。咳嗽多为阵发性刺激性呛咳,咳少量黏液。发热可持续2~3周,体温恢复正常后可能仍有咳嗽。偶伴有胸骨后疼痛。肺外表现更为常见,如皮炎(斑丘疹和多形红斑)等。体格检查可见咽部充血,儿童偶可并发鼓膜炎或中耳炎,颈淋巴结肿大。胸部体格检查与肺部病变程度常不相称,可无明显体征。

2.辅助检查

(1)X线检查:X线显示肺部多种形态的浸润影,呈节段性分布,以肺下野多见,有的从肺门附近向外伸展。病变常经3~4周自行消散。部分患者出现少量胸腔积液。

(2)血常规检查:血白细胞总数正常或略增高,以中性粒细胞为主。

(3)病原体检查:起病2周后,约2/3的患者冷凝集试验阳性,滴度>1∶32,如果滴度逐步升高,更有诊断价值。约半数患者对链球菌MG凝集试验阳性。凝集试验为诊断肺炎支原体感染的传统实验方法,但其敏感性与特异性均不理想。血清支原体IgM抗体的测定(酶联免疫吸附试验最敏感,免疫荧光法特异性强,间接血凝法较实用)可进一步确诊。直接检测标本中肺炎支原体抗原,可用于临床早期快速诊断。单克隆抗体免疫印迹法、核酸杂交技术及 PCR 技术等具有高效、特异而敏感等优点,易于推广,对诊断肺炎支原体感染有重要价值。

3.治疗要点

早期使用适当抗菌药物可减轻症状及缩短病程。本病有自限性,多数病例不经治疗可自愈。大环内酯类抗菌药物为首选,如红霉素、罗红霉素和阿奇霉素。氟喹诺酮类如左氧氟沙星、加替沙星和莫西沙星等,四环素类也用于肺炎支原体肺炎的治疗。疗程一般 2~3 周。因肺炎支原体无细胞壁,青霉素或头孢菌素类等抗菌药物无效。对剧烈呛咳者,应适当给予镇咳药。若继发细菌感染,可根据痰病原学检查,选用针对性的抗菌药物治疗。

(四)肺炎衣原体肺炎

肺炎衣原体肺炎是由肺炎衣原体引起的急性肺部炎症,常累及上下呼吸道,可引起咽炎、喉炎、扁桃体炎、鼻窦炎、支气管炎和肺炎。常在聚居场所的人群中流行,如军队、学校、家庭,通常感染所有的家庭成员,但 3 岁以下的儿童患病较少。

1.临床表现

起病多隐袭,早期表现为上呼吸道感染症状。临床上与支原体肺炎颇为相似。通常症状较轻,发热、寒战、肌痛、干咳,非胸膜炎性胸痛,头痛、不适和乏力。少有咯血。发生咽喉炎者表现为咽喉痛、声音嘶哑,有些患者可表现为双阶段病程:开始表现为咽炎,经对症处理好转,1~3 周后又发生肺炎或支气管炎,咳嗽加重。少数患者可无症状。肺炎衣原体感染时也可伴有肺外表现,如中耳炎,关节炎,甲状腺炎,脑炎,吉兰-巴雷综合征等。体格检查肺部偶闻湿啰音,随肺炎病变加重湿啰音可变得明显。

2.辅助检查

(1)血常规检查:血白细胞计数正常或稍高,血沉加快。

(2)病原体检查:可从痰、咽拭子、咽喉分泌物、支气管肺泡灌洗液中直接分离肺炎衣原体。也可用 PCR 方法对呼吸道标本进行 DNA 扩增。原发感染者,早期可检测血清 IgM,急性期血清标本如 IgM 抗体滴度多 1:16 或急性期和恢复期的双份血清 IgM 或 IgG 抗体有 4 倍以上的升高。再感染者 IgG 滴度)1:512 或 4 倍增高,或恢复期 IgM 有较大的升高。咽拭子分离出肺炎衣原体是诊断的金标准。

(3)X 线检查:X 线胸片表现以单侧、下叶肺泡渗出为主。可有少到中量的胸腔积液,多在疾病的早期出现。肺炎衣原体肺炎常可发展成双侧,表现为肺间质和肺泡渗出混合存在,病变可持续几周。原发感染的患者胸片表现多为肺泡渗出,再感染者则为肺泡渗出和间质病变混合型。

3.治疗要点

肺炎衣原体肺炎首选红霉素,亦可选用多西环素或克拉霉素,疗程均为 14~21 天。阿奇霉素0.5 g/d,连用 5 天。氟喹诺酮类也可选用。对发热、干咳、头痛等可对症治疗。

(五)病毒性肺炎

病毒性肺炎是由上呼吸道病毒感染,向下蔓延所致的肺部炎症。可发生在免疫功能正常或抑制的儿童和成人。本病大多发生于冬春季节,暴发或散发流行。密切接触的人群或有心肺疾病者容易罹患。社区获得性肺炎住院患者约 8% 为病毒性肺炎。婴幼儿、老人、原有慢性心肺疾病者或妊娠妇女,病情较重,甚至导致死亡。

1.临床表现

好发于病毒疾病流行季节,临床症状通常较轻,与支原体肺炎的症状相似,但起病较急,发热、头痛、全身酸痛、倦怠等较突出,常在急性流感症状尚未消退时,即出现咳嗽、少痰、或白色黏液痰、咽痛等呼吸道症状。小儿或老年人易发生重症病毒性肺炎,表现为呼吸困难、发绀、嗜睡、精神萎靡,甚至发生休克、心力衰竭和呼吸衰竭等并发症,也可发生急性呼吸窘迫综合征。本病常无显著的胸部体征,病情严重者有呼吸浅速、心率增快、发绀、肺部干、湿啰音。

2.辅助检查

(1)血常规检查:白细胞计数正常、稍高或偏低,血沉通常在正常范围。

(2)病原体检查:痰涂片所见的白细胞以单核细胞居多,痰培养常无致病细菌生长。

(3)X线检查:胸部X线检查可见肺纹理增多,小片状浸润或广泛浸润,病情严重者显示双肺弥漫性结节性浸润,但大叶实变及胸腔积液者均不多见。病毒性肺炎的致病源不同,其X线征象亦有不同的特征。

3.治疗要点

以对症为主,卧床休息,居室保持空气流通,注意隔离消毒,预防交叉感染。给予足量维生素及蛋白质,多饮水及少量多次进软食,酌情静脉输液及吸氧。保持呼吸道通畅,及时消除上呼吸道分泌物等。

原则上不宜应用抗菌药物预防继发性细菌感染,一旦明确已合并细菌感染,应及时选用敏感的抗菌药物。

目前已证实较有效的病毒抑制药物有:①利巴韦林具有广谱抗病毒活性,包括呼吸道合胞病毒、腺病毒、副流感病毒和流感病毒。0.8~1.0 g/d,分3或4次服用;静脉滴注或肌内注射每天10~15 mg/kg,分2次。亦可用雾化吸入,每次10~30 mg,加蒸馏水30 mL,每天2次,连续5~7天。②阿昔洛韦具有广谱、强效和起效快的特点。临床用于疱疹病毒、水痘病毒感染。尤其对免疫缺陷或应用免疫抑制剂者应尽早应用。每次5 mg/kg,静脉滴注,一天3次,连续给药7天。③更昔洛韦可抑制DNA合成。主要用于巨细胞病毒感染,7.5~15 mg/(kg·d),连用10~15天。④奥司他韦为神经氨酸酶抑制剂,对甲、乙型流感病毒均有很好作用,耐药发生率低,75 mg,每天2次,连用5天。⑤阿糖腺苷具有广泛的抗病毒作用。多用于治疗免疫缺陷患者的疱疹病毒与水痘病毒感染,5~15 mg/(kg·d),静脉滴注,每10~14天为1个疗程。⑥金刚烷胺有阻止某些病毒进入人体细胞及退热作用。临床用于流感病毒等感染。成人量每次100 mg,晨晚各1次,连用3~5天。

(六)肺真菌病

肺真菌病是最常见的深部真菌病。近年来由于广谱抗菌药物、糖皮质激素、细胞毒药物及免疫抑制剂的广泛使用,器官移植的开展,以及免疫缺陷病如艾滋病增多,肺真菌病有增多的趋势。真菌多在土壤中生长,孢子飞扬于空气中,被吸入到肺部引起肺真菌病(外源性)。有些真菌为寄生菌,当机体免疫力下降时可引起感染。体内其他部位真菌感染亦可循淋巴或血液到肺部,为继发性肺真菌病。

1.临床表现

临床上表现为持续发热、咳嗽、咳痰(黏液痰或乳白色、棕黄色痰,也可有血痰)、胸痛、消瘦、乏力等症状。肺部体征无特异性改变。

2.辅助检查

肺真菌病的病理改变可有过敏、化脓性炎症反应或形成慢性肉芽肿。X线表现无特征性可为支气管肺炎、大叶性肺炎、单发或多发结节,乃至肿块状阴影和空洞。病理学诊断仍是肺真菌病的金标准。

3.治疗要点

轻症患者经去除诱因后病情常能逐渐好转,念珠菌感染常使用氟康唑、氟胞嘧啶治疗,肺曲霉素病首选两性霉素B。肺真菌病重在预防,合理使用抗生素、糖皮质激素,改善营养状况加强口鼻腔的清洁护理,是减少肺真菌病的主要措施。

三、护理评估

(一)病因评估

主要评估患者发病史与健康史,询问与本病发生相关的因素,如有无受凉、淋雨、劳累等诱因;有无上呼吸道感染史;有无性阻塞性肺疾病、糖尿病等慢性基础疾病;是否吸烟及吸烟量;是否长期使用激素、免疫抑制剂等。

(二)一般评估

1.生命体征

有无心率加快、脉搏细速、血压下降、脉压变小、体温不升、高热、呼吸困难等。

2.患者主诉

有无畏寒、发热、咳嗽、咳痰、胸痛、呼吸困难等症状。

3.精神和意识状态

有无精神萎靡、表情淡漠、烦躁不安、神志模糊等。

4.皮肤黏膜

有无发绀、肢端湿冷。

5.尿量

疑有休克者,测每小时尿量。

6.相关记录

体温、呼吸、血压、心率、意识、尿量(必要时记录出入量)痰液颜色、性状和量等情况。

(三)身体评估

1.视诊

观察患者有无急性面容和鼻翼翕动等表现;有无面颊绯红、口唇发绀、有无唇周疱疹、有无皮肤黏膜出血判断患者意识是否清楚,有无烦躁、嗜睡、惊厥和表情淡漠等意识障碍;患者呼吸时双侧呼吸运动是否对称,有无一侧胸式呼吸运动的增强或减弱;有无三凹征,有无呼吸频率加快或节律异常。

2.触诊

有无头颈部浅表淋巴结肿大与压痛,气管是否居中,双肺触觉语颤是否对称;有无胸膜摩擦感。

3.听诊

有无闻及肺泡呼吸音减弱或消失、异常支气管呼吸音;胸膜摩擦音和干、湿啰音等。

（四）心理-社会评估

患者在疾病治疗过程中的心理反应与需求,家庭及社会支持情况,引导患者正确配合疾病的治疗与护理。

（五）辅助检查结果评估

1.血常规检查

有无白细胞计数和中性粒细胞增高及核左移、淋巴细胞升高。

2.胸部 X 线检查

有无肺纹理增粗、炎性浸润影等。

3.痰培养

有无致病菌生长,药敏试验结果如何。

4.血气分析

是否有 PaO_2 减低和/或 $PaCO_2$ 升高。

（六）治疗常用药效果的评估

（1）应用抗生素的评估要点:①记录每次给药的时间与次数,评估有无按时,按量给药,是否足疗程。②评估用药后患者症状有否缓解。③评估用药后患者是否出现皮疹、呼吸困难等变态反应。④评估用药后患者有无胃肠道不适,使用氨基糖苷类抗生素注意有无肾、耳等不良反应。老年人或肾功能减退者应特别注意有无耳鸣、头晕、唇舌发麻不良反应。⑤使用抗真菌药后,评估患者有无肝功能受损。

（2）使用血管活性药时,需密切监测与评估患者血压、心率情况及外周循环改善情况。评估药液有无外渗等。

四、主要护理诊断/问题

（一）体温过高

与肺部感染有关。

（二）清理呼吸道无效

与气道分泌物多、痰液黏稠、胸痛、咳嗽无力等有关。

（三）潜在并发症

感染性休克。

五、护理措施

（一）体温过高

1.休息和环境

患者应卧床休息。环境应保持安静、阳光充足、空气清新,室温为 18～20 ℃,湿度 55%～60%。

2.饮食

提供足够热量、蛋白质和维生素的流质或半流质,以补充高热引起的营养物质消耗。鼓励患者足量饮水(2～3 L/d)。

3.口腔护理

做好口腔护理,鼓励患者经常漱口;口唇疱疹者局部涂液体石蜡或抗病毒软膏。

4.病情观察

监测患者神志、体温、呼吸、脉搏、血压和尿量,做好记录,观察热型。重症肺炎不一定有高热,应重点观察儿童、老年人、久病体弱者的病情变化。

5.高热护理

寒战时注意保暖,及时添加被褥,给予热水袋时防止烫伤。高热时采用温水擦浴、冰袋、冰帽等物理降温措施,以逐渐降温为宜,防止虚脱。患者大汗时,及时协助擦汗和更换衣物,避免受凉。必要时遵医嘱使用退烧药。必要时遵医嘱静脉补液,补充因发热丢失的水分和盐,加快毒素排泄的热量散发。心脏病或老年人应注意补液速度,避免过快导致急性肺水肿。

6.用药护理

遵医嘱及时使用抗生素,观察疗效和不良反应。如头孢唑啉钠(先锋 V)可有发热、皮疹、胃肠道不适,偶见白细胞减少和丙氨酸氨基转移酶增高。喹诺酮类药(氧氟沙星、环丙沙星)偶见皮疹、恶心等。注意氨基糖苷类抗生素有肾、耳毒性的不良反应,老年人或肾功能减退者应慎用或适当减量。

(二)清理呼吸道无效

1.痰液观察

观察痰液颜色、性质、气味和量,如肺炎球菌肺炎呈铁锈色痰,克雷伯杆菌肺炎典型痰液为砖红色胶冻状,厌氧菌感染者痰液多有恶臭味等。最好在用抗生素前留取痰标本,痰液采集后应在10 分钟内接种培养。

2.鼓励患者有效咳嗽,清除呼吸道分泌物

痰液黏稠不易咳出、年老体弱者,可给予翻身、拍背、雾化吸入、机械吸痰等协助排痰。

(三)潜在并发症(感染性休克)

1.密切观察病情

一旦出现休克先兆,应及时通知医师,准备药品,配合抢救。

2.体位

将患者安置在监护室,仰卧中凹位,抬高头胸部 20°、抬高下肢约 30°,有利于呼吸和静脉血回流,尽量减少搬动。

3.吸氧

迅速给予高流量吸氧。

4.尽快建立两条静脉通道

遵医嘱补液,以维持有效血容量,输液速度个体化,以中心静脉压作为调整补液速度的指标,中心静脉压<0.5 kPa(5 cmH₂O)可适当加快输液速度,中心静脉压≥1.0 kPa(10 cmH₂O)时,输液速度则不宜过快,以免诱发急性左心衰竭。

5.纠正水、电解质和酸碱失衡

监测和纠正钾、钠、氯和酸碱失衡。纠正酸中毒常用 5%的碳酸氢钠静脉点滴,但输液不宜过多过快。

6.血管活性药物

在输入多巴胺、间羟胺等血管活性药物时,应根据血压随时调整滴速,维持收缩压在 12.0～13.3 kPa(90～100 mmHg),保证重要器官的血液供应,改善微循环。注意防止液体溢出血管外引起局部组织坏死。

7.糖皮质激素应用

激素有抗炎抗休克,增强人体对有害刺激的耐受力的作用,有利于缓解症状,改善病情,以及回升血压,可在有效抗生素使用的情况下短期应用,如氢化可的松100～200 mg或地塞米松5～10 mg静脉滴注,重症休克可加大剂量。

8.控制感染

联合使用广谱抗生素时,注意观察药物疗效和不良反应。

9.健康指导

(1)疾病预防指导:避免上呼吸道感染、受凉、淋雨、吸烟、酗酒,防止过疲劳。尤其是免疫功能低下者(糖尿病、血液病、艾滋病、肝病、营养不良等)和慢支、支气管扩张者。易感染人群如年老体弱者,慢性病患者可接种流感染疫苗、肺炎疫苗等,以预防发病。

(2)疾病知识指导:对患者与家属进行有关肺炎知识的教育,使其了解肺炎的病因和诱因。指导患者遵医嘱按疗程用药,出院后定期随访。慢性病、长期卧床、年老体弱者,应注意经常改变体位、翻身、拍背,咳出气道痰液。

(3)就诊指标:出现高热、心率增快、咳嗽、咳痰、胸痛等症状及时就诊。

(徐娟娟)

第七节　慢性阻塞性肺疾病

一、概述

(一)疾病概念

慢性阻塞性肺疾病(chronic obstructive pulmonary disease,COPD)是一组气流受限为特征的肺部疾病,气流受限不完全可逆,呈进行性发展,但是可以预防和治疗的疾病。COPD主要累及肺部,但也可以引起肺外各器官的损害。

COPD是呼吸系统疾病中的常见病和多发病,患病率和病死率均居高不下。近年来对我国7个地区20 245名成年人进行调查,COPD的患病率占40岁以上人群的8.2%。因肺功能进行性减退,严重影响患者的劳动力和生活质量。

(二)相关病理生理

慢性支气管炎并发肺气肿时,视其严重程度可引起一系列病理生理改变。早期病变局限于细小气道,仅闭合容积增大,反映肺组织弹性阻力及小气道阻力的动态肺顺应性降低。病变累及大气道时,肺通气功能障碍,最大通气量降低。随着病情的发展,肺组织弹性日益减退,肺泡持续扩大,回缩障碍,则残气量及残气量占肺总量的百分比增加。肺气肿加重导致大量肺泡周围的毛细血管受膨胀肺泡的挤压而退化,致使肺毛细血管大量减少,肺泡间的血流量减少,此时肺泡虽有通气,但肺泡壁无血液灌流,导致生理无效腔气量增大;也有部分肺区虽有血液灌流,但肺泡通气不良,不能参与气体交换。如此,肺泡及毛细血管大量丧失,弥散面积减少,产生通气与血流比例失调,导致换气功能发生障碍。通气和换气功能障碍可引起缺氧和二氧化碳潴留,发生不同程度的低氧血症和高碳酸血症,最终出现呼吸功能衰竭。

(三)病因与诱因

确切的病因不清楚。但认为与肺部对香烟烟雾等有害气体或有害颗粒的异常炎症反应有关。这些反应存在个体易感因素和环境因素的互相作用。

(1)吸烟:为重要的发病因素,吸烟者慢性支气管炎的患病率比不吸烟者高 2～8 倍,烟龄越长,吸烟量越大,COPD 患病率越高。

(2)职业粉尘和化学物质:接触职业粉尘及化学物质,如烟雾、变应原、工业废气及室内空气污染等,浓度过高或时间过长时,均可能产生与吸烟类似的 COPD。

(3)空气污染:大气中的有害气体如二氧化硫、二氧化氮、氯气等可损伤气道黏膜上皮,使纤毛清除功能下降,黏液分泌增加,为细菌感染增加条件。

(4)感染因素:与慢性支气管炎类似,感染亦是 COPD 发生发展的重要因素之一。

(5)蛋白酶-抗蛋白酶失衡。

(6)炎症机制。

(7)其他:自主神经功能失调、营养不良、气温变化等都有可能参与 COPD 的发生、发展。

(四)临床表现

起病缓慢、病程较长。主要症状如下。

1.慢性咳嗽

随病程发展可终身不愈。常晨间咳嗽明显,夜间有阵咳或排痰。

2.咳痰

一般为白色黏液或浆液性泡沫性痰,偶可带血丝,清晨排痰较多。急性发作期痰量增多,可有脓性痰。

3.气短或呼吸困难

早期在劳力时出现,后逐渐加重,以致在日常活动甚至休息时也感到气短,是 COPD 的标志性症状。

4.喘息和胸闷

部分患者特别是重度患者或急性加重时出现喘息。

5.其他

晚期患者有体重下降,食欲减退等。

6.COPD 病程分期

COPD 的病程可以根据患者的症状和体征的变化分为:①急性加重期:是指在疾病发展过程中,短期内出现咳嗽、咳痰、气促、和/或喘息加重、痰量增多,呈脓性或黏液脓性痰,可伴发热等症状。②稳定期:指患者咳嗽、咳痰、气促等症状稳定或较轻。

7.并发症

(1)慢性呼吸衰竭:常在 COPD 急性加重时发生,其症状明显加重,发生低氧血症和/或高碳酸血症,可具有缺氧和二氧化碳潴留的临床表现。

(2)自发性气胸:如有突然加重的呼吸困难,并伴有明显的发绀,患侧肺部叩诊为鼓音,听诊呼吸音减弱或消失,应考虑并发自发性气胸,通过 X 线检查可以确诊。

(3)慢性肺源性心脏病:由于 COPD 肺病变引起肺血管床减少及缺氧致肺动脉痉挛、血管重塑,导致肺动脉高压、右心室肥厚扩大,最终发生右心功能不全。

(五)辅助检验

1.肺功能检查

肺功能检查是判断气流受限的主要客观指标,对 COPD 诊断、严重程度评价、疾病进展、预后及治疗反应等有重要意义。

(1)第一秒用力呼气容积占用力肺活量百分比(FEV_1/FVC)是评价气流受限的一项敏感指标。

(2)第一秒用力呼气容积占预计值百分比(FEV_1%预计值),是评估 COPD 严重程度的良好指标,其变异性小,易于操作。

(3)吸入支气管舒张药后 $FEV_1/FVC<70\%$ 及 $FEV_1<80\%$ 预计值者,可确定为不能完全可逆的气流受限。

2.胸部 X 线检查

COPD 早期胸片可无变化,以后可出那肺纹理增粗、紊乱等非特异性改变,也可出现肺气肿改变。X 线胸片改变对 COPD 诊断特异性不高,主要作为确定肺部并发症及与其他肺疾病鉴别之用。

3.胸部 CT 检查

CT 检查不应作为 COPD 的常规检查。高分辨 CT,对有疑问病例的鉴别诊断有一定意义。

4.血气分析

对确定发生低氧血症、高碳酸血症、酸碱平衡失调及判断呼吸衰竭的类型有重要价值。

5.其他

COPD 合并细菌感染时,外周血白细胞计数增高,核左移。痰培养可能查出病原菌;常见病原菌为肺炎链球菌、流感嗜血杆菌、卡他莫拉菌、肺炎克雷伯杆菌等。

(六)治疗原则

1.缓解期治疗原则

减轻症状,阻止 COPD 病情发展,缓解或阻止肺功能下降,改善 COPD 患者的活动能力,提高其生活质量,降低病死率。

2.急性加重期治疗原则

控制感染、抗炎、平喘、解痉,纠正呼吸衰竭与右心衰竭。

(七)缓解期药物治疗

1.支气管舒张药

该药物治疗包括短期按需应用以暂时缓解症状,以及长期规则应用以减轻症状。

(1)β_2 肾上腺素受体激动剂:主要有沙丁胺醇气雾剂,每次 $100\sim200~\mu g$(1~2 喷),定量吸入,疗效持续 4~5 小时,每 24 小时不超过 8~12 喷。特布他林气雾剂亦有同样作用。可缓解症状,尚有沙美特罗、福莫特罗等长效 β_2 肾上腺素受体激动剂,每天仅需吸入 2 次。

(2)抗胆碱能药:是 COPD 常用的药物,主要品种为异丙托溴铵气雾剂,定量吸入,起效较沙丁胺醇慢,持续 6~8 小时,每次 40~80 mg,每天 3~4 次。长效抗胆碱药有噻托溴铵选择性作用于 M_1、M_3 受体,每次吸入 18 μg,每天 1 次。

(3)茶碱类:茶碱缓释或控释片,0.2 g,每 12 小时 1 次;氨茶碱,0.1 g,每天 3 次。

2.祛痰药

对痰不易咳出者可应用。常用药物有盐酸氨溴索,30 mg,每天 3 次,N-乙酰半胱氨酸 0.2 g,

每天3次,或羧甲司坦 0.5 g,每天 3 次。稀化黏素 0.5 g,每天 3 次。

3.糖皮质激素

对重度和极重度患者(Ⅲ级和Ⅳ级),反复加重的患者,长期吸入糖皮质激素与长效 β_2 肾上腺素受体激动剂联合制剂,可增加运动耐量、减少急性加重发作频率、提高生活质量,甚至有些患者的肺功能得到改善。

4.长期家庭氧疗

对 COPD 慢性呼吸衰竭者可提高生活质量和生存率。对血流动力学、运动能力、肺生理和精神状态均会产生有益的影响。长期家庭氧疗指征:①$PaO_2 \leqslant 7.3$ kPa(55 mmHg)或 $SaO_2 \leqslant 88\%$,有或没有高碳酸血症。②$PaO_2 7.3 \sim 8.0$ kPa($55 \sim 60$ mmHg),或 $SaO_2 < 89\%$,并有肺动脉高压、心力衰竭水肿或红细胞增多症(血细胞比容 > 0.55)。一般用鼻导管吸氧,氧流量为 $1.0 \sim 2.0$ L/min,吸氧时间 $10 \sim 15$ h/d。目的是使患者在静息状态下,达到 $PaO_2 \geqslant 8.0$ kPa(60 mmHg)和/或使 SaO_2 升至 90%。

(八)急性发作期药物治疗

1.支气管舒张药

药物同稳定期。有严重喘息症状者可给予较大剂量雾化吸入治疗,如应用沙丁胺醇 500 μg 或异丙托溴铵 500 μg,或沙丁胺醇 1 000 μg 加异丙托溴铵 $250 \sim 500$ μg,通过小型雾化器给患者吸入治疗以缓解症状。

2.抗生素

应根据患者所在地常见病原菌类型及药物敏感情况积极选用抗生素治疗。如给予 β 内酰胺类/β 内酰胺酶抑制剂;第二代头孢菌素、大环内酯类或喹诺酮类。如果找到确切的病原菌,根据药敏结果选用抗生素。

3.糖皮质激素

对需住院治疗的急性加重期患者可考虑口服泼尼松龙 $30 \sim 40$ mg/d,也可静脉给予甲泼尼龙 $40 \sim 80$ mg,每天 1 次。连续 $5 \sim 7$ 天。

4.祛痰剂

溴己新 $8 \sim 16$ mg,每天 3 次;盐酸氨溴索 30 mg,每天 3 次酌情选用。

5.吸氧

低流量吸氧。

二、护理评估

(一)一般评估

1.生命体征

急性加重期时合并感染患者可有体温升高;呼吸频率常达每分钟 $30 \sim 40$ 次。

2.患者主诉

有无慢性咳嗽、咳痰、气短、喘息和胸闷等症状。

3.相关记录

体温、呼吸、心率、皮肤、饮食、出入量、体重等记录结果。

(二)身体评估

1.视诊

胸廓前后径增大,肋间隙增宽,剑突下胸骨下角增宽,称为桶状胸。部分患者呼吸变浅,频率增快,严重者可有缩唇呼吸等。

2.触诊

双侧语颤减弱。

3.叩诊

肺部过清音,心浊音界缩小,肺下界和肝浊音界下降。

4.听诊

两肺呼吸音减弱,呼气延长,部分患者可闻及湿啰音和/或干啰音。

(三)心理-社会评估

患者在疾病治疗过程中的心理反应与需求,家庭及社会支持情况,引导患者正确配合疾病的治疗与护理。

(四)辅助检查结果评估

1.肺功能检查

吸入支气管舒张药后 $FEV_1/FVC<70\%$ 及 $FEV_1<80\%$ 预计值者,可确定为不能完全可逆的气流受限。

2.血气分析

对确定发生低氧血症、高碳酸血症、酸碱平衡失调及判断呼吸衰竭的类型有重要价值。

3.痰培养

痰培养可能查出病原菌。

(五)COPD 常用药效果的评估

1.应用支气管扩张剂的评估要点

(1)用药剂量/天、用药的方法(雾化吸入法、口服、静脉滴注)的评估与记录。

(2)评估急性发作时,是否能正确使用定量吸入器,用药后呼吸困难是否得到缓解。

(3)评估患者是否掌握常用三种雾化吸器的正确使用方法:定量吸入器、都保干粉吸入器、准纳器。并注意用后漱口。

2.应用抗生素的评估要点

参照其他相关章节。

三、主要护理诊断/问题

(一)气体交换受损

与气道阻塞、通气不足、呼吸肌疲劳、分泌物过多和肺泡呼吸面积减少有关。

(二)清理呼吸道无效

与分泌物增多而黏稠、气道湿度减低和无效咳嗽有关。

(三)焦虑

与健康状况改变、病情危重、经济状况有关。

四、护理措施

(一)休息与活动

中度以上 COPD 急性加重期患者应卧床休息,协助患者采取舒适体位,极重度患者宜采取身体前倾坐位,视病情增加适当的活动,以患者不感到疲劳,不加重病情为宜。

(二)病情观察

观察咳嗽、咳痰及呼吸困难的程度,观察血压、心率,监测动脉血气和水、电解质、酸碱平衡情况。

(三)控制感染

遵医嘱给予抗感染治疗,有效地控制呼吸道感染

(四)合理用氧

采用低流量持续给氧,流量 1～2 L/min。提倡长期家庭氧疗,每天氧疗时间在 15 小时以上。

(五)用药护理

遵医嘱应用抗生素、支气管舒张药和祛痰药,注意观察效果及不良反应。

(六)呼吸功能训练

指导患者正确进行缩唇呼吸和腹式呼吸训练。

1.缩唇呼吸

呼气时将口唇缩成吹笛子状,气体经缩窄的口唇缓慢呼出。作用:提高支气管内压,防止呼气时小气道过早陷闭,以利肺泡气体排出。

2.腹式呼吸

患者可取立位、平卧位、半卧位,两手分别放于前胸部和上腹部。用鼻缓慢吸气,膈肌最大程度下降,腹部松弛,腹部凸出,手感到腹部向上抬起;经口呼气,吸气时腹肌收缩,膈肌松弛,膈肌别的腹部腔内压增加而上抬,推动肺部气体排出,手感到下降。

3.缩唇呼气和腹式呼吸训练

每天训练 3～4 次,每次重复 8～10 次。

(七)保持呼吸道通畅

(1)痰多黏稠、难以咳出的患者需要多饮水,以达到稀释痰液的目的。

(2)遵医嘱每天进行氧气或超声雾化吸入。

(3)护士或家属协助给予胸部叩击和体位引流。

(4)指导有效咳嗽。尽可能加深吸气,以增加或达到必要的吸气容量;吸气后要有短暂的闭气,以使气体在肺内得到最大的分布,稍后关闭声门,可进一步增强气道中的压力,而后增加胸膜腔内压即增高肺泡内压力,这是使呼气时产生高气流的重要措施;最后声门开放,肺内冲出的高速气流,使分泌物从口中喷出。

(5)必要时给予机械吸痰或纤支镜吸痰。

(八)减轻焦虑

护士与家属共同帮助患者去除焦虑产生的原因;与家属、患者共同制订和实施康复计划;指导患者放松技巧。但要向家属与患者强调镇静安眠药对该病的危害,会抑制呼吸中枢,加重低氧血症和高碳酸血症。需慎用或不用。

(九)健康指导

1.疾病预防指导

戒烟是预防 COPD 的重要措施,避免粉尘和刺激性气体的吸入;避免和呼吸道感染患者接触,在呼吸道传染病流行期间,尽量避免去人群密集的公共场所;指导患者要根据气候变化,及时增减衣物,避免受凉感冒。

制订个体化锻炼计划:增强体质,按患者情况坚持全身有氧运动;坚持进行腹式呼吸及缩唇呼气训练。

2.饮食指导

重视缓解期营养摄入,改善营养状况。应制订高热量、高蛋白、高维生素饮食计划。

3.家庭氧疗的指导

护士应指导患者和家属做到:①了解氧疗的目的、必要性及注意事项;②注意安全:供氧装置周围严禁烟火,防止氧气燃烧爆炸;③氧疗装置定期更换、清洁、消毒。

4.就诊指标

(1)患者咳嗽、咳痰症状加重。

(2)原有的喘息症状加重,或出现呼吸困难伴或不伴皮肤、口唇、甲床发绀。

(3)咳出脓性或黏液脓性痰,伴发热。

(4)突发明显的胸痛,咳嗽时明显加重。

(5)出现下垂部位水肿,如下肢等。

五、护理效果评估

(1)患者自觉症状好转(咳嗽、咳痰、呼吸困难减轻)。

(2)患者体温降至正常,生命体征稳定。

(3)患者能学会缩唇呼吸与腹式呼吸,学会有效咳嗽。

(4)患者能独立操作 3 种常用支气管扩张剂气雾剂的使用方法和注意事项。

(5)患者能掌握家属氧疗的方法与使用注意事项。

(6)患者情绪稳定。

(徐娟娟)

第七章　消化内科护理

第一节　消化性溃疡

一、疾病概述

(一)概念和特点

消化性溃疡主要指发生在胃和十二指肠的慢性溃疡,即胃溃疡(gastric ulcer,GU)和十二指肠溃疡(duodenal ulcer,DU),因溃疡的形成与胃酸/胃蛋白酶的消化作用有关而得名。溃疡的黏膜缺损超过黏膜肌层,不同于糜烂。

消化性溃疡是全球常见疾病,其患病率在近年来呈下降趋势。本病可发生于任何年龄,但中年最为常见,DU 多见于青壮年,而 GU 多见于中老年,后者发病高峰比前者约晚 10 年。男性患病比女性多见。临床上 DU 比 GU 多见,两者之比为(2~3):1,但有地区差异。

(二)相关病理、生理

目前,对消化性溃疡的病理、生理的认识主要是基于 Shay 和 Sun 等人提出的"平衡学说"。即正常情况下,胃黏膜的攻击因子与防御因子应保持生理上的平衡,若攻击因子过强或防御因子减弱,就会造成胃黏膜损伤而引起溃疡。攻击因子主要有胃酸、胃蛋白酶、幽门螺杆菌等。防御因子主要有碳酸氢盐、胃黏液屏障和前列腺素等细胞保护因子。因此,"平衡学说"实际上就是胃酸分泌系统与胃黏膜保护系统之间的平衡。

(三)消化性溃疡的病因

1.幽门螺杆菌感染和非甾体抗炎药

近年的研究已经明确,幽门螺杆菌(Hp)感染和服用非甾体抗炎药(NSAID)是最常见病因。溃疡发生是黏膜侵袭因素和防御因素失平衡的结果,胃酸在溃疡的形成中起关键作用。对胃、十二指肠黏膜有损伤的侵袭因素包括胃酸和胃蛋白酶的消化作用,Hp 的感染、NSAID,以及其他如胆盐、胰酶、酒精等,其中 Hp 和 NSAID 是损害胃黏膜屏障,导致消化性溃疡的最常见病因。

2.下列因素与消化性溃疡发病有不同程度的关系

(1)吸烟:吸烟者消化性溃疡的发生率比不吸烟者高,吸烟影响溃疡愈合和促进溃疡复发。

(2)遗传:消化性溃疡的家族史可能是 Hp 感染"家庭聚集"现象,O 型血胃上皮细胞表面表达更多黏附受体而有利于 Hp 定植,故 O 型血者易患消化性溃疡。

(3)急性应激:情绪应激可能主要起诱因作用,可能通过神经内分泌途径影响胃十二指肠分泌、运动和黏膜血流的调节。

(4)胃十二指肠运动异常:胃肠运动障碍不大可能是原发病因,但可加重 Hp 或 NSAID 对黏膜的损害。

因此,消化性溃疡是一种多因素疾病,其中 Hp 感染和服用 NSAID 是已知的主要病因,溃疡发生是黏膜侵袭因素和防御因素失平衡的结果,胃酸在溃疡形成中起关键作用。

(四)临床表现

上腹痛是消化性溃疡的主要症状,但部分患者可无症状或症状较轻以至于不为患者所注意,而以出血、穿孔等并发症为首发症状。

典型的消化性溃疡有如下临床特点:①慢性过程,病史可达数年至数十年。②周期性发作,发作与自发缓解相交替,发作期可为数周或数月,缓解期亦长短不一,短者数周、长者数年;发作常有季节性,多在秋冬季或冬春之交发病,可因精神情绪不良或过劳而诱发。③发作时上腹痛呈节律性,表现为空腹痛即餐后 2~4 小时和/或午夜痛,腹痛多为进食或服用抗酸药所缓解,典型节律表现在 GU 多见。

1.症状

上腹痛为主要症状,性质多为灼痛,亦可为钝痛、胀痛、剧痛或饥饿样不适感。多位于中上腹,可偏右或偏左。一般为轻至中度持续性痛。疼痛常有典型的节律性如上述。腹痛多在进食或服用抗酸药后缓解。

2.体征

溃疡活动时上腹部可有局限性轻压痛,缓解期无明显体征。

(五)辅助检查

1.实验室检查

血常规、尿和便常规(粪便潜血试验)、生化、肝肾功能检查(以了解其病因、诱因及潜在的护理问题)。

2.胃镜和胃黏膜活组织检查

胃镜和胃黏膜活组织检查是确诊消化性溃疡首选的检查方法。内镜下消化性溃疡多呈圆形或椭圆形,也有呈线形,边缘光整,底部覆有灰黄色或灰白色渗出物,周围黏膜可有充血、水肿,可见皱襞向溃疡集中。内镜下溃疡可分为活动期(A)、愈合期(H)和瘢痕期(S)3 个病期。

3.X 线钡餐检查

其适用于对胃镜检查有禁忌或不愿接受胃镜检查者。溃疡的 X 线征象有直接和间接两种:龛影是直接征象,对溃疡有确诊价值;局部压痛、十二指肠球部激惹和球部畸形、胃大弯侧痉挛性切迹均为间接征象,仅提示可能有溃疡。

4.Hp 检测

该检测应列为消化性溃疡诊断的常规检查项目,因为有无 Hp 感染决定治疗方案的选择。监测方法分为侵入性和非侵入性两大类。前者需通过胃镜检查取胃黏膜活组织进行监测,主要包括快速尿素酶试验、组织学检查和 Hp 培养;后者主要有 ^{13}C 或 ^{14}C 尿素呼气试验、粪便 Hp 抗原检测及血清学检查。

(六)治疗原则

消化性溃疡的治疗目的:消除病因、缓解症状、愈合溃疡、防止复发和防治并发症。针对病因的治疗,例如根除 Hp,有可能彻底治愈溃疡病,是近年来消化性溃疡治疗的一大进展。

1.药物治疗

治疗消化性溃疡的药物可分为抑制胃酸分泌的药物和保护胃黏膜的药物两大类,主要起缓解症状和促进溃疡愈合的作用,常与根除 Hp 治疗配合使用。

(1)抑制胃酸药物:溃疡的愈合与抑酸治疗的强度和时间成正比。抗酸药具有中和胃酸作用,可迅速缓解疼痛症状,但一般剂量难以促进溃疡愈合,故目前多作为加强止痛的辅助治疗。常用的抑制胃酸的药物有:①碱性抗酸剂。氢氧化铝、铝碳酸镁等及其复方制剂;②H_2 受体拮抗剂:西咪替丁 800 mg,每晚 1 次或 400 mg,2 次/天;③雷尼替丁 300 mg,每晚 1 次或 150 mg,2 次/天;④法莫替丁 40 mg,每晚 1 次或 20 mg,2 次/天;⑤尼扎替丁 300 mg,每晚 1 次或 150 mg,2 次/天;⑥质子泵抑制剂:奥美拉唑 20 mg,1 次/天;⑦兰索拉唑 30 mg,1 次/天。

(2)保护胃黏膜药物:硫糖铝和胶体铋目前已少用作治疗消化性溃疡的一线药物。枸橼酸铋钾因兼有较强抑制幽门螺杆菌作用,可作为根除 Hp 联合治疗方案的组分,但要注意此药不能长期服用,因会过量蓄积而引起神经毒性。米索前列醇具有抑制胃酸分泌、增加胃十二指肠黏膜的黏液及碳酸氢盐分泌和增加黏膜血流等作用,主要用于 NSAID 溃疡的预防,腹泻是常见不良反应,因引起子宫收缩故孕妇忌服。

常用的有:①硫糖铝 1 g,4 次/天;②前列腺素类药物:米索前列醇 200 μg,4 次/天;③胶体铋:枸橼酸铋钾 120 mg,4 次/天。

根除幽门螺杆菌治疗:凡有 Hp 感染的消化性溃疡,无论初发或复发、活动或静止、有无并发症,均应予以根除 Hp 治疗。根除 Hp 治疗结束后,继续给予 1 个疗程的抗溃疡治疗是最理想的。这对有并发症或溃疡面积大的患者尤为必要。

2.其他治疗

外科手术,仅限于少数有并发症者,包括:①大量出血经内科治疗无效;②急性穿孔;③瘢痕性幽门梗阻;④胃溃疡癌变;⑤严格内科治疗无效的顽固性溃疡。

二、护理评估

(一)一般评估

1.患病及治疗经过

询问发病的有关诱因和病因,例如发病是否与天气变化,饮食不当或情绪激动有关;有无暴饮暴食、喜食酸辣等刺激性食物的习惯;是否嗜烟酒;有无经常服用 NSAID 药物史;家族中有无溃疡病者等。询问患者的病程经过,例如首次疼痛发作的时间,疼痛与进食的关系,是餐后还是空腹出现,有无规律,部位及性质如何,应用何种方法能缓解疼痛。曾做过何种检查和治疗,结果如何。

2.患者主诉与一般情况

有无恶心、呕吐、嗳气、反酸等其他消化道症状,有无呕血、黑便、频繁呕吐等症状。询问此次发病与既往有无变化,日常休息与活动如何等。

3.相关记录

腹痛、体重、体位、饮食、药物、出入量等记录结果。

(二)身体评估

1.头颈部

有无痛苦表情、消瘦、贫血貌等。

2.腹部

(1)上腹部有无固定压痛点,有无胃蠕动波,全腹有无压痛、反跳痛,有无腹肌紧张。

(2)有无空腹振水音,腹部有无肠鸣音变化(亢进、减弱或消失)(结合病例综合考虑)。

3.其他

有无因腹部疼痛而发生的体位改变等。

(三)心理-社会评估

患者及家属对疾病的认识程度,患者有无焦虑或恐惧等心理,患者在疾病治疗过程中的心理反应与需求,家庭及社会支持情况。

(四)辅助检查结果评估

(1)血常规:有无红细胞计数、血红蛋白减少。

(2)粪便潜血试验:是否为阳性。

(3)Hp检测:是否为阳性。

(4)胃液分析:基础排酸量和最大排酸量是增高、减少还是正常。

(5)X线钡餐造影:有无典型的溃疡龛影及其部位。

(6)胃镜及黏膜活检:溃疡的部位、大小及性质如何,有无活动性出血。

(五)常用药物治疗效果的评估

1.抗酸药评估要点

(1)用药剂量/天、时间、用药的方法(静脉注射、口服)的评估与记录。

(2)有无磷缺乏症表现:食欲缺乏、软弱无力等症状,甚至有骨质疏松的表现。

(3)有无严重便秘、代谢性碱中毒与钠潴留,甚至肾损害。服用镁剂应注意有无腹泻。

2.H_2受体拮抗剂评估要点

(1)用药剂量/天、时间、用药的方法(静脉注射、口服)的评估与记录,静脉给药应注意控制速度,速度过快可引起低血压和心律失常。

(2)注意监测肝、肾功能,注意有无头痛、头晕、疲倦、腹泻及皮疹等反应,因药物可随母乳排出,哺乳期应停止用药。

3.质子泵抑制剂的评估要点

(1)患者自觉症状:有无头晕、腹泻等症状。

(2)有无皮肤等反应:如荨麻疹、皮疹、瘙痒、头痛、口苦和肝功能异常等。

三、主要护理诊断

(1)腹痛:与胃酸刺激溃疡面引起化学性炎症反应有关。

(2)营养失调,低于机体需要量:与疼痛致摄入减少及消化吸收障碍有关。

(3)知识缺乏:缺乏有关消化性溃疡病因及预防知识。

(4)潜在并发症:上消化道大量出血、穿孔、幽门梗阻和癌变。

四、护理措施

(一)休息与活动

溃疡活动期且症状较重者,嘱其卧床休息几天至1～2周,可使疼痛等症状缓解。病情较轻者则应鼓励其适当活动,以分散注意力。

(二)指导缓解疼痛

注意观察及详细了解患者疼痛的规律和特点,并按其疼痛特点指导缓解疼痛的方法。如DU表现为空腹痛或午夜痛,指导患者在疼痛前或疼痛时进食碱性食物(如苏打饼干等),或服用制酸剂。也可采用局部热敷或针灸止痛。

(三)合理饮食

选择营养丰富,易消化的食物。症状重者以面食为主。避免食用机械性和化学性刺激强的食物。以少食多餐为主,每天进食4~5次,避免过饱,进食宜细嚼慢咽,以增加唾液分泌,稀释和中和胃酸。

(四)用药护理

应严格按医嘱用药,并注意观察常用药的毒副作用,发现问题及时处理。

(五)心理护理

多关心体贴患者,使患者保持良好的情绪,因为过分焦虑和恐惧往往更易诱发和加重消化性溃疡。

(六)健康教育

1.帮助患者认识和去除病因

讲解引起和加重溃疡病的相关因素,指导其保持乐观情绪,规律生活。

2.饮食指导

建立合理的饮食习惯和结构,戒除烟酒,避免摄入刺激性食物。饮食宜清淡、易消化、富营养,少食多餐。

3.用药原则

指导患者按医嘱正确服药,学会观察药效及不良反应,不随便停药或减量,防止溃疡复发。指导患者慎用或勿用致溃疡的药物,如阿司匹林、咖啡因、泼尼松等。

4.适当活动计划

制订个体化的活动计划,选择合适的锻炼方式,提高机体抵抗力。

5.自我观察

教会患者出院后的某些重要指标的自我监测:如腹痛、呕吐、黑便等监测并正确记录。

6.及时就诊的指标

(1)上腹疼痛节律发生变化或疼痛加剧。

(2)出现呕血、黑便等。

(王亚楠)

第二节　反流性食管炎

反流性食管炎是指胃、十二指肠内容物反流入食管所引起的食管黏膜炎症、糜烂、溃疡和纤维化等病变,甚至引起咽喉、气道等食管以外的组织损害。其发病男性多于女性,男女比例为(2~3):1,发病率为1.92%。随着年龄的增长,食管下段括约肌收缩力的下降,胃、十二指肠内容物自发性反流,而使老年人反流性食管炎的发病率有所增加。

一、病因与发病机制

(一)抗反流屏障削弱

食管下括约肌是指食管末端 3～4 cm 长的环形肌束。正常人静息时压力为 1.3～4.0 kPa（10～30 mmHg），为一高压带，防止胃内容物反流入食管。由于年龄的增长，机体老化导致食管下括约肌的收缩力下降引起食物反流。一过性食管下括约肌松弛也是反流性食管炎的主要发病机制。

(二)食管清除作用减弱

正常情况下，一旦发生食物的反流，大部分反流物通过 1～2 次食管自发和继发性的蠕动性收缩将食管内容物排入胃内，即容量清除，剩余的部分则由唾液缓慢地中和。老年人食管蠕动缓慢和唾液产生减少，影响了食管的清除作用。

(三)食管黏膜屏障作用下降

反流物进入食管后，可以凭借食管上皮表面黏液、不移动水层和表面 HCO_3^-、复层鳞状上皮等构成上皮屏障，以及黏膜下丰富的血液供应构成的后上皮屏障，发挥其抗反流物对食管黏膜损伤的作用。随着机体老化，食管黏膜逐渐萎缩，黏膜屏障作用下降。

二、护理评估

(一)健康史

询问患者的饮食结构及习惯、有无长期服用药物史。

(二)身体评估

1.反流症状

反酸、反食、反胃（指胃内容物在无恶心和不用力的情况下涌入口腔）、嗳气等，多在餐后明显或加重，平卧或躯体前屈时易出现。

2.反流物引起的刺激症状

胸骨后或剑突下烧灼感、胸痛、吞咽困难等。常由胸骨下段向上伸延，常在餐后 1 小时出现，平卧、弯腰或腹压增高时可加重。反流物刺激食管痉挛导致胸痛，常发生在胸骨后或剑突下。严重时可为剧烈刺痛，可放射到后背、胸部、肩部、颈部、耳后，有的酷似心绞痛的特点。

3.其他症状

咽部不适，有异物感、棉团感或堵塞感，可能与酸反流引起食管上段括约肌压力升高有关。

4.并发症

(1)上消化道出血：因食管黏膜炎症、糜烂及溃疡可以导致上消化道出血。

(2)食管狭窄：食管炎反复发作致使纤维组织增生，最终导致瘢痕性狭窄。

(3)Barrett 食管：在食管黏膜的修复过程中，食管-贲门交界处 2 cm 以上的食管鳞状上皮被特殊的柱状上皮取代，称为 Barrett 食管。Barrett 食管发生溃疡时，又称 Barrett 溃疡。Barrett 食管是食管癌的主要癌前病变，其腺癌的发生率较正常人高 30～50 倍。

(三)辅助检查

1.内镜检查

内镜检查是反流性食管炎最准确、最可靠的诊断方法，能判断其严重程度和有无并发症，结合活检可与其他疾病相鉴别。

2.24 小时食管 pH 监测

应用便携式 pH 记录仪在生理状态下对患者进行 24 小时食管 pH 连续监测,可提供食管是否存在过度酸反流的客观依据。在进行该项检查前 3 天,应停用抑酸药与促胃肠动力的药物。

3.食管吞钡 X 线检查

对不愿意接受或不能耐受内镜检查者行该检查。严重患者可发现阳性 X 线征。

(四)心理社会状况

反流性食管炎长期持续存在,病情反复、病程迁延,因此患者会出现食欲减退,体重下降,导致患者心情烦躁、焦虑;合并消化道出血时会使患者紧张、恐惧。应注意评估患者的情绪状态及对本病的认知程度。

三、常见护理诊断及问题

(一)疼痛

与胃食管黏膜炎性病变有关。

(二)营养失调:低于机体需要量

与害怕进食、消化吸收不良等有关。

(三)有体液不足的危险

与合并消化道出血引起活动性体液丢失、呕吐及液体摄入量不足有关。

(四)焦虑

与病情反复、病程迁延有关。

(五)知识缺乏

缺乏对反流性食管炎病因和预防知识的了解。

四、诊断要点与治疗原则

(一)诊断要点

临床上有明显的反流症状,内镜下有反流性食管炎的表现,食管过度酸反流的客观依据即可作出诊断。

(二)治疗原则

以药物治疗为主,对药物治疗无效或发生并发症者可做手术治疗。

1.药物治疗

目前多主张采用递减法,即开始使用质子泵抑制剂加促胃肠动力药,迅速控制症状,待症状控制后再减量维持。

(1)促胃肠动力药:目前主要常用的药物是西沙必利。常用量为每次 5～15 mg,每天 3～4 次,疗程 8～12 周。

(2)抑酸药。①H_2 受体拮抗剂:西咪替丁 400 mg、雷尼替丁 150 mg、法莫替丁 20 mg,每天 2 次,疗程 8～12 周。②质子泵抑制剂(PPI):奥美拉唑 20 mg、兰索拉唑 30 mg、泮托拉唑 40 mg、雷贝拉唑 10 mg 和埃索美拉唑 20 mg,1 天 1 次,疗程 4～8 周。③抗酸药:仅用于症状轻、间歇发作的患者作为临时缓解症状用。反流性食管炎有并发症或停药后很快复发者,需要长期维持治疗。H_2 受体拮抗剂、西沙必利、PPI 均可用于维持治疗,其中以 PPI 效果最好。维持治疗的剂量因患者而异,以调整至患者无症状的最低剂量为合适剂量。

2.手术治疗

手术为不同术式的胃底折叠术。手术指征为:①严格内科治疗无效。②虽经内科治疗有效,但患者不能忍受长期服药。③经反复扩张治疗后仍反复发作的食管狭窄。④确证由反流性食管炎引起的严重呼吸道疾病。

3.并发症的治疗

(1)食管狭窄:大部分狭窄可行内镜下食管扩张术治疗。扩张后予以长程 PPI 维持治疗可防止狭窄复发。少数严重瘢痕性狭窄需行手术切除。

(2)Barrett 食管:药物治疗是预防 Barrett 食管发生和发展的重要措施,必须使用 PPI 治疗及长期维持。

五、护理措施

(一)一般护理

为减少平卧时及夜间反流可将床头抬高 15～20 cm。避免睡前 2 小时内进食,白天进餐后亦不宜立即卧床。应避免食用使食管下括约肌压力降低的食物和药物,如高脂肪、巧克力、咖啡、浓茶及硝酸甘油、钙通道阻滞剂等。应戒烟及禁酒。减少一切影响腹压增高的因素,如肥胖、便秘、紧束腰带等。

(二)用药护理

遵医嘱给予药物治疗,注意观察药物的疗效及不良反应。

1.H₂ 受体拮抗剂

药物应在餐中或餐后即刻服用,若需同时服用抗酸药,则两药应间隔 1 小时以上。若静脉给药应注意控制速度,过快可引起低血压和心律失常。西咪替丁对雄性激素受体有亲和力,可导致男性乳腺发育、阳痿及性功能紊乱,应做好解释工作。该药物主要通过肾排泄,用药期间应监测肾功能。

2.质子泵抑制剂

奥美拉唑可引起头晕,应嘱患者用药期间避免开车或做其他必须高度集中注意力的工作。兰索拉唑的不良反应包括荨麻疹、皮疹、瘙痒、头痛、口苦、肝功能异常等,轻度不良反应不影响继续用药,较严重时应及时停药。泮托拉唑的不良反应较少,偶可引起头痛和腹泻。

3.抗酸药

该药在饭后 1 小时和睡前服用。服用片剂时应嚼服,乳剂给药前应充分摇匀。

抗酸剂应避免与奶制品、酸性饮料及食物同时服用。

(三)饮食护理

(1)指导患者有规律地定时进餐,饮食不宜过饱,选择营养丰富,易消化的食物。避免摄入过咸、过甜、过辣的刺激性食物。

(2)制订饮食计划:与患者共同制订饮食计划,指导患者及家属改进烹饪技巧,增加食物的色、香、味,刺激患者食欲。

(3)观察并记录患者每天进餐次数、量、种类,以了解其摄入营养素的情况。

六、健康指导

(一)疾病知识的指导

向患者及家属介绍本病的有关病因,避免诱发因素。保持良好的心理状态,平时生活要有规律,合理安排工作和休息时间,注意劳逸结合,积极配合治疗。

(二)饮食指导

指导患者加强饮食卫生和饮食营养,养成有规律的饮食习惯;避免过冷、过热、辛辣等刺激性食物及浓茶、咖啡等饮料;嗜酒者应戒酒。

(三)用药指导

根据病因及病情进行指导,嘱患者长期维持治疗,介绍药物的不良反应,如有异常及时复诊。

(王亚楠)

第三节 胃 炎

胃炎是指不同病因所致的胃黏膜炎症,通常包括上皮损伤、黏膜炎症反应和细胞再生 3 个过程,是最常见的消化道疾病之一。

一、急性胃炎

急性胃炎是由多种病因引起的急性胃黏膜炎症,内镜检查可见胃黏膜充血、水肿、出血、糜烂及浅表溃疡等一过性病变。临床上,以急性糜烂出血性胃炎最常见。

(一)病因与发病机制

1.药物

最常引起胃黏膜炎症的药物是非甾体抗炎药(nonsteroidal anti-inflammatory drug,NSAID),如阿司匹林、吲哚美辛等,可破坏胃黏膜上皮质,引起黏膜糜烂。

2.急性应激

严重的重要脏器衰竭、严重创伤、大手术、大面积烧伤、休克甚至精神心理因素等引起的急性应激,导致胃黏膜屏障破坏和 H^+ 弥散进入黏膜,引起胃黏膜糜烂和出血。

3.其他

酒精具有亲脂性和溶脂能力,高浓度酒精可直接破坏胃黏膜屏障。某些急性细菌或病毒感染、胆汁和胰液反流、胃内异物及肿瘤放疗后的物理性损伤,可造成胃黏膜损伤引起上皮细胞损害、黏膜出血和糜烂。

(二)临床表现

1.症状

轻者大多无明显症状;有症状者主要表现为非特异性消化不良的表现。上消化道出血是该病突出的临床表现。

2.体征

上腹部可有不同程度的压痛。

(三)辅助检查

1.实验室检查

大便潜血试验呈阳性。

2.内镜检查

纤维胃镜检查是诊断的主要依据。

(四)治疗要点

治疗原则是去除致病因素和积极治疗原发病。药物引起者,立即停药。急性应激者,在积极治疗原发病的同时,给予抑制胃酸分泌的药物。发生上消化道大出血时,按上消化道出血处理。

(五)护理措施

1.休息与活动

注意休息,减少活动。急性应激致病者应卧床休息。

2.饮食护理

定时、规律进食,少食多餐,避免辛辣刺激性食物。

3.用药指导

指导患者遵医嘱慎用或禁用对胃黏膜有刺激作用的药物,并指导患者正确服用抑酸剂、胃黏膜保护剂等药物。

二、慢性胃炎

慢性胃炎是由各种病因引起的胃黏膜慢性炎症。其发病率在各种胃病中居首位。

(一)病因与发病机制

1.幽门螺杆菌感染

幽门螺杆菌感染被认为是慢性胃炎最主要的病因。

2.饮食和环境因素

饮食中高盐和缺乏新鲜蔬菜、水果与发生慢性胃炎相关。幽门螺杆菌可增加胃黏膜对环境因素损害的易感性。

3.物理及化学因素

物理及化学因素可削弱胃黏膜的屏障功能,使其易受胃酸-胃蛋白酶的损害。

4.自身免疫

由于壁细胞受损,机体产生壁细胞抗体和内因子抗体,使胃酸分泌减少甚至缺失,还可影响维生素 B_{12} 吸收,导致恶性贫血。

5.其他因素

慢性胃炎与年龄相关。

(二)临床表现

1.症状

$70\%\sim80\%$ 的患者可无任何症状,部分患者表现为非特异性的消化不良,症状常与进食或食物种类有关。

2.体征

体征多不明显,有时上腹部轻压痛。

(三)辅助检查

1.实验室检查

胃酸分泌正常或偏低。

2.幽门螺杆菌检测

可通过侵入性和非侵入性方法检测。

3.胃镜及胃黏膜活组织检查

胃镜及胃黏膜活组织检查是诊断慢性胃炎最可靠的方法。

(四)治疗要点

治疗原则是消除病因、缓解症状、控制感染、防治癌前病变。

1.根除幽门螺杆菌感染

对幽门螺杆菌感染引起的慢性胃炎,尤其在活动期,目前多采用三联疗法,即一种胶体铋剂或一种质子泵抑制剂加上两种抗菌药物。

2.根据病因给予相应处理

若因非甾体抗炎药引起,应停药并给予抑酸剂或硫糖铝;若因胆汁反流,可用氢氧化铝凝胶来吸附,或予以硫糖铝及胃动力药物以中和胆盐,防止反流。

3.对症处理

有胃动力学改变者,可服用多潘立酮、西沙必利等;自身免疫性胃炎伴有恶性贫血者,遵医嘱肌内注射维生素 B_{12}。

(五)护理措施

1.一般护理

(1)休息与活动:急性发作或伴有消化道出血时应卧床休息,并可用转移注意力、做深呼吸等方法来减轻焦虑、缓解疼痛。病情缓解时,进行适当的运动和锻炼,注意避免过度劳累。

(2)饮食护理:以高热量、高蛋白、高维生素及易消化的饮食为原则,宜定时定量、少食多餐、细嚼慢咽,避免摄入过咸、过甜、过冷、过热及辛辣刺激性食物。

2.病情观察

观察患者消化不良症状,腹痛的部位及性质,呕吐物和粪便的颜色、量及性状等,用药前后患者的反应。

3.用药护理

注意观察药物的疗效及不良反应。

(1)慎用或禁用阿司匹林、吲哚美辛等对胃黏膜有刺激的药物。

(2)胶体铋剂:枸橼酸铋钾宜在餐前半小时用吸管吸入服用。部分患者服药后出现便秘和大便呈黑色,停药后可自行消失。

(3)抗菌药物:服用阿莫西林前应询问患者有无青霉素过敏史,应用过程中注意有无迟发性变态反应。甲硝唑可引起恶心、呕吐等胃肠道反应。

4.症状、体征的护理

腹部疼痛或不适者,避免精神紧张,采取转移注意力、做深呼吸等方法缓解疼痛;或用热水袋热敷胃部,以解除痉挛,减轻腹痛。

5.健康指导

(1)疾病知识指导:向患者及家属介绍本病的相关病因和预后,避免诱发因素。

（2）饮食指导：指导患者加强饮食卫生和营养，规律饮食。

（3）生活方式指导：指导患者保持良好的心态，生活要有规律，合理安排工作和休息时间，劳逸结合。

（4）用药指导：指导患者遵医嘱服药，如有异常及时就诊，定期门诊复查。

（王亚楠）

第四节　急性胰腺炎

急性胰腺炎是常见的急腹症之一，为胰酶对胰脏本身自身消化所引起的化学性炎症。胰腺病变轻重不等，轻者以水肿为主，临床经过属自限性，1次发作数天后即可完全恢复，少数呈复发性急性胰腺炎；重者胰腺出血坏死，易并发休克、胰假性囊肿和脓肿等，死亡率高达 25％～40％。

关于急性胰腺炎的发生率，目前尚无精确统计。国内报道急性胰腺炎患者占住院患者的 0.32％～2.04％。本病患者一般女多于男，患者的平均年龄 50～60 岁。职业以工人多见。

一、病因及发病机制

胰腺是一个其有内、外分泌功能的实质性器官，胰腺的腺泡分泌胰液（外分泌），对食物的消化起重要作用；而散在地分布在胰腺内的胰岛，其功能细胞主要分泌胰岛素和胰高糖素（内分泌）。正常情况下，当胰液中无活力的胰蛋白酶原等进入十二指肠时，在碱性环境中被胆汁和十二指肠液中的肠激酶激活，成为具有消化能力的胰蛋白酶。在胆总管、胰管、壶腹部炎症、梗阻等病理情况下，多种胰酶在胰腺内被激活，并大量溢出管壁及腺泡壁外，导致胰腺自身消化，引起水肿、出血、坏死等，而产生急性胰腺炎。

引起急性胰腺炎的病因甚多。常见病因为胆道疾病、酗酒。急性胰腺炎的各种致病相关因素（表 7-1）。

表 7-1　急性胰腺炎致病相关因素

梗阻因素	①胆管结石。②乏特氏壶腹或胰腺肿瘤。③寄生虫或肿瘤使乳头阻塞。④胰腺分离现象并伴副胰管梗阻。⑤胆总管囊肿。⑥壶腹周围的十二指肠憩室。⑦奥狄氏括约肌压力增高。⑧十二指肠襻梗阻
毒素	①乙醇。②甲醇。③蝎毒。④有机磷杀虫剂
药物	①肯定有关（有重要试验报告）硫唑嘌呤/6-巯基嘌呤、丙戊酸、雌激素、四环素、甲硝唑、呋喃妥因、呋塞米、磺胺、甲基多巴、阿糖胞苷、西咪替丁。②不一定有关（无重要试验报告）噻嗪利尿剂、依他尼酸、苯乙双胍、普鲁卡因胺、氯噻酮、L-门冬酰胺酶、对乙酰氨基酚
代谢因素	①高甘油三酯血症。②高钙血症
外伤因素	①创伤——腹部钝性伤。②医源性——手术后、内镜下括约肌切开术、奥狄氏括约肌测压术
先天性因素	
感染因素	①寄生虫——蛔虫、华支睾吸虫。②病毒——流行性腮腺炎、甲型肝炎、乙型肝炎、柯萨奇 B 病毒、EB 病毒。③细菌——支原体、空肠弯曲菌

血管因素	①局部缺血——低灌性(如心脏手术)。②动脉粥样硬化性栓子。③血管炎——系统性红斑狼疮、结节性多发性动脉炎、恶性高血压
其他因素	①穿透性消化性溃疡。②十二指肠克罗恩病。③妊娠有关因素。④儿科有关因素瑞氏综合征、囊性纤维化特发性

(一)梗阻因素

胆石症常是老年人急性胰腺炎首次发作的原因,老年女性特别常见。一般认为是在胆石一过性阻塞胰管开口处或紧邻此开口处的胆总管时发生。如在胆石性胰腺炎发作后立即仔细收集和检查粪便,常常可以找到胆结石。胆石症引起胰腺炎的机制尚不清楚。可能是乏特氏壶腹被胆石阻塞,引起胆汁反流入胰管,损伤胰腺实质。也有认为是胰管一过性梗阻而无胆汁反流。

有人认为副乳头的先天畸形和狭窄必然引起胰腺炎。奥狄氏括约肌压力增高是急性胰腺炎反复发作的原因之一,据此内镜下括约肌切开术治疗已获得良好效果。胰小管或壶腹周围的小肿瘤也能引起胰腺炎。

(二)毒素和药物因素

乙醇、甲醇、蝎毒和有机磷杀虫剂等均可引起急性胰腺炎。

药物诱发的胰腺炎通常与对药物的超敏有关而与剂量无关。其特点是在接触药物的第一个月内发生,通常病情轻且有自限性。与成人胰腺炎发病有关的药物最常见的是硫唑嘌呤及其类似物 6-巯基嘌呤。应用这类药物的个体中有 3%～5% 发生胰腺炎,引起儿童胰腺炎最常见的药物是丙戊酸。

(三)代谢因素

甘油三酯水平超过 11.3 mmol/L 时,易发中至重度的急性胰腺炎。如其水平降至 5.65 mmol/L 以下,反复发作次数可明显减少。各种原因引起的高钙血症亦易发生急性胰腺炎。

(四)外伤因素

胰腺的创伤或手术都可引起胰腺炎。内镜逆行胰胆管造影所致创伤也可引起胰腺炎,发生率为 1%～5%。

(五)先天性因素

胰腺炎的易感性呈常染色体显性遗传。临床特点是儿童或青年期起病,逐渐演变成慢性胰腺炎和胰功能不全。胰腺结石可显著。少数家族还合并有氨基酸尿症。

(六)感染因素

血管功能不全(低容量灌注,动脉粥样硬化)和血管炎可能因减少胰腺血流而引起或加重胰腺炎。

二、临床表现

急性胰腺炎的临床表现和病程,取决于其病因、病理类型和治疗是否及时。水肿型胰腺炎一般 3～5 天内症状即可消失,但常有反复发作。如症状持续 1 周以上,应警惕已演变为出血坏死型胰腺炎。出血坏死型胰腺炎亦可在一开始时即发生,呈暴发性经过。

(一)腹痛

为本病最主要表现,约见于 95% 急性胰腺炎病例,多数突然发作,常在饱餐和饮酒后发生。

轻重不一,轻者上腹钝痛,患者常能忍受,重者呈腹绞痛、钻痛或刀割痛。疼痛常呈持续性伴阵发性加剧。疼痛的部位可因病变的部位不同而异,通常在上中腹部。如炎症以胰头部为主,疼痛常在右上腹及中上腹部;如炎症以胰体、尾部为主,常为中上腹及左上腹疼痛,并向腰背放射。疼痛在弯腰或起坐前倾时可减轻。病情轻者腹痛3~5天缓解;出血坏死型的病情发展较快,腹痛延续较长。由于渗出液扩散至腹腔,腹痛可弥漫至全腹。极少数患者尤其年老体弱者可无腹痛或极轻微痛。

腹肌常紧张,并可有反跳痛。但不像消化道穿孔时表现的肌强硬,如检查者将手紧贴于患者腹部,仍可能按压下去。有时按压腹部反而可使腹痛减轻。腹痛发生的原因是胰管扩张;胰腺炎症、水肿;渗出物、出血或胰酶消化产物进入后腹膜腔,刺激腹腔神经丛;化学性腹膜炎;胆管和十二指肠痉挛及梗阻。

(二)恶心、呕吐

84%的患者有频繁恶心和呕吐,常在进食后发生。呕吐物多为胃内容物,重者含胆汁甚至血样物。呕吐是机体对腹痛或胰腺炎症刺激的一种防御性反射。呕吐后,进入十二指肠的胃酸减少,从而减少胰泌素及缩胆素的释放,减少了胰液胰酶的分泌。

(三)发热

大多数患者有中度以上发热,少数可超过39.0 ℃,一般持续3~5天。发热为胰腺炎症或坏死产物进入血液循环,作用于中枢神经系统体温调节中枢所致。多数发热患者中找不到感染的证据,但如果高热不退强烈提示合并感染或并发胰腺脓肿。

(四)黄疸

黄疸可于发病后1~2天出现,常为暂时性阻塞性黄疸。黄疸的发生主要由于肿大的胰头部压迫了胆总管所致。合并存在的胆道病变如胆石症和胆道炎症亦是黄疸的常见原因。少数患者后期可因并发肝损害而引起肝细胞性黄疸。

(五)低血压及休克

出血坏死型胰腺炎常发生低血压和休克。患者烦躁不安,皮肤苍白、湿冷、呈花斑状,脉细弱,血压下降,少数可在发病后短期内猝死。发生休克的机制如下。

(1)胰血管舒缓素原释放,被胰蛋白酶激活后致血浆中缓激肽生成增多。缓激肽可引起血管扩张,毛细血管通透性增加,使血压下降。

(2)血液和血浆渗出到腹腔或后腹膜腔,引起血容量不足,这种体液丧失量可达血容量的30%。

(3)腹膜炎时大量体液流入腹腔或积聚于麻痹的肠腔内。

(4)呕吐丢失体液和电解质。

(5)坏死的胰腺释放心肌抑制因子使心肌收缩不良。

(6)少数患者并发肺栓塞、胃肠道出血。

(六)肠麻痹

肠麻痹是重型或出血坏死型胰腺炎的主要表现。初期,邻近胰腺的上腹部可见扩张的充气肠襻,后期则整个肠道均发生肠麻痹性梗阻。临床上以高度腹胀、肠鸣音消失为主要表现。肠麻痹可能是肠管对腹膜炎的一种反应。另外,炎症的直接作用,血管和循环的异常、低钠和低钾血症,肠壁神经丛的损害也是肠麻痹发生的重要促发因素。

（七）腹水

胰腺炎时常有少量腹水,由胰腺和腹膜在炎症过程中液体渗出或漏出所致。淋巴管受阻塞或不畅可能也起作用。偶尔出现大量的顽固性腹水,多由于假性囊肿中液体外漏引起。胰性腹水中淀粉酶含量甚高,以此可以与其他原因的腹水区别。

（八）胸膜炎

常见于严重病例,为腹腔内炎性渗出透过横膈微孔进入胸腔所引起的炎性反应。

（九）电解质紊乱

胰腺炎时,机体处于代谢紊乱状态,可以发生电解质平衡失调,血清钠、镁、钾常降低。特别是血钙降低,约见于 25% 的病例,常低于 2.25 mmol/L（9 mg/dL）,如低于 1.75 mmol/L（7 mg/dL）提示预后不良。血钙下降的原因是大量钙沉积于脂肪坏死区,同时胰高糖素分泌增加刺激,降钙素分泌,抑制了肾小管对钙的重吸收。

（十）皮下淤血斑

出血坏死型胰腺炎,因血性渗出物透过腹膜后渗入皮下,可在肋腹部形成蓝绿-棕色血斑,称为 Grey-Turner 征;如在脐周围出现蓝色斑,称为 Cullen 征。此两种征象无早期诊断价值,但有确诊意义。

三、并发症

急性水肿型胰腺炎很少有并发症发生,而急性出血坏死型则常出现多种并发症。

（一）局部并发症

1.胰脓肿形成

出血坏死型胰腺炎起病 2 周以后,如继发细菌感染,于胰腺内及其周围可有脓肿形成。检查局部有包块,全身感染中毒症状。

2.胰假性囊肿

胰假性囊肿是由胰液和坏死组织在胰腺本身或其周围被包裹而成。常发生于出血坏死型胰腺炎起病后 3～4 周,多位于胰体尾部。囊肿可累及邻近组织,引起相应的压迫症状,如黄疸、门脉高压、肠梗阻、肾盂积水等。囊肿穿破可造成胰源性腹水。

3.胰性腹膜炎

含有活性胰酶的渗出物进入腹腔,可引起化学性腹膜炎。腹腔内出现渗出性腹水。如继发感染,则可引起细菌性腹膜炎。

4.其他

胰局部炎症和纤维素性渗出可累及周围脏器,引起脾周围炎、脾梗阻、脾粘连、结肠粘连(常见为脾曲综合征)、小肠坏死出血及肾周围炎。

（二）全身并发症

1.败血症

常见于胰腺炎并发胰腺脓肿时,死亡率甚高。病原体大多数为革兰阴性杆菌,如大肠埃希菌、产碱杆菌、产气杆菌、铜绿假单胞菌等。患者表现为持续高热、白细胞升高及明显的全身毒性症状。

2.呼吸功能不全

因腹胀、腹痛,患者的膈运动受限,加之磷脂酶 A 和在该酶作用下生成的溶血卵磷脂对肺泡的损害,可发生肺炎、肺淤血、肺水肿、肺不张和肺梗死,患者出现呼吸困难,血氧饱和度降低,严重者发生急性呼吸窘迫综合征。

3.心律失常和心功能不全

因有效血容量减少和心肌抑制因子的释放,导致心肌缺血和损害,临床上表现为心律失常和急性心力衰竭。

4.急性肾衰竭

出血坏死型胰腺炎晚期,可因休克、严重感染、电解质紊乱和播散性血管内凝血而发生急性肾衰竭。

5.胰性脑病

出血坏死型胰腺炎时,大量活性蛋白水解酶、磷脂酶 A 进入脑内,损伤脑组织和血管,引起中枢神经系统损害综合征,称为胰性脑病。偶可引起脱髓鞘病变。患者可出现谵妄、意识模糊、昏迷、烦躁不安、抑郁、恐惧、妄想、幻觉、语言障碍、共济失调、震颤、反射亢进或消失及偏瘫等。脑电图可见异常。某些患者昏迷为并发糖尿病所致。

6.消化道出血

可为上消化道或下消化道出血。上消化道出血主要为胃黏膜炎性糜烂或应激性溃疡,或因脾静脉阻塞引起食道静脉破裂。下消化道出血则由于结肠本身或结肠血管受累所致。近年来发现胰腺炎时可发生胃肠型微动脉瘤,瘤破裂后可引起大出血。

7.糖尿病

5%～35%的患者在病程中出现糖尿病,常见于暴发性坏死型胰腺炎患者,是由 B 细胞遭到破坏,胰岛素分泌下降;A 细胞受刺激,胰高糖素分泌增加所致。严重病例可发生糖尿病酮症酸中毒和糖尿病昏迷。

8.慢性胰腺炎

重症胰腺炎病例可因胰腺泡大量破坏而并发胰外分泌功能不全,演变成慢性胰腺炎。

9.猝死

见于极少数病例,由胰腺-心脏性反应所致。

四、检查

实验室检查对胰腺炎的诊断具有决定性意义,一般对水肿型胰腺炎,检测血清淀粉酶和尿淀粉酶已足够,对出血坏死型胰腺炎,则需检查更多项目。

(一)淀粉酶测定

血清淀粉酶常于起病后 2～6 小时开始上升,12～24 小时达高峰。一般＞500 U。轻者 24～72 小时即可恢复正常,最迟不超过 3～5 天。如血清淀粉酶持续增高达 1 周以上,常提示有胰管阻塞或假性囊肿等并发症。病情严重度与淀粉酶升高程度之间并不一致,出血坏死型胰腺炎,因胰腺泡广泛破坏,血清淀粉酶值可正常甚至低于正常。若无肾功能不良,则尿淀粉酶常明显增高,一般在血清淀粉酶增高后 2 小时开始增高,维持时间较长,在血清淀粉酶恢复正常后仍可增高。尿淀粉酶下降缓慢,为时可达 1～2 周,故适用于起病后较晚入院的患者。

胰淀粉酶分子量约 55 000 D,易通过肾小球。急性胰腺炎时胰腺释放胰血管舒缓素,体内产生大量激肽类物质,引起肾小球通透性增加,肾脏对胰淀粉酶清除率增加,而对肌酐清除率无改变。故淀粉酶,肌酐清除率比率(Cam/Ccr)测定可提高急性胰腺炎的诊断特异性。正常人

Cam/Ccr 为 1.5%～5.5%。平均为 3.1±1.1%,急性胰腺炎为 9.8±1.1%,胆总管结石时为 3.2±0.3%。Cam/Ccr>5.5% 即可诊断急性胰腺炎。

(二)血清胰蛋白酶测定

应用放射免疫法测定,正常人及非胰腺疾病患者平均为 400 ng/mL。急性胰腺炎时增高 10～40 倍。因胰蛋白酶仅来自胰腺,故具特异性。

(三)血清脂肪酶测定

血清脂肪酶正常范围为 0.2～1.5 U。急性胰腺炎时脂肪酶血中活性升高,常大于 1.7 U。该酶在病程中升高较晚,且持续时间较长,达 7～10 天。在淀粉酶恢复正常时,脂肪酶仍升高,故对起病后就诊较晚的急性胰腺炎病例有诊断价值。特别有助于与腮腺炎加以鉴别,后者无脂肪酶升高。

(四)血清正铁清蛋白(MHA)测定

腹腔内出血后,红细胞破坏释放的血红蛋白经脂肪酸和弹性蛋白酶作用,转变为正铁血红蛋白。正铁血红蛋白与清蛋白结合形成 MHA。出血坏死型胰腺炎起病 12 小时后血中 MHA 即出现,而水肿型胰腺炎呈阴性,故可作为该两型胰腺炎的鉴别要点。

(五)血清电解质测定

急性胰腺炎时血钙通常不低于 2.12 mmol/L。血钙<1.75 mmol/L。仅见于重症胰腺炎患者。低钙血症可持续至临床恢复后 4 周。如胰腺炎由高钙血症引起,则出现血钙升高。对任何胰腺炎发作期血钙正常的患者,在恢复期均应检查有无高钙血症存在。

(六)其他

测定 α_2-巨球蛋白、α_1-抗胰蛋白酶、磷脂酶 A_2、C 反应蛋白、胰蛋白酶原激活肽及粒细胞弹性蛋白酶等均有助于鉴别轻、重型急性胰腺炎,并能帮助病情判断。

五、护理

(一)休息

发作期绝对卧床休息,或取屈膝侧卧位等舒适体位,避免衣服过紧、剧痛而辗转不安者要防止坠床,保证睡眠,保持安静。

(二)输液

急性出血坏死型胰腺炎的抗休克和纠正酸碱平衡紊乱自入院始贯穿于整个病程中,护理上需经常、准确记录 24 小时出入量,依据病情灵活调节补液速度,保证液体在规定的时间内输完,每天尿量应>500 mL。必要时建立两条静脉通道。

(三)饮食

饮食治疗是综合治疗中的重要环节。近来临床中发现,少数胰腺炎患者往往在有效的治疗后,因饮食不当而加重病情,甚至危及生命。采用分期饮食新法则取得较满意效果。胰腺炎的分期饮食分为禁食、胰腺炎Ⅰ号、胰腺炎Ⅱ号、胰腺炎Ⅲ号、低脂饮食五期。

1.禁食

绝对禁食可使胰腺安静休息,胰腺分泌减少至最低限度。患者需限制饮水,口渴者可含漱或湿润口唇。此期患者需静脉补充足够液体及电解质。禁食适用于胰腺炎的急性期,一般患者 2～3 天,重症患者 5～7 天。

2.胰腺炎Ⅰ号饮食

该饮食内不含脂肪和蛋白质。主要食物有米汤、果子水、藕粉、每天 6 餐,每次约 100 mL,每天热量约为 1.4 kJ(334 卡),用于病情好转初期的试餐阶段。此期仍需给患者补充足够液体及电解质。Ⅰ号饮食适用于急性胰腺炎患者的康复初期,一般在病后 5～7 天。

3.胰腺炎Ⅱ号饮食

该饮食内含少量蛋白质,但不含脂肪。主要食物有小豆汤、果子水、藕粉、龙须面和少量鸡蛋清,每天 6 餐,每次约 200 mL,每天热量约为 1.84 kJ。此期可给患者补充少量液体及电解质。Ⅱ号饮食适用于急性胰腺炎患者的康复中期(病后 8～10 天)及慢性胰腺炎患者。

4.胰腺炎Ⅲ号饮食

该饮食内含有蛋白质和极少量脂类。主要食物有米粥、小豆汤、龙须面、菜末、鸡蛋清和豆油(5～10 g/d),每天 5 餐,每次约 400 mL,总热量约为 4.5 kJ。Ⅲ号饮食适用于急、慢性胰腺炎患者康复后期,一般在病后 15 天左右。

5.低脂饮食

该饮食内含有蛋白质和少量脂肪(约 30 g),每天 4～5 餐,用于基本痊愈患者。

(四)营养

急性胰腺炎时,机体处于高分解代谢状态,代谢率可高于正常水平的 20%～25%,同时由于感染使大量血浆渗出。因此如无合理的营养支持,必将使患者的营养状况进一步恶化,降低机体抵抗力、延缓康复。

1.全胃肠外营养(TPN)支持的护理

急性胰腺炎特别是急性出血坏死型胰腺炎患者的营养任务主要由 TPN 来承担。TPN 具有使消化道休息、减少胰腺分泌、减轻疼痛、补充体内营养不良、刺激免疫机制、促进胰外漏自发愈合等优点。近来更有代谢调理学说认为通过营养支持供给机体所需的能源和氮源,同时使用药物或生物制剂调理体内代谢反应,可降低分解代谢,共同达到减少机体蛋白质的分解,保存器官结构和功能的目的。应用 TPN 时需严密监护,最初数天每 6 小时检查血糖、尿糖,每 1～2 天检测血钾、钠、氯、钙、磷;定期检测肝、肾功能;准确记录 24 小时出入量;经常巡视,保持输液速度恒定,不突然更换无糖溶液;每天或隔天检查导管、消毒插管处皮肤,更换无菌敷料,防止发生感染。一旦发生感染要立即拔管,尖端部分常规送细菌培养。TPN 支持一般经过 2 周左右的时间,逐渐过渡到肠道营养(EN)支持。

2.EN 支持的护理

EN 即从空肠造口管中滴入要素饮食,混合奶、鱼汤、菜汤、果汁等多种营养。EN 护理要求如下。

(1)应用不能过早,一定待胃肠功能恢复、肛门排气后使用。

(2)EN 开始前 3 天,每 6 小时监测尿糖 1 次,每天监测血糖、电解质、酸碱度、血红蛋白、肝功能,病情稳定后改为每周 2 次。

(3)营养液浓度从 5% 开始渐增加到 25%,多以 20% 以下的浓度为宜。现配现用,4 ℃下保存。

(4)营养液滴速由慢到快,从 40 mL/h(15～20 滴/分)逐渐增加到 100～120 mL/h。由于小肠有规律性蠕动,当蠕动波近造瘘管时可使局部压力增高,甚至发生滴入液体逆流,因此在滴入过程中要随时调节滴速。

(5)滴入空肠的溶液温度要恒定在 40 ℃左右,因肠管对温度非常敏感,故需将滴入管用温水槽或热水袋加温,如果应用不当很容易发生腹胀、恶心、呕吐、腹痛、腹泻等症状。

(6)灌注时取半卧位,滴注时床头升高 45°,注意电解质补充,不足的部分可用温盐水代替。

3.口服饮食的护理

经过 3~4 周的 EN 支持,此时患者进入恢复阶段,食欲增加,护理上要指导患者订好食谱,少吃多餐,食物要多样化,告诫患者切不可暴饮暴食增加胰腺负担,防止再次诱发急性胰腺炎。

(五)胃肠减压

抽吸胃内容和胃内气体可减少胰腺分泌,防止呕吐。虽本疗法对轻-中度急性胰腺炎无明显疗效,但对并发麻痹性肠梗阻的严重病例,胃肠减压是不可缺少的治疗措施。减压同时可向胃管内间歇注入氢氧化铝凝胶等碱性药物中和胃酸,间接抑制胰腺分泌。腹痛基本缓解后即可停止胃肠减压。

(六)药物治疗的护理

1.镇痛解痉

予阿托品、654-2、普鲁苯辛、可待因、水杨酸、异丙嗪、哌替啶等及时对症处理减轻患者痛苦。据报道静脉滴注硫酸镁有一定镇痛效果。禁单用吗啡止痛,因其可引起奥迪括约肌痉挛加重疼痛。抗胆碱能药亦不宜长期使用。

2.预防感染

轻症急性水肿型胰腺炎通常无须使用抗生素。出血坏死型易并发感染,应使用足量有效抗生素。处理时应按医嘱正确使用抗生素,合理安排输注顺序,保证体内有效浓度,保持患者体表清洁,尤其应注意口腔及会阴部清洁,出汗多时应尽快擦干并及时更换衣、裤等。

3.抑制胰腺分泌

抗胆碱能药物、制酸剂、H_2 受体拮抗剂、胰岛素与胰高糖素联合应用、生长抑素、降钙素、缩胆囊素受体拮抗剂(丙谷胺)等均有抑制胰腺分泌作用。使用时注意抗胆碱能药不能用于有肠麻痹者及老年人,H_2 受体拮抗剂可有皮肤过敏。

4.抗胰酶药物

早期应用抗胰酶药物可防止向重型转化和缩短病程。常用药有 FOY、Micaclid、胞磷胆碱、6-氨基己酸等。使用前二者时应控制速度,药液不可溢出血管外,注意测血压,观察有无皮疹发生。对有精神障碍者慎用胞磷胆碱。

5.胰酶替代治疗

慢性胰功能不全者需长期用胰浸膏。每餐前服用效佳。注意观察少数患者可出现过敏和叶酸水平下降。

(七)心理护理

对急性发作患者应予以充分的安慰,帮助患者减轻或去除疼痛加重的因素。由于疼痛持续时间长,患者常有不安和郁闷而主诉增多,护理时应以耐心的态度对待患者的痛苦和不安情绪,耐心听取其诉说,尽量理解其心理状态。采用松弛疗法,皮肤刺激疗法等方法减轻疼痛。对禁食等各项治疗处理方法及重要意义向患者充分解释,关心、支持和照顾患者,使其情绪稳定、配合治疗,促进病情好转。

(王亚楠)

第五节　慢性胰腺炎

慢性胰腺炎是一种伴有胰实质进行性毁损的慢性炎症,我国以胆石症为常见原因,国外则以慢性酒精中毒为主要病因。慢性胰腺炎可伴急性发作,称为慢性复发性胰腺炎。由于本病临床表现缺乏特异性,可为腹痛、腹泻、消瘦、黄疸、腹部肿块、糖尿病等,易被误诊为消化性溃疡、慢性胃炎、胆管疾病、肠炎、消化不良、胃肠神经症等。本病虽发病率不高,但近年来有逐步增高的趋势。

一、病因

慢性胰腺炎的发病因素与急性胰腺炎相似,主要有胆管系统疾病、酒精、腹部外伤、代谢和内分泌障碍、营养不良、高钙血症、高脂血症、血管病变、血色病、先天性遗传性疾病、肝脏疾病及免疫功能异常等。

二、临床表现

慢性胰腺炎的症状繁多且无特异性。典型病例可出现五联症,即上腹疼痛、胰腺钙化、胰腺假性囊肿、糖尿病及脂肪泻。但是同时具备上述五联症的患者较少,临床上常以某一或某些症状为主要特征。

(一)腹痛

腹痛为最常见症状,见于60%~100%的病例,疼痛常剧烈,并持续较长时间。一般呈钻痛或钝痛,绞痛少见。多局限于上腹部,放射至季肋下,半数以上病例放射至背部。疼痛发作的频度和持续时间不一,一般随着病变的进展,疼痛期逐渐延长,间歇期逐渐变短,最后整天腹痛。在无痛期,常有轻度上腹部持续隐痛或不适。

痛时患者取坐位,膝屈曲,压迫腹部可使疼痛部分缓解,躺下或进食则加重(这种体位称为胰体位)。

(二)体重减轻

是慢性胰腺炎常见的表现,见于3/4以上病例。主要由于患者担心进食后疼痛而减少进食所致。少数患者因胰功能不全、消化吸收不良或糖尿病而有严重消瘦,经过补充营养及助消化剂后,体重减轻往往可暂时好转。

(三)食欲减退

常有食欲欠佳,特别是厌油类或肉食。有时食后腹胀、恶心和呕吐。

(四)吸收不良

吸收不良表现疾病后期,胰脏丧失90%以上的分泌能力,可引起脂肪泻。患者有腹泻,大便量多、带油滴、恶臭。由于脂肪吸收不良,临床上也可出现脂溶性维生素缺乏症状。碳水化合物的消化吸收一般不受影响。

(五)黄疸

少数病例可出现明显黄疸(血清胆红素高达 20 mg/dL),由胰腺纤维化压迫胆总管所致,但更常见假性囊肿或肿瘤的压迫所致。

(六)糖尿病症状

约 2/3 的慢性胰腺炎病例有葡萄糖耐量降低,半数有显性糖尿病,常出现于反复发作腹痛持续几年以后。当糖尿病出现时,一般均有某种程度的吸收不良存在。糖尿病症状一般较轻,易用胰岛素控制。偶可发生低血糖、糖尿病酸中毒、微血管病变和肾病变。

(七)其他

少数病例腹部可扪及包块,易误诊为胰腺肿瘤。个别患者呈抑郁状态或有幻觉、定向力障碍等。

三、并发症

慢性胰腺炎的并发症甚多,一些与胰腺炎有直接关系,另一些则可能是病因(如酒精)作用的后果。

(一)假性囊肿

见于 9%～48% 的慢性胰腺炎患者。多数为单个囊肿。囊肿大小不一,表现多样。假性囊肿内胰液泄漏至腹腔,可引起胰性无痛性腹水,呈隐匿起病,腹水量甚大,内含高活性淀粉酶。

巨大假性囊肿,压迫胃肠道,可引起幽门或十二指肠近端狭窄,甚至压迫十二指肠空肠交接处和横结肠,引起不全性或完全性梗阻。假性囊肿破入邻近脏器可引起内瘘。囊肿内胰酶腐蚀囊肿壁内小血管可引起囊肿内出血,如腐蚀邻近大血管,可引起消化道出血或腹腔内出血。

(二)胆管梗阻

8%～55% 的慢性胰腺炎患者发生胆总管的胰内段梗阻,临床上有无黄疸不定。有黄疸者中罕有需手术治疗者。

(三)其他

酒精性慢性胰腺炎可合并存在酒精性肝硬化。慢性胰腺炎患者好发口腔、咽、肺、胃和结肠癌。

四、实验室检查

(一)血清和尿淀粉酶测定

慢性胰腺炎急性发作时血尿淀粉酶浓度和 Cam/Ccr 比值可一过性地增高。随着病变的进展和较多的胰实质毁损,在急性炎症发作时可不合并淀粉酶升高。测定血清胰型淀粉酶同工酶(Pam)可作为反映慢性胰腺炎时胰功能不全的试验。

(二)葡萄糖耐量试验

可出现糖尿病曲线。有报道慢性胰腺炎患者中 78.7% 试验阳性。

(三)胰腺外分泌功能试验

在慢性胰腺炎时有 80%～90% 病例胰外分泌功能异常。

(四)吸收功能试验

最简便的是做粪便脂肪和肌纤维检查。

(五)血清转铁蛋白放射免疫测定

慢性胰腺炎血清转铁蛋白明显增高,特别对酒精性钙化性胰腺炎有特异价值。

五、护理

(一)体位
协助患者卧床休息,选择舒适的卧位。有腹膜炎者宜取半卧位,利于引流和使炎症局限。

(二)饮食
脂肪对胰腺分泌具有强烈的刺激作用并可使腹痛加剧。因此,一般以适量的优质蛋白、丰富的维生素、低脂无刺激性半流质或软饭为宜,如米粥、藕粉、脱脂奶粉、新鲜蔬菜及水果等。每天脂肪供给量应控制在 20～30 g,避免粗糙、干硬、胀气及刺激性食物或调味品。少食多餐、禁止饮酒。对伴糖尿病患者,应按糖尿病饮食进餐。

(三)疼痛护理
绝对禁酒、避免进食大量肉类饮食、服用大剂量胰酶制剂等均可使胰液与胰酶的分泌减少,缓解疼痛。护理中应注意观察疼痛的性质、部位、程度及持续时间,有无腹膜刺激征。协助取舒适卧位以减轻疼痛。适当应用非麻醉性镇痛药,如阿司匹林、吲哚美辛、布洛芬、对乙酰氨基酚等非甾体抗炎药。对腹痛严重,确实影响生活质量者,可酌情使用麻醉性镇痛药,但应避免长期使用,以免导致患者对药物产生依赖性。给药 20～30 分钟须评估并记录镇痛药物的效果及不良反应。

(四)维持营养需要量
蛋白-热量营养不良在慢性胰腺炎患者是非常普遍的。进餐前 30 分钟为患者镇痛,以防止餐后腹痛加剧,使患者惧怕进食。进餐时胰酶制剂同食物一起服用,可以保证酶和食物适当混合,取得满意效果。同时,根据医嘱及时给予静脉补液,保证热量供给,维持水、电解质、酸碱平衡。严重的慢性胰腺炎患者和中至重度营养不良者,在准备手术阶段应考虑提供肠外或肠内营养支持。护理上需加强肠内、外营养液的输注护理,防止并发症。

(五)心理护理
因病程迁延,反复疼痛、腹泻等症状,患者常有消极悲观的情绪反应,对手术及预后的担心常引起焦虑和恐惧。护理上应关心患者,采用同情、安慰、鼓励法与患者沟通,稳定患者情绪,讲解疾病知识,帮助患者树立战胜疾病的信心。

(王亚楠)

第六节　炎症性肠病

炎症性肠病是一种病因不明的肠道慢性非特异性炎症性疾病。包括溃疡性结肠炎(ulcerative colitis,UC)和克罗恩病(Crohn's disease,CD)。一般认为,UC 和 CD 是同一疾病的不同亚类,组织损伤的基本病理过程相似,但可能由于致病因素不同,发病的具体环节不同,最终导致组织损害的表现不同。

一、溃疡性结肠炎

UC 是一种病因不明的直肠和结肠慢性非特异性炎症性疾病。病变主要位于大肠的黏膜与黏膜下层。主要症状有腹泻、黏液脓血便和腹痛,病程漫长,病情轻重不一,常反复发作。本病多见于 20～40 岁,男女发病率无明显差别。

(一)病理

病变主要位于直肠和乙状结肠,可延伸到降结肠,甚至整个结肠。病变一般仅限于黏膜和黏膜下层,少数重症者可累及肌层。活动期黏膜呈弥漫性炎症反应,可见水肿、充血与灶性出血,黏膜脆弱,触之易出血。由于黏膜与黏膜下层有炎性细胞浸润,大量中性粒细胞在肠腺隐窝底部聚集,形成小的隐窝脓肿。当隐窝脓肿融合破溃,黏膜即出现广泛的浅小溃疡,并可逐渐融合成不规则的大片溃疡。结肠炎症在反复发作的慢性过程中,大量新生肉芽组织增生,常出现炎性息肉。黏膜因不断破坏和修复,丧失其正常结构,并且由于溃疡愈合形成瘢痕,黏膜肌层与肌层增厚,使结肠变形缩短,结肠袋消失,甚至出现肠腔狭窄。少数患者有结肠癌变,以恶性程度较高的未分化型多见。

(二)临床分型

临床上根据本病的病程、程度、范围和病期进行综合分型。

1.根据病程经过分型

(1)初发型:无既往史的首次发作。

(2)慢性复发型:最多见,发作期与缓解期交替。

(3)慢性持续型:病变范围广,症状持续半年以上。

(4)急性暴发型:少见,病情严重,全身毒血症状明显,易发生大出血和其他并发症。

上述后 3 型可相互转化。

2.根据病情程度分型

(1)轻型:多见,腹泻每天 4 次以下,便血轻或无,无发热、脉速,贫血轻或无,血沉正常。

(2)重型:腹泻频繁并有明显黏液脓血便,有发热、脉速等全身症状,血沉加快、血红蛋白下降。

(3)中型:介于轻型和重型之间。

3.根据病变范围分型

可分为直肠炎、直肠乙状结肠炎、左半结肠炎、全结肠炎及区域性结肠炎。

4.根据病期分型

可分为活动期和缓解期。

(三)临床表现

起病多数缓慢,少数急性起病,偶见急性暴发起病。病程长,呈慢性经过,常有发作期与缓解期交替,少数症状持续并逐渐加重。

1.症状

(1)消化系统表现:主要表现为腹泻与腹痛。①腹泻为最主要的症状,黏液脓血便是本病活动期的重要表现。腹泻主要与炎症导致大肠黏膜对水钠吸收障碍及结肠运动功能失常有关。粪便中的黏液或黏液脓血,为炎症渗出和黏膜糜烂及溃疡所致。排便次数和便血程度可反映病情程度,轻者每天排便 2～4 次,粪便呈糊状,可混有黏液、脓血,便血轻或无,重者腹泻每天可达10 次以上,大量脓血,甚至呈血水样粪便。病变限于直肠和乙状结肠的患者,偶有腹泻与便秘交替的现象,此与病变直肠排空功能障碍有关。②腹痛,轻者或缓解期患者多无腹痛或仅有腹部不适,活动期有轻或中度腹痛,为左下腹的阵痛,亦可涉及全腹。有疼痛-便意-便后缓解的规律,大多伴有里急后重,为直肠炎症刺激所致。若并发中毒性巨结肠或腹膜炎,则腹痛持续且剧烈。
③其他症状可有腹胀、食欲缺乏、恶心、呕吐等。

(2)全身表现:中、重型患者活动期有低热或中等度发热,高热多提示有并发症或急性暴发型。重症患者可出现衰弱、消瘦、贫血、低清蛋白血症、水和电解质平衡紊乱等表现。

(3)肠外表现:本病可伴有一系列肠外表现,包括口腔黏膜溃疡、结节性红斑、外周关节炎、坏疽性脓皮病、虹膜睫状体炎等。

2.体征

患者呈慢性病容,精神状态差,重者呈消瘦贫血貌。轻者仅有左下腹轻压痛,有时可触及痉挛的降结肠和乙状结肠。重症者常有明显腹部压痛和鼓肠。若有反跳痛、腹肌紧张、肠鸣音减弱等应注意中毒性巨结肠和肠穿孔等并发症。

(四)护理

1.护理目标

患者大便次数减少,便质正常;腹痛缓解,营养改善,体重恢复,未发生并发症,焦虑减轻。

2.护理措施

(1)一般护理。①休息与活动:在急性发作期或病情严重时均应卧床休息,缓解期适当休息,注意劳逸结合。②合理饮食:指导患者食用质软、易消化、少纤维素又富含营养、有足够热量的食物,以利于吸收、减轻对肠黏膜的刺激并供给足够的热量,以维持机体代谢的需要。避免食用冷饮、水果、多纤维的蔬菜及其他刺激性食物,忌食牛乳和乳制品。急性发作期患者,应进流质或半流质饮食,病情严重者应禁食,按医嘱给予静脉高营养,以改善全身状况。应注意给患者提供良好的进餐环境,避免不良刺激,以增进患者食欲。

(2)病情观察:观察患者腹泻的次数、性质,腹泻伴随症状,如发热、腹痛等,监测粪便检查结果。严密观察腹痛的性质、部位及生命体征的变化,以了解病情的进展情况,如腹痛性质突然改变,应注意是否发生大出血、肠梗阻、中毒性巨结肠、肠穿孔等并发症。观察患者进食情况,定期测量患者的体重,监测血红蛋白、血清电解质和清蛋白的变化,了解营养状况的变化。

(3)用药护理:遵医嘱给予柳氮磺吡啶、糖皮质激素、免疫抑制剂等治疗,以控制病情,使腹痛缓解。注意药物的疗效及不良反应,如应用柳氮磺吡啶时,患者可出现恶心、呕吐、皮疹、粒细胞减少及再生障碍性贫血等。应嘱患者餐后服药,服药期间定期复查血常规,应用糖皮质激素者,要注意激素不良反应,不可随意停药,防止反跳现象,应用硫唑嘌呤或巯嘌呤时患者可出现骨髓抑制的表现,应注意监测白细胞计数。

(4)心理护理:安慰鼓励患者,向患者解释病情,使患者以平和的心态应对疾病,自觉地配合治疗。

(5)健康指导。①心理指导:由于病情反复发作,迁延不愈,常给患者带来痛苦,尤其是排便次数的增加,给患者的精神和日常生活带来很多困扰,易产生自卑、忧虑,甚至恐惧心理。应鼓励患者以平和的心态应对疾病,积极配合治疗。②指导患者合理饮食及活动:指导患者食用质软、易消化、少纤维素又富含营养、有足够热量的食物,避免食用冷饮、水果、多纤维的蔬菜及其他刺激性食物,忌食牛乳和乳制品。在急性发作期或病情严重时均应卧床休息,缓解期适当休息,注意劳逸结合。③用药指导:嘱患者坚持治疗,不要随意更换药物或停药。教会患者识别药物的不良反应,出现异常症状要及时就诊,以免耽搁病情。

3.护理评价

患者腹泻、腹痛缓解,营养改善,体重恢复。

二、克罗恩病

CD是一种病因尚不十分清楚的胃肠道慢性炎性肉芽肿性疾病。病变多见于末段回肠和邻近结肠,但从口腔至肛门各段消化道均可受累,呈节段性或跳跃式分布。临床上以腹痛、腹泻、体重下降、腹块、瘘管形成和肠梗阻为特点,可伴有发热等全身表现,以及关节、皮肤、眼、口腔黏膜等肠外损害。本病有终身复发倾向,重症患者迁延不愈,预后不良。

(一)病理

病变表现为同时累及回肠末段与邻近右侧结肠者,只涉及小肠者,局限在结肠者。病变可涉及口腔、食管、胃、十二指肠,但少见。

大体形态上,克罗恩病特点为:①病变呈节段性或跳跃性,而不呈连续性。②黏膜溃疡早期呈鹅口疮样溃疡,随后溃疡增大、融合,形成纵行溃疡和裂隙溃疡,将黏膜分割呈鹅卵石样外观。③病变累及肠壁全层,肠壁增厚变硬,肠腔狭窄。

组织学上,克罗恩病的特点为:①非干酪性肉芽肿,由类上皮细胞和多核巨细胞构成,可发生在肠壁各层和局部淋巴结。②裂隙溃疡,呈缝隙状,可深达黏膜下层甚至肌层。③肠壁各层炎症,伴固有膜底部和黏膜下层淋巴细胞聚集、黏膜下层增宽、淋巴管扩张及神经节炎等。肠壁全层病变致肠腔狭窄,可发生肠梗阻。溃疡穿孔引起局部脓肿,或穿透至其他肠段、器官、腹壁,形成内瘘或外瘘。肠壁浆膜纤维素渗出、慢性穿孔均可引起肠粘连。

(二)临床分型

区别本病不同临床情况,有助全面估计病情和预后,制订治疗方案。

1.临床类型

依疾病行为分型,可分为狭窄型(以肠腔狭窄所致的临床表现为主)、穿通型(有瘘管形成)和非狭窄非穿通型(炎症型)。各型可有交叉或互相转化。

2.病变部位

参考影像和内镜结果确定,可分为小肠型、结肠型、回结肠型。如消化道其他部分受累亦应注明。

3.严重程度

根据主要临床表现的程度及并发症计算CD活动指数(CDAI),用于疾病活动期与缓解期区分、病情严重程度估计(轻、中、重度)和疗效评定。

(三)临床表现

起病大多隐匿、缓渐,从发病早期症状出现至确诊往往需数月至数年。病程呈慢性,长短不等的活动期与缓解期交替,有终身复发倾向。少数急性起病,可表现为急腹症,酷似急性阑尾炎或急性肠梗阻。腹痛、腹泻和体重下降三大症状是本病的主要临床表现。但本病的临床表现复杂多变,这与临床类型、病变部位、病期及并发症有关。

1.消化系统表现

(1)腹痛:为最常见症状。多位于右下腹或脐周,间歇性发作,常为痉挛性阵痛伴肠鸣。常于进餐后加重,排便或肛门排气后缓解。腹痛的发生可能与进餐引起胃肠反射或肠内容物通过炎症、狭窄肠段,引起局部肠痉挛有关。体检常有腹部压痛,部位多在右下腹。腹痛亦可由部分或完全性肠梗阻引起,此时伴有肠梗阻症状。出现持续性腹痛和明显压痛,提示炎症波及腹膜或腹腔内脓肿形成。全腹剧痛和腹肌紧张,提示病变肠段急性穿孔。

(2)腹泻:亦为本病常见症状,主要由病变肠段炎症渗出、蠕动增加及继发性吸收不良引起。腹泻先是间歇发作,病程后期可转为持续性。粪便多为糊状,一般无脓血和黏液。病变涉及下段结肠或肛门直肠者,可有黏液血便及里急后重。

(3)腹部包块:见于10%～20%患者,由于肠粘连、肠壁增厚、肠系膜淋巴结肿大、内瘘或局部脓肿形成所致。多位于右下腹与脐周。固定的腹块提示有粘连,多已有内瘘形成。

(4)瘘管形成:是克罗恩病的特征性临床表现,因透壁性炎性病变穿透肠壁全层至肠外组织或器官而成。瘘分内瘘和外瘘,前者可通向其他肠段、肠系膜、膀胱、输尿管、阴道、腹膜后等处,后者通向腹壁或肛周皮肤。肠段之间内瘘形成可致腹泻加重及营养不良。肠瘘通向的组织与器官因粪便污染可致继发性感染。外瘘或通向膀胱、阴道的内瘘均可见粪便与气体排出。

(5)肛门周围病变:包括肛门周围瘘管、脓肿形成及肛裂等病变,见于部分患者,有结肠受累者较多见。有时这些病变可为本病的首发或突出的临床表现。

2.全身表现

(1)发热:为常见的全身表现之一,与肠道炎症活动及继发感染有关。间歇性低热或中度热常见,少数呈弛张高热伴毒血症。少数患者以发热为主要症状,甚至较长时间不明原因发热之后才出现消化道症状。

(2)营养障碍:由慢性腹泻、食欲减退及慢性消耗等因素所致。主要表现为体重下降,可有贫血、低蛋白血症和维生素缺乏等表现。青春期前患者常有生长发育迟滞。

3.肠外表现

本病肠外表现与溃疡性结肠炎的肠外表现相似,但发生率较高,据我国统计报道以口腔黏膜溃疡、皮肤结节性红斑、关节炎及眼病为常见。

(四)护理

1.护理目标

患者腹泻、腹痛缓解,营养改善,体重恢复,无并发症。

2.护理措施

(1)一般护理。①休息与活动:在急性发作期或病情严重时均应卧床休息,缓解期适当休息,注意劳逸结合。必须戒烟。②合理饮食:一般给高营养低渣饮食,适当给予叶酸、维生素 B_{12} 等多种维生素。重症患者酌情使用要素饮食或全胃肠外营养,除营养支持外还有助诱导缓解。

(2)病情观察:观察患者腹泻的次数、性质,腹泻伴随症状,如发热、腹痛等,监测粪便检查结果。严密观察腹痛的性质、部位,以及生命体征的变化,测量患者的体重,监测血红蛋白、血清电解质和清蛋白的变化,了解营养状况的变化。

(3)用药护理:遵医嘱腹痛、腹泻可使用抗胆碱能药物或止泻药,合并感染者静脉途径给予广谱抗生素。给予柳氮磺吡啶、糖皮质激素、免疫抑制剂等治疗,以控制病情,使腹痛缓解。注意避免药物的不良反应,如应嘱患者餐后服药,服药期间定期复查血常规,不可随意停药,防止反跳现象等。

(4)心理护理:向患者解释病情,使患者树立战胜疾病信心,自觉地配合治疗。

(5)健康指导。①疾病知识指导:指导患者合理休息与活动,戒烟,食用质软、易消化、少纤维素又富含营养、有足够热量的食物,避免食用冷饮、水果、多纤维的蔬菜及其他刺激性食物,忌食牛乳和乳制品。②安慰鼓励患者：使患者树立信心，积极地配合治疗。③用药指导：嘱患者坚持服药并了解药物的不良反应，病情有异常变化要及时就诊。

3.护理评价

患者腹泻、腹痛缓解，无发热、营养不良，体重增加。

（王亚楠）

第七节　脂肪性肝病

一、非酒精性脂肪性肝病

非酒精性脂肪性肝病是指除外酒精和其他明确的损肝因素所致的肝细胞内脂肪过度沉积为主要特征的临床病理综合征，与胰岛素抵抗和遗传易感性密切相关的获得性代谢应激性肝损伤。包括单纯性脂肪肝、非酒精性脂肪性肝炎（NASH）及其相关肝硬化。随着肥胖及其相关代谢综合征全球化的流行趋势，非酒精性脂肪性肝病现已成为欧美等发达国家和我国富裕地区慢性肝病的重要病因，普通成人非酒精性脂肪性肝病患病率 10%～30%，其中 10%～20% 为 NASH，后者 10 年内肝硬化发生率高达 25%。

非酒精性脂肪性肝病除可直接导致失代偿期肝硬化、肝细胞癌和移植肝复发外，还可影响其他慢性肝病的进展，并参与 2 型糖尿病和动脉粥样硬化的发病。代谢综合征相关恶性肿瘤、动脉硬化性心脑血管疾病及肝硬化是影响非酒精性脂肪性肝病患者生活质量和预期寿命的重要因素。

（一）临床表现

（1）脂肪肝的患者多无自觉症状，部分患者可有乏力、消化不良、肝区隐痛、肝脾大等非特异性症状及体征。

（2）可有体重超重和/或内脏性肥胖、空腹血糖增高、血脂紊乱、高血压等代谢综合征相关症状。

（二）并发症

肝纤维化、肝硬化、肝癌。

（三）治疗

（1）基础治疗：制订合理的能量摄入及饮食结构、中等量有氧运动、纠正不良生活方式和行为。

（2）避免加重肝脏损害、体重急剧下降、滥用药物及其他可能诱发肝病恶化的因素。

（3）减肥：所有体重超重、内脏性肥胖及短期内体重增长迅速的非酒精性脂肪性肝病患者，都需通过改变生活方式、控制体重、减小腰围。

（4）胰岛素增敏剂：合并 2 型糖尿病、糖耐量损害、空腹血糖增高及内脏性肥胖者，可考虑应用二甲双胍和噻唑烷二酮类药物，以期改善胰岛素抵抗和控制血糖。

（5）降血脂药：血脂紊乱经基础治疗、减肥和应用降糖药物 3～6 个月，仍呈混合性高脂血症或高脂血症合并 2 个以上危险因素者，需考虑加用贝特类、他汀类或普罗布考等降血脂药物。

(6)针对肝病的药物:非酒精性脂肪性肝病伴肝功能异常、代谢综合征、经基础治疗3~6个月仍无效,以及肝活体组织检查证实为NASH和病程呈慢性进展性者,可采用针对肝病的药物辅助治疗,但不宜同时应用多种药物。

(四)健康教育与管理

(1)树立信心,相信通过长期合理用药、控制生活习惯,可以有效地治疗脂肪性肝病。

(2)了解脂肪性肝病的发病因素及危险因素。

(3)掌握脂肪性肝病的治疗要点。

(4)矫正不良饮食习惯,少食高脂饮食,戒烟酒。

(5)建立合理的运动计划,控制体重,监测体重的变化。

(6)定期随访,与医师一起制订合理的健康计划。

(五)预后

绝大多数非酒精性脂肪性肝病预后良好,肝组织学进展缓慢甚至呈静止状态,预后相对良好。部分患者即使已并发脂肪性肝炎和肝纤维化,如能得到及时诊治,肝组织学改变仍可逆转,罕见脂肪囊肿破裂并发脂肪栓塞而死亡。少数脂肪性肝炎患者进展至肝硬化,一旦发生肝硬化则其预后不佳。对于大多数脂肪肝患者,有时通过节制饮食、坚持中等量的有氧运动等非药物治疗措施就可达到控制体重、血糖、降低血脂和促进肝组织学逆转的目的。

(六)护理

见表7-2。

表7-2 非酒精性脂肪性肝病的护理

日期	项目	护理内容
入院当天	评估	1.一般评估:生命体征、体重、皮肤等
		2.专科评估:脂肪厚度、有无胃肠道反应、出血点等
	治疗	根据病情避免诱因,调整饮食,根据情况使用保肝药
	检查	按医嘱行相关检查,如血常规、肝功能、B超、CT、肝穿刺等
	药物	按医嘱正确使用保肝药物,注意用药后的观察
	活动	嘱患者卧床休息为主,避免过度劳累
	饮食	1.低脂、高纤维、高维生素、少盐饮食
		2.禁止进食高脂肪、高胆固醇、高热量食物,如动物内脏、油炸食物
		3.戒烟酒,嘱多饮水
	护理	1.做好入院介绍,主管护士自我介绍
		2.制订相关的护理措施,如饮食护理、药物护理、皮肤护理、心理护理
		3.视病情做好各项监测记录
		4.密切观察病情,防止并发症的发生
		5.做好健康宣教
		6.根据病情留陪员,上床挡,确保安全
	健康宣教	向患者讲解疾病相关知识、安全知识、服药知识等,教会患者观察用药效果,指导各种检查的注意事项
第2天	评估	神志、生命体征及患者的心理状态,对疾病相关知识的了解等情况

续表

日期	项目	护理内容
	治疗	按医嘱执行治疗
	检查	继续完善检查
	药物	密切观察各种药物作用和不良反应
	活动	卧床休息,进行适当的有氧运动
	饮食	同前
	护理	1.进一步做好基础护理,如导管护理、饮食护理、药物护理、皮肤护理等
		2.视病情做好各项监测记录
		3.密切观察病情,防止并发症的发生
		4.做好健康宣教
	健康宣教	讲解药物的使用方法及注意事项,各项检查前后注意事项
第3~9天	活动	进行有氧运动,如太极、散步、慢跑等
	健康宣教	讲解有氧运动的作用、运动的时间及如何根据自身情况调整运动量,派发健康教育宣传单
	其他	同前
出院前1天	健康宣教	出院宣教
		1.服药指导
		2.疾病相关知识指导
		3.调节饮食,控制体重
		4.保持良好的生活习惯和心理状态
		5.定时专科门诊复诊
出院随访		出院1周内电话随访第1次,3个月内随访第2次,6个月内随访第3次,以后1年随访1次

二、酒精性肝病

酒精性肝病是由于长期大量饮酒导致的肝脏疾病。初期通常表现为脂肪肝,进而可发展成酒精性肝炎、肝纤维化和肝硬化。其主要临床特征是恶心、呕吐、黄疸,可有肝脏肿大和压痛,并可并发肝衰竭和上消化道出血等。严重酗酒时可诱发广泛肝细胞坏死,甚至肝衰竭。酒精性肝病是我国常见的肝脏疾病之一,严重危害人民健康。

(一)临床表现

临床症状为非特异性,可无症状,或有右上腹胀痛、食欲缺乏、乏力、体质减轻、黄疸等;随着病情加重,可有神经精神症状和蜘蛛痣、肝掌等表现。

(二)并发症

肝性脑病、肝衰竭、上消化道出血。

(三)治疗

治疗酒精性肝病的原则是戒酒和营养支持,减轻酒精性肝病的严重程度,改善已存在的继发性营养不良和对症治疗酒精性肝硬化及其并发症。

1.戒酒

戒酒是治疗酒精性肝病的最重要的措施,戒酒过程中应注意防治戒断综合征。

2.营养支持

酒精性肝病患者需良好的营养支持,应在戒酒的基础上提供高蛋白、低脂饮食,并注意补充B族维生素、维生素C、维生素K及叶酸。

3.药物治疗

糖皮质激素、保肝药等。

4.手术治疗

肝移植。

(四)健康教育与管理

(1)树立信心,坚持长期合理用药并严格控制生活习惯。

(2)了解酒精性肝病的发病因素及危险因素。

(3)掌握酒精性肝病的治疗要点。

(4)矫正不良饮食习惯,戒烟酒,合理饮食。

(5)遵医嘱服药,学会观察用药效果及注意事项。

(6)定期随访,与医师一起制订合理的健康计划。

(五)预后

一般预后良好,戒酒后可完全恢复。酒精性肝炎如能及时戒酒和治疗,大多可以恢复,主要死亡原因为肝衰竭。若不戒酒,酒精性脂肪肝可直接或经酒精性肝炎阶段发展为酒精性肝硬化。

(六)护理

见表7-3。

表 7-3　酒精性脂肪性肝病的护理

日期	项目	护理内容
入院当天	评估	1.一般评估:神志、生命体征等
		2.专科评估:饮酒的量、有无胃肠道反应、出血点等
	治疗	根据医嘱使用保肝药
	检查	按医嘱行相关检查,如血常规、肝功能、B超、CT、肝穿刺等
	药物	按医嘱正确使用保肝药物,注意用药后的观察
	活动	嘱患者卧床休息为主,避免过度劳累
	饮食	1.低脂、高纤维、高维生素、少盐饮食
		2.禁食高脂肪、高胆固醇、高热量食物,如动物内脏、油炸食物
		3.戒烟酒,嘱多饮水
	护理	1.做好入院介绍,主管护士自我介绍
		2.制订相关的护理措施,如饮食护理、药物护理、皮肤护理、心理护理
		3.视病情做好各项监测记录
		4.密切观察病情,防止并发症的发生
		5.做好健康宣教
		6.根据病情留陪员,上床挡,确保安全

日期	项目	护理内容
	健康宣教	向患者讲解疾病相关知识、安全知识、服药知识等,教会患者观察用药效果,指导各种检查的注意事项
第2天	评估	神志、生命体征及患者的心理状态,对疾病相关知识的了解等情况
	治疗	按医嘱执行治疗
	检查	继续完善检查
	药物	密切观察各种药物作用和不良反应
	活动	卧床休息,可进行散步等活动
	饮食	同前
	护理	1.做好基础护理,如皮肤护理、导管护理等
		2.按照医嘱正确给药,并观察药物疗效及不良反应
		3.视病情做好各项监测记录
		4.密切观察病情,防止并发症的发生
		5.做好健康宣教
	健康宣教	讲解药物的使用方法及注意事项、各项检查前后注意事项
第3~10天	活动	同前
	健康宣教	讲解有氧运动的作用、运动的时间及如何根据自身情况调整运动量,派发健康教育宣传单
	其他	同前
出院前1天	健康宣教	出院宣教
		1.服药指导
		2.疾病相关知识指导
		3.戒酒,调整饮食
		4.保持良好的生活习惯和心理状态
		5.定时专科门诊复诊
出院随访		出院1周内电话随访第1次,3个月内随访第2次,6个月内随访第3次,以后1年随访1次

（王亚楠）

第八节　肝　硬　化

一、疾病概述

(一)概念和特点

肝硬化是各种慢性肝病发展的晚期阶段。病理上以肝脏弥漫性纤维化、再生结节和假小叶形成为特征。临床上,起病隐匿,病程发展缓慢,晚期以肝功能减退和门静脉高压为主要表现,常出现多种并发症。

肝硬化是常见病,世界范围内的年发病率为(25～400)/10 万,发病高峰年龄在 35～50 岁,男性多见,出现并发症时病死率高。

(二)相关病理、生理

肝硬化的病理改变主要是正常肝小叶结构被假小叶所替代后,在大体形态上:肝脏早期肿大、晚期明显缩小,质地变硬。

肝硬化的病理、生理改变主要是肝功能减退(失代偿)和门静脉高压,临床上表现为由此而引起的多系统、多器官受累所产生的症状和体征,进一步发展可产生一系列并发症。

(三)肝硬化的病因

引起肝硬化的病因很多,在我国以病毒性肝炎为主,欧美国家以慢性酒精中毒多见。

1.病毒性肝炎

主要为乙型、丙型和丁型肝炎病毒的感染,通常经过慢性肝炎阶段演变而来,急性或亚急性肝炎如有大量肝细胞坏死和肝纤维化可以直接演变为肝硬化,乙型和丙型或丁型肝炎病毒的重叠感染可加速发展至肝硬化。

2.慢性酒精中毒

长期大量饮酒(一般为每天摄入酒精 80 g 达 10 年以上),酒精及其代谢产物(乙醛)的毒性作用,引起酒精性肝炎,继而可发展为肝硬化。

3.非酒精性脂肪性肝炎

非酒精性脂肪性肝炎可发展成肝硬化。

4.胆汁淤积

持续肝内胆汁淤积或肝外胆管阻塞时,高浓度胆酸和胆红素对肝细胞有损害作用,引起原发性胆汁性肝硬化或继发性胆汁性肝硬化。

5.肝静脉回流受阻

慢性充血性心力衰竭、缩窄性心包炎、肝静脉阻塞综合征、肝小静脉闭塞等引起肝脏长期淤血缺氧,引起肝细胞坏死和纤维化。

6.遗传代谢性疾病

先天性酶缺陷疾病,致使某些物质不能被正常代谢而沉积在肝脏,如肝豆状核变性(铜沉积)、血色病(铁沉积)、α_1-抗胰蛋白酶缺乏症等。

7.工业毒物或药物

长期接触四氯化碳、磷、砷等或服用双醋酚汀、甲基多巴、异烟肼等可引起中毒性或药物性肝炎而演变为肝硬化;长期服用甲氨蝶呤可引起肝纤维化而发展为肝硬化。

8.自身免疫性肝炎

自身免疫性肝炎可演变为肝硬化。

9.血吸虫病

虫卵沉积于汇管区,引起肝纤维化组织增生,导致窦前性门静脉高压,亦称为血吸虫病性肝硬化。

10.隐源性肝硬化

部分原因不明的肝硬化。

（四）临床表现

1.代偿期肝硬化

代偿期肝硬化症状轻且无特异性。可有乏力、食欲减退、腹胀不适等。患者营养状况一般，可触及肿大的肝脏、质偏硬，脾可肿大。肝功能检查正常或仅有轻度酶学异常。常在体检或手术中被偶然发现。

2.失代偿期肝硬化

临床表现明显，可发生多种并发症。

（1）症状。

全身症状：乏力为早期症状，其程度可自轻度疲倦至严重乏力。体重下降往往随病情进展而逐渐明显。少数患者有不规则低热，与肝细胞坏死有关，但注意与合并感染、肝癌鉴别。

消化道症状：食欲缺乏为常见症状，可有恶心、偶伴呕吐。腹胀亦常见，与胃肠积气、腹水和肝脾大等有关，腹水量大时，腹胀成为患者最难忍受的症状。腹泻往往表现为对脂肪和蛋白质耐受差，稍进油腻肉食即易发生腹泻。部分患者有腹痛，多为肝区隐痛，当出现明显腹痛时要注意合并肝癌、原发性腹膜炎、胆道感染、消化性溃疡等情况。

出血倾向：可有牙龈、鼻腔出血、皮肤紫癜，女性月经过多等。

与内分泌紊乱有关的症状：男性可有性功能减退、男性乳房发育，女性可发生闭经、不孕。部分患者有低血糖的表现。

门脉高压症状：如食管胃底静脉曲张破裂而致上消化道出血时，表现为呕血及黑便；脾功能亢进可致血细胞减少，贫血而出现皮肤黏膜苍白。

（2）体征：患者呈肝病容，面色黝黑而无光泽。晚期患者消瘦、肌肉萎缩。皮肤可见蜘蛛痣、肝掌、男性乳房发育。腹壁静脉以脐为中心显露至曲张，严重者脐周静脉突起呈水母状并可听见静脉杂音。黄疸提示肝功能储备已明显减退，黄疸呈持续性或进行性加深提示预后不良。腹水伴或不伴下肢水肿是失代偿期肝硬化最常见表现，部分患者可伴肝性胸腔积液，以右侧多见。

肝脏早期肿大可触及，质硬而边缘钝；后期缩小，肋下常触不到。半数患者可触及肿大的脾脏，常为中度，少数重度。

各型肝硬化起病方式与临床表现并不完全相同。如大结节性肝硬化起病较急进展较快，门静脉高压相对较轻，但肝功能损害则较严重；血吸虫病性肝纤维化的临床表现则以门静脉高压为主，巨脾多见，黄疸、蜘蛛痣、肝掌少见，肝功能损害较轻，肝功能试验多基本正常。

（五）辅助检查

1.实验室检查

血常规、尿、粪常规、血清免疫学、内镜、腹腔镜、腹水和门静脉压力生化检查（以了解其病因、诱因及潜在的护理问题）。

2.肝功能检查

代偿期大多正常或仅有轻度的酶学异常，失代偿期普遍异常，且异常程度往往与肝脏的储备功能减退程度相关。具体表现为转氨酶升高，清蛋白下降、球蛋白升高，A/G倒置，凝血酶原时间延长，结合胆红素升高等。

3.影像学检查

（1）X线检查：食管静脉曲张时行食管吞钡X线检查显示虫蚀样或蚯蚓状充盈缺损，纵行黏膜皱襞增宽，胃底静脉曲张时胃肠钡餐可见菊花瓣样充盈缺损。

(2)腹部超声检查:B超检查常示肝脏表面不光滑、肝叶比例失调、肝实质回声不均匀等,以及脾大、门静脉扩张和腹水等超声图像。

(3)CT和MRI检查对肝硬化的诊断价值与B超检查相似。

(六)治疗原则

本病目前无特效治疗,关键在于早期诊断,针对病因给予相应处理,阻止肝硬化进一步发展,后期积极防治并发症,终末期则只能有赖于肝移植。

二、护理评估

(一)一般评估

1.生命体征

伴感染时可有发热、有心脏功能不全时可有呼吸、脉搏和血压的改变,余无明显特殊变化。

2.患病及治疗经过

询问本病的有关病因,例如有无肝炎或输血史、心力衰竭、胆道疾病;有无长期接触化学毒物、使用损肝药物或嗜酒,其用量和持续时间。有无慢性肠道感染、消化不良、消瘦、黄疸、出血史。有关的检查、用药和其他治疗情况。

3.患者主诉及一般情况

饮食及消化情况,例如食欲、进食量及食物种类、饮食习惯及爱好。有无食欲减退甚至畏食,有无恶心、呕吐、腹胀、腹痛,呕吐物和粪便的性质及颜色。日常休息及活动量、活动耐力、尿量及颜色等。

4.相关记录

体重、饮食、皮肤、肝脏大小、出入量、出血情况、意识等记录结果。

(二)身体评估

1.头颈部

(1)面部颜色,有无肝病面容,脱发。

(2)患者的精神状态,对人物、时间、地点的定向力(表情淡漠、性格改变或行为异常多为肝脏病的前驱表现)。

2.胸部

呼吸的频率和节律,有无呼吸浅速、呼吸困难和发绀,有无因呼吸困难、心悸而不能平卧,有无胸腔积液形成。

3.腹部

(1)测量腹围有无腹壁紧张度增加、脐疝、腹式呼吸减弱等腹水征象。

(2)腹部有无移动性浊音,大量腹水可有液波震颤。

(3)有无腹壁静脉显露,腹壁静脉曲张时在剑突下,脐周腹壁静脉曲张处可听见静脉连续性潺潺声(结合病例综合考虑)。

(4)肝脾大小、质地、表面情况及有无压痛(结合B超检查结果综合考虑)。

4.其他

是否消瘦,皮下脂肪消失、肌肉萎缩;皮肤是否干枯、有无黄染、出血点、蜘蛛痣、肝掌等。

(三)心理-社会评估

评估时应注意患者的心理状态,有无个性、行为的改变,有无焦虑、抑郁、易怒、悲观等情绪。

并发肝性脑病时,患者可出现嗜睡、兴奋、昼夜颠倒等神经精神症状,应注意鉴别。评估患者及家属对疾病的认识及态度、家庭经济情况和社会支持等。

(四)辅助检查结果评估

1.血常规检查

有无红细胞减少或全血细胞减少。

2.血生化检查

肝功能有无异常,有无电解质和酸碱平衡紊乱,血氨是否增高,有无氮质血症。

3.腹水检查

腹水的性质是漏出液或渗出液,有无找到病原菌或恶性肿瘤细胞。

4.其他检查

钡餐造影检查有无食管胃底静脉曲张,B超检查有无静脉高压征象等。

(五)常用药物治疗效果的评估

1.准确记录患者出入量(尤其是24小时尿量)

大量利尿可引起血容量过度降低,心输血量下降,血尿素氮增高。患者皮肤弹性减低,出现直立性低血压和少尿。

2.血生化检查的结果

长期使用噻嗪类利尿剂有可能导致水、电解质紊乱,产生低钠、低氯和低钾血症。

三、主要护理诊断

(一)营养失调:低于机体需要量

低于机体需要量与肝功能减退、门静脉高压引起食欲减退、消化和吸收障碍有关。

(二)体液过多

体液过多与肝功能减退、门静脉高压引起水钠潴留有关。

(三)潜在并发症

(1)上消化道出血:与食管胃底静脉曲张破裂有关。

(2)肝性脑病:与肝功能障碍、代谢紊乱致神经系统功能失调有关。

四、护理措施

(一)休息与活动

睡眠应充足,生活起居有规律。代偿期患者无明显的精神、体力减退,可适当参加工作,避免过度疲劳;失代偿期患者以卧床休息为主,并视病情适量活动,活动量以不加重疲劳感和其他症状为度。腹水患者宜平卧位,可抬高下肢,以减轻水肿。阴囊水肿者可用拖带托起阴囊,大量腹水者卧床时可取半卧位,以减轻呼吸困难和心悸。

(二)合理饮食

既保证饮食营养又遵守必要的饮食限制是改善肝功能、延缓病情进展的基本措施。与患者共同制订符合治疗需要而又为其接受的饮食计划。饮食治疗原则:高热量、高蛋白质、高维生素、限制水钠、易消化饮食,并根据病情变化及时调整。

(三)用药护理

应严格按医嘱用药,并注意观察常用药的毒副作用,发现问题及时处理。如使用利尿药注意维持水电解质和酸碱平衡,利尿速度不宜过快,以每天体重减轻≤0.5 kg为宜。

(四)心理护理

多关心体贴患者,使患者保持愉快心情,树立治病的信心。

(五)健康教育

1.饮食指导

切实遵循饮食治疗原则和计划,禁酒。

2.用药原则

遵医嘱按时、正确服用相关药物,加用药物需征得医师同意,以免加重肝脏负担和肝功能损害。让患者了解常用药物不良反应及自我观察要点。

3.预防感染的措施

注意保暖和个人卫生保健。

4.适当活动计划

睡眠应充足,生活起居有规律。制订个体化的活动计划,避免过度疲劳。

5.皮肤的保护

沐浴时应注意避免水温过高,或使用有刺激性的皂类和沐浴液,沐浴后使用性质柔和的润肤品;皮肤瘙痒者给予止痒处理,嘱患者勿用手抓搔,以免皮肤破损。

6.及时就诊的指标

(1)患者出现性格、行为改变等可能为肝性脑病的前驱症状时。

(2)出现消化道出血等其他并发症时。

（王亚楠）

第八章 普外科护理

第一节 肝脓肿

一、细菌性肝脓肿患者的护理

当全身性细菌感染,特别是腹腔内感染时,细菌侵入肝脏,如果患者抵抗力弱,可发生细菌性肝脓肿。细菌可以从下列途径进入肝脏。①胆道:细菌沿着胆管上行,是引起细菌性肝脓肿的主要原因。包括胆结石、胆囊炎、胆道蛔虫、其他原因所致胆管狭窄与阻塞等。②肝动脉:体内任何部位的化脓性病变,细菌可经肝动脉进入肝脏。如败血症、化脓性骨髓炎、痈、疔等。③门静脉:已较少见,如坏疽性阑尾炎、细菌性痢疾等,细菌可经门静脉入肝。④肝开放性损伤:细菌可直接经伤口进入肝,引起感染而形成脓肿。细菌性肝脓肿的致病菌多为大肠埃希菌、金黄色葡萄球菌、厌氧链球菌等。肝脓肿可以是单个脓肿,也可以是多个小脓肿,数个小脓肿可以融合成为一个大脓肿。

(一)护理评估

1.健康史

注意询问有无胆道感染和胆道疾病,有无全身其他部位的化脓性感染特别是肠道的化脓性感染,有无肝脏外伤病史,是否有肝脓肿病史,是否进行过系统治疗。

2.身体状况

本病通常继发于某种感染性先驱疾病,起病急,主要症状为骤起寒战、高热、肝区疼痛和肝大。体温可高达 $39\sim40$ ℃,多表现为弛张热,伴有大汗、恶心、呕吐、食欲缺乏。肝区疼痛多为持续性钝痛或胀痛,有时可伴有右肩牵涉痛,右下胸及肝区叩击痛,增大的肝有压痛。肝前下缘比较表浅的脓肿,可有右上腹肌紧张和局部明显触痛。巨大的肝脓肿可使右季肋区呈饱满状态,甚至可见局限性隆起,局部皮肤可出现凹陷性水肿。严重时或并发胆道梗阻者,可出现黄疸。

3.心理-社会状况

细菌性肝脓肿起病急剧,症状重,如果治疗不彻底容易反复发作转为慢性,并且细菌性肝脓肿极易引起严重的全身性感染,导致感染性休克,患者产生焦虑。

4.辅助检查

(1)血液检查:化验检查白细胞计数及中性粒细胞增多,有时出现贫血。肝功能检查可出现不同程度的损害和低蛋白血症。

(2)X线胸腹部检查:右叶脓肿可见右膈肌升高,运动受限;肝影增大或局限性隆起;有时伴有反应性胸膜炎或胸腔积液。

(3)B超:在肝内可显示液平面,可明确其部位和大小,阳性诊断率在96%以上,为首选的检查方法。必要时可做CT检查。

(4)诊断性穿刺:抽出脓液即可证实本病。

(5)细菌培养:脓液细菌培养有助于明确致病菌,选择敏感的抗生素,并与阿米巴肝脓肿相鉴别。

5.治疗要点

(1)全身支持疗法:给予充分营养,纠正水和电解质及酸碱平衡失调,必要时少量多次输血和血浆以纠正低蛋白血症,增强机体抵抗力。

(2)抗生素治疗:应使用大剂量抗生素。由于肝脓肿的致病菌以大肠埃希菌、金黄色葡萄球菌和厌氧性细菌最为常见,在未确定病原菌之前,可首选对此类细菌有效的抗生素,然后根据细菌培养和抗生素敏感试验结果选用有效的抗生素。

(3)经皮肝穿刺脓肿置管引流术:适用于单个较大的脓肿。在B超引导下进行穿刺。

(4)手术治疗:对于较大的单个脓肿,估计有穿破可能,或已经穿破胸、腹腔;胆源性肝脓肿;位于肝左外叶脓肿,穿刺易污染腹腔;慢性肝脓肿,应施行经腹切开引流。病程长的慢性局限性厚壁脓肿,也可行肝叶切除或部分肝切除术。多发性小脓肿不宜行手术治疗,但对其中较大的脓肿,也可行切开引流。

(二)护理诊断及合作性问题

1.营养失调

低于机体需要量,与高代谢消耗或慢性消耗病程有关。

2.体温过高

其与感染有关。

3.急性疼痛

其与感染及脓肿内压力过高有关。

4.潜在并发症

急性腹膜炎、上消化道出血、感染性休克。

(三)护理目标

患者能维持适当营养,维持体温正常,疼痛减轻,无急性腹膜炎休克等并发症发生。

(四)护理措施

1.术前护理

(1)病情观察,配合抢救中毒性休克。

(2)高热护理:保持病室空气新鲜、通风、温湿度合适;物理降温;衣着适量,及时更换汗湿衣。

(3)维持适当营养:对于非手术治疗和术前的患者,给予高蛋白、高热量饮食,纠正水、电解质平衡失调和低蛋白血症。

(4)遵医嘱正确应用抗生素。

2.术后护理

(1)经皮肝穿刺脓肿置管引流术术后护理:术前做术区皮肤准备,协助医师进行穿刺部位的准确定位。术后向医师询问术中情况及术后有无特殊观察和护理要求。患者返回病房后,观察引流管固定是否牢固,引流液性状,引流管道是否密闭。术后第二天或数天开始进行脓腔冲洗,冲洗液选用等渗盐水(或遵医嘱加用抗生素)。冲洗时速度缓慢,压力不宜过高,估算注入液与引出液的量。每次冲洗结束后,可遵医嘱向脓腔内注入抗生素。待到引流出或冲洗出的液体变清澈,B超检查脓腔直径<2 cm 即可拔管。

(2)切开引流术后护理:切开引流术后护理遵循腹部手术术后护理的一般要求。除此之外,每天用生理盐水冲洗脓腔,记录引流液量<10 mL 或脓腔容积<15 mL,即考虑拔除引流管,改凡士林纱布引流,致脓腔闭合。

3.健康指导

为了预防肝脓肿疾病的发生,应教育人们积极预防和治疗胆道疾病,及时处理身体其他部位的化脓性感染。告知患者应用抗生素和放置引流管的目的和注意事项,取得患者的信任和配合。术后患者应加强营养和提高抵抗力,定期复查。

(五)护理评价

患者是否能维持适当营养,体温是否正常,疼痛是否减轻,有无急性腹膜炎、上消化道出血、感染性休克等并发症发生。

二、阿米巴肝脓肿患者的护理

阿米巴肝脓肿是阿米巴肠病的并发症,阿米巴原虫从结肠溃疡处经门静脉血液或淋巴管侵入肝内并发脓肿,常见于肝右叶顶部,多数为单发性。原虫产生溶解酶,导致肝细胞坏死、液化组织和血液、渗液形成脓肿。

(一)护理评估

1.健康史

注意询问有无阿米巴肠病病史。

2.身体状况

阿米巴肝脓肿有着与细菌性肝脓肿相似的表现,两者的区别详见表 8-1。

表 8-1 细菌性肝脓肿与阿米巴肝脓肿的鉴别

鉴别要点	细菌性肝脓肿	阿米巴肝脓肿
病史	继发于胆道感染或其他化脓性疾病	继发于阿米巴肠病后
症状	病情急骤严重,全身中毒症状明显,有寒战、高热	起病较缓慢,病程较长,可有高热,或不规则发热、盗汗
血液化验	白细胞计数及中性粒细胞可明显增加。血液细菌培养可阳性	白细胞计数可增加,如无继发细菌感染液细菌培养阴性。血清学阿米巴抗体检查阳性
粪便检查	无特殊表现	部分患者可找到阿米巴滋养体或结肠溃疡面(乙状结肠镜检)黏液或刮取涂片可找阿米巴滋养体或包囊
脓液	多为黄白色脓液,涂片和培养可发现细菌	大多为棕褐色脓液,无臭味,镜检有时可到阿米巴滋养体。若无混合感染,涂片和培养无细菌
诊断性治疗	抗阿米巴药物治疗无效	抗阿米巴药物治疗有好转
脓肿	较小,常为多发性	较大,多为单发,多见于肝右叶

3.心理-社会状况

由于病程长、忍受较重的痛苦、担忧预后或经济拮据等原因,患者常有焦虑、悲伤或恐惧反应。

4.辅助检查

基本同细菌性肝脓肿。

5.治疗要点

阿米巴肝脓肿以非手术治疗为主。应用抗阿米巴药物、加强支持疗法、纠正低蛋白和贫血等,无效者穿刺置管闭式引流或手术切开引流,多可获得良好的疗效。

(二)护理诊断及合作性问题

(1)营养失调:低于机体需要量,与高代谢消耗或慢性消耗病程有关。

(2)急性疼痛:与脓肿内压力过高有关。

(3)潜在并发症:合并细菌感染。

(三)护理措施

1.非手术疗法和术前护理

(1)加强支持疗法:给予高蛋白、高热量和高维生素饮食,必要时少量多次输新鲜血、补充丙种球蛋白,增强抵抗力。

(2)正确使用抗阿米巴药物,注意观察药物的不良反应。

2.术后护理

除继续做好非手术治疗护理外,重点做好引流的护理。宜用无菌水封瓶闭式引流,每天更换消毒瓶,接口处保持无菌,防止继发细菌感染。如继发细菌感染,需使用抗生素。

（徐娟娟）

第二节　胆 道 感 染

胆道感染是指胆囊和/或胆囊壁受到细菌的侵袭而发生炎症反应,胆汁中有细菌生长。胆道感染与胆石症互为因果关系。胆石症可引起胆道梗阻,梗阻可造成胆汁淤滞、细菌繁殖而致胆道感染;胆道反复感染又是胆石形成的致病因素和促发因素。胆道感染为常见疾病,按发病部位可分为胆囊炎和胆管炎。

一、胆囊炎

(一)疾病概述

1.概念

胆囊炎是指发生在胆囊的细菌性和/或化学性炎症。根据发病的缓急和病程的长短分为急性胆囊炎、慢性胆囊炎和慢性胆囊炎急性发作 3 类。约 95% 的急性胆囊炎患者合并胆囊结石,称为急性胆石性胆囊炎;未合并胆囊结石者称为急性非结石性胆囊炎。胆囊炎的发病率很高,仅次于阑尾炎。年龄多见于 35 岁以后,以 40～60 岁为高峰。女性发病率约为男性的 4 倍,肥胖者多于其他体型者。

2.病因

(1)急性胆囊炎:是外科常见急腹症,其发病率居于炎性急腹症的第二位,仅次于急性阑尾炎,女性居多。急性胆囊炎的病因复杂,胆囊结石和细菌感染是引发急性胆囊炎的两大重要因素,主要包括以下几点。①胆道阻塞:由于结石阻塞或嵌顿于胆囊管或胆囊颈,导致胆汁排出受阻,胆汁潴留,其中水分吸收而胆汁浓缩,胆汁中的胆汁酸刺激胆囊黏膜而引起水肿、炎症,甚至坏死。90%~95%的急性胆囊炎与胆石有关,在少数情况下,胰液从胰管和胆总管共同的腔道中反流,也可进入胆囊产生化学性刺激。结石亦可直接损伤受压部位的胆囊黏膜引起炎症。此外,胆囊颈或胆囊管腔的狭窄,或受到管外肿块的压迫也可以导致阻塞。胆管和胆囊颈结石嵌塞是引起急性胆囊炎重要的诱因。②细菌入侵:急性胆囊炎时胆囊胆汁的细菌培养阳性率可高达80%~90%,包括需氧菌与厌氧菌感染,其中大肠埃希菌最为常见。细菌多来源于胃肠道,致病菌通过胆道逆行、直接蔓延或经血液循环和淋巴途径入侵胆囊。结石压迫局部囊壁的静脉,使静脉回流受阻而淤血、出血,以致坏死而引起炎症。③化学性刺激:胆汁酸、逆流的胰液和溶血卵磷脂对细胞膜有毒性作用和损伤作用。④病毒感染:乙肝病毒可以侵犯许多组织和器官,可以在胆管上皮中复制,对胆道系统有直接的侵害作用。⑤胆囊的血流灌注量不足:如休克和动脉硬化等,可引起胆囊黏膜的局灶性坏死。⑥其他:严重创伤、烧伤后、严重过敏、长期禁食或与胆囊无关的大手术等导致的内脏神经功能紊乱时发生急性胆囊炎。

(2)慢性胆囊炎:大多继发于急性胆囊炎,是急性胆囊炎反复发作的结果。有较多的病例直接由化学刺激引起。胆囊结石或有阻塞常伴有慢性胆囊炎,这些原因不去除,浓缩胆汁长期刺激可造成慢性炎症。结石和慢性胆囊炎的关系尤为密切,约95%的慢性胆囊炎有胆石存在和反复急性发作的病史。

3.病理生理

(1)急性胆囊炎。①急性结石性胆囊炎:当结石致胆囊管梗阻时,胆汁淤积,胆囊内压力升高,胆囊肿大,黏膜充血、水肿,渗出增多;镜下可见血管扩张和炎性细胞浸润,称为急性单纯性胆囊炎。若梗阻未解除或炎症未控制,病情继续发展,病变可累及胆囊壁的全层,胆囊壁充血、水肿加重,出现瘀斑或脓苔,部分黏膜坏死脱落,甚至浆膜液有纤维素和脓性渗出物;镜下可见组织中有广泛的中性粒细胞浸润,黏膜上皮脱落,即为急性化脓性胆囊炎;还可引起胆囊积脓。若梗阻仍未解除,胆囊内压力继续升高,胆囊壁张力增高,导致血液循环障碍时,胆囊组织除上述炎性改变外,整个胆囊呈片状缺血坏死;镜下见胆囊黏膜结构消失,血管内、外充满红细胞,即为急性坏疽性胆囊炎。若胆囊炎症继续加重,积脓增多,胆囊内压力增高,在胆囊壁的缺血、坏死或溃疡处极易造成穿孔,会引起胆汁性腹膜炎,穿孔部位常在颈部和底部,如胆囊坏疽穿孔发生过程较慢,周围粘连包裹,则形成胆囊周围脓肿。②急性非结石性胆囊炎:病理过程与急性结石性胆囊炎基本相同,但急性非结石性胆囊炎更容易发生胆囊坏疽和穿孔,约75%的患者发生胆囊坏疽,15%的患者出现胆囊穿孔。

(2)慢性胆囊炎:是胆囊炎症和结石的反复刺激,胆囊壁炎性细胞浸润和纤维组织增生,胆囊壁增厚,可与周围组织粘连,甚至出现胆囊萎缩,失去收缩和浓缩胆汁的功能。可分为慢性结石性胆囊炎和慢性非结石性胆囊炎两大类,前者占本病的70%~80%,后者占20%~30%。

4.临床表现

(1)急性胆囊炎的临床表现有以下几点。

症状。①腹痛:多数患者有上腹部疼痛史,表现为右上腹阵发性绞痛,常在饱餐、进食油腻食物后或夜间发作,疼痛可放射至右肩及右肩胛下。②消化道症状:患者腹痛发作时常伴恶心、呕吐、厌食等消化道症状。③发热或中毒症状:根据胆囊炎症反应程度的不同,患者可出现不同程度的体温升高和脉搏加速。

体征。①腹部压痛:早期可有右上腹压痛或叩痛。胆囊化脓坏疽时可扪及肿大的胆囊,可有不同程度和不同范围的右上腹压痛,或右季肋部叩痛,墨菲(Murphy)征常为阳性,伴有不同程度的肌紧张,如胆囊张力大时更加明显。腹式呼吸可因疼痛而减弱,常呈吸气性抑制。②黄疸:10%～25%的患者可出现轻度黄疸,多见于胆囊炎症反复发作合并 Mirizzi 综合征的患者。

(2)慢性胆囊炎:临床症状常不典型,主要表现为上腹部饱胀不适、厌食油腻和嗳气等消化不良的症状,以及右上腹和肩背部隐痛。多数患者曾有典型的胆绞痛病史。体检可发现右上腹胆囊区压痛或不适感,Murphy 征可呈弱阳性,如胆囊肿大,右上腹肋下可触及光滑圆形肿块。在并发胆道急性感染时,可有寒战、发热等。

5.辅助检查

(1)急性胆囊炎。①实验室检查:血常规检查可见血白细胞计数和中性粒细胞比例升高;部分患者可有血清胆红素、转氨酶、碱性磷酸酶和淀粉酶升高。②影像学检查:B 超检查可显示胆囊肿大、胆囊壁增厚,大部分患者可见胆囊内有结石光团。

(2)慢性胆囊炎:B 超检查是慢性胆囊炎首选的辅助检查方法,可显示胆囊增大、胆囊壁增厚、胆囊腔缩小或萎缩,排空功能减退或消失,并可探知有无结石。此外,CT、MRI、口服胆囊造影、腹部 X 线平片等也是重要的检查手段。

6.主要处理原则

主要为手术治疗,手术时机和手术方式取决于患者的病情。

(1)非手术治疗,如下所述。

适应证:诊断明确、病情较轻的急性胆囊炎患者;老年人或伴有严重心血管疾病不能耐受手术的患者。在非手术治疗的基础上积极治疗各种并发症,待患者一般情况好转后再考虑择期手术治疗。作为手术前准备的一部分。

常用的非手术治疗措施:主要包括禁饮食和/或胃肠减压、纠正水电解质和酸碱平衡紊乱、控制感染、使用消炎利胆及解痉止痛药物、全身支持、对症处理,还可以使用中药、针刺疗法等。在非手术治疗期间,若病情加重或出现胆囊坏疽、穿孔等并发症,应及时进行手术治疗。

(2)手术治疗,如下所述。

急诊手术适应证:①发病在 48～72 小时以内者。②经非手术治疗无效且病情加重者。③合并胆囊穿孔、弥漫性腹膜炎、急性梗阻性化脓性胆管炎、急性坏死性胰腺炎等严重并发症者。④其余患者可根据具体情况择期手术。

手术方式。①胆囊切除术:根据病情选择开腹或腹腔镜行胆囊切除术。手术过程中遇到下列情况应同时做胆总管切开探查＋T 管引流术:患者有黄疸史;胆总管内扪及结石或术前 B 超提示肝总管、胆总管结石者;胆总管扩张,直径>1 cm 者;胆总管内抽出脓性胆汁或有胆色素沉淀者;合并有慢性复发性胰腺炎者。②胆囊造口术:目的是减压和引流胆汁。主要用于年老体弱,合并严重心、肺、肾等内脏器官功能障碍不能耐受手术的患者,或局部炎症水肿、粘连严重导致局部解剖不清者。待病情稳定、局部炎症消退后再根据患者情况决定是否行择期手术治疗。

(二)护理评估

1.术前评估

(1)健康史及相关因素。①一般情况:患者的年龄、性别、职业、居住地及饮食习惯等。②发病的病因和诱因:腹痛的病因和诱因,腹痛发生的时间,是否与饱餐、进食油腻食物及夜间睡眠改变体位有关。③腹痛的性质:是否为突发性腹痛,疼痛的性质是绞痛、隐痛、阵发性或持续性疼痛,有无放射至右肩背部或右肩胛下等。④既往史:有无胆石症、胆囊炎、胆道蛔虫病史;有无胆道手术史;有无消化性溃疡及类似疼痛发作史;有无用药史、过敏史及腹部手术史。

(2)身体评估。①全身:患者有无寒战、发热、恶心、呕吐;有无面色苍白等贫血现象;有无黏膜和皮肤黄染等;有无体重减轻;有无意识及神经系统的其他改变等。②局部:腹痛的部位是位于右上腹还是剑突下,有无全腹疼痛;有无压痛、肌紧张及反跳痛;能否触及胆囊及胆囊肿大的程度,Murphy 征是否阳性等。③辅助检查:血常规检查中白细胞计数及中性粒细胞比例是否升高;血清胆红素、转氨酶、碱性磷酸酶及淀粉酶有无升高;B 超是否观察到胆囊增大或结石影;心、肺、肾等器官功能有无异常。

(3)心理-社会评估:了解患者及其家属在疾病治疗过程中的心理反应与需求、家庭及社会支持情况、心理承受程度及对治疗的期望等,引导患者正确配合疾病的治疗与护理。

2.术后评估

(1)手术中情况:了解手术的方式和手术范围,如是胆囊切除还是胆囊造口术,是开腹还是腹腔镜;术中有无行胆总管探查,术中出血量及输血、补液情况;有无留置引流管及其位置和目的。

(2)术后病情:术后生命体征及手术切口愈合情况;T 管及其他引流管引流情况,包括引流液的量、颜色、性质等;对老年患者尤其要评估其呼吸及循环功能等状况。

(3)心理-社会评估:患者及其家属对术后和术后康复的认知和期望。

(三)主要护理诊断(问题)

(1)疼痛:与胆囊结石突然嵌顿、胆汁排空受阻致胆囊强烈收缩或继发胆囊感染、术后伤口疼痛有关。

(2)有体液不足的危险:与恶心、呕吐、不能进食和手术前后需要禁食有关。

(3)潜在并发症:胆囊穿孔、感染等。

(四)护理措施

1.减轻或控制疼痛

根据疼痛的程度,采取非药物或药物方法止痛。

(1)卧床休息:协助患者采取舒适体位,指导其有节律的深呼吸,达到放松和减轻疼痛的效果。

(2)合理饮食:病情较轻且决定采取非手术治疗的急性胆囊炎患者,指导其清淡饮食,忌食油腻食物;病情严重需急诊手术的患者予以禁食和胃肠减压,以减轻腹胀和腹痛。

(3)药物止痛:对诊断明确的剧烈疼痛者,可遵医嘱通过口服、注射等方式给予消炎利胆、解痉或止痛药,以缓解疼痛。

(4)控制感染:遵医嘱及时合理应用抗生素。通过控制胆囊炎症,减轻胆囊肿胀和胆囊压力,达到减轻疼痛的效果。

2.维持体液平衡

对于禁食患者,根据医嘱经静脉补充足够的热量、氨基酸、维生素、水、电解质等,以维持水、电解质及酸碱平衡。对能进食、进食量不足者,指导和鼓励其进食高蛋白、高碳水化合物、高维生素和低脂饮食,以保持良好的营养状态。

3.并发症的预防和护理

(1)加强观察:严密观察患者的生命体征变化,了解腹痛的程度、性质,发作的时间、诱因及缓解的相关因素,以及腹部体征的变化。若腹痛进行性加重,且范围扩大,出现压痛、反跳痛、肌紧张等,同时伴有寒战、高热的症状,提示胆囊穿孔或病情加重。

(2)减轻胆囊内压力:遵医嘱应用敏感抗菌药,以有效控制感染,减轻炎性渗出,达到减少胆囊内压力、预防胆囊穿孔的目的。

(3)及时处理胆囊穿孔:一旦发生胆囊穿孔,应及时报告医师,并配合做好紧急手术的准备。

(五)护理评价

(1)患者腹痛得到缓解,能叙述自我缓解疼痛的方法。

(2)患者在禁食期间得到相应的体液补充。

(3)患者没有发生胆囊穿孔或能及时发现和处理已发生的胆囊穿孔。

(4)疾病愈合良好,无并发症发生。

(5)患者对疾病的心理压力得到及时的调适与干预。依从性较好,并对疾病的治疗和预防有一定的了解。

二、急性梗阻性化脓性胆管炎

(一)疾病概述

1.概念

急性梗阻性化脓性胆管炎又称急性重症胆管炎,是在胆道梗阻基础上并发的急性化脓性细菌感染,急性胆管炎和急性梗阻性化脓性胆管炎是同一疾病的不同发展阶段。

2.病因

(1)胆道梗阻:最常见的原因为胆道结石性梗阻。此外,胆道蛔虫、胆管狭窄、吻合口狭窄、胆管及壶腹部肿瘤等亦可引起胆道梗阻而导致急性化脓性炎症。胆道发生梗阻时,胆盐不能进入肠道,易造成细菌移位。

(2)细菌感染:胆道内细菌多来源于胃肠道,其感染途径可经十二指肠逆行进入胆道,或小肠炎症时,细菌经门静脉系统入肝到达胆道引起感染。可以是单一菌种感染,也可是两种以上的菌种感染。以大肠埃希菌、变形杆菌、克雷伯杆菌、铜绿假单胞菌等革兰阴性杆菌多见。近年来,厌氧菌及革兰阳性杆菌在胆道感染中的比例有增高的趋势。

3.病理生理

急性梗阻性化脓性胆管炎的基本病理改变是胆管梗阻、肝实质和胆道系统胆汁淤滞及胆管内化脓性感染。胆管梗阻及随之而来的胆道感染造成梗阻以上胆管扩张、胆管壁黏膜肿胀,使梗阻进一步加重并趋向完全性;胆管内压力升高,胆管壁充血、水肿、炎性细胞浸润及溃疡形成,管腔内逐渐充满脓性胆汁或脓液,使胆管内压力继续升高,当胆管内压力超过3.9 kPa(40 cmH$_2$O)时,肝细胞停止分泌胆汁,胆管内脓性胆汁及细菌逆流,引起肝内胆管及肝细胞化脓性感染;若感染进一步加重,可使肝细胞发生大片坏死;胆小管破溃后形成胆小管与肝动脉或门静脉瘘,可在肝内形成多发性脓肿及胆道出血;大量细菌和毒素还可经肝静脉进入人体循环引起全身化脓性感染和多器官功能损害,甚至引起全身脓毒血症或感染性休克,严重者可导致多器官功能障碍综合征或多器官功能衰竭。

4.临床表现

多数患者有胆道疾病史,部分患者有胆道手术史。本病发病急骤,病情进展迅速,除了具有急性胆管炎的 Charcot 三联征(腹痛、寒战高热、黄疸)外,还有休克及中枢神经系统受抑制的表现,即 Reynolds 五联征。

(1)症状。①腹痛:患者常表现为突发的剑突下或右上腹持续性疼痛,可阵发性加重,并向右肩胛下及腰背部放射。腹痛及其程度可因梗阻的部位不同而有差异。肝内梗阻者疼痛较轻,肝外梗阻时症状明显。②寒战、高热:体温持续升高达 39～40 ℃或更高,呈弛张热。③胃肠道症状:多数患者伴恶心、呕吐、黄疸。

(2)体征。①腹部压痛或腹膜刺激征:剑突下或右上腹部可有不同程度和不同范围的压痛或腹膜刺激征,可有肝大及肝区叩痛,可扪及肿大的胆囊。②黄疸:多数患者可出现不同程度的黄疸,若仅为一侧胆管梗阻,可不出现黄疸。③神志改变:主要表现为神志淡漠、烦躁、谵妄或嗜睡、神志不清,甚至昏迷,病情严重者可在短期内出现感染性休克表现。④休克表现:呼吸急促、出冷汗、脉搏细速,可达 120 次/分以上,血压在短时间内迅速下降,可出现全身发绀或皮下瘀斑。

5.辅助检查

(1)实验室检查:血常规检查可见白细胞计数升高,可超过 $20×10^9/L$;中性粒细胞比例明显升高;细胞质内可出现中毒颗粒;凝血酶原时间延长;血生化检查可见肝功能损害、电解质紊乱和血尿素氮增高等;血气分析检查可提示血氧分压降低和代谢性酸中毒的表现。尿常规检查可发现蛋白及颗粒管型。寒战时做血培养,多有细菌生长。

(2)影像学检查:B 超是主要的辅助检查方法。B 超检查可显示肝和胆囊肿大,胆囊壁增厚、肝、内外胆管扩张及胆管内结石光团伴声影。必要时可行 CT、经内镜逆行胰胆管成像、磁共振胰胆管成像、经皮穿刺肝胆道成像等检查,以了解梗阻部位、程度、结石大小和数量等。

6.主要处理原则

紧急手术解除胆道梗阻并引流,尽早而有效降低胆管内压力,积极控制感染和抢救患者生命。

(1)非手术治疗:既是治疗手段又是手术前准备。在严密观察下进行,若非手术治疗期间症状不能缓解或病情进一步加重,则应紧急手术治疗。主要措施:①禁食、持续胃肠减压及解痉止痛。②抗休克治疗:建立通畅的静脉输液通道,加快补液扩容,恢复有效循环血量;及时应用肾上腺皮质激素,必要时使用血管活性药物;纠正水、电解质及酸碱平衡紊乱。③抗感染治疗:联合应用足量、有效、广谱并对肝、肾毒性小的抗菌药物。④其他:包括吸氧、降温、支持治疗等,以保护重要内脏器官功能。⑤引流:非手术方法进行胆管减压引流,如经皮肝穿刺胆道引流术、经内镜鼻胆管引流术等。

(2)手术治疗:主要目的是解除梗阻、胆道减压、挽救患者生命。手术力求简单而有效。多采用胆总管切开减压加 T 管引流术。术中注意肝内胆管是否引流通畅,以防形成多发性肝脓肿。若病情无改善,应及时手术治疗。

(二)护理评估

1.术前评估

(1)健康史及相关因素。①发病情况:是否为突然发病,有无表现为起病急、症状重、进展快的特点。②发病的病因和诱因:此次发病与饮食、活动的关系,有无肝内、外胆管结石或胆囊炎反复发作史,有无类似疼痛史等。③病情及其程度:是否表现为急性病容,有无神经精神症状,是否为短期内即出现感染性休克的表现。④既往史:有无胆道手术史;有无用药史、过敏史及腹部手术史。

(2)身体状况。①全身:患者是否在发病初期即出现畏寒发热,体温持续升高至39～40 ℃或更高;有无伴呼吸急促、出冷汗、脉搏细速及血压在短时间内迅速下降等;患者有无巩膜、皮肤黄染,以及黄染的程度;有无神志改变的表现,如神志淡漠、谵妄或嗜睡、神志不清甚至昏迷等;有无感染、中毒的表现,如全身皮肤湿冷、发绀和皮下瘀斑等。②局部:腹痛的部位、性质、程度及有无放射痛等;肝区有无压痛、叩击痛;腹膜刺激征是否为阳性;腹部有无不对称性肿大等。

(3)辅助检查:血常规检查白细胞计数升高及中性粒细胞比例是否明显升高;细胞质内是否出现中毒颗粒;尿常规检查有无异常;凝血酶原时间有无延长;血生化检查是否提示肝功能损害、电解质紊乱、代谢性酸中毒及血尿素氮增高等;血气分析检查是否提示血氧分压降低。B超及其他影像学检查是否提示肝和胆囊肿大,肝、内外胆管扩张和结石。心、肺、肾等器官功能有无异常。

(4)心理和社会支持状况:了解患者和家属对疾病的认知、家庭经济状况、心理承受程度及对治疗的期望。

2.术后评估

(1)手术中情况:了解术中胆总管探查及解除梗阻、胆道减压、胆汁引流情况;术中患者生命体征是否平稳;肝内、外胆管结石清除及引流情况;有无多发性肝脓肿及处理情况;各种引流管放置位置和目的等。

(2)术后病情:术后生命体征及手术切口愈合情况;T管及其他引流管引流情况等。

(3)心理-社会评估:患者及其家属对术后康复的认知和期望程度。

(三)主要护理诊断(问题)

(1)疼痛:与胆道梗阻、胆管扩张及手术后伤口疼痛有关。

(2)体液不足:与呕吐、禁食、胃肠减压及感染性休克有关。

(3)体温过高:与胆道梗阻并继发感染有关。

(4)低效性呼吸困难:与感染中毒有关。

(5)潜在并发症:胆道出血、胆瘘、多器官功能障碍或衰竭。

(四)护理措施

1.减轻或控制疼痛

根据疼痛的程度,采取非药物或药物方法止痛。

(1)卧床休息:协助患者采取舒适体位,指导其有节律的深呼吸,达到放松和减轻疼痛的效果。

(2)合理饮食:病情较轻且决定采取非手术治疗的急性胆囊炎患者,指导其清淡饮食,忌食油腻食物;病情严重需急诊手术的患者,予以禁食和胃肠减压,以减轻腹胀和腹痛。

(3)解痉镇痛:诊断明确的剧烈疼痛者,可遵医嘱通过口服、注射等方式给予消炎利胆、解痉或止痛药,以缓解疼痛。

(4)控制感染:遵医嘱及时合理应用抗生素。通过控制胆囊炎症,减轻胆囊肿胀和胆囊压力,达到减轻疼痛的效果。

2.维持体液平衡

(1)加强观察:严密观察患者的生命体征和循环功能,如脉搏、血压、中心静脉压和每小时尿量等,及时准确记录出入量,为补液提供可靠依据。

(2)补液扩容:休克患者应迅速建立静脉输液通路,补液扩容,尽快恢复血容量。遵医嘱及时给予肾上腺皮质激素,必要时应用血管活性药物,以改善和保证组织器官的血流灌注及供氧。

（3）纠正水、电解质、酸碱平衡紊乱：根据病情、中心静脉压、胃肠减压及每小时尿量等情况，确定补液的种类和输液量，合理安排输液的顺序和速度，维持水、电解质及酸碱平衡。

3.降低体温

（1）物理降温：温水擦浴、冰敷等物理方法。

（2）药物降温：在物理降温的基础上，根据病情遵医嘱通过口服、注射或其他途径给予药物降温。

（3）控制感染：遵医嘱联合应用足量有效的广谱抗生素，以有效控制感染，使体温恢复正常。

4.维持有效呼吸

（1）加强观察：密切观察患者的呼吸频率、节律和深浅度；动态监测血氧饱和度的变化，定期进行动脉血气分析检查，以了解患者的呼吸功能状况。若患者呼吸急促、血氧饱和度下降、氧分压降低，提示患者呼吸功能受损。

（2）采取合适体位：协助患者卧床休息，减少耗氧量。非休克患者取半卧位，使腹肌放松、膈肌下降，有助于改善呼吸和减轻疼痛。半卧位还可促使腹腔内炎性渗出物局限于盆腔，减轻中毒症状。休克患者应取头低足高位。

（3）禁食和胃肠减压：禁食可减少消化液的分泌，减轻腹部胀痛。通过胃肠减压，可吸出胃内容物，减少胃内积气和积液，从而达到减轻腹胀、避免膈肌抬高和改善呼吸功能的效果。

（4）解痉镇痛：对诊断明确的剧烈疼痛患者，可遵医嘱给予消炎利胆、解痉或止痛药，以缓解疼痛，利于平稳呼吸，尤其是腹式呼吸。

（5）吸入氧气：根据患者呼吸的频率、节律、深浅度及血气分析情况，选择给氧的方式和确定氧气流量和浓度，如可通过鼻导管、面罩、呼吸机辅助等方法给氧，以维持患者正常的血氧饱和度及动脉血氧分压，改善缺氧症状，保证组织器官的氧气供给。

5.营养支持

（1）术前：不能进食或禁食及胃肠减压的患者，可从静脉补充能量、氨基酸、维生素、水、电解质等，以维持和改善营养状况。凝血机制障碍的患者，遵医嘱给予维生素 K_1 肌内注射。

（2）术后：在患者恢复进食前或进食量不足时，仍需从胃肠外途径补充营养素；当患者恢复进食后，应鼓励患者从清淡饮食逐步转为进食高蛋白、高碳水化合物、高维生素和低脂饮食。

6.并发症的预防和护理

（1）加强观察：包括神志、生命体征、每小时尿量、腹部体征及引流液的量、颜色、性质，同时注意血常规、电解质、血气分析和心电图等检查结果的变化。若 T 管引流液呈血性，伴腹痛、发热等症状，应考虑胆道出血；若腹腔引流液呈黄绿色胆汁样，应警惕胆瘘的可能；若患者出现神志淡漠、黄疸加深、每小时尿量减少或无尿、肝和肾功能异常、血氧分压降低或代谢性酸中毒，以及凝血酶原时间延长等，提示多器官功能障碍或衰竭，应及时报告医师，并协助处理。

（2）加强腹壁切口、引流管和 T 管护理。

（3）加强支持治疗：患者发生胆瘘时，在观察并准确记录引流液的量、颜色的基础上，遵医嘱补充水、电解质及维生素，以维持水、电解质平衡；鼓励患者进食高蛋白、高碳水化合物、高维生素和低脂易消化饮食，防止因胆汁丢失影响消化吸收而造成营养障碍。

（4）维护器官功能：一旦出现多器官功能障碍或衰竭的征象，应立即与医师联系，并配合医师采取相应的急救措施。

（五）护理评价

（1）患者补液及时,体液代谢维持平衡。

（2）患者感染得到有效控制,体温恢复正常。

（3）患者能维持有效呼吸,没有发生低氧血症或发生后得到及时发现和纠正。

（4）患者的营养状况得到改善或维持。

（5）患者没有发生胆道出血、胆瘘及多器官功能障碍或衰竭等并发症,或发生后得到及时发现和处理。

（徐娟娟）

第三节　胆　石　症

胆石症是指胆道系统任何部位发生的结石,包括发生在胆囊和胆管内的结石,是胆道系统的最普遍疾病。其发病率随年龄增长而增高。在我国,胆石症的患病率为 $0.9\%\sim10.1\%$,平均为 5.6% ,男女比例为 $1:2.57$ 。近年来,随着影像学（B超、CT及MRI等）检查的普及,在自然人群中,胆石症的发病率达10%左右,国内尸检结果报道,胆石症的发生率为 7% 。随着生活水平的提高及饮食习惯的改变,胆石症的发生率有逐年增高的趋势,我国的胆结石以胆管的胆色素结石为主逐渐转变为以胆囊的胆固醇结石为主。

一、胆囊结石

（一）定义

胆囊结石是指发生在胆囊内的结石,常与急性胆囊炎并存。胆囊结石是胆道系统的常见病、多发病。在我国,其患病率为 $7\%\sim10\%$,其中 $70\%\sim80\%$ 的胆囊结石为胆固醇结石,约 25% 为胆色素结石。多见于女性,男女比例为 $1:(2\sim3)$ 。40岁以后发病率随着年龄增长呈增高的趋势,随着年龄增长性别差异逐渐缩小,老年男女发病比例基本相等。

（二）临床表现

部分单发或多发的胆囊结石,在胆囊内自由存在,不易发生嵌顿,很少产生症状,被称为无症状胆囊结石。约 30% 的胆囊结石患者可终身无临床症状。仅于体检或手术时发现的结石称为静止性结石。单纯性胆囊结石未合并梗阻或感染时,在早期常无临床症状,大多数是在常规体检、手术或尸体解剖中偶然发现,或仅有轻微的消化系统症状被误认为是胃病而没有及时就诊。当结石嵌顿时,则可出现明显症状和体征。

1.症状

（1）胆绞痛:为典型的首发症状,表现为突发的右上腹、阵发性剧烈绞痛。临床症状也可在几小时后自行缓解。常发生于饱餐、进食油腻食物后或睡眠时,是由于油腻饮食后胆囊素大量分泌,胆囊平滑肌痉挛,收缩功能增强,引起胆囊内压力增高;加之胆汁酸刺激胆囊黏膜,胆囊壁充血、水肿、炎性物质渗出,导致急性胆囊炎发生;或由于睡眠时体位改变,导致结石移位并嵌顿于胆囊颈部,胆汁不能通过胆囊颈和胆囊管排出,导致胆囊内压力增高,胆囊强烈收缩所致。有部分患者可以在几小时后临床症状自行缓解。如果胆囊结石嵌顿持续不缓解,胆囊继续增大、积液,甚至合并感染,从而进展为急性胆囊炎。如果治疗不及时,少部分患者可以进展为急性化脓性胆囊炎或胆囊坏疽,严重时可发生胆囊穿孔,临床后果严重。多数患者有右肩部、肩胛部或背部放射性疼痛,常伴有恶心、呕吐、厌油、腹胀等消化不良症状。

(2)消化道症状:主要表现为上腹部或右上腹部闷胀不适、饱胀、嗳气、恶心、呕吐、厌食、呃逆等非特异性的消化道症状。大多数患者仅在进食后,特别是进食油腻食物后,胃肠道症状更明显,服用治胃病药物多可缓解,易被误诊。

2.体征

(1)腹部体征:有时可在右上腹部触及肿大的胆囊。可有右上腹胆囊区压痛,若继发感染,右上腹部可有明显压痛、肌紧张或反跳痛。检查者将左手平放于患者右肋部,拇指置于右腹直肌外缘于肋弓交界处,嘱患者缓慢深吸气,使肝脏下移,若患者因拇指触及肿大的胆囊引起疼痛而突然屏气,称为 Murphy 征阳性。

(2)黄疸:胆囊结石形成 Mirizzi 综合征时黄疸明显。黄疸时常有尿色变深、粪色变浅。

二、胆管结石

(一)定义

胆管结石为发生在肝内、外胆管的结石,又分为原发性和继发性胆管结石。原发于胆囊的结石迁徙到肝外胆管,称继发性胆管结石;不是来自胆囊,而是直接在肝外胆管生成的结石,称原发性胆管结石。因此,凡是不伴有胆囊结石者,可确认为原发性胆管结石。但伴有胆囊结石的胆管结石是原发性还是继发性,要具体分析。肝内胆管结石无论是否合并胆囊结石,均为原发性胆管结石。

(二)临床表现

临床表现取决于胆道有无梗阻、感染及其程度。当结石阻塞胆道并继发感染时,典型的表现是反复发作的腹痛、寒战高热和黄疸,称为 Charcot 三联征。

1.肝外胆管结石

(1)腹痛:多为剑突下或右上腹部阵发性绞痛,或持续性疼痛、阵发性加剧,呈阵发性刀割样疼痛,疼痛常向右肩背部放射。这是由于结石下移嵌顿于胆总管下端或壶腹部,刺激胆管平滑肌,引起奥迪括约肌痉挛收缩和胆道高压所致。

(2)寒战、高热:是结石阻塞胆管并继发感染后引起的全身性中毒症状。由于胆道梗阻,胆管内压升高,感染随胆管逆行扩散,细菌和毒素通过肝窦入肝静脉进入体循环,引起菌血症或毒血症。多发生于剧烈腹痛后,体温可高达 39~40 ℃,呈弛张热,伴有寒战。

(3)黄疸:是胆管梗阻后胆红素逆流入血所致。胆管结石嵌于 Vater 壶腹部不缓解,1~2 天后即可出现黄疸。患者首先表现为尿黄,接着出现巩膜黄染,然后出现皮肤黄染伴瘙痒。黄疸的程度取决于梗阻的程度及是否继发感染。若梗阻不完全或结石有松动,则黄疸程度轻,且呈波动性;若为完全性梗阻,则黄疸呈进行性加深。若梗阻性黄疸长期未得到解决,将会导致严重的肝功能损害。部分患者结石嵌顿不重,阻塞的胆管近端扩张,胆石可漂移上浮,或小结石通过壶腹部排入十二指肠,使上述症状缓解。间歇性黄疸是肝外胆管结石的特点。

(4)消化道症状:多数患者有恶心、腹胀、嗳气、厌食油腻食物等。

2.肝内胆管结石

肝内胆管结石常与肝外胆管结石并存,其临床表现与肝外胆管结石相似。一般没有肝外胆管结石那样典型和严重。位于周围胆管的小结石平时可无症状。当胆管梗阻和感染仅发生在部分肝叶、肝段胆管时,患者可无症状或仅有轻微的肝区和患侧背部胀痛。位于Ⅱ、Ⅲ级胆管的结石,平时只有肝区不适或轻微疼痛。结石位于Ⅰ、Ⅱ级胆管或整个肝内胆管充满结石,患者会有肝区胀痛,常无胆绞痛,一般无黄疸。若一侧肝内胆管结石合并感染而未能及时治疗,并发展为胆管积脓或肝脓肿时,则出现寒战、高热、轻度黄疸,甚至休克,称为急性梗阻性化脓性胆管炎。

三、护理评估

(一)一般评估

1.生命体征

胆石症患者如与细菌感染并存,可出现体温偏高,疼痛刺激可能会导致心率加快、呼吸频率加快、血压上升,应监测生命体征的变化。还要注意评估患者的神志、皮肤色泽、肢端循环、尿量等,以判断有无休克的发生。

2.患者主诉

腹痛、腹胀、恶心等不适症状,发病及诊治经过等。

3.相关记录

体重、体位、饮食、面容与表情、皮肤、出入量等。

(二)身体评估

1.视诊

面部表情、皮肤黏膜颜色(黄疸、贫血)、体态、体位、腹部外形等。

2.触诊

(1)腹部触诊:腹壁紧张度、压痛与反跳痛、腹腔内包块。

(2)胆囊触诊:胆囊肿大、Murphy 征等。

3.叩诊

胆囊叩击痛(胆囊炎的重要体征)。

4.听诊

一般无特殊。

(三)心理-社会评估

患者在疾病治疗过程中的心理反应与需求,家庭及社会支持情况,引导患者正确配合疾病的治疗与护理。

(四)辅助检查阳性结果评估

1.实验室检查

胆管结石血常规检查可见血白细胞计数和中性粒细胞比例明显升高;血清胆红素、转氨酶和碱性磷酸酶升高,凝血酶原时间延长。尿液检查显示尿胆红素升高,尿胆原降低甚至消失,粪便检查显示粪中尿胆原减少。

2.影像学检查

胆囊结石 B 超检查可显示胆囊内结石影;胆管结石可显示胆管内结石影,近端胆管扩张。经皮穿刺肝胆道成像、经内镜逆行胰胆管成像或磁共振胰胆管成像等检查可显示梗阻部位、程度、结石大小和数量等。

（五）治疗效果的评估

1.非手术治疗评估要点

生命体征平稳、疼痛缓解。

2.手术治疗评估要点

（1）患者自觉症状：有无腹痛、恶心、呕吐的情况。

（2）生命体征稳定，无腹部疼痛（术后伤口疼痛除外）。

（3）腹部及全身体征：腹部无阳性体征，肠鸣音恢复正常，皮肤无黄染及瘙痒等不适。

（4）伤口愈合情况：一期愈合。

（5）T管引流的评估：引流液色泽正常、引流量逐渐减少。

（6）结合辅助检查：如胆道造影无结石残留或结合B超检查判断。

四、主要护理问题

（一）疼痛

疼痛与胆囊结石突然嵌顿、胆汁排空受阻致胆囊强烈收缩及手术后伤口疼痛有关。

（二）体温过高

体温过高与细菌感染致急性胆囊炎或胆管结石梗阻导致急性胆管炎有关。

（三）知识缺乏

知识缺乏与缺乏胆石症和腹腔镜手术相关知识、引流管及饮食保健知识有关。

（四）有体液不足的危险

有体液不足的危险与恶心、呕吐及感染性休克有关。

（五）营养失调

低于机体需要量与胆汁流动途径受阻有关。

（六）焦虑

焦虑与手术及不适有关。

（七）潜在并发症

（1）术后出血与术中结扎血管线脱落、肝断面渗血及凝血功能障碍有关。

（2）胆瘘与胆管损伤、胆总管下端梗阻、T管引流不畅等有关。

（3）胆道感染与腹部切口及多种置管（引流管、尿管、输液管）有关。

（4）胆道梗阻与手术及引流不畅有关。

（5）水、电解质平衡紊乱与患者恶心、呕吐、体液补充不足有关。

（6）皮肤受损与胆管梗阻、胆盐沉积致皮肤黄疸、瘙痒及术后胆汁渗漏有关。

五、主要护理措施

（一）减轻或控制疼痛

根据疼痛的程度，采取非药物或药物方法止痛。

1.加强观察

观察疼痛的程度、性质；发作的时间、诱因及缓解的相关因素；与饮食、体位、睡眠的关系；腹膜刺激征及 Murphy 征是否阳性等，为进一步治疗和护理提供依据。

2.卧床休息

协助患者采取舒适体位,指导其有节律的深呼吸,达到放松和减轻疼痛的效果。

3.合理饮食

根据病情指导患者进食清淡饮食,忌食油腻食物;病情严重者予以禁食、胃肠减压,以减轻腹胀和腹痛。

4.药物止痛

对诊断明确的剧烈疼痛者,可遵医嘱通过口服、注射等方式给予消炎利胆、解痉或止痛药,以缓解疼痛。

(二)降低体温

根据患者的体温情况,采取物理降温和/或药物降温的方法尽快降低患者的体温。遵医嘱应用足量有效的抗菌药,以有效控制感染,恢复患者正常体温。

(三)营养支持

对于梗阻未解除的禁食患者,通过胃肠外途径补充足够的热量、氨基酸、维生素、水、电解质等,以维持良好的营养状态。对梗阻已解除、进食量不足者,指导和鼓励患者进食高蛋白、高碳水化合物、高维生素和低脂饮食。

(四)皮肤护理

1.提供相关知识

胆道结石患者常因胆道梗阻致胆汁淤滞、胆盐沉积而引起皮肤瘙痒等,应告知患者相关知识,不可用手抓挠,防止抓破皮肤。

2.保持皮肤清洁

可用温水擦洗皮肤,减轻瘙痒。瘙痒剧烈者,遵医嘱使用外用药物和/或其他药物治疗。

3.注意引流管周围皮肤的护理

若术后放置引流管,应注意其周围皮肤的护理。若引流管周围见胆汁样渗出物,应及时更换被胆汁浸湿的敷料,局部皮肤涂氧化锌软膏,防止胆汁刺激和损伤皮肤。

(五)心理护理

关心体贴患者,使患者保持良好情绪,减轻焦虑,使患者安心接受治疗与护理。

(六)并发症的预防与护理

1.出血的预防和护理

术后早期出血的原因多由于术中结扎血管线脱落、肝断面渗血及凝血功能障碍所致,应加强预防和观察。

(1)卧床休息:肝部分切除术后的患者,术后应卧床3~5天,以防过早活动致肝断面出血。

(2)改善和纠正凝血功能:遵医嘱予以维生素 K 1 10 mg 肌内注射,每天 2 次,以纠正凝血机制障碍。

(3)加强观察:术后早期若患者腹腔引流管内引流出血性液体增多,每小时 100 mL,持续3 小时以上,或患者出现腹胀、腹围增大,伴面色苍白、脉搏细速、血压下降等表现时,提示患者可能有腹腔内出血,应立即报告医师,并配合医师进行相应的急救和护理。如经积极的保守治疗效果不佳,则应及时采用介入治疗或手术探查止血。

2.胆瘘的预防和护理

胆管损伤、胆总管下端梗阻、T管引流不畅等均可引起胆瘘。

（1）加强观察：术后患者若出现发热、腹胀、腹痛等腹膜炎的表现，或患者腹腔引流液呈黄绿色胆汁样，常提示患者发生胆瘘。应及时与医师联系，并配合进行相应处理。

（2）妥善固定引流管：无论是腹腔引流管还是T管，均应用缝线或胶布将其妥善固定于腹壁，避免将管道固定在床上，以防患者在翻身或活动时被牵拉而脱出，T管引流袋挂于床旁，应低于引流口平面。躁动及不合作的患者，应采取相应的防护措施，防止脱出。

（3）保持引流通畅：避免腹腔引流管或T管扭曲、折叠及受压，定期从引流管的近端向远端挤捏，以保持引流通畅，术后5～7天内，禁止加压冲洗引流管。

（4）观察引流情况：定期观察并记录引流管引出胆汁的量、颜色及性质。正常成人每天分泌胆汁的量为800～1 200 mL，呈黄绿色，清亮、无沉渣、有一定黏性。术后24小时内引流量为300～500 mL，恢复进食后，每天可有600～700 mL，以后逐渐减少至每天200 mL左右。术后1～2天胆汁的颜色可呈淡黄色、混浊状，以后逐渐加深、清亮。若胆汁突然减少甚至无胆汁引出，提示引流管阻塞、受压、扭曲、折叠或脱出，应及时查找原因和处理；若引出胆汁量较多，常提示胆管下端梗阻，应进一步检查，并采取相应的处理措施。

3.感染的预防和护理

（1）采取合适体位：病情允许时应采取半坐或斜坡卧位，以利于引流和防止腹腔内渗液积聚于膈肌下而发生感染；平卧时引流管的远端不可高于腋中线，坐位、站立或行走时不可高于腹部手术切口，以防止引流液和/或胆汁逆流而引起感染。

（2）加强皮肤护理：每天清洁、消毒腹壁引流管口周围皮肤，并覆盖无菌纱布，保持局部干燥，防止胆汁浸润皮肤而引起炎症反应。

（3）加强引流管护理：定期更换引流袋，并严格执行无菌技术操作。

（4）保持引流通畅：避免腹腔引流管或T管扭曲、折叠和滑脱，以免胆汁引流不畅、胆管内压力升高而致胆汁渗漏和腹腔内感染。

（七）T管拔管的护理

若T管引流出的胆汁色泽正常，且引流量逐渐减少，可在术后10天左右，试行夹管1～2天，夹管期间应注意观察病情，患者若无发热、腹痛、黄疸等症状，可经T管做胆道造影，如造影无异常发现，在持续开放T管24小时充分引流造影剂后，再次夹管2～3天，患者仍无不适时即可拔管。拔管后残留窦道可用凡士林纱布填塞，1～2天可自行闭合。若胆道造影发现有结石残留，则需保留T管6周以上，再做取石或其他处理。

六、健康指导

（1）告诉患者手术可能放置引流管及其重要性，带T管出院的患者解释T管的重要性，告知出院后注意事项。

（2）指导饮食，告诉患者理解低脂肪饮食的意义并能够执行。

（3）避免暴饮暴食，劳逸结合，保持良好心态。

（4）不适随诊，告诉患者胆囊切除术后常有大便次数的增多，数周、数月后逐渐减少。由于胆管结石复发率高，若出现腹痛、发热、黄疸等不适时应及时来医院复诊。

七、护理评价

（1）疼痛得到有效控制，无疼痛的症状和体征。

（2）体温恢复正常，感染得到有效控制。

（3）水、电解质、酸碱平衡紊乱纠正。

（4）心态平稳，能配合治疗和护理。

（5）营养改善，饮食、消化功能良好。

（徐娟娟）

第四节　急性肠梗阻

一、概述

肠梗阻指肠内容物在肠道中通过受阻，为常见急腹症，可因多种因素引起。起病初梗阻肠段先有解剖和功能性改变，继而发生体液和电解质的丢失、肠壁循环障碍坏死和继发感染，最后可致毒血症休克死亡。如能及时诊断、积极治疗，大多能逆转病情的发展，甚至治愈。

二、病因

(一)机械性肠梗阻

1.肠外原因

（1）粘连与粘连带压迫：粘连可引起肠折叠扭转而造成梗阻。先天性粘连带较多见于小儿；腹部手术或腹内炎症产生的粘连是成人肠梗阻最常见的原因，但少数患者可无腹部手术及炎症史。

（2）嵌顿性外疝或内疝。

（3）肠扭转常由于粘连所致。

（4）肠外肿瘤或腹块压迫。

2.肠管本身的原因

（1）先天性狭窄和闭孔畸形。

（2）炎症肿瘤吻合手术及其他因素所致的狭窄。例如炎症性肠病、肠结核、放射性损伤、肠肿瘤（尤其是结肠瘤）等。

（3）肠套叠在成人中较少见，多因息肉或其他肠管病变引起。

3.肠腔内原因

由于成团蛔虫异物或粪块等引起肠梗阻已不常见。巨大胆石通过胆囊或胆总管-肠瘘管进入肠腔，产生胆石性肠梗阻的病例时有报道。

(二)动力性肠梗阻

1.麻痹性

腹部大手术后腹膜炎、腹部外伤、腹膜后出血、某些药物肺炎、脓胸、脓毒血症、低钾血症或其他全身性代谢紊乱均可并发麻痹性肠梗阻。

2.痉挛性

肠道炎症及神经系统功能紊乱均可引起肠管暂时性痉挛。

(三)血管性肠梗阻

肠系膜动脉栓塞或血栓形成和肠系膜静脉血栓形成为主要病因。各种病因引起肠梗阻的频率随年代、地区、民族医疗卫生条件等不同而有所不同。例如,20世纪50～60年代,前嵌顿疝所致的机械性肠梗阻的发生率较高,随着医疗水平的提高、预防性疝修补术得到普及,现已明显减少。而粘连所致的肠梗阻的发生率明显上升。

三、病理改变

单纯性完全机械性肠梗阻发生后,梗阻部位以上的肠腔扩张,肠壁变薄,黏膜易有糜烂和溃疡发生,浆膜可被撕裂,整个肠壁可因血供障碍而坏死穿孔,梗阻以下部分肠管多呈空虚坍陷。

麻痹性肠梗阻时肠管扩张肠壁变薄。

在绞窄性肠梗阻的早期,由于静脉回流受阻,小静脉和毛细血管可发生淤血、通透性增加,甚至破裂而渗出血浆或血液,此时肠管内因充血和水肿而呈紫色,继而出现动脉血流受阻、血栓形成,肠壁因缺血而坏死,肠内细菌和毒素可通过损伤的肠壁进入腹腔,坏死的肠管呈紫黑色,最后可自行破裂。

四、病理生理

肠梗阻的主要病理生理改变为膨胀体液和电解质的丢失,以及感染和毒血症。这些改变的严重程度视梗阻部位的高低、梗阻时间的长短及肠壁有无血液供应障碍而不同。

(一)肠膨胀

机械性肠梗阻时,梗阻以上的肠腔因积液、积气而膨胀,肠段对梗阻的最先反应是增强蠕动,而强烈的蠕动引起肠绞痛。此时食管上端括约肌发生反射性松弛,患者在吸气时不自觉地将大量空气吞入胃肠,因此肠腔积气的70%是咽下的空气,其中大部分是氮气,不易被胃肠吸收,其余30%的积气是肠内酸碱中和与细菌发酵作用产生的,或自备注弥散至肠腔的CO_2、H_2、CH_4等气体。正常成人每天消化道分泌的唾液、胃液、胆液、胰液和肠液的总量约为8 L,绝大部分被小肠黏膜吸收,以保持体液平衡。肠梗阻时大量液体和气体聚积在梗阻近端引起肠膨胀,而膨胀能抑制肠壁黏膜吸收水分,以后又刺激其增加分泌,如此肠腔内液体越积越多,使肠膨胀进行性加重。单纯性肠梗阻时,肠管内压力一般较低,常低于0.78 kPa(8 cmH_2O)。但随着梗阻时间的延长,肠管内压力甚至可达到1.76 kPa(18 cmH_2O)。结肠梗阻止肠腔内压力平均为2.45 kPa(25 cmH_2O)。结肠梗阻时肠腔内压力平均在2.45 kPa(25 cmH_2O)以上,甚至高达5.10 kPa(52 cmH_2O)。肠管内压力的增高可使肠壁静脉回流障碍,引起肠壁充血水肿,通透性增加。肠管内压力继续增高可使肠壁血流阻断,使单纯性肠梗阻变为绞窄性肠梗阻。严重的肠膨胀甚至可使横膈抬高,影响患者的呼吸和循环功能。

(二)体液和电解质的丢失

肠梗阻时肠膨胀可引起反射性呕吐。高位小肠梗阻时呕吐频繁,大量水分和电解质被排出体外。如梗阻位于幽门或十二指肠上段,呕出过多胃酸,则易产生脱水和低氯低钾性碱中毒。如梗阻位于十二指肠下段或空肠上段,则碳酸氢盐的丢失严重。低位肠梗阻,呕吐虽远不如高位者少见,但因肠黏膜吸收功能降低而分泌液量增多,梗阻以上肠腔中积留大量液体,有时多达5～10 L,内含大量碳酸氢钠。这些液体虽未被排出体外,但封闭在肠腔内不能进入血液,等于体液的丢失。此外,过度的肠膨胀影响静脉回流,导致肠壁水肿和血浆外渗,绞窄性肠梗阻时,血和血浆的丢失尤其严重。因此,患者多发生脱水伴少尿、氮质血症和酸中毒。如脱水持续,血液进一步浓缩,则导致低血压和失血性休克。失钾和不进饮食所致的血钾过低可引起肠麻痹,进而加重肠梗阻的发展。

(三)感染和毒血症

正常人的肠蠕动使肠内容物经常向前流动和更新,因此小肠内是无菌的,或只有极少数细菌。单纯性机械性小肠梗阻时,肠内纵有细菌和毒素,也不能通过正常的肠黏膜屏障,因而危害不大。若梗阻转变为绞窄性,开始时,静脉血流被阻断,受累的肠壁渗出大量血液和血浆,使血容量进一步减少,继而动脉血流被阻断而加速肠壁的缺血性坏死。绞窄段肠腔中的液体含大量细菌(如梭状芽孢杆菌、链球菌、大肠埃希菌等)、血液和坏死组织,细菌的毒素及血液、坏死组织的分解产物均具有极强的毒性。这种液体通过破损或穿孔的肠壁进入腹腔后,可引起强烈的腹膜刺激和感染,被腹膜吸收后,则引起脓毒血症。严重的腹膜炎和毒血症是导致肠梗阻患者死亡的主要原因。

除上述三项主要的病理生理改变之外,如发生绞窄性肠梗阻,往往还伴有肠壁、腹腔和肠腔内的渗血,绞窄的肠襻越长,失血量越大,亦是导致肠梗阻患者死亡的原因之一。

五、临床表现

症状和体征典型的肠梗阻是不难诊断的,但缺乏典型表现者诊断较困难。X线腹部透视或摄片检查对证实临床诊断、确定肠梗阻的部位很有帮助。正常人腹部X线平片上只能在胃和结肠内见到少量气体。如小肠内有气体和液平面,表明肠内容物通过障碍,提示肠梗阻的存在。急性小肠梗阻通常要经过6小时肠内才会积聚足够的液体和气体,形成明显的液平面经过12小时,肠扩张的程度肯定达到诊断水平。结肠梗阻发展到X线征象出现的时间就更长。充气的小肠特别是空肠可从横绕肠管的环状襞加以辨认,并可与具有结肠袋影的结肠相区别。此外,典型的小肠肠型多在腹中央部分,而结肠影在腹周围或在盆腔。根据患者体力情况可采用立式或卧式,从正位或侧位摄片,必要时进行系列摄片。

肠梗阻的诊断确定后,应进一步鉴别梗阻的类型。由于治疗及预后方面差异很大,如机械性肠梗阻多需手术解除,动力性肠梗阻则可用保守疗法治愈,绞窄性肠梗阻应尽早进行手术,而单纯性机械性肠梗阻可先试行保守治疗。因此,应进行以下鉴别诊断。

(一)鉴别机械性肠梗阻和动力性肠梗阻

首先要从病史上分析有无机械梗阻因素。动力性肠梗阻包括常见的麻痹性和少见的痉挛性肠梗阻。机械性肠梗阻的特征是阵发性肠绞痛、肠鸣音亢进和非对称性腹胀;而麻痹性肠梗阻的特征为无绞痛、肠鸣音消失和全腹均匀膨胀;痉挛性肠梗阻可有剧烈腹痛突然发作和消失,间歇期不规则,肠鸣音减弱而不消失,但无腹胀。X线腹部平片有助于两者的鉴别:机械性梗阻的肠胀气局限于梗阻部位以上的肠段;麻痹性梗阻时,全部胃、小肠和结肠均有胀气,程度大致相同;痉挛性梗阻时,肠无明显胀气和扩张。每隔几分钟拍摄正、侧位腹部平片以观察小肠有无运动,常可鉴别机械性与麻痹性肠梗阻。

(二)鉴别单纯性肠梗阻和绞窄性肠梗阻

绞窄性肠梗阻可发生于单纯性机械性肠梗阻的基础上,单纯性肠梗阻因治疗不善而转变为绞窄性肠梗阻的占15%～43%,一般认为出现下列征象应怀疑有绞窄性肠梗阻。

(1)急骤发生的剧烈腹痛持续不减,或由阵发性绞痛转变为持续性腹痛,疼痛的部位较为固定。若腹痛涉及背部,提示肠系膜受到牵拉,更提示为绞窄性肠梗阻。

(2)腹部有压痛、反跳痛和腹肌强直,腹胀与肠鸣音亢进则不明显。

(3)呕吐物、胃肠减压引流物、腹腔穿刺液含血液,亦可有便血。

(4)全身情况急剧恶化,毒血症表现明显,可出现休克。

(5)X线平片检查可见梗阻部位以上肠段扩张并充满液体,状若肿瘤或呈"C"形面,被称为"咖啡豆征",在扩张的肠管间常可见有腹水。

(三)鉴别小肠梗阻和结肠梗阻

高位小肠梗阻呕吐频繁而腹胀较轻,低位小肠梗阻则反之。结肠梗阻的临床表现与低位小肠梗阻相似。但X线腹部平片检查则可区别。小肠梗阻是充气的肠襻遍及全腹,液平面较多见,而结肠则不显示。若为结肠梗阻,则在腹部周围可见扩张的结肠和袋形,小肠内积气则不明显。

(四)鉴别完全性肠梗阻和不完全性肠梗阻

完全性肠梗阻多为急性发作而且症状明显,不完全性肠梗阻则多为慢性梗阻,症状不明显,往往为间歇性发作。X线平片检查完全性肠梗阻者肠襻充气扩张明显,不完全性肠梗阻则反之。

(五)肠梗阻病因的鉴别诊断

判断病因可从年龄、病史、体检、X线检查等方面的分析着手。例如以往有过腹部手术、创伤、感染的病史,应考虑肠粘连或粘连带所致的梗阻;如患者有肺结核,应想到肠结核或腹膜结核引起肠梗阻的可能。遇风湿性心瓣膜病伴心房颤动、动脉粥样硬化或闭塞性动脉内膜炎的患者,应考虑肠系膜动脉栓塞;而门静脉高压和门静脉炎可致门静脉栓塞。这些动静脉血流受阻是血管性肠梗阻的常见原因。在儿童中,蛔虫引起肠堵塞偶可见到;3岁以下婴幼儿中原发性肠套叠多见;青、中年患者的常见病因是肠粘连、嵌顿性外疝和肠扭转;老年人的常见病因是结肠癌、乙状结肠扭转和粪块堵塞,而结肠梗阻中90%为癌性梗阻。成人中肠套叠少见,多继发于Meckel憩室、肠息肉和肿瘤。在腹部检查时,要特别注意腹部手术切口瘢痕和隐蔽的外疝。

腹痛、呕吐、腹胀、便秘和停止排气是肠梗阻的典型症状,但在各类肠梗阻中轻重并不一致。

1.腹痛

肠梗阻的患者大多有腹痛。在急性完全性机械性小肠梗阻患者中,腹痛表现为阵发性绞痛。是由梗阻部位以上的肠管强烈蠕动所引起,多位于腹中部,常突然发作,逐步加剧至高峰,持续数分钟后缓解。间隙期可以完全无痛,但过段时间后可以再发,绞痛的程度和间隙期的长短则视梗阻部位的高低和病情的缓急而异。一般而言,十二指肠、上段空肠梗阻时呕吐可起减压作用,患者绞痛较轻。而低位回肠梗阻则可因肠胀气抑制肠蠕动,故绞痛亦轻。唯有急性空肠梗阻时绞痛较剧烈,一般每2~5分钟即发作1次。不完全性肠梗阻腹痛较轻,在一阵肠鸣或排气后可见缓解。慢性肠梗阻亦然,且间隙期较长。急性机械性结肠梗阻时腹痛多在下腹部。一般较小肠梗阻为轻。结肠梗阻时若回盲瓣功能正常,结肠内容物不能逆流到小肠,肠腔因而逐渐扩大,压力增高,除阵发性绞痛外可有持续性钝痛。此种情况的出现应注意有闭襻性肠梗阻的可能性。发作间隙期的持续性钝痛亦是绞窄性肠梗阻的早期表现。如若肠壁已发生缺血坏死,则呈持续性剧烈腹痛。至于麻痹性肠梗阻,由于肠肌已无蠕动能力,故无肠绞痛发作,可由高度肠管膨胀而引起腹部持续性胀痛。

2.呕吐

肠梗阻患者几乎都有呕吐,早期为反射性呕吐,吐出物多为胃内容物。后期则为反流性呕吐,因梗阻部位高低而不同,部位越高,呕吐越频越剧烈。低位小肠梗阻时呕吐较轻亦较疏。结肠梗阻时,由于回盲瓣可以阻止反流,故早期可无呕吐,但后期回盲瓣因肠腔过度充盈而关闭不全时亦有较剧烈的呕吐,吐出物可含粪汁。

3.腹胀

腹胀是较迟出现的症状,其程度与梗阻部位有关。高位小肠梗阻由于频繁呕吐多无明显腹胀;低位小肠梗阻或结肠梗阻的晚期常有显著的全腹膨胀。闭襻性梗阻的肠段膨胀很突出,常呈不对称的局部膨胀。麻痹性肠梗阻时,全部肠管均膨胀扩大,故腹胀显著。

4.便秘和停止排气

完全性肠梗阻时,患者排便和排气现象消失。但在高位小肠梗阻的最初2～3天,如梗阻以下肠腔内积存了粪便和气体,则仍有排便和排气现象,不能因此否定完全性梗阻的存在。同样,绞窄性肠梗阻如肠扭转、肠套叠及结肠癌所致的肠梗阻等都可有血便或脓血便排出。

5.全身症状

单纯性肠梗阻患者一般无明显的全身症状,但呕吐频繁和腹胀严重者必有脱水,血钾过低者有疲软、嗜睡、乏力和心律失常等症状。绞窄性肠梗阻患者的全身症状最显著,早期即有虚脱,很快进入休克状态。伴有腹腔感染者,腹痛持续并扩散至全腹,同时有畏寒、发热、白细胞计数增多等感染和毒血症表现。

六、治疗措施

肠梗阻的治疗方法取决于梗阻的原因、性质、部位、病情和患者的全身情况。但不论采取何种治疗方法,纠正肠梗阻所引起的水、电解质和酸碱平衡的失调,做胃肠减压以改善梗阻部位以上肠段的血液循环及控制感染等皆属必要。

(一)纠正脱水、电解质丢失和酸碱平衡失调

脱水、电解质的丢失与病情、病类有关。应根据临床经验与血化验结果予以估计。一般成人症状较轻的约需补液1 500 mL,有明显呕吐的则需补3 000 mL,而伴周围循环虚脱和低血压时则需补液4 000 mL以上。若病情一时不能缓解,则尚需补给从胃肠减压及尿中排泄的量,以及正常的每天需要量。当尿量排泄正常时,尚需补给钾盐。低位肠梗阻多因碱性肠液丢失易有酸中毒,而高位肠梗阻则因胃液和钾的丢失易发生碱中毒,皆应予以相应的纠正。在绞窄性肠梗阻和机械性肠梗阻的晚期,可有血浆和全血的丢失,产生血液浓缩或血容量的不足,故尚应补给全血或血浆、清蛋白等方能有效纠正循环障碍。

在制订或修改此项计划时,必须根据患者的呕吐情况、脱水体征、每小时尿量和尿比重,血钠离子、钾离子、氯离子、二氧化碳结合力、血肌酐,以及血细胞比容、中心静脉压的测定结果加以调整。由于酸中毒、血浓缩、钾离子从细胞内逸出,血钾测定有时不能真实地反映细胞缺钾情况,而应进行心电图检查作为补充。补充体液和电解质、纠正酸碱平衡失调的目的在于维持机体内环境的相对稳定,保持机体的抗病能力,使患者在肠梗阻解除之前渡过难关,能在有利的条件下经受外科手术治疗。

(二)胃肠减压

通过胃肠插管减压可引出吞入的气体和滞留的液体,解除肠膨胀,避免吸入性肺炎,减轻呕吐,改善由于腹胀引起的循环和呼吸窘迫症状,在一定程度上能改善梗阻以上肠管的淤血、水肿和血液循环。少数轻型单纯性肠梗阻经有效的减压后肠腔可恢复通畅。胃肠减压可减少手术操

作困难,增加手术的安全性。

减压管一般有两种:较短的一种(Levin 管)可放置在胃或十二指肠内,操作方便,对高位小肠梗阻减压有效;另一种减压管长数米(Miller-Abbott 管),适用于较低位小肠梗阻和麻痹性肠梗阻的减压,但操作费时,放置时需要 X 线透视以确定管端的位置。结肠梗阻发生肠膨胀时,插管减压无效,常需手术减压。

(三)控制感染和毒血症

肠梗阻时间过长或发生绞窄时,肠壁和腹膜常有多种细菌感染(如大肠埃希菌、梭形芽孢杆菌、链球菌等),积极地采用以抗革兰阴性杆菌为重点的广谱抗生素静脉滴注治疗十分重要,动物试验和临床实践都证实应用抗生素可以显著降低肠梗阻的死亡率。

(四)解除梗阻恢复肠道功能

对单纯性机械性肠梗阻,尤其是早期不完全性肠梗阻,如由蛔虫、粪块堵塞或炎症粘连所致的肠梗阻等可做非手术治疗。早期肠套叠、肠扭转引起的肠梗阻亦可在严密的观察下先行非手术治疗。动力性肠梗阻除非伴有外科情况,不需手术治疗。

非手术治疗除前述各项治疗外尚可加用下列措施。

(1)油类:可用液体石蜡、生豆油或菜油 200~300 mL 分次口服或由胃肠减压管注入。适用于病情较重、体质较弱者。

(2)麻痹性肠梗阻如无外科情况可用新斯的明注射、腹部芒硝热敷等治疗。

(3)针刺足三里、中脘、天枢、内关、合谷、内庭等穴位可作为辅助治疗。

绝大多数机械性肠梗阻需做外科手术治疗,缺血性肠梗阻和绞窄性肠梗阻更宜及时手术处理。

外科手术的主要内容:①松解粘连或嵌顿性疝,整复扭转或套叠的肠管等,以消除梗阻的局部原因。②切除坏死的或有肿瘤的肠段、引流脓肿等,以清除局部病变。③肠造瘘术可解除肠膨胀,以利于肠段切除,肠吻合术可绕过病变肠段,恢复肠道的通畅。

七、急救护理

急性肠梗阻护理要点是围绕矫正因肠梗阻引起的全身性生理紊乱和解除梗阻而采取的相应措施,即胃肠减压,纠正水、电解质紊乱和酸碱失衡,防治感染和中毒。采用非手术疗法过程中,需严密观察病情变化。如病情不见好转或继续恶化,应及时为医师提供信息,修改治疗方案。有适应证者积极完善术前准备,尽早手术解除梗阻,加强围术期护理。

(一)护理目标

(1)严密观察病情变化,使患者迅速进入诊断、治疗程序。

(2)维持有效的胃肠减压。

(3)减轻症状:如疼痛、腹胀、呼吸困难等。

(4)加强基础护理,增加患者的舒适感。

(5)做好水、电解质管理。

(6)预防各种并发症,提高救治成功率。

(7)加强心理护理,增强患者战胜疾病的信心。

(8)帮助患者及家属掌握自护知识,为患者回归正常生活做准备。

(二)护理措施

1.密切观察病情变化

(1)意识表情变化能够反映中枢神经系统血液灌注情况。意识由清醒变模糊或昏迷提示病情加重。

(2)监测患者血压、脉搏、呼吸、体温,每15~30分钟1次,记录尿量,观察腹痛、腹胀、呕吐、肛门排气排便情况。如果患者有口渴、尿量减少、脉率增快、脉压缩小、烦躁不安、面色苍白等表现,为早期休克征象,应加快输液速度,配合医师进行抢救。早期单纯性肠梗阻患者,全身情况无明显变化,后因呕吐和水、电解质紊乱,可出现脉搏细速、血压下降、面色苍白、眼球凹陷、皮肤弹性减退、四肢发凉等中毒性休克征象,尤以绞窄性肠梗阻更为严重。

(3)注意有无突发的剧烈腹痛、腹胀明显加重等异常情况。若出现持续剧烈的腹痛、频繁的呕吐、非手术治疗疗效不明显、有明显的腹膜炎表现,以及呕血、便血等症状,为绞窄性肠梗阻表现,应尽早配合医师行手术治疗。

(4)术后密切观察患者术后一般情况,应30~60分钟测血压、脉搏1次,平稳后可根据医嘱延长测定时间。对重症患者进行心电监护,预防中毒性休克。如发现异常情况,要及时通知医师,做好抢救工作。

(5)保持各引流管通畅,妥善固定,防止挤压扭曲,同时密切观察引流液的性状,如量、颜色、气味等。

2.胃肠减压的护理

(1)肠梗阻的急性期须禁食,并保持有效的胃肠减压。胃肠减压可吸出肠道内气体和液体,减轻腹胀,降低肠腔内压力,改善肠壁血液循环,有利于改善局部病变及全身情况。关心、安慰患者,讲解胃肠减压的作用及重要性,使患者重视胃肠减压的作用。

(2)妥善固定胃管,每2小时抽吸1次,避免折曲或脱出,保持引流通畅,若引流不畅时可用等渗盐水冲洗胃管,观察引出物的色、质、量并记录。

(3)避免胃内存留大量的液体和气体影响药物的保存和吸收。注药操作时,动作要轻柔,避免牵拉胃管引起患者不适,注射完毕,一定要夹紧胃管2~3小时,以利于药物吸收及进入肠道。

(4)动态观察胃肠吸出物的颜色及量。若吸出物减少及变清,肠鸣音恢复,表示梗阻正在缓解;若吸出物的量较多,有粪臭味或呈血性,表示肠梗阻未解除,促使细菌繁殖或者引起肠管血液循环障碍,应及早通知医师,采取合理手术治疗。

(5)术后应加强胃肠减压的护理。每天记录胃液量,便于医师参考补液治疗。注意胃液性质,发现有大量血性液体引出时,应及时报告医师处理。

3.体位和活动的护理

(1)非手术患者卧床休息。在血压稳定的情况下,可采取半卧位,以减轻腹痛、腹胀,并有利于呼吸。

(2)术后待生命体征平稳后采用半卧位,以利于腹腔内渗出液流向盆腔而利于吸收(盆腔内腹膜吸收能力较强),使感染局限化,减少膈下感染,减轻腹部张力,减轻切口疼痛,有利于切口愈合。有造瘘口者应向造瘘口侧侧卧,以防肠内大便或肠液流出污染腹部切口或从造瘘口基底部刀口流入肠腔而致感染。护理人员应经常协助患者维持好半卧位。

(3)指导和协助患者活动。术后6小时血压平稳后可在床上翻身,动作宜小且轻缓,术后第一天可协助坐起并拍背促进排痰。同时鼓励患者早期下床活动,有利于肠蠕动恢复,防止肠粘连,促进生理功能和体力的恢复,防止肺不张。

(4)被动、主动活动双下肢,防止下肢静脉血栓形成。瘦、弱、年老的患者同时要特别注意骶尾部的皮肤护理,防止因受压过久发生压疮。

4.腹痛的护理

(1)患者主诉疼痛时应立即采取相应的处理措施,如给予舒适的体位、同情安慰患者、让患者做深呼吸。但在明确诊断前禁用强镇痛药物。

(2)禁食,保持有效的胃肠减压。

(3)观察腹痛的部位、性质、程度、进展情况。单纯性机械性肠梗阻一般为阵发性剧烈绞痛;绞窄性肠梗阻腹痛往往为持续性腹痛伴有阵发性加重,疼痛也较剧烈;麻痹性肠梗阻腹痛往往不明显,阵发性绞痛尤为少见;结肠梗阻一般为胀痛。要观察生命体征变化,判断有无绞窄性肠梗阻及休克的发生,为治疗时机选择提供依据。

5.呕吐的观察及护理

(1)呕吐时协助患者坐起或使其头侧向一边,及时清理呕吐物,防止窒息和引起吸入性肺炎。

(2)呕吐后用温开水漱口,保持口腔清洁,清洁颜面部,并观察记录呕吐时间、次数、性质、量等。维持口腔清洁卫生,口腔护理每天2次,防止口腔感染。

(3)若留置胃肠减压后仍出现呕吐,应考虑是否存在引流不畅,检查胃管的深度是否移位或脱出,管道是否打折、扭曲,管腔是否堵塞,应及时给予相应的处理。

6.腹部体征的观察及护理

(1)评估、记录腹胀的程度,观察病情变化。观察腹部外形,每小时听诊肠鸣音1次,腹胀伴有阵发性腹绞痛,肠鸣音亢进,甚至有气过水声或金属音,应严密观察。麻痹性肠梗阻时全腹膨胀显著,但不伴有肠型;闭襻性肠梗阻可以出现局部膨胀;结肠梗阻因回盲瓣关闭可以显示腹部高度膨胀,而且往往不对称。

(2)动态观察是否有肛门排气、排便。

(3)减轻腹胀的措施有胃管引流,保持有效负压吸引。热敷或按摩腹部。如无绞窄性肠梗阻,可从胃管注入液体石蜡,每次20~30 mL,促进排气、排便。

7.加强水、电解质管理

(1)准确记录24小时出入量、每小时尿量,作为调整输液量的参考指标。

(2)遵医嘱尽快补充水和电解质。护士应科学、合理地安排补液顺序。危及生命的电解质紊乱,如低钾,要优先补给。

(3)维持有效的静脉通道,必要时建立中心静脉通道。加强局部护理。

8.预防感染的护理

(1)为患者执行各项治疗、操作时严格遵守无菌技术原则。接触患者前后均用流水洗手,防止交叉感染。

(2)有引流管者,应每天更换引流袋,保持引流通畅。

(3)禁食和胃肠减压期间应用生理盐水或漱口液口腔护理,每天3次,防止口腔炎的发生。

(4)留置导尿管者应用0.1%苯扎溴铵消毒尿道口或抹洗外阴,每天3次。

(5)加强皮肤护理,及时擦干汗液、清理呕吐物、更换衣被。每2小时变换体位1次,按摩骨突部位,防止压疮的发生。

9.引流管的护理

(1)术后因病情需要放置腹腔引流管,护士应明确引流管的放置位置及作用,注意引流管是否固定牢固,有无扭曲、阻塞等。

(2)术后每30分钟挤压1次引流管,以避免管腔被血块堵塞,保持引流管通畅。

(3)注意观察引流液的量及性质,及时准确地向医师报告病情。

(4)在操作过程中注意无菌操作,防止逆行感染。

10.饮食护理

待胃肠功能恢复、肛门排气后给患者少量流质饮食。肠切除者,应在肛门排气后1～2天才能开始进食流质饮食。进食后如无不适,逐渐过渡至半流、软质、普通饮食。给予无刺激、易消化、营养丰富及富含纤维素的食物。有造瘘口者避免进食产气、产酸和刺激性食物,如蛋、洋葱、芹菜、蒜或含糖高的食物,以免产生臭气。随着病情恢复,造瘘口功能的健全,2周左右可进食容易消化的少渣普食及含纤维素高的食物,不但可使粪便成形,便于护理,而且起到扩张造瘘口的作用。

11.心理护理

肠梗阻发病急,疼痛剧烈,患者一般有紧张、恐惧、焦虑等不良情绪,入院后急于想得到治疗、缓解疼痛。护士耐心安慰解释,与家属做好沟通工作,共同鼓励、关心患者。

(1)介绍环境及负责医师、护士,协助患者适应新环境。为患者提供安静、整洁、舒适的环境,避免不良刺激。

(2)治疗操作前简单解释,操作轻柔,尽量减少引起患者恐惧的医源性因素。

(3)用浅显的语言向患者解释疾病的原因、治疗措施、手术需要的配合。

(4)对患者的感受表示理解,耐心倾听,鼓励其说出自己心中的感受,给予帮助。

(5)避免在与医师、家属充分沟通前,直接同患者谈论病情的严重性。

(三)健康教育

(1)养成良好的生活习惯,如生活起居要有规律,每天定时排便,排便时精力集中,即使无便意也要做排便动作,保持大便通畅。

(2)饱餐后不宜剧烈运动和劳动,防止发生肠扭转。

(3)定期复诊。有腹胀、腹痛等不适时,及时到医院检查。及早发现引起肠梗阻的因素,早诊断、早治疗。

(杨增波)

第五节 急性阑尾炎

急性阑尾炎是腹部外科最常见的疾病之一,是外科急腹症中最常见的疾病,其发病率约为1∶1 000。各年龄段(不满1岁至90岁,甚至90岁以上)的人及妊娠期妇女均可发病,但以青年最为多见。阑尾切除术也是外科最常施行的一种手术。急性阑尾炎临床表现变化较多,需要与许多腹腔内外疾病相鉴别。早期明确诊断、及时治疗,可使患者在短期内恢复健康。若延误诊治,则可能出现严重后果。因此,对本病的处理须予以重视。

一、病因

阑尾管腔较细且系膜短,常使阑尾扭曲,内容物排出不畅,阑尾管腔内本来就有许多微生物,远侧又是盲端,很容易发生感染。一般认为急性阑尾炎是由下列几种因素综合而发生的。

(一)梗阻

梗阻为急性阑尾炎发病最常见的基本因素,常见的梗阻原因:①粪石和粪块等。②寄生虫,如蛔虫堵塞。③阑尾系膜过短,造成阑尾扭曲,引起部分梗阻。④阑尾壁的改变,以往发生过急性阑尾炎后,肠壁可以纤维化,使阑尾腔变小,亦可减弱阑尾的蠕动功能。

(二)细菌感染

阑尾炎的发生也可能是细菌直接感染的结果。细菌可通过直接侵入、经由血运或邻接感染等方式侵入阑尾壁,从而形成阑尾的感染和炎症。

(三)其他

与急性阑尾炎发病有关的因素还有饮食习惯、遗传因素和胃肠道功能障碍等。阑尾先天性畸形,如阑尾过长、过度扭曲、管腔细小、血供不佳等都是易于发生急性炎症的条件。胃肠道功能障碍(如腹泻、便秘等)引起内脏神经反射,导致阑尾肌肉和血管痉挛,当超过正常强度时,可致阑尾管腔狭窄、血供障碍、黏膜受损,细菌入侵而致急性炎症。

二、病理

根据急性阑尾炎的临床过程和病理解剖学变化,可将其分为4种病理类型,这些不同类型可以是急性阑尾炎在其病变发展过程中不同阶段的表现,也可能是不同的病因和病理所产生的直接结果。

(一)急性单纯性阑尾炎

阑尾轻度肿胀,浆膜表面充血。阑尾壁各层组织间均有炎性细胞浸润,以黏膜和黏膜下层最为显著;黏膜上可能出现小的溃疡和出血点,阑尾腔内可能有少量渗出液,临床症状和全身反应也较轻,如能及时处理,其感染可以消退,炎症完全吸收,阑尾也可恢复正常。

(二)急性化脓性阑尾炎

阑尾明显肿胀,壁内有大量炎性细胞浸润,可形成大量大小不一的微小脓肿;浆膜高度充血并有较多脓性渗出物,作为肌体炎症防御、局限化的一种表现,常有大网膜下移,包绕部分或全部阑尾。此类阑尾炎的阑尾已有不同程度的组织破坏,即使经保守治疗恢复,阑尾壁仍可留有瘢痕挛缩,致阑尾腔狭窄,因此,日后炎症可反复发作。

(三)坏疽性及穿孔性阑尾炎

坏疽性及穿孔性阑尾炎是一种重型的阑尾炎。根据阑尾血运阻断的部位,坏死范围可仅限于阑尾的一部分或累及整个阑尾。阑尾管壁坏死或部分坏死,呈暗紫色或黑色。阑尾腔内积脓,且压力升高,阑尾壁血液循环障碍。穿孔部位多存阑尾根部和尖端。穿孔如未被包裹,感染继续扩散,则可引起急性弥漫性腹膜炎。

(四)阑尾周围脓肿

急性阑尾炎化脓坏疽或穿孔,如果此过程进展较慢,大网膜可移至右下腹部,将阑尾包裹并形成粘连,形成炎性肿块或阑尾周围脓肿。

阑尾穿孔并发弥漫性腹膜炎最为严重,常见于坏疽穿孔性阑尾炎,婴幼儿大网膜过短、妊娠期的子宫妨碍大网膜下移,故易在阑尾穿孔后出现弥漫性腹膜炎。由于阑尾炎症严重,进展迅速,局部大网膜或肠襻粘连尚不足以局限炎症发展,故一旦穿孔,感染很快蔓及全腹腔。患者有全身性感染、中毒和脱水等现象,有全腹性的腹壁强直和触痛,并有肠麻痹的腹胀、呕吐等症状。如不经适当治疗,死亡率很高;即使经过积极治疗后全身性感染获得控制,也常因发生盆腔脓肿、膈下脓肿或多发性腹腔脓肿等并发症而需多次手术引流,甚至遗留下腹腔窦道、肠瘘、粘连性肠梗阻等并发症而使病情复杂、病期迁延。

三、临床表现

急性阑尾炎不论其病因如何,亦不论其病理变化为单纯性、化脓性或坏疽性,在阑尾未穿孔、坏死或并有局部脓肿以前,临床表现大致相似。多数急性阑尾炎都有较典型的症状和体征。

(一)症状

一般表现在 3 个方面。

1.腹痛不适

腹痛不适是急性阑尾炎最常见的症状,约有 98% 急性阑尾炎患者以此为首发症状。典型的急性阑尾炎腹痛开始时多在上腹部或脐周围,有时为阵发性,并常有轻度恶心或呕吐;一般持续 6~36 小时(通常约12 小时)。当阑尾炎症涉及壁腹膜时,腹痛变为持续性并转移至右下腹部,疼痛加剧,不少患者伴有呕吐、发热等全身症状。此种转移性右下腹痛是急性阑尾炎的典型症状,70% 以上的患者具有此症状。该症状在临床诊断上有重要意义。但也应该指出,不少患者其腹痛可能开始时即在右下腹,不一定有转移性腹痛,这可能与阑尾炎病理过程不同有关。没有明显管腔梗阻而直接发生的阑尾感染,腹痛可能一开始就是右下腹炎性持续性疼痛。异位阑尾炎在临床上虽同样也可有初期梗阻性、后期炎症性腹痛,但其最后腹痛所在部位因阑尾部位不同而异。

腹痛的轻重程度与阑尾炎的严重性之间并无直接关系。虽然腹痛的突然减轻一般显示阑尾腔的梗阻已解除或炎症在消退,但有时因阑尾腔内压过大或组织缺血坏死,神经末梢失去感受和传导能力,腹痛也可减轻;有时阑尾穿孔以后,由于腔内压随之减低,自觉的腹痛也可突然消失。故腹痛减轻,必须伴有体征消失,方可视为病情好转的证据。

2.胃肠道症状

恶心、呕吐、便秘、腹泻等胃肠道症状是急性阑尾炎患者常有的症状。呕吐是急性阑尾炎常见的症状,当阑尾管腔梗阻及炎症程度较重时更为突出。呕吐与发病前有无进食有关。阑尾炎发生于空腹时,往往仅有恶心;饱食后发生者多有呕吐;偶然于病程晚期亦见有恶心、呕吐者,则多由腹膜炎所致。食欲缺乏、不思饮食,则更为患者常见的现象。

当阑尾感染扩散至全腹时,恶心、呕吐可加重。其他胃肠道症状如食欲缺乏、便秘、腹泻等也偶可出现,腹泻多由于阑尾炎症扩散至盆腔内形成脓肿,刺激直肠而引起肠功能亢进,此时患者常有排便不畅、便次增多、里急后重及便中带黏液等症状。

3.全身反应

急性阑尾炎患者的全身症状一般并不显著。当阑尾化脓坏疽并有扩散性腹腔内感染时,可以出现明显的全身症状,如寒战、高热、反应迟钝或烦躁不安;当弥漫性腹膜炎严重时,可同时出现血容量不足与脓毒血症表现,甚至有心、肺、肝、肾等器官功能障碍。

(二)体征

急性阑尾炎的体征在诊断上较自觉症状更具有重要性。它的表现决定于阑尾的部位、位置的深浅和炎症的程度,常见的体征有下列几类。

1.患者体位

不少患者来诊时常见弯腰行走,且往往以双手按在右下腹部。在床上平卧时其右髋关节常呈屈曲位。

2.压痛和反跳痛

最主要和典型的是右下腹压痛,其存在是诊断阑尾炎的重要依据,典型的压痛较局限,位于麦氏点(阑尾点)或其附近。无并发症的阑尾炎其压痛点比较局限,有时可以用一个手指在腹壁找到最明显压痛点;待出现腹膜炎时,压痛范围可变大,甚至全腹压痛,但压痛最剧烈的点仍在阑尾部位。压痛点具有重大诊断价值,即使患者自觉腹痛尚在上腹部或脐周围,体检时往往已能发现在右下腹有明显的压痛点,常借此可获得早期诊断。

年老体弱、反应差的患者有炎症时即使很重,但压痛可能比较轻微,或必须深压才痛。压痛表明阑尾炎症的存在和其所在的部位,较转移性腹痛更具有诊断意义。

反跳痛具有重要的诊断意义,体检时将压在局部的手突然松开,患者感到剧烈疼痛,更重于压痛。这是腹膜受到刺激的反应,可以更肯定局部炎症的存在。阑尾部位压痛与反跳痛的同时存在对诊断阑尾炎比单个存在更有价值。

3.右下腹肌紧张和强直

肌紧张是腹壁对炎症刺激的反应性痉挛,强直则是一种持续性不由自主地保护性腹肌收缩,都见于阑尾炎症已超出浆膜并侵及周围脏器或组织时。检查腹肌有无紧张和强直时要求动作轻柔,患者情绪平静,以避免引起腹肌过度反应或痉挛,导致不正确结论。

4.疼痛试验

有些急性阑尾炎患者以下几种疼痛试验可能呈阳性,其主要原理是处于深部但有炎症的阑尾黏附于腰大肌或闭孔肌,在行以下各种试验时,局部受到明显刺激而出现疼痛。①结肠充气试验(Rovsing征):深压患者左下腹部降结肠处,患者感到阑尾部位疼痛。②腰大肌试验:患者左侧卧位,右腿伸直并过度后伸时阑尾部位出现疼痛。③闭孔内肌试验:患者屈右髋、右膝并内旋时感到阑尾部位疼痛。④直肠内触痛:直肠指检时按压右前壁患者有疼痛感。

(三)化验

急性阑尾炎患者的血常规、尿常规检查有一定重要性。90%的患者常有白细胞计数增多,是临床诊断的重要依据,一般为$(10\sim15)\times10^9/L$。随着炎症加重,白细胞可以增加,甚至可在$20\times10^9/L$以上。但年老体弱或免疫功能受抑制的患者,白细胞不一定增多,甚至反而下降。白细胞数增多常伴有核左移。急性阑尾炎患者的尿液检查一般无特殊改变,但对排除类似阑尾炎症状的泌尿系统疾病,如输尿管结石,常规检查尿液仍有必要。

四、诊断

多数急性阑尾炎的诊断以转移性右下腹痛或右下腹痛、阑尾部位压痛和白细胞升高三者为决定性依据。典型的急性阑尾炎(约占80%)均有上述症状、体征,易于依据此作出诊断。对于临床表现不典型的患者,尚需考虑借助其他一些诊断手段,以作出进一步肯定。

五、鉴别诊断

典型的急性阑尾炎一般诊断并不困难,但部分患者由于临床表现并不典型,诊断相当困难,有时甚至诊断错误,以致采用错误的治疗方法或延误治疗,产生严重并发症,甚至死亡。要与急性阑尾炎相鉴别的疾病很多,常见的为以下三类。

(一)内科疾病

临床上,不少内科疾病具有急腹症的临床表现,常被误诊为急性阑尾炎而施行不必要的手术探查,将无病变的阑尾切除,甚至危及患者生命,故诊断时必须慎重。常见的需要与急性阑尾炎鉴别的内科疾病有以下几种。

1.急性胃肠炎

一般急性胃肠炎患者发病前常有饮食不慎或食物不洁史。症状虽亦以腹痛、呕吐、腹泻三者为主,但通常以呕吐或腹泻较为突出,有时在腹痛之前即已有吐泻。急性阑尾炎患者即使有吐泻,一般也不严重,且多发生在腹痛以后。

急性胃肠炎的腹痛有时虽很剧烈,但其范围较广,部位较不固定,更无转移至右下腹的特点。

2.急性肠系膜淋巴结炎

本病多见于儿童,往往发生于上呼吸道感染之后。患者过去大多有同样腹痛史,且常在上呼吸道感染后发作。起病初期于腹痛开始前后往往即有高热,此与一般急性阑尾炎不同;腹痛初起时即位于右下腹,而无急性阑尾炎典型腹痛转移史。其腹部触痛的范围亦较急性阑尾炎为广,部位亦较阑尾的位置高,并较靠近内侧。腹壁强直不甚明显,反跳痛亦不显著。Rovsing 征和肛门指检都是阴性。

3.Meckel 憩室炎

Meckel 憩室炎往往无转移性腹痛,局部压痛点也在阑尾点的内侧,多见于儿童,由于1/3 Meckel 憩室中有胃黏膜存在,患者可有黑便史。Meckel 憩室炎穿孔时为外科疾病。临床上如诊断为急性阑尾炎而手术中发现阑尾正常者,应立即检查末段回肠至少 100 cm,以明确有无 Meckel 憩室炎,免致遗漏而造成严重后果。

4.局限性回肠炎

典型局限性回肠炎不难与急性阑尾炎相区别。但不典型急性发作时,右下腹痛、压痛及白细胞计数升高与急性阑尾炎相似,必须通过细致地临床观察,发现局限性回肠炎所致的部分肠梗阻的症状与体征(如阵发绞痛和可触及条状肿胀肠襻),方能鉴别。

5.心胸疾病

如右侧胸膜炎、右下肺炎和心包炎等均可有反射性右侧腹痛,甚至右侧腹肌反射性紧张等,但这些疾病以呼吸、循环系统功能改变为主,一般没有典型急性阑尾炎的转移性右下腹痛和压痛。

6.其他

如过敏性紫癜、铅中毒等,均可有腹痛,但腹软无压痛。详细的病史、体检和辅助检查可予以鉴别。

(二)外科疾病

1.胃十二指肠溃疡急性穿孔

本病为常见急腹症,发病突然,临床表现可与急性阑尾炎相似。溃疡穿孔患者多数有慢性溃疡史,穿孔大多发生在溃疡的急性发作期。溃疡穿孔所引起的腹痛,虽亦起于上腹部并可累及右下腹,但一般均迅速累及全腹,不像急性阑尾炎有局限于右下腹的趋势。腹痛发作极为突然,程度也颇为剧烈,常可导致患者休克。体检时右下腹虽也有明显压痛,但上腹部溃疡穿孔部位一般仍为压痛最显著地方;腹肌的强直现象也特别显著,常呈"板样"强直。腹内因有游离气体存在,肝浊音界多有缩小或消失现象;X线透视如能确定膈下有积气,有助于诊断。

2.急性胆囊炎

总体上急性胆囊炎的症状与体征均以右上腹为主,常可扣及肿大和有压痛的胆囊,Murphy征阳性,辅以B超不难鉴别。

3.右侧输尿管结石

本病有时表现与阑尾炎相似。但输尿管结石以腰部酸痛或绞痛为主,可有向会阴部放射痛,右肾区叩击痛(+),肉眼或镜检尿液有大量红细胞,B超检查和肾、输尿管、膀胱X线检查可确诊。

(三)妇科疾病

1.右侧异位妊娠破裂

这是育龄妇女最易与急性阑尾炎相混淆的疾病,尤其是未婚怀孕女性,诊断时更要细致。异位妊娠患者常有月经过期或近期不规则史,在腹痛发生以前,可有阴道不规则的出血史。其腹痛发作极为突然,开始即在下腹部,并常伴有会阴部坠痛感觉。全身无炎症反应,但有不同程度的出血性休克症状。妇科检查常能发现阴道内有血液,子宫颈柔软而有明显触痛,一侧附件有肿大且有压痛;如阴道后穹隆或腹腔穿刺抽出新鲜不凝固血液,同时妊娠试验阳性可以确诊。

2.右侧卵巢囊肿扭转

本病可突然出现下腹痛,囊肿绞窄坏死可刺激腹膜而致局部压痛,与急性阑尾炎相似。但急性扭转时疼痛剧烈而突然,坏死囊肿引起的局部压痛位置偏低,有时可扣到肿大的囊肿,都与阑尾炎不同,妇科双合诊或B超检查等可明确诊断。

3.其他

如急性盆腔炎、右侧附件炎、右侧卵巢滤泡或黄体破裂等,可通过病史、月经史、妇科检查、B超检查、后穹隆或腹腔穿刺等作出正确诊断。

六、治疗

手术切除是治疗急性阑尾炎的主要方法,但阑尾炎症的病理变化比较复杂,非手术治疗仍有其价值。

(一)非手术治疗

1.适应证

(1)患者一般情况差或因客观条件不允许,如合并严重心、肺功能障碍时,也可先行非手术治疗,但应密切观察病情变化。

(2)急性单纯性阑尾炎早期,药物治疗多有效,其炎症可吸收消退,阑尾能恢复正常,也可不再复发。

(3)当急性阑尾炎已被延误诊断超过48小时,病变局限,已形成炎性肿块,也应采用非手术治疗,待炎症消退、肿块吸收后,再考虑择期切除阑尾。当炎性肿块转成脓肿时,应先行脓肿切开引流,以后再进行择期阑尾切除术。

(4)急性阑尾炎诊断尚未明确,临床观察期间可采用非手术治疗。

2.方法

非手术治疗的内容和方法有卧床、禁食、静脉补充水、电解质和热量,同时应用有效抗生素及对症处理(如镇静、止痛、止吐等)。

(二)手术治疗

绝大多数急性阑尾炎诊断明确后均应采用手术治疗,以去除病灶、促进患者迅速恢复。但是急性阑尾炎的病理变化和患者条件常有不同,因此也要根据具体情况,对不同时期、不同阶段的患者采用不同的手术方式分别处理。

七、急救护理

(一)护理目标

(1)患者焦虑情绪明显好转,配合治疗及护理。

(2)患者主诉疼痛明显缓解或消失。

(3)术后未发生相关并发症或并发症发生后能得到及时治疗与处理。

(二)护理措施

1.非手术治疗

(1)体位:取半卧位休息,以减轻疼痛。

(2)饮食:轻者可进流质饮食,重症患者应禁食以减少肠蠕动,利于炎症局限。

(3)加强病情观察:定时测量生命体征,密切观察患者的腹部症状和体征,尤其注意腹痛的变化;观察期间禁用镇静止痛剂,如吗啡等,以免掩盖病情。

(4)避免增加肠内压力:禁服泻药及灌肠,以免肠蠕动加快,增高肠内压力,导致阑尾穿孔或炎症扩散。

(5)使用有效的抗生素控制感染。

(6)心理护理:耐心做好患者及家属的解释工作,减轻其焦虑和紧张情绪;向患者和家属介绍疾病相关知识,使之积极配合治疗和护理。

2.术后护理

(1)体位:患者全麻术后清醒或硬膜外麻醉平卧 6 小时后,血压平稳,采用半卧位,以减少腹壁张力,减轻切口疼痛,有利于呼吸和引流。

(2)饮食护理:患者术后禁食,禁食期间给予静脉补液。待肛门排气、肠蠕动恢复后,进流质饮食,逐渐向半流质饮食和普食过渡。

(3)合理使用抗生素:术后遵医嘱及时正确使用抗生素,控制感染,防止并发症发生。

(4)早期活动:鼓励患者术后在床上活动,待麻醉反应消失后可起床活动,以促进肠蠕动恢复,防止肠粘连,增进血液循环,促进伤口愈合。

(5)切口的护理:①及时更换污染敷料,保持切口清洁、干燥。②密切观察切口愈合情况,及时发现出血及感染征象。

(6)引流管的护理:①妥善固定引流管和引流袋,防止引流管折叠、受压或牵拉而脱出,并减少牵拉引起的疼痛。②保持引流通畅,经常从近端至远端挤压引流管,防止血块或脓液堵塞。如发现引流液突然减少,应检查引流管有无脱落和堵塞。③观察并记录引流液的颜色、性状及量,准确记录 24 小时的引流量。当引流液量逐渐减少,颜色逐渐变淡至浆液性,患者体温及血常规正常,可考虑拔管。④每周更换引流袋2～3次。更换引流袋和敷料时,严格执行无菌操作,防止污染和避免引起逆行感染。

(7)术后并发症的观察及护理。①切口感染:是阑尾切除术后最常见的并发症,多见于化脓性或穿孔性阑尾炎。切口感染可通过术中有效保护切口、彻底止血、消灭无效腔等措施得到预防。一般临床表现为术后2～3天体温升高,切口处出现红、肿、痛。治疗原则:先试穿刺抽脓液,一经确诊立即充分敞开引流。排出脓液,放置引流,定期换药,短期内可愈合。②粘连性肠梗阻:与局部炎性渗出、手术损伤和术后长期卧床等因素有关。早期手术、术后早期下床活动可以有效预防该并发症,完全性肠梗阻者应手术治疗。③腹腔内出血:常发生在术后24～48小时内,多因阑尾系膜结扎线松脱或止血不彻底而引起。临床表现为腹痛、腹胀和失血性休克等。一旦发生出血,应立即输血、补液,紧急手术止血。④腹腔感染或脓肿:多发生于化脓性或坏疽性阑尾炎术后,尤其阑尾穿孔伴腹膜炎的患者。患者表现为体温升高、腹痛、腹胀、腹部压痛及全身中毒症状。按腹膜炎治疗和护理原则处理。⑤阑尾残株炎:阑尾残端保留超过1 cm时,术后残株易复发炎症,仍表现为阑尾炎的症状。X线钡剂检查可明确诊断。症状较重者,应手术切除阑尾残株。⑥粪瘘:很少见。残端结扎线脱落、盲肠原有结核或肿瘤等病变、手术时误伤盲肠等因素均是发生粪瘘的原因。临床表现类似阑尾周围脓肿,经非手术治疗后,粪瘘多可自行闭合。少数需手术治疗。

(三)健康教育

(1)术前向患者解释禁食的目的和意义,指导患者采取正确的卧位。

(2)指导患者术后早期下床活动,促进肠蠕动恢复,避免肠粘连。

(3)术后鼓励患者进食营养丰富的食物,以利于伤口愈合。

(4)出院指导:若出现腹痛、腹胀等症状,应及时就诊。

(杨增波)

<table>
<tr><td>第九章</td><td>骨 科 护 理</td></tr>
</table>

第一节 脊 柱 骨 折

脊柱骨折和脱位发生在活动度大的胸、腰椎交界处及 C_5、C_6 部位。多因间接暴力引起,如由高处坠落,头、肩或臀、足着地造成脊柱猛烈屈曲;或弯腰工作时,重物打击头、肩、背部使脊柱急剧前屈。直接暴力损伤为枪弹伤或车祸直接撞伤。

一、分类

根据受伤时暴力的方向可分为:①屈曲型损伤。②过伸型损伤。③屈曲旋转型损伤。④垂直压缩型损伤。

根据损伤的程度又可分为:①单纯椎体压缩骨折。②椎体压缩骨折合并附件骨折。③椎骨骨折脱位。单纯压缩骨折,椎体压缩不超过原高度的 1/3 和 $L_{4\sim5}$ 以上的单纯附件骨折,不易再移位,为稳定性骨折。椎体压缩超过 1/3 的单纯压缩骨折或粉碎压缩骨折(图 9-1)、骨折脱位、第1 颈椎前脱位或半脱位、$L_{4\sim5}$ 的椎板或关节突骨折,复位后易再移位,为不稳定性骨折。

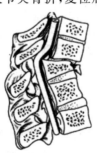

图 9-1 脊柱骨折椎体压缩

二、临床表现

颈椎损伤者伤后头颈部疼痛、不敢活动,常用双手扶着颈部;合并脊髓损伤者,可出现四肢瘫痪、呼吸困难、尿潴留等;胸、腰段骨折,脊柱出现后突畸形,局部疼痛、不能站立,翻身困难,检查局部压痛明显,伴腹膜后血肿刺激腹腔神经节,可出现腹痛、腹胀甚至肠麻痹等症状;合并脊髓损伤者,可出现双下肢感觉、运动功能障碍。

三、诊断

根据外伤史、临床表现及 X 线表现可以确定诊断。X 线检查不仅可明确诊断，还可以确定骨折类型、移位情况。CT、MRI 检查，可进一步明确骨折移位、脊髓受损情况。

四、急救

现场急救的正确搬动方法对伤员非常重要。对疑有脊柱骨折者，必须三人同时搬运，保持脊柱伸直位，平托或轴向滚动伤员，用硬板担架运送（图 9-2）。严禁一人搂抱或两人分别抬上肢和下肢的错误搬运。对颈椎损伤者，应有专人托扶固定头部，并略加牵引，始终使头部伸直与躯干保持一致，缓慢移动，严禁强行搬头。

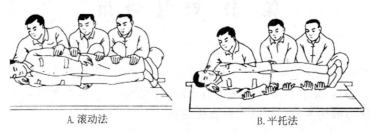

A. 滚动法   B. 平托法

图 9-2　脊柱骨折正确搬运

五、治疗

合并其他重要组织器官损伤者，应首先抢救危及生命的损伤，待病情平稳后再处理骨折。

(一)颈椎骨折压缩或移位较轻者

可用枕颌带卧位牵引，重量 3～5 kg。复位后，用头颈胸石膏固定 3 个月。有明显压缩和脱位者，可用持续颅骨牵引，重量从 3～5 kg 开始，可逐渐增加到 6～10 kg。应及时摄片，观察复位情况。骨折复位后，用头颈胸石膏固定 3 个月。

(二)胸腰段单纯椎体压缩骨折不到 1/3 者

可卧硬板床，骨折部加垫，使脊柱后伸，指导患者及早做腰背肌功能锻炼。患者仰卧位由五点支撑弓腰开始，逐渐进行三点支撑弓腰、两点支撑弓腰。然后转换为腹卧位，抬头挺胸，两小腿后伸抬高腹部着床，如"燕飞"姿势。

(三)骨折脱位伴脊髓损伤者

手术治疗，实行椎管减压术，脊柱骨折 DCP 钢板、椎弓根钢板螺丝钉内固定术。

六、护理

(一)术前护理

(1)疼痛：剧烈者可使用止痛药。

(2)密切观察其心理变化，耐心讲解手术的目的、必要性及简单过程，使患者主动积极配合治疗。

(3)每 2 小时翻身一次，预防压疮，采用轴线翻身法。

(二)术后护理

(1)严密观察生命体征并了解术中情况、出血量、检查各管道是否通畅。

（2）密切观察伤口敷料有无渗血、引流液性质及量并记录,引流管妥善固定,避免扭曲和受压。

（3）术后认真检查患者肢体感觉及运动情况。

（杨增波）

第二节　骨 盆 骨 折

一、基础知识

在多发性损伤中,骨盆骨折多见。除颅脑损伤外,骨盆骨折也是常见的致死原因,其死亡率可高达 20%。其主要致死原因是由血管损伤引起的难以控制的大出血,以及并发的脂肪栓塞;或由于腹内脏器、泌尿生殖道损伤和腹膜血肿继发感染所产生的严重败血症和毒血症。骨盆骨折合并神经损伤,日后也可能影响患者的肢体、膀胱、直肠功能和性功能。故骨折脱位的早期复位固定,辅以正确的护理,不仅有助于控制出血,减少并发症,也有利于功能康复。

(一)解剖生理

1.骨盆

骨盆是由骶骨、尾骨和两侧髋骨(髂骨、耻骨和坐骨)连接而成的坚强骨环,形如漏斗。两髂骨与骶骨构成骶髂关节,髋臼与股骨头构成髋关节,两侧耻骨借纤维软骨构成耻骨联合,三者均有坚强的韧带附着。骨盆是躯干与下肢连接的桥梁,有承上启下、保护盆腔脏器和传递重力的功能。骨盆分为前后两部,后方有两个负重的主弓:一是在站立位时由两侧髋臼斜行向上通过髂骨增厚部到达骶髂关节与对侧相交而成,称骶股弓(图 9-3),此弓站立时支持体重;二是由两侧坐骨结节向上经髂骨后部至骶髂关节与对侧相交而成,称骶坐弓(图 9-4),在直立位或坐位时承受体重。此二弓较坚固,不易骨折。前方上下各有 1 个起约束稳定作用的副弓,称连接弓,由双侧耻骨相连合,上束弓经耻骨体及耻骨上支,防止骶股弓分离;下束弓经耻骨下支及坐骨下支,支持骶坐弓,防止骨盆向两侧分开。副弓远不如主弓坚强有力,受外伤时副弓必会先分离或骨折。当负重主弓骨折时,副弓大多同时骨折(耻骨联合分离时可无骨折)。

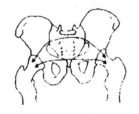

图 9-3　骶股弓

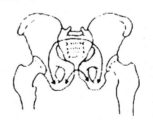

图 9-4　骶坐弓

2.骨盆外围

骨盆外围是上身与下肢诸肌的起止处,如后方有臀部肌肉附着(臀大、中、小肌);坐骨结节处有二头肌、半腱肌、半膜肌附着;缝匠肌起于髂前上棘,股直肌抵止于髂前下棘;在耻骨支、坐骨支及坐骨结节处有内收肌群附着;骨盆的上方,在前侧有腹直肌、腹内斜肌、腹横肌分别抵止于耻骨联合及耻骨结节和髂嵴上;在后侧有腰方肌抵止于髂嵴。这些肌肉的急骤收缩均可引起附着点的撕脱骨折,同时也是骨盆骨折发生移位的因素之一。

3.盆腔内

盆腔内的主要血管与骨盆的关系密切,耻骨上支前后方各有髂外动、静脉及闭孔动、静脉经过,耻骨下支、坐骨支内缘有阴部内动、静脉经过,当耻骨、坐骨骨折或耻骨联合分离时,上述血管由于贴近骨面易受损伤;髋臼窝处有闭孔动、静脉经过,髋臼骨折或中心型脱位时可伤及此血管;骨盆后段的骶髂关节周围有髂内动、静脉及其主要分支,如臀上动、静脉经坐骨切迹到髂骨后面,骶外侧动脉走在骶骨前面,髂腹动、静脉越过骶髂关节到髂骨前面,髂内动、静脉壁支紧靠盆壁行走,此段血管排列稠密,骨折时常引起损伤,若伴骶髂关节脱位则髂腰动、静脉的分支最易撕裂;骨盆对盆腔内的内脏器官和组织(如膀胱、直肠、输尿管、性器、血管和神经)有保护作用,严重的骨盆骨折除影响负重功能外,常引起血管神经的损伤,尤其是大量出血会造成休克;盆腔脏器破裂可造成腹膜炎而危及生命。

(二)病因

骨盆骨折多由强大的外力所致,也可通过骨盆环传达暴力而发生他处骨折,如车轮碾轧碰撞、房屋倒塌、矿井塌方、机械挤压等外伤所造成。由于暴力的性质、大小和方向的不同,常可引起各种形式的骨折或骨折脱位。

(1)前后方向的暴力主要作用于骶骨和耻骨,在外力作用下,骨盆前倾,既增加了负重弓前份的宽度,又使骶髂关节接触面更加紧密,加之其后部有非常坚强的韧带,故常造成耻骨下支双侧骨折、耻骨联合分离,并发骶髂关节脱位、骶骨骨折和髂骨骨折等,引起膀胱和尿道损伤。

(2)侧方暴力挤压骨盆,可造成耻骨单侧上下支骨折或坐骨上下支骨折、耻骨联合分离、骶髂关节分离、骶骨纵形骨折、髂骨翼骨折。

(3)间接传导暴力经股骨头作用于髋臼时,还可引起髋臼骨折,甚至发生髋关节中心型脱位,与骶髂关节平行的剪式应力则可导致该关节的后上脱位。

(4)牵拉伤,如急剧的跑跳,肌肉强力收缩,则会引起肌肉附着点撕脱性骨折,常发生在髂前上棘和坐骨结节处。

(5)直接暴力,如由高处坠落,滑倒臀部着地,可引起尾骨骨折或脱位、骶骨横断骨折。

(三)分类

骨盆骨折的严重性,取决于骨盆环的破坏程度及是否伴有盆腔内脏、血管、神经的损伤。因此,在临床上可将骨盆骨折分为两大类:即稳定型和不稳定型。

1.稳定型骨折

稳定型骨折指骨折线走向不影响负重,骨盆整个环形结构未遭破坏,其中包括不累及骨盆环的骨折如髂骨翼骨折,一侧耻骨支或坐骨支骨折,髂前上、下棘或坐骨结节处撕脱骨折,骶骨裂纹骨折或尾骨骨折脱位(图9-5)。

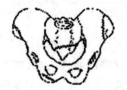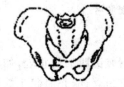

图9-5 稳定性骨折

2.不稳定型骨折与脱位

不稳定型骨折与脱位指骨盆环的连接性遭到破坏,至少有前后两处骨折或骶髂关节松弛、脱位、骨折错位、骨盆变形,如耻骨或坐骨上、下支骨折伴耻骨联合分离,耻骨或坐骨上、下支骨折伴骶髂关节错位,耻骨联合分离并伴骶髂关节错位等(图 9-6)。上述骨折共同的特点是不稳定性。骨折同时发生在耻骨及髂骨部,将骨盆纵向分裂为两半,半侧骨盆连同下肢向后上移位,造成畸形和肢体短缩,导致晚期活动和负重功能严重障碍,而且常伴有其他骨折或内脏损伤,尤以尿道、膀胱损伤多见。也可发生盆腔大血管或肠道损伤,产生严重后果。治疗时需要针对不同情况进行处理。

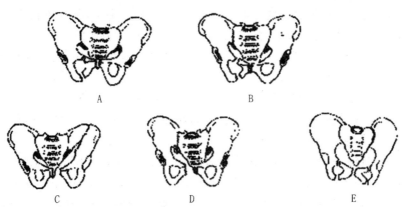

图 9-6 骨盆不稳定型骨折与脱位

A.一侧耻骨上下支骨折合并耻骨联合分离;B.一侧耻骨上下支骨折合并同
侧骶髂关节脱位;C.髂骨翼骨折合并耻骨联合分离;D.单侧骶髂关节脱位
合并耻骨联合分离;E.双侧耻骨上下支骨折合并骶髂关节脱位

(四)临床表现

有明显的外伤史,伤后局部疼痛、肿胀、瘀斑。骨盆骨折多由强大暴力造成,可合并有膀胱、尿道、直肠及血管神经损伤而造成大出血。因此,常有不同程度的休克表现。单处骨折骨盆环保持完整者,除局部有压痛外,多无明显症状。其他较重的骨折,如骨盆环的完整性被破坏,患者多不能翻身、坐起或站立,下肢移动时疼痛加重,局部肿胀、皮下瘀斑及压痛明显。在骶髂关节脱位时,患侧髂后上棘较健侧明显凸起,并较健侧为高,与棘突侧间距离也较健侧缩短,从脐到内踝的长度也是患侧缩短。交叉量诊对比测量两侧肩峰至对侧髂前上棘之间的距离,可发现变短的一侧骶髂关节错位或耻骨联合分离,或骨折向上移位。骨盆挤压试验和分离试验时,在骨折处出现疼痛。尾骨骨折或脱位可有异常活动和纵向挤压痛,肛门指诊能摸到向前移位的尾骨。X线检查可显示骨折类型和移位情况,可摄左、右 45°斜位片及标准前后位片,必要时做 CT 检查。

二、治疗原则

(一)稳定性骨盆骨折的治疗

1.单纯前环耻骨支、坐骨支骨折

不论单侧或双侧,除个别骨折块游离突出于会阴部皮下,需手法推挤到原位,以免影响坐骑之外,一般不需整复。卧硬板床休息,对症治疗,3~4 周即可下床活动。

2.撕脱性骨折

需改变体位,松弛牵拉骨折块的肌肉,有利于骨折块的稳定和愈合。如髂前上、下棘撕脱骨折,可在屈膝屈髋位休息,3～4周即可下床活动。坐骨结节骨折,可在伸髋屈膝位休息,4～6周下床锻炼。

3.尾骨骨折移位

可通过肛门内整复,如遗留疼痛或影响排便者,可进行切除术。

(二)不稳定性骨折的治疗

对不稳定性骨折的治疗,关键在于整复骶髂关节脱位和骨盆骨折的变位,最大限度地恢复骨盆环的原状。治疗方法应根据骨折脱位的不同类型,采取相应手法,配合单相或双相牵引,或用外固定架、石膏短裤、沙袋垫挤等综合措施来保证复位后的稳定和愈合。

(1)单纯耻骨联合分离,分离轻者用侧方对挤法使之复位,两侧髂骨翼外侧放置沙袋保持固定。分离宽者,用上法复位后再用布兜悬吊以维持对位,或用多头带固定即可。

(2)骶髂关节脱位合并骶骨骨折或髂骨翼骨折,半侧骨盆向上移位而无髂翼内、外翻者,可在牵拉下手法复位,并配合同侧踝上牵引或皮牵引,重量10～15 kg。维持牵引重量不宜过早减轻,以免错位。8周后拆除牵引,下床锻炼。

(3)骶髂关节脱位并伴髂翼骨折外翻变位者,手法复位后给单向下肢牵引即可。

(4)髂翼骨折外翻变位伴耻骨联合分离,骶髂关节往后上脱位者,可用骨盆夹固定;耻骨上、下支或坐骨上、下支骨折伴同侧骶髂关节错位,或耻骨联合分离并一侧骶髂关节错位者,复位后多不稳定,除用多头带固定外,患肢需用皮牵引或骨牵引,床尾抬高;如错位严重进行骨牵引者,健侧需用一长石膏裤做反牵引,一般牵引时间为6～8周。

(5)髋臼骨折伴股骨头中心型脱位,采用牵伸扳拉复位法和牵引复位法。牵引固定6～8周方可解除。

三、护理

(一)护理要点

(1)骨盆骨折一般出血较多,且多伴有休克征象。急诊入院时,病情急,变化快。接诊人员首先应迅速、敏捷、沉着冷静地配合抢救,及时测量血压、脉搏以判断病情,同时输氧、建立静脉通道,并备好手套、导尿包、穿刺针等,以便待病情稳定后配合医师检查腹部、尿道、会阴及肛门。若有膀胱、尿道、直肠、血管损伤需要紧急手术处理者,护士应迅速做好术前准备:备皮、留置尿管、配血、抗休克、补充血容量、做各种药物过敏试验。操作时动作要轻柔,以免加重损伤,同时要给患者以心理安慰,解除其紧张恐惧情绪。对病情较轻者,除密切观察生命体征的变化外,还要注意腹部、排尿、排便等情况,警惕隐匿性内脏损伤发生。

(2)牵引治疗期间,要观察患者的体位、牵引重量和肢体外展角度,保证牵引效果,要将患者躯干、骨盆、患肢的体位联系起来观察。要求躯干要放直,骨盆要摆正,脊柱与骨盆要垂直。同时要注意倾听患者的主诉,如牵引针眼疼痛、牵引肢体麻木、足部背伸无力等,警惕因循环障碍而导致的缺血性痉挛,或因腓总神经受压而致的足下垂发生。

(3)预防并发症:长期卧床患者要加强基础护理,预防压疮及呼吸、泌尿系统并发症发生。尤其是年老体弱者,长期卧床,呼吸变浅,分泌物不易排出,容易引起坠积性肺炎及排尿不全、尿渣沉淀。因此要鼓励患者加强深呼吸,促进血液循环。病情允许者,可利用牵引架向上牵拉抬起上身,有助于排净膀胱中尿液。

(二)护理问题

(1)有腹胀、排便困难或便秘的可能。

(2)有发生卧床并发症的可能。

(3)活动受限,自理能力下降。

(4)有骨折再移位的可能。

(5)患者体质下降。

(6)不了解功能锻炼方法。

(三)护理措施

(1)由于腹膜后血肿的刺激,造成肠麻痹或自主神经功能紊乱,可导致腹胀、排便困难或便秘,加之患者长期卧床,肠蠕动减弱,也可引起便秘。具体措施:①鼓励患者多食富含粗纤维的蔬菜、水果,必要时服用麻仁润肠丸、果导片等缓泻剂。②在排除内出血情况下,可进行腹部热敷,并做环形按摩,以促进肠蠕动。按摩时动作要轻柔,不可用力过猛过重。③通过暂禁食、肛管排气,必要时进行胃肠减压以减轻肠胀气,逐步恢复胃肠功能。

(2)骨盆骨折后需要牵引、固定,故卧床时间长,易发生压疮、肺部及泌尿系统感染等并发症,应予以积极预防。

(3)由于骨折的疼痛或因牵引固定,患者活动功能明显受到限制,给生活起居带来诸多不便。具体措施:①对于轻患者或有急躁情绪者,应讲明卧床制动的重要性和必要性,以及过早活动的危害,取得患者的配合。②主动关心患者,帮助患者解决饮食、生活起居所需,鼓励患者要安心养病。

(4)预防骨折再移位的发生。具体措施:①每天晨晚间护理时,检查患者的卧位与牵引装置,及时调整患者因重力牵引而滑动的体位、外展角度,保证脊柱放直,骨盆摆正,肢体符合牵引力线。②指导并教会患者床上排便的方法,避免因抬臀坐便盆而致骨折错位。③告知患者保持正确卧位的重要性,以及扭动、倾斜上身的危害,以取得配合。

(5)因出血量多,卧床时间长,气虚食少,营养不足而致患者体质下降。具体措施:①做好饮食指导,给高热量、高营养饮食,早期宜食清淡的牛奶、豆腐、大枣米汤,水果和蔬菜,后期给予鸡汤、排骨汤、牛羊肉、核桃、桂圆等。②每天做口腔护理2次,以增进食欲。③病情稳定后,可指导患者床上练功活动,如扩胸、举臂等上肢活动,以促进血液运行,增强心肺功能;每天清晨醒后做叩齿、鼓漱、咽津,以刺激胃肠蠕动。

(6)指导功能锻炼。①无移位骨折。单纯耻骨支或髂骨无移位骨折又无合并伤,仅需卧床休息者,取仰卧与侧卧交替(健侧在下)。早期可在床上做股四头肌舒缩和提肛训练及患侧踝关节跖屈背伸活动。伤后1~2周可指导患者练习半坐位,做屈膝屈髋活动。三周后可根据患者情况下床站立、行走,并逐渐加大活动量。四周后经拍片证明临床愈合者可练习正常行走及下蹲。②对耻骨上、下支骨折合并骶髂关节脱位,髂骨翼骨折或骶髂关节脱位合并耻骨联合分离者,仰卧硬板床。早期可根据情况活动上肢,忌盘腿、侧卧,以防骨盆变形。2周后可进行股四头肌等长收缩及踝关节的跖屈背伸活动,每天2次推拿髌骨,以防关节强直。4周后可做膝、髋关节的被动伸屈活动,动作要缓慢,幅度由小到大,逐渐过渡到主动活动。6~8周去除固定后,可先试行扶拐不负重活动,经X线摄片显示骨折愈合后,可逐渐练习扶拐行走。

(四)出院指导

(1)轻症无移位骨折回家疗养者,要告知患者卧床休息的重要性,禁止早期下床活动,防止发生移位。

(2)对耻骨联合分离而要求回家休养的患者,要教会其家属正确使用骨盆兜,或掌握沙袋对挤的方法及皮肤护理和会阴部清洁的方法,防止压疮和感染,禁止侧卧。

(3)临床愈合后出院的患者,要继续坚持功能锻炼。

(4)加强营养,以补虚弱之躯,促进早日康复。

(杨增波)

第三节　肩关节脱位

一、基础知识

(一)解剖生理

肩关节由肩胛骨的关节盂与肱骨头构成,为上肢最大最灵活的关节。关节盂周缘有盂唇,略增加关节盂的深度。关节囊在肩胛骨附着于关节盂的周缘,肱骨则附着于解剖颈。肩关节囊薄而松弛,囊的上部有韧带,囊的后部和前方有肌肉,以增强联结。此外,关节腔内有肱二头肌腱通过,经结节间沟出关节囊。在肩关节的上方还有喙肩韧带和肌肉,最为薄弱,因此,临床上常见的肩关节脱位以前下方脱位最常见,好发于青壮年,在全身关节脱位中居第2位。肩关节在冠状轴上可做屈、伸运动;矢状轴上可做内收、外展运动;垂直轴上可做内旋、外旋运动,此外还可做旋转运动。

(二)病因

肩关节脱位多由间接暴力所致,当跌倒时手掌或肘部撑地,肩关节外展、外旋,使肩关节前方关节囊破裂,肱骨头滑出肩胛盂而脱位。肩关节脱位的主要病理改变是关节囊撕裂和肱骨头移位。

(三)分类

肩关节脱位分为前脱位、后脱位、下脱位和盂上脱位,以前脱位多见。前脱位根据肱骨头的位置可分为喙突下脱位、盂下脱位和锁骨下脱位。脱位时可合并肱骨大结节撕脱骨折。

1.喙突下脱位

患者侧向跌倒,上肢呈高度外展、外旋位,手掌或肘部着地,地面的反作用力由下向上,经手掌沿肱骨纵轴传递到肱骨头,肱骨头向肩胛下肌与大圆肌的薄弱部分冲击,将关节囊的前下部顶破而脱出,加之喙肱肌等的痉挛,将肱骨头拉至喙突下凹陷处,形成喙突下脱位。

2.锁骨下脱位

在形成喙突下脱位的同时,若外力继续作用,肱骨头可被推至锁骨下部,形成锁骨下脱位。

3.胸腔内脱位

若暴力强大,则肱骨头可冲破肋骨进入胸腔,形成胸腔内脱位。

(四)临床表现

1.症状

患肩疼痛、肿胀、功能障碍,患者不敢活动肩关节。

2.体征

三角肌塌陷,肩部失去正常轮廓,成方肩畸形,关节盂空虚,在关节盂外可触及肱骨头。搭肩试验阳性,即患侧手掌搭于健侧肩部时,肘部不能紧贴胸壁。如果肘部紧贴胸壁,患侧手掌无法搭于健侧肩部,而正常情况下则可以做到。

3.X线检查

能明确脱位的类型及有无合并骨折。

二、治疗原则

新鲜肩关节脱位,一般采用手法复位,肩部"8"字绷带贴胸固定即可;大结节骨折,腋神经及血管受压,往往可随脱位整复使骨折复位,血管神经受压解除;陈旧性脱位先试行手法复位,若不能整复,则根据年龄、职业及其他情况,考虑做切开复位;合并肱骨外科颈骨折,新鲜者,可先试行手法复位;若手法复位不成功或陈旧者,应考虑切开复位内固定;习惯性脱位,可做关节囊缩紧术。

(一)手法复位

一般在局麻下行手法复位,复位手法有:牵引推拿法、手牵足蹬法、拔伸托入法、椅背整复法、膝顶推拉法、牵引回旋法等。临床最常用的为手牵足蹬法和牵引回旋法。

(二)固定

复位后,一般采用胸壁绷带固定,将肩关节固定于内收、内旋位,肘关节屈曲90°~120°,前臂依附胸前,用绷带将上臂固定在胸壁,前臂用颈腕带或三角巾悬吊于胸前、腋下。患侧腋下及肘部内侧放置纱布棉垫,固定时间为2~3周,如合并撕脱骨折,可适当延长固定时间。肩关节后脱位不能用腕颈带悬吊。悬吊即又脱位,需用外展石膏管型或外展支架将患肢固定于肩关节外展80°、背伸30°~40°的位置,肘关节屈曲位3~4周。

(三)功能锻炼

固定期间须活动腕部与手指,解除固定后,鼓励患者主动进行肩关节各方向活动的功能锻炼。

三、护理

(一)护理问题

(1)焦虑:与自理能力下降有关。

(2)疼痛。

(3)知识缺乏:缺乏有关功能锻炼的方法。

(二)护理措施

1.对自理能力下降的防护措施

(1)护理人员应热情接待患者,关心体贴患者,消除其紧张恐惧心理,使者尽快进入角色转位,以利配合治疗。

(2)患者固定后,生活很不方便,护理人员应帮助患者生活所需,真正做到"急患者所急,想患者所想"。

(3)加强饮食调护,宜食易消化、清淡且富有营养之品,忌食辛辣之物。

2.疼痛护理

(1)给予活血化瘀、消肿止痛药物:如内服舒筋活血汤、活血止痛汤或筋骨痛消丸等,外敷活血散、消定膏等。

(2)分散患者注意力,如听一些轻松愉快的音乐或针刺止痛等,必要时口服止痛药物。

3.指导患者功能锻炼

(1)向患者介绍功能锻炼的目的和方法,尤其是老年人,以提高其对该病的认识,取得合作。

(2)固定后即鼓励患者做手腕及手指活动;新鲜脱位1周后去绷带,保留三角巾悬吊前臂,开始练习肩关节前屈,后伸运动;2周后去除三角巾,开始逐渐做有关关节向各方向的主动功能锻炼,如手拉滑车、手指爬墙等运动,并配合按摩理疗等,以防肩关节周围组织粘连和挛缩,加快肩关节功能恢复。

(3)在固定期间,禁止做上臂外旋活动,以免影响软组织修复;固定去除后,禁止做强力的被动牵拉活动,以免造成软组织损伤及并发骨化性肌炎。

(4)陈旧性脱位,固定期间应加强肩部按摩理疗。

（马俊清）

第四节　肘关节脱位

全身大关节中,肘关节脱位的发生率相对低,约占总发病数的1/5。脱位后如不及时复位,容易导致前臂缺血性痉挛。

一、病因与脱位机制

肘关节脱位可有后脱位、外侧方脱位、内侧方脱位和前脱位,其中后脱位最常见(见图9-7),多为间接暴力所致。摔倒时前臂旋后位手掌撑地,由于肱骨滑车横轴线向外倾斜,使所传达的暴力达到肘部时转成肘外翻及前臂旋后过伸的应力,尺骨鹰嘴突在鹰嘴窝内呈杠杆作用,导致尺桡骨近端同时被推向后外侧,产生后脱位。肘前关节囊及肱前肌撕裂,后关节囊及内侧副韧带损伤,可合并肱骨内上髁骨折、正中神经和尺神经损伤。晚期可发生骨化性肌炎。

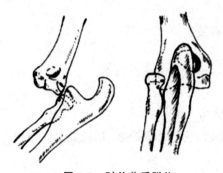

图 9-7　肘关节后脱位

二、临床表现

(一)一般表现

伤后局部疼痛、肿胀、功能和活动受限。

(二)特异体征

1.畸形

肘后突,前臂短缩,肘后三角相互关系改变,鹰嘴突出内外髁,肘前皮下可触及肱骨下端。

2.弹性固定

肘处于半屈近于伸直位,屈伸活动有阻力。

3.关节窝空虚

肘后侧可触及鹰嘴的半月切迹。

(三)并发症

脱位后,由于肿胀而压迫周围神经血管。后脱位时可伤及正中神经、尺神经、肱动脉。

1.正中神经损伤

成"猿手"畸形,拇指、示指、中指感觉迟钝或消失,不能屈曲,拇指不能外展和对掌。

2.尺神经损伤

成"爪状手"畸形,表现为手部尺侧皮肤感觉消失,小鱼际及骨间肌萎缩,掌指关节过伸,拇指不能内收其他四指不能外展及内收。

3.动脉受压

患肢血液循环障碍,表现为患肢苍白、发冷、大动脉搏动减弱或消失。

三、实验室及其他检查

X线检查用以证实脱位及发现合并的骨折。

四、诊断要点

有外伤史,以跌倒手掌撑地最常见,根据临床表现和 X 线检查可明确诊断。

五、治疗要点

(一)复位

一般均能通过闭合方法完成复位。助手沿畸形关节方向对前臂和上臂作牵引和反牵引,术者从肘后用双手握住肘关节,以指推压尺骨鹰嘴向前下,同时矫正侧方移位,助手在复位过程中配合维持牵引并逐渐屈肘,出现弹跳感则表示复位成功。

(二)固定

用长臂石膏或超关节夹板固定肘关节于功能位,3 周后去除固定。

(三)功能锻炼

要求主动渐进活动关节,避免超限和被动牵拉关节。固定期间,可主动伸掌、握拳、屈伸手指等,去除固定后练习肘关节屈伸旋转以利功能恢复。

六、护理要点

(一)固定

注意观察固定的正确有效,固定期间保持肘关节的功能位,不可随意放松。

(二)保持清洁、平整

肘关节周围皮肤保持清洁,石膏夹板内衬物保持平整。

(三)指导活动

指导患者活动患侧掌指,按摩患肢,防止肌肉萎缩。

(马俊清)

第五节 髋关节脱位

一、基础知识

(一)解剖生理

髋关节是由股骨头和髋臼构成,股骨头呈球形,约占圆球的 2/3,股骨头的方向朝向上、内、前方;髋臼为半球形,深而大,能容纳股骨头的大部分,属杵臼关节,其关节面部分是马蹄形,覆以关节软骨,周围有坚强的韧带及肌肉保护,结构稳固,脱位的发生率较低。髋关节是全身最深最大的关节,也是最完善的球窝关节(杵臼关节),髋关节位于全身的中间部分,其主要功能是负重和维持相当大范围的活动。因此,髋关节的特点是稳定、有力而灵活,当髋部损伤时,以上功能就会丧失或减弱。

(二)病因

髋关节脱位多由强大的外力作用导致,且致伤暴力多为杠杆暴力、传导暴力、旋扭暴力等间接暴力。

(三)分类

按股骨头脱位后的位置可分为后脱位、前脱位和中心脱位,其中以后脱位最为常见。当髋关节屈曲或屈曲内收时,暴力从膝部向髋部冲击,使股骨头穿出后关节囊;或者在弯腰工作时,重物砸于腰骶部,使股骨头向后冲破关节囊,造成髋关节后脱位。

(四)临床表现和诊断

1.症状

患侧髋关节疼痛,主动活动功能丧失,被动活动时引起剧痛。

2.体征

患侧下肢呈屈曲、内收、内旋和短缩畸形,臀后隆起,可触及脱位的股骨头。

3.X线检查

可了解脱位及有无合并髋臼或股骨头骨折。

二、治疗原则

(一)复位

1.手法复位

在全麻或腰麻下进行手法复位,力争在24小时内复位,常用的复位方法有提拉法和旋转法。

2.手术复位

对闭合复位失败者应采用手术切开复位加内固定。

(二)固定

复位后置下肢于外展中立位,皮肤牵引3～4周。

(三)功能锻炼

制动早期,应鼓励患者进行患肢肌肉等长收缩锻炼,以后逐步开始关节的各方向活动锻炼。

三、护理

(一)护理问题

(1)肿胀。

(2)疼痛。

(3)有患肢感觉运动异常的可能。

(4)有患肢血液循环障碍的可能。

(5)有发生意外的可能。

(6)有髋关节再脱位的可能。

(7)知识缺乏:缺乏有关功能锻炼的知识。

(二)护理措施

(1)髋关节前脱位尤其是前上方脱位时,股骨头可挤压致损伤股动、静脉,所以应密切观察患肢末梢血液循环情况。

(2)当股骨头后脱位时,易顶撞、牵拉或挤夹坐骨神经,因此,应注意观察患肢感觉、运动情况。

(3)经常观察患肢髋部畸形是否消失,两下肢是否等长,预防发生再脱位。

(4)如进行切开复位者,应注意观察伤口渗血情况,如渗血较多,应及时更换敷料。同时应严密观察生命体征的变化,为治疗提供依据。

(5)固定开始即嘱患者做股四头肌的收缩运动,加强功能锻炼,并经常督促检查,使其积极配合。

(6)保持有效的牵引固定,防止再脱位。

(7)牵引固定期间,应指导患者进行股四头肌等长收缩,同时,可配合手指推拿髌骨的锻炼,以防膝关节僵硬。

(8)解除固定后,指导患者进行髋关节自主功能锻炼并按摩活筋,可持拐下床行走,但不宜过早负重。

(三)出院指导

(1)继续加强髋关节功能锻炼,以促使关节早日恢复正常活动度。

(2)股骨头脱位后有发生缺血性坏死的可能,因此患肢不宜过早负重。3个月后拍片复查,证实股骨头血液循环良好,再逐渐负重行走。

(3)不能从事站立和过多行走的工作,5年内应定期拍X线片复查,如发现有股骨头无菌性坏死或骨性关节炎征象,应尽早接受治疗。

(马俊清)

第六节　膝关节脱位

膝关节脱位,中医无相应病名,膝关节外伤性脱位不多见,但损伤的严重程度和涉及组织之广,居各类关节损伤之首。近年其发病率有明显增长趋势,多为高能量创伤所致。

膝关节是人体最复杂的关节,其骨性结构由股骨远端、胫骨近端和髌骨构成。膝关节缺乏球与窝,仅胫骨内、外髁关节面轻度凹陷。缺乏骨结构的自然稳定性,关节的稳定主要靠周围软组织来维持。

膝关节囊宽阔松弛,各部厚薄不一,周围有许多韧带。主要有前方的髌韧带,两侧的胫侧副韧带及腓侧副韧带,可防止膝关节向前及侧方移动。关节腔内有前、后交叉韧带,可防止胫骨的前、后移位。膝部前方有股四头肌,外侧有股二头肌,髂胫束止于腓骨小头等,其中尤以股四头肌及内侧韧带对稳定膝关节起重要作用(图9-8)。

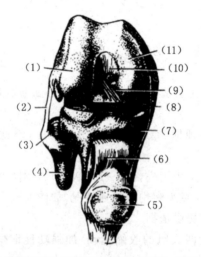

(1)外侧髁;(2)腓侧副韧带;(3)腓骨头韧带;(4)腓骨;(5)髌骨;(6)髌韧带;
(7)胫侧副韧带;(8)膝横韧带;(9)前交叉韧带;(10)后交叉韧带;(11)内侧髁
图9-8　膝关节及其周围结构

膝关节后方的腘窝内,由浅入深走行有胫神经、腘静脉及腘动脉,在膝关节脱位时,上述血管神经有可能受到损伤。

膝关节的稳定性,主要依靠关节周围坚强的软组织来维持,在遭受强大暴力发生脱位时,可并发关节周围软组织损伤,甚至出现骨折及血管神经损伤。当合并腘动脉损伤时,若诊治不当,有导致下肢截肢的危险,必须高度重视。

一、病因病机

膝关节脱位多由强大的直接暴力或间接暴力引起,以直接暴力居多。如从高处跌下、车祸、塌方等暴力直接撞击股骨下端或胫骨上端而致脱位。

(一)脱位类型

图9-9。

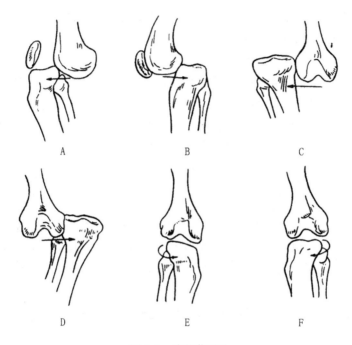

图9-9 膝关节脱位

A.前脱位;B.后脱位;C.外侧脱位;D.内侧脱位;E、F.旋转脱位

1.前脱位

膝关节屈曲时,外力由前方作用于股骨下端,或外力由后向前作用于胫骨上端,使胫骨向前移位。

2.后脱位

当屈膝时,暴力由前向后作用于胫骨上端,使其向后移位。这类脱位较少见,但损伤极为严重。由于膝关节内侧关节囊与内侧副韧带和胫骨、股骨内侧紧密相连,故有限制后脱位的作用,另外,伸膝装置也有同样的限制作用。故膝关节后脱位时,必然合并严重的交叉韧带、内侧副韧带、内侧关节囊的撕裂伤,并可能发生肌腱断裂及髌骨撕脱骨折。同时,也常并发腓总神经损伤。

3.外侧脱位

强大外翻暴力或外力直接由外侧作用于股骨下端,而使胫骨向外侧移位。

4.内侧脱位

强大外力由外侧作用于胫腓骨上端,使胫骨向内侧脱位。

5.旋转脱位

为旋转暴力所引起,多发生在膝关节微屈位,小腿固定,股骨头发生旋转,迫使膝关节承受扭转压力而产生膝关节旋转脱位。这种旋转脱位可因位置不同分为前内、前外、后内、后外4种类型,以向后外侧脱位居多。

(二)并发症

1.关节囊损伤

关节脱位时,多伴有关节囊撕裂。如外侧脱位时,关节囊及内侧副韧带断裂后嵌入关节内,可造成手法复位困难。后外侧旋转脱位时,股骨外髁可被关节囊纽扣状裂口卡住影响复位。

2.韧带损伤

可见有前、后交叉韧带,内、外侧副韧带,髌韧带的损伤,这些韧带损伤可单独发生,也可合并出现。韧带损伤后,影响关节的稳定性。

3.肌腱损伤

脱位时,膝关节周围肌腱,如腘绳肌、腓肠肌、股四头肌、腘肌等会有不同程度损伤。

4.骨折

(1)肌腱、韧带附着部的撕脱骨折。如胫骨结节、胫骨髁间嵴、股骨髁、胫骨髁撕脱骨折。

(2)挤压骨折。如内、外侧脱位时,合并对侧胫骨平台挤压骨折。

5.半月板损伤

脱位时,可合并内外侧半月板不同程度损伤。

6.血管损伤

脱位后可造成腘动、静脉的损伤,轻者为血管受压狭窄,供血下降;重则血管内膜撕裂形成动脉栓塞,引起肢端缺血坏死,甚至动脉断裂,膝以下组织血供中断,腘窝部大量出血而形成巨大血肿,出血后向下流入小腿筋膜间隔,加重膝以下缺血,处理不及时,可导致肢体坏死而截肢。

7.神经损伤

脱位后,神经受压迫或牵拉,重者出现挫伤及撕裂伤。神经损伤后,出现支配区肌肉运动及皮肤感觉功能障碍。

二、诊断要点

(一)症状体征

有严重外伤史,伤后膝关节剧烈疼痛、肿胀、功能丧失。不全脱位者,由于胫骨平台和股骨髁之间不易交锁,脱位后常自行复位而没有畸形。完全脱位者,患膝明显畸形,下肢缩短,筋肉在膝部松软堆积,可出现侧方活动与弹性固定,在患膝的前、后或侧方可摸到脱出的胫骨上端与股骨下端。

前、后交叉韧带断裂时,抽屉试验阳性;内外侧副韧带断裂时,侧向试验阳性。值得注意的是,韧带损伤早期难以作出正确判断,因脱位早期关节肿痛,肌肉紧张,影响上述检查结果的真实性。如有血管损伤迹象时,上述试验被视为禁忌,可在病情稳定或闭合复位数天后复查。

血管损伤的主要体征是足背动脉、胫后动脉无搏动,足部温度降低,小腿与足趾苍白,足趾感觉减退,腘部进行性肿胀。即使足部动脉可触及和足部温暖,绝不能排除血管损伤,足趾感觉消失是明确的缺血征象。此外,膝以下虽尚温暖,但动脉搏动持续消失,亦有动脉损伤的可能。

腓总神经损伤时,可见胫前肌麻痹,足下垂,踝及足趾背伸无力,小腿与足背前外侧皮肤感觉减弱或消失。注意区分神经本身损伤和缺血所致损伤。

(二)辅助检查

1.X 线片检查

膝关节正、侧位片可明确脱位的类型及有无骨折。

2.CT、MRI 检查

CT 对股骨髁、胫骨髁间嵴、胫前平台骨折的显示优于 X 线平片,有时可发现 X 线片上表现不明显的骨折。MRI 对韧带及半月板损伤诊断有帮助。

3.关节镜检查

可在直视下了解前后交叉韧带、关节囊及半月板的损伤情况。

4.多普勒及血管造影

当有血管损伤征象时,需要血管超声多普勒或动脉造影检查。有专家建议,对前、后交叉韧带同时断裂的脱位,无论有无真正的脱位表现,均应行多普勒和动脉造影,尤其是后脱位患者,至少先做多普勒检查,必要时再进一步进行动脉造影,以免造成不可挽救的后果。

5.肌电图检查

有神经损伤者,肌电图检查可进一步了解神经损伤的具体情况。

三、治疗方法

(一)整复固定方法

1.手法复位外固定

膝关节脱位属急症,一旦确诊,应在充分麻醉下及早手法复位。

(1)整复方法:患者取仰卧位,一助手用双手握住患侧大腿,另一助手握住患侧踝部及小腿做对抗牵引,保持膝关节半屈伸位置。术者用双手按脱位的相反方向推挤或提托股骨下端与胫骨上端,如有入臼声、畸形消失,即表明已复位。复位后,将膝关节轻柔屈伸数次,检查关节间是否完全吻合,并可理顺被卷入关节间的关节囊、韧带和移位的半月板。

(2)固定方法:脱位整复后,可用长腿石膏托将膝关节固定在 20°～30°中立位,固定 6～8 周。禁止伸直位固定,以免加重血管神经损伤。适当抬高患肢,以利消肿。

外固定期间应注意观察伤肢肿胀情况及外固定松紧、位置,及时调整。注意观察患肢末梢血运、感觉、运动功能,发现异常,及时处理。

2.手术治疗

(1)适应证:①韧带、肌腱或关节囊嵌顿,手法难以复位者。②严重半月板损伤者。③合并骨折、韧带、血管及神经损伤者。

(2)手术方法。①切开复位:将关节囊纽扣状裂口纵向延长,使股骨髁还纳,同时修复关节囊、韧带、肌腱,清理关节内软骨碎屑,对严重损伤的半月板给予修复。②切开复位内固定:合并髁部骨折者,应及时手术撬起塌陷的髁部,并以螺栓、拉力螺钉或特制的"T"形钢板固定,否则骨性结构紊乱带来的关节不稳定将在后期给患者造成严重后遗症。③韧带修复、重建:需掌握修复的时机和范围。全面的韧带修复,只有在肯定无血管合并症时才可急性期进行。如有血管损伤或血运障碍,不应在急性期修复,可进行二期修复或重建。④血管探查及修复术:有血管损伤时,应毫不迟疑地进行手术探查、修复,不能只切除腘动脉血栓或结扎动脉,否则有肢体坏死而截肢可能。目前主张利用大隐静脉修复腘动脉,同时处理损伤的腘静脉,并同期进行筋膜切开术。⑤神经探查及修复术:一般不必立即处理,在血运改善后神经功能随之改善者,可继续观察治疗,

3 个月后如无恢复，可进行二期手术探查、修复。对确有神经撕裂者，则应及早修复。

(二)药物治疗

初期以活血化瘀，消肿止痛为主，服用桃红四物汤加牛膝、延胡索、川楝子、泽泻、茯苓或服用跌打丸等；中后期选用强筋壮骨的正骨紫金丹或健步虎潜丸。脱位整复后，早期可外敷消肿止痛膏；中期可用消肿活血汤外洗以活血舒筋；后期可用苏木煎熏洗以利关节。若有神经损伤，早期内服药中可加全虫、白芷；后期宜益气通络，祛风壮筋，服用黄芪桂枝五物汤加续断、五加皮、桑寄生、牛膝、全虫、僵蚕、制马钱子等。

(三)功能康复

复位固定后，即可做股四头肌舒缩及踝、趾关节屈伸练习。4～6 周后，可在外固定下，进行扶双拐不负重步行锻炼，8 周后可解除外固定。先在床上练习膝关节屈伸，待股四头肌肌力量恢复及膝关节屈伸活动等稳定以后，才可逐步负重行走。

四、术后康复及护理

康复有赖于手术执行的情况和外伤的程度。在伤后 3～5 天内进行关节内修复和重建关节结构时，如果固定时间长于 3～5 天，可能会产生严重的关节纤维化。在非手术治疗时，仅靠物理治疗的方法难以恢复关节活动度，应该直接在麻醉下进行手法活动。不同的手术设计需要不同的康复手段，早期的 PCL 修复术可在铰链膝支架保护下很快恢复关节活动度，这样下一阶段的 ACL 重建通常可在 6 周内进行。当进行急性手术时，PCL 重建需进行早期积极的关节活动练习，密切观察患者以确保能完全伸直且屈曲度逐渐改进。不推荐在 PCL 重建后用缓慢的活动度练习手段，且对于行急性或亚急性膝关节脱位的重建是不适合的。必须制定积极的关节活动度练习，但在任何进行自体同侧中 1/3 髌腱重建时，均需要严密监测。

(马俊清)

第七节 颈 椎 病

颈椎病指因颈椎间盘本身退变及其继发性改变刺激或压迫相邻脊髓、神经、血管和食管等组织引起相应的症状或体征。依次以 $C_{5\sim6}$、$C_{4\sim5}$、$C_{6\sim7}$ 为好发部位，以中老年人、男性多见。

一、病因与发病机制

(一)颈椎间盘退行性变

颈椎间盘退行性变是颈椎病发生和发展中最基本的原因。

颈椎是脊椎骨中体积最小、活动度最大的椎体，很容易引起退行性变。退变导致椎间盘生物力学性能改变，继而纤维环的胶原纤维变性、出现裂隙。在外力作用下髓核可从此裂隙向后方突出。由于纤维环血运缺乏和生物力学改变，断裂的纤维难以愈合，使髓核的营养障碍。同时，椎间盘高度下降，颈椎出现不稳，形成凸向椎体前方或凸向椎管内的骨赘。逐渐累及软骨下骨产生创伤性关节炎，引起颈痛和颈椎运动受限。在椎间盘、椎骨退变的基础上，连接颈椎的前/后纵韧带、黄韧带及项韧带发生松弛使颈椎失去稳定性，逐渐增生、肥厚，特别当后纵韧带及黄韧带增生情况下,椎管和椎间孔容积变小。颈椎间盘退变进展到一定程度,就会影响脊髓、神经和椎动脉等,产生相应的症状。

（二）颈椎骨慢性劳损

长期的屈颈工作姿势和不良的睡眠姿势导致颈椎骨慢性劳损。而慢性劳损是颈椎关节退行性变的主要影响因素。

（三）发育性颈椎椎管狭窄

颈椎先天性椎管狭窄者更易发生退变,而产生临床症状和体征。

（四）其他因素

颈椎外伤、运动型损伤、交通意外等都可引起颈椎病。

二、分型

根据受压部位和临床表现分为以下几种。

（一）神经根型颈椎病

神经根型颈椎病占颈椎病的 $50\%\sim60\%$,是最常见类型。本型主要由于颈椎间盘向后外侧突出,钩椎关节或椎间关节增生、肥大,刺激或压迫神经根所致。

（二）脊髓型颈椎病

脊髓型颈椎病占颈椎病的 $10\%\sim15\%$。颈椎退变致中央后突之髓核、椎体后缘骨赘、增生肥厚的黄韧带及钙化的后纵韧带等压迫脊髓,为颈椎病诸型中症状最严重的类型。

（三）椎动脉型颈椎病

由于颈椎退变机械性与颈椎节段性不稳定因素,致使椎动脉受到刺激或压迫。

（四）交感神经型颈椎病

本型发病机制尚不明确,可能和颈椎各种结构病变刺激或压迫颈椎旁的交感神经节后纤维所致。

三、临床表现

（一）神经根型颈椎病

表现为:①神经干性痛或神经丛性痛,神经末梢受到刺激时,出现颈痛和颈部僵硬。病变累及神经根时,则有明显的颈痛和上肢痛。患者表现为颈肩痛、前臂桡侧痛、手的桡侧三指痛。②感觉障碍、感觉减弱和感觉过敏等。上肢有沉重感,可有皮肤麻木或过敏等感觉。③神经支配区的肌力减退、肌萎缩,以大小鱼际和骨间肌为明显。压头试验阳性,表现为颈痛并向患侧手臂放射等诱发根性疼痛。

（二）脊髓型颈椎病

表现为:①颈痛不明显,主要表现为手足无力、麻木,双手持物不稳,握力减退,手不能做精细活动。走路不稳,有足踩棉花感。胸腹部有紧束感。后期可出现大小便功能障碍。②体征:上、下肢感觉、运动和括约肌功能障碍,肌力减弱,四肢腱反射活跃,而腹壁反射、提睾反射、肛门反射减弱甚至消失。Hoffmann 征、Babinski 征、髌阵挛、踝阵挛等阳性。

（三）椎动脉型颈椎病

表现为一过性脑或脊髓缺血症状,如头痛、眩晕、听力减退、视力障碍、语言不清、猝倒等。头部活动时可诱发或加重,体位改变或血供恢复后症状可缓解。椎动脉周围的交感神经纤维受压后,也可出现自主神经症状。

(四)交感神经型颈椎病

交感型颈椎病多与长期低头、伏案工作有关,体征较少,症状较多,表现为颈痛、头痛头晕,面部或躯干麻木发凉、痛觉迟钝、无汗或多汗,眼睛干涩或流泪,瞳孔扩大或缩小,听力减退,视力障碍或失眠,记忆力减退,也可以表现为血压不稳定、心悸、心律失常、胃肠功能减退等症状。

四、实验室及其他检查

临床诊断必须依据临床表现结合影像学检查,而不能单独依靠影像学诊断作为诊断颈椎病的依据。

(一)X 线检查

可示颈椎曲度改变,生理前凸减小、消失或反常,椎间隙狭窄,椎体后缘骨赘形成,椎间孔狭窄。在动力位过伸、过屈位摄片可示颈椎节段性不稳定。表现为在颈椎过伸和过屈位时椎间位移距离大于 3 mm。颈椎管测量狭窄,矢状径小于 13 mm。

(二)CT 检查

可示颈椎间盘突出,颈椎管矢状径变小,黄韧带肥厚,硬膜间隙脂肪消失,脊髓受压。

(三)MRI 检查

T_2 像硬膜囊间隙消失,椎间盘呈低信号,脊髓受压或脊髓内出现高信号区。T_1 像示椎间盘向椎管内突入等。

五、治疗要点

(一)非手术治疗

椎动脉型、神经根型和交感型颈椎病一般能经非手术治疗而治愈。

(1)颈椎牵引:临床常用的是枕颌带牵引,取坐位或卧位,头微屈,牵引重量 3～5 kg,每天 2～3 次,每次 20～30 分钟。也可行持续牵引,每天 6～8 小时,2 周为 1 个疗程。脊髓型一般不采用此方法。

(2)理疗按摩:可以改善局部血液循环,减轻肌痉挛,次数不宜过多,手法不宜过重,脊髓型颈椎病不宜采用推拿按摩。

(3)改善不良工作体位和保持良好的睡眠姿势。

(4)可以对症服用复方丹参片和硫酸软骨素等。

(二)手术治疗

经保守治疗半年后效果不明显影响到正常生活和工作,神经根性疼痛剧烈,保守治疗无效,上肢一些肌肉无力萎缩,经保守治疗后仍有发展趋势者,则应采取手术治疗。

对于脊髓型颈椎病,应在确诊后及时手术治疗。根据颈椎病变情况可选择颈椎前路手术、前外侧手术和后路手术。手术包括切除压迫脊髓、神经的组织,行颈椎融合术,以增加颈椎的稳定性。

六、护理评估

(一)术前评估

1.一般情况

(1)一般资料:性别、年龄、职业等。

(2)既往史:有无颈肩部急、慢性损伤史和肩部长期固定史,以往的治疗方法和效果。

(3)家族史:家中有无类似病史。

2.身体状况

(1)局部:疼痛的部位和性质,诱发及加重的因素,缓解疼痛的措施及效果,有无四肢的感觉、活动、肌力及躯干的紧束感。

(2)全身:意识状态和生命体征,生活能力,有无大小便失禁。

(3)辅助检查:患者的各项检查有无阳性发现。

3.心理-社会状况

观察患者的情绪,了解其对疾病的认知程度及对手术的了解程度。评估患者的家庭支持系统对患者的支持帮助能力等。

(二)术后评估

1.手术情况

麻醉方式、手术名称、术中情况、引流管的数量和位置等。

2.身体状况

动态评估生命体征、伤口情况及引流液颜色、性状、量。评估患者有无排尿困难和尿潴留,有无并发症发生的征象等。

七、常见护理诊断/问题

(1)低效性呼吸形态:与颈髓水肿、术后颈部水肿有关。

(2)有受伤害的危险:与肢体无力及眩晕有关。

(3)潜在并发症:术后出血、脊髓神经损伤。

(4)躯体功能活动障碍:与颈肩痛及活动受限有关。

八、护理目标

(1)患者呼吸正常、有效。

(2)患者安全、无眩晕和意外发生。

(3)术后出血、脊髓神经损伤等并发症得到有效预防或及时发现和处理。

(4)患者肢体感觉和活动能力逐渐恢复正常。

九、护理措施

(一)病情观察

重点观察患者有无眩晕、头痛、耳鸣、视力模糊、猝倒、颈肩痛、肢体萎缩等症状,以及患者的工作姿势、休息姿势。

(二)非手术治疗的护理

1.病情观察

观察患者颈部及上肢是否有麻木、压痛,活动是否受限。牵引过程中保持牵引的有效性,观察有无头晕、心悸、恶心等症状,如发现上述症状及时调整牵引。

2.心理护理

颈椎病病程缓慢,治疗过程漫长,并且没有特效药物。应鼓励患者说出内心感受,积极解答其提出的问题,增加信心,消除焦虑、悲观的心理。

(三)手术护理

1.术前护理

(1)心理护理:向患者介绍手术全过程,指导患者调节情绪、缓解焦虑以配合医师手术。

(2)拟行颈椎后路手术的患者,术中需要俯卧时间较长,因此要在术前进行体位训练,以适应术中卧位。拟行颈椎前路手术的患者,为适应术中牵拉气管,可做正确、系统的气管推移训练。

(3)训练床上大小便。

(4)进行深呼吸及有效咳嗽训练,防止术后肺不张、坠积性肺炎的发生。

2.术后护理

(1)密切观察生命体征的变化,尤其是呼吸功能,及时发现因颈椎前路手术牵拉气管后产生黏膜水肿、呼吸困难。

(2)术后搬动患者时保持颈部平直,切忌扭转,术后患者平卧位,维持脊柱平直,颈肩两侧沙袋固定。颈部垫软枕,保持颈部稍前屈的生理弯曲。

(3)观察伤口敷料渗血情况,引流液的颜色、性质、量,准确记录。发现切口肿胀、发音改变、呼吸困难,要迅速配合医师拆开缝线、取出血肿。如症状不缓解可行气管切开。

(四)健康指导

对于非手术治疗患者,嘱保持正确的工作姿势,经常变换体位。卧床休息时选择高低合适的枕头,以保持脊椎的生理弯曲。根据患者情况行肢体的主动和被动活动。增强肌肉的力量,防止肌肉萎缩和关节僵硬。对手术患者在术后第 1 天可指导进行上、下肢的小关节主、被动功能锻炼。术后 2~3 天可进行上肢的抓握训练,下肢的屈伸训练。术后 3~5 天可带颈托下床活动。颈围固定要延续到术后 3~4 个月,逐步解除固定。注意寒冷季节保暖。

十、护理评价

通过治疗患者是否:①维持正常、有效的呼吸。②未发生意外发伤害、能陈述预防受伤的方法。③未发生并发症,若发生得到及时处理和护理。④患者肢体感觉和活动能力逐渐恢复正常。

(马俊清)

第八节 腰椎间盘突出症

腰椎间盘突出症指由于腰椎间盘变性、纤维环破裂、髓核突出致使相邻的组织神经受到压迫或刺激而引起的一种临床综合征。发病年龄多在 20~50 岁,男性多见。

一、病因与发病机制

随年龄增长,纤维环和髓核水分减少,弹性降低,椎间盘变薄,易于脱出,因此腰椎间盘退行变是腰椎间盘突出症的基本病因。腰椎间盘大约从 18 岁就开始发生退变,腰椎间盘在脊柱的负重与运动中承受强大力量,致使腰椎间盘发生力学、生物化学的一些改变。腰椎间盘突出诱发因素有以下几点。

（一）损伤

损伤是引起腰椎间盘突出的重要原因，在儿童与青少年期的损伤与椎间盘突出的发病密切相关。如投掷铁饼或标枪时，脊柱轻度负荷时躯干快速旋转，纤维环可水平破裂，椎间盘突出。

（二）遗传因素

腰椎间盘突出症家族发病也有报道，印第安人、爱斯基摩人和非洲黑种人发病率较低。

（三）妊娠

妊娠期间整个韧带系统处于松弛状态，腰骶部又要承受大于平时的重力，加上后纵韧带松弛，增加了椎间盘膨出的机会。

（四）职业

职业与腰椎间盘突出症也有密切关系，如驾驶员长期处于坐位和颠簸状态，重体力劳动者和举重运动员因过度负荷可造成椎间盘病变。

二、病理生理

椎间盘由髓核、纤维环和软骨终板构成。在日常生活工作中，椎间盘承受了人体大部分重量，劳损程度严重；椎间盘血液供应不丰富，营养物质不易渗透。另外，随着年龄增长，椎间盘中蛋白多糖、硫酸软骨素、Ⅱ型胶原含量明显下降，极易发生退行性变。

腰椎间盘突出分为4种病理类型。

（一）椎间盘膨出型

纤维环部分破裂，呈环状凸起，表面完整无断裂，均匀性地向椎管内膨出，可压迫神经根。

（二）椎间盘突出型

椎间盘纤维环断裂，髓核突向纤维环薄弱处或突入椎管，到达后纵韧带前方，引起临床症状。

（三）椎间盘脱出型

纤维环完全破裂，髓核突出到后纵韧带下抵达硬膜外间隙，突出的髓核可位于神经根内侧、外侧或椎管前方。

（四）游离型

纤维环完全破裂，椎间盘髓核碎块穿过后纵韧带、游离于椎管内或位于相邻椎间隙平面，有马尾神经或神经根受压的表现。

三、临床表现

（一）症状

1.腰腿痛

腰腿痛是椎间盘突出的主要症状，咳嗽、喷嚏、排便等腹压增高时疼痛加重。腰椎间盘突出症95％发生在$L_{4\sim5}$或L_5S_1，多有腰痛和坐骨神经痛。疼痛常为放射性神经根性痛，$L_{4\sim5}$突出时，疼痛沿大腿后外侧经腘窝、小腿外侧到足背及拇趾，L_5S_1突出时，疼痛沿大腿后侧，经腘窝到小腿后侧、足背外侧。患者常取弯腰、屈髋、屈膝位。不能长距离步行。

2.麻木

当椎间盘突出刺激了本体感觉和触觉纤维，可仅出现下肢麻木而不疼痛，麻木区为受累神经支配区。

3.马尾神经受压症状

多见于中央型腰椎间盘突出症。纤维环和髓核组织突出压迫马尾神经,出现左右交替的坐骨神经痛和会阴区的麻木感,大、小便和性功能障碍。

4.间歇性跛行

由于受压,神经根充血、水肿、炎性反应,患者长距离行走时,出现腰背痛或患侧下肢痛或麻木感加重。取蹲位或坐位休息后症状可缓解,再行走症状又出现,称为间歇性跛行。由于老年人腰椎间盘突出多伴腰椎管狭窄,易引起间歇性跛行。

5.肌瘫痪

神经根受压时间长、压力大时神经麻痹,肌瘫痪。表现足下垂或足跖屈无力。

(二)体征

1.脊柱变形和腰椎运动受限

腰椎前凸减小或消失或反常,常出现腰椎侧凸,腰椎各方向的活动度都会受到影响而减低。以前屈受限最明显。因腰椎前屈时,促使更多的髓核物质从破裂的纤维环向后方突出,加重了对神经根的压迫。

2.压痛

在病变间隙的棘突旁有不同程度的压痛,疼痛可向同侧臀部和下肢放射,放射性的压痛点对腰椎间盘突出症有诊断和定位价值。压痛点在 $L_{4\sim5}$ 椎间盘较明显。

3.感觉、肌力与腱反射改变

感觉障碍按受累神经根所支配的区域分布,可表现为主观和客观的麻木。受累神经根所支配的肌肉,有不同程度的肌萎缩与肌力减退。膝反射、跟腱反射减弱或消失。

(三)特殊体征

1.直腿抬高试验和加强试验

检查时,患者仰卧,患肢轻度内收、内旋位,膝关节伸直,抬高患肢,出现坐骨神经痛时为直腿抬高试验阳性。将患肢直腿抬高直到出现坐骨神经痛,然后将抬高的肢体稍降低,使其放射痛消失,然后再突然被动屈曲踝关节,出现坐骨神经放射痛为加强试验阳性。

2.健肢抬高试验

患者仰卧,直腿抬高健侧肢体时,患侧出现坐骨神经痛者为阳性。

3.股神经牵拉试验

患者俯卧位,患肢膝关节完全伸直。检查者上提患肢使髋关节处于过伸位,出现大腿前方疼痛者为阳性。

四、实验室及其他检查

(一)X 线检查

腰椎间盘突出症患者,部分患者腰椎平片可示正常,部分患者腰椎正位片可示腰椎侧弯;侧位片腰椎生理前凸变小或消失,甚至反常,病变椎间隙宽度失去规律性。X 线检查对腰椎间盘突出症的诊断和鉴别诊断有重要参考价值。

(二)CT 检查

CT 诊断椎间盘突出,除观察椎间盘对神经的影响外,还能判断出椎间盘是否突出及突出的程度和范围。

（三）MRI检查

通过不同层面的矢状像及椎间盘的轴位像,可以观察腰椎间盘突出的部位、类型、变性程度、神经根受压情况。MRI检查对诊断椎间盘突出有重要意义。

五、诊断要点

影像学检查是诊断腰椎间盘突出症不可缺少的手段。可与临床表现相结合作出正确诊断。

六、治疗要点

（一）非手术治疗

适宜初次发作经休息后症状明显缓解,影像学检查病变不严重者。

1.卧床休息

卧硬板床休息可以减少椎间盘承受的压力,减轻临床症状,是基本的治疗方法。一般卧床3～4周就能缓解症状。

2.牵引

可使腰椎间隙增大,后纵韧带紧张,纤维环外层纤维张力减低,利于突出的髓核部分还纳。一般采用骨盆牵引,牵引重量7～15 kg,抬高床脚做反牵引,每天2次,每次1～2小时,持续10～15天。

3.理疗按摩

适宜发病早期的患者,局部按摩和热疗可增加血液循环,缓解肌痉挛,但中央型椎间盘突出者不宜进行推拿按摩。

4.药物治疗

可减轻神经根无菌性炎性水肿,以消除腰腿痛。镇痛药物常用非甾体抗炎药,如阿司匹林、布洛芬等;硬膜外注射类固醇和麻醉药物,可起到消炎止痛作用。常用的硬膜外注射药物有醋酸泼尼松龙75 mg、2％利多卡因4～6 mL,每周注射1次,共3～4周;髓核化学溶解法,将胶原酶注入椎间盘内,以溶解髓核和纤维环,使其内压降低或突出髓核缩小。

（二）手术治疗

有10％～20％的腰椎间盘突出症患者需手术治疗,其适应证:腰椎间盘突出症病史大于半年,症状或马尾神经损伤严重,经过保守治疗无效;腰椎间盘突出症并有腰椎椎管狭窄。治疗方法有后路经椎板间髓核切除术、经腹膜后椎间盘前路切除术、经皮髓核切除术、脊柱植骨融合术等。

七、护理评估

（一）术前评估

1.一般情况

(1)一般资料:性别、年龄、职业、营养状况、生活自理能力,压疮、跌倒/坠床的危险性评分。

(2)既往史:有无先天性的椎间盘疾病、既往有无腰外伤、慢性损伤史,是否做过腰部手术。

(3)外伤史:评估患者有无急性腰扭伤或损伤史。询问受伤时患者的体位、受伤后的症状和腰痛的特点和程度,有无采取制动和治疗措施。

2.身体状况

(1)症状:疼痛的部位和性质,诱发及加重的因素,缓解疼痛的措施及效果,本次疼痛发作后的治疗情况。

(2)体征:评估下肢的感觉、运动和反射情况,患者行走的姿势、步态,有无大小便失禁现象。

(3)辅助检查:患者的各项检查有无阳性发现。

3.心理-社会状况

观察患者的情绪,了解其对疾病的认知程度及对手术的了解程度。评估患者的家庭支持系统对患者的支持帮助能力等。

(二)术后评估

1.手术情况

麻醉方式、手术名称、术中情况、引流管的数量和位置等。

2.身体状况

动态评估生命体征、伤口情况及引流液颜色、性状、量。评估患者有无排尿困难和尿潴留,下肢感觉运动功能,有无并发症发生的征象等。

八、常见护理诊断/问题

(1)慢性疼痛:与椎间盘突出压迫神经、肌肉痉挛及术后切开疼痛有关。

(2)躯体活动障碍:与疼痛、牵引或手术有关。

(3)潜在并发症:脑脊液漏、神经根粘连等。

九、护理目标

(1)患者疼痛减轻或消失。

(2)患者能够使用适当的辅助器具增加活动范围。

(3)患者未发生并发症,或发生并发症能够及时发现和处理。

十、护理措施

(一)非手术护理

1.心理护理

腰腿疼痛会影响患者正常生理功能,给患者带来极大的痛苦。所以要倾听患者的倾诉,正确疏导,消除其疑虑。

2.卧床休息

急性期绝对卧硬板床休息3~4周,症状缓解后可戴腰围下床活动。

3.保持正确睡眠姿势

枕头高度适宜,仰卧位时腰部、膝部垫软枕使其保持一定曲度,放松肌肉。

4.保持有效的骨盆牵引

牵引重量依患者个体差异在7~15 kg调整,以不疼痛为标准。牵引期间注意观察患者体位、牵引是否有效,注意预防压疮的发生。

(二)手术护理

1.术前护理

向患者及家属解释手术方式及术后可能出现的问题,训练患者正确翻身、练习床上大小便,以适应术后的卧床生活。

2.术后护理

(1)术后移动患者时要用三人搬运法,保持患者身体轴线平直。术后 24 小时内要保持平卧。

(2)密切观察生命体征,保持呼吸道通畅。注意下肢颜色、温度、感觉及运动情况。

(3)保持引流管通畅,观察并记录引流液的颜色、性质、量的变化。观察切口敷料渗液情况。

(4)每 2 小时为患者进行轴式翻身一次,在骨隆凸处加垫保护,并适当按摩受压部位。

(5)术后给予清淡、易消化、富含营养、适当粗纤维的饮食,如新鲜蔬菜、水果、米粥,预防便秘。

3.并发症的护理

椎间隙感染是术后严重并发症,表现为发热、腰部疼痛、肌肉痉挛。遵医嘱正确应用抗生素。术后开始腰部和臀部肌肉的锻炼和直腿抬高训练,以防肌肉萎缩和神经根粘连。

(三)健康指导

指导患者正确功能锻炼,防止肌肉萎缩、肌力下降。术后早期,可做深呼吸和上肢的运动,以防并发肺部感染和上肢失用综合征。下肢可做静力舒缩、屈伸移动、直腿抬高练习,以防发生神经根粘连。根据患者情况进行腰背肌的锻炼。术后 7 天开始可为"飞燕式",1～2 周以后为"五点式""三点法",每天 3～4 次,每次动作重复 20～30 次。循序渐进持之以恒。指导患者出院后注意腰部保暖,减少腰部扭转承受挤压,拾物品时,要保持腰部的平直,下蹲弯曲膝部,取高处物品时不要踮脚伸腰,以保护腰椎。加强自我调理,保持心情愉快,调理饮食,增强机体抵抗力。出院后继续卧硬板床,3 个月内多卧床休息。防止身体肥胖,减少腰椎负担。

十一、护理评价

通过治疗患者是否:①疼痛减轻,舒适增加。②肢体感觉、运动等功能恢复。③未发生并发症,或发生并发症被及时发现。

(闫校清)

第十章

妇产科护理

第一节 功能失调性子宫出血

功能失调性子宫出血为妇科常见病。它是由于调节生殖系统的神经内分泌机制失常引起的异常子宫出血,而全身及内、外生殖器官无器质性病变存在。常表现为月经周期长短不一、经期延长、经量过多或不规则阴道出血。功能失调性子宫出血可分为排卵性功能失调性子宫出血和无排卵性功能失调性子宫出血两类,约 85% 的患者属无排卵性功能失调性子宫出血。功能失调性子宫出血可发生于月经初潮至绝经期间的任何年龄,约 50% 的患者发生于绝经前期,育龄期约占 30%,青春期约占 20%。

一、护理评估

(一)健康史

1.无排卵性功能失调性子宫出血

(1)青春期:与下丘脑-垂体-卵巢轴调节功能未健全有关,过度劳累、精神紧张、恐惧、忧伤、环境及气候改变等应激刺激,以及肥胖、营养不良等因素易导致下丘脑-垂体-卵巢轴调节功能紊乱,卵巢不能排卵。

(2)绝经过渡期:因卵巢功能衰退,卵巢对促性腺激素敏感性降低,卵泡在发育过程中因退行性变而不能排卵。

(3)生育期:可因内、外环境改变,如劳累、应激、流产、手术或疾病等引起短暂无排卵。亦可因肥胖、多囊卵巢综合征、高催乳素血症等因素长期存在,引起持续无排卵。

2.排卵性功能失调性子宫出血

黄体功能不足原因在于神经内分泌调节功能紊乱,导致卵泡期卵泡刺激素缺乏,卵泡发育缓慢,雌激素分泌减少,正反馈作用不足,黄体生成素峰值不高,使黄体发育不全、功能不足。子宫内膜不规则脱落者,由于下丘脑-垂体-卵巢轴调节功能紊乱或黄体机制异常,引起萎缩过程延长。

评估时注意了解患者的发病年龄、月经史、婚育史及发病诱因,以及有无性激素治疗不当及全身性出血性疾病史。

(二)身体状况

1.月经紊乱

(1)无排卵性功能失调性子宫出血:最常见的症状是子宫不规则性出血,特点是月经周期紊乱,经期长短不一,经量多少不定。可先有数周或数月停经,然后阴道流血,量较多,持续 2～3 周或更长时间,不易自止,无腹痛或其他不适。

(2)排卵性功能失调性子宫出血:黄体功能不足者月经周期缩短,月经频发(月经周期短于 21 天),不易受孕或怀孕早期易流产;子宫内膜不规则脱落者月经周期正常,但经期延长,长达 9～10 天,多发生于产后或流产后。

2.贫血

因出血多或时间长,患者出现头晕、乏力、面色苍白等贫血征象。

3.体格检查

体格检查包括全身检查和妇科检查,排除全身性疾病及生殖器官器质性病变。

(三)心理-社会状况

青春期患者常因害羞而影响及时诊治,生育期患者担心影响生育而焦虑,围绝经期患者因治疗效果不佳或怀疑为恶性肿瘤而焦虑、紧张、恐惧。

(四)辅助检查

1.诊断性刮宫

诊断性刮宫可了解子宫内膜反应、子宫内膜病变,达到止血的目的。不规则流血者可随时刮宫,用以止血。确定有无排卵或黄体功能不足,于月经前一天或者月经来潮 6 小时内做诊断性刮宫,无排卵性功能失调性子宫出血的子宫内膜呈增生期改变,黄体功能不足显示子宫内膜分泌不良。子宫内膜不规则脱落,于月经周期第 5～6 天进行诊断性刮宫,增生期与分泌期子宫内膜共存。

2.B 超检查

了解子宫内膜厚度及生殖器官有无器质性改变。

3.血常规及凝血功能检查

了解有无贫血、感染及凝血功能障碍。

4.宫腔镜检查

直接观察子宫内膜,选择病变区进行活检。

5.卵巢功能检查

判断卵巢有无排卵或黄体功能。

(五)处理要点

1.无排卵性功能失调性子宫出血

青春期和生育期患者以止血、调整周期、促排卵为原则。围绝经期患者以止血、防止子宫内膜癌变为原则。

2.排卵性功能失调性子宫出血

黄体功能不足的治疗原则是促进卵泡发育、刺激黄体功能及黄体功能替代疗法,分别应用氯米芬、人绒毛膜促性腺激素和黄体酮;子宫内膜不规则脱落的治疗原则是促使黄体及时萎缩,子宫内膜及时、完整脱落,常用药物有孕激素和人绒毛膜促性腺激素。

二、护理问题

(一)潜在并发症

贫血。

(二)知识缺乏

缺乏性激素治疗的知识。

(三)有感染的危险

有感染的危险与经期延长、机体抵抗力下降有关。

(四)焦虑

焦虑与性激素使用及药物不良反应有关。

三、护理措施

(一)一般护理

患者体质往往较差,应加强营养,改善全身情况,可补充铁剂、维生素 C 和蛋白质。成人体内大约每 100 mL 血中含 50 mg 铁,行经期妇女,每天从食物中吸收铁 0.7～2.0 mg,经量多者应额外补充铁。向患者推荐含铁较多的食物,如猪肝、胡萝卜、葡萄干等。按照患者的饮食习惯,为患者制订适合于个人的饮食计划,保证患者获得足够的营养。

(二)病情观察

观察并记录患者的生命体征、出量及入量,嘱患者保留出血期间使用的会阴垫及内裤,以便更准确地估计出血量,出血较多者,督促其卧床休息,避免过度疲劳和剧烈活动;贫血严重者,遵医嘱做好配血、输血、止血措施,执行治疗方案,维持患者正常血容量。

(三)对症护理

1.无排卵性功能失调性子宫出血

(1)止血:对大量出血患者,要求在性激素治疗 8 小时内见效,24～48 小时内出血基本停止,若 96 小时以上仍不止血者,应考虑有器质性病变存在。

性激素止血。①雌激素:应用大剂量雌激素可迅速提高血内雌激素浓度,促使子宫内膜生长,短期内修复创面而止血,主要用于青春期功能失调性子宫出血。目前多选用妊马雌酮 2.5 mg 或己烯雌酚 1～2 mg。②孕激素:适用于体内已有一定水平雌激素的患者。常用药物如甲羟孕酮或炔诺酮,用药原则同雌激素。③雄激素:拮抗雌激素、增加子宫平滑肌及子宫血管张力而减少出血,主要用于围绝经期功能失调性子宫出血患者的辅助治疗,可随时停用。④联合用药:止血效果优于单一药物,可用三合激素或口服短效避孕药,止血后逐渐减量。

刮宫术:止血及排除子宫内膜癌变,适用于年龄＞35 岁、药物治疗无效或存在子宫内膜癌高危因素的患者。

其他止血药:卡巴克洛和酚磺乙胺可减少微血管的通透性,氨基己酸、氨甲苯酸、氨甲环酸等可抑制纤维蛋白溶酶,有减少出血量的辅助作用,但不能赖以止血。

(2)调整月经周期:一般连续用药 3 个周期。在此过程中务必积极纠正贫血、加强营养,以改善体质。

雌、孕激素序贯疗法:人工周期,通过模拟自然月经周期中卵巢的内分泌变化,将雌、孕激素序贯应用,使子宫内膜发生相应变化,引起周期性脱落。适用于青春期功能失调性子宫出血或生育期功能失调性子宫出血者,可诱发卵巢自然排卵。雌激素自月经来潮第 5 天开始用药,妊马雌酮 1.25 mg 或己烯雌酚 1 mg,每晚 1 次,连服 20 天,于服雌激素最后 10 天加用甲羟孕酮每天 10 mg,两药同时用完,停药后 3～7 天出血。于出血第 5 天重复用药,一般连续使用 3 个周期。用药 2～3 个周期后,患者常能自发排卵。

雌、孕激素联合疗法:可周期性口服短效避孕药,适用于生育期功能失调性子宫出血、内源性雌激素水平较高或绝经过渡期功能失调性子宫出血者。

后半周期疗法:于月经周期的后半周期开始(撤药性出血的第 16 天)服用甲羟孕酮,每天 10 mg,连服 10 天为 1 个周期,共 3 个周期为 1 个疗程。适用于青春期或绝经过渡期功能失调性子宫出血者。

(3)促排卵:适用于育龄期功能失调性子宫出血者。常用药物如氯米芬、人绒毛膜促性腺激素等。于月经第 5 天开始每天口服氯米芬 50 mg,连续 5 天,以促进卵泡发育。B 超监测卵泡发育接近成熟时,可大剂量肌内注射人绒毛膜促性腺激素 5 000 U 以诱发排卵。青春期不提倡使用。

(4)手术治疗:以刮宫术最常用,既能明确诊断,又能迅速止血。绝经过渡期出血患者激素治疗前宜常规刮宫,最好在子宫镜下行分段诊断性刮宫,以排除子宫内细微器质性病变。对青春期功能失调性子宫出血者,刮宫应持慎重态度。必要时行子宫次全切除或子宫切除术。

2.排卵性功能失调性子宫出血

(1)黄体功能不足:药物治疗如下。①黄体功能替代疗法:自排卵后开始每天肌内注射黄体酮 10 mg,共 10～14 天,用以补充黄体分泌孕酮的不足。②黄体功能刺激疗法:通常应用人绒毛膜促性腺激素以促进及支持黄体功能。于基础体温上升后开始,隔天肌内注射人绒毛膜促性腺激素 1 000～2 000 U,共 5 次,可使血浆孕酮明显上升,随之正常月经周期恢复。③促进卵泡发育:于月经第 5 天开始,每晚口服氯米芬 50 mg,共 5 天。

(2)子宫内膜不规则脱落:药物治疗如下。①孕激素:自排卵后第 1～2 天或下次月经前 10～14 天开始,每天口服甲羟孕酮 10 mg,连续 10 天;有生育要求者,可肌内注射黄体酮。②人绒毛膜促性腺激素:用法同黄体功能不足。

3.性激素治疗的注意事项

(1)严格遵医嘱正确用药,不得随意停服或漏服,以免使用不当引起子宫出血。

(2)药物减量必须按规定在止血后开始,每 3 天减量 1 次,每次减量不超过原剂量的 1/3,直至维持量,持续用至止血后 20 天停药。

(3)雌激素口服可能引起恶心、呕吐等胃肠道反应,可饭后或睡前服用;对存在血液高凝倾向或血栓性疾病史者禁忌使用。

(4)雄激素用量过大可能出现男性化不良反应。

(四)预防感染

(1)测体温、脉搏。

(2)指导患者保持会阴部清洁,出血期间禁止盆浴及性生活。

(3)注意有无腹痛等生殖器官感染征象。

(4)按医嘱使用抗生素。

(五)心理护理

注意情绪调节,避免过度紧张与精神刺激。特别是青春期少女,父母们不仅要关注女孩的学习状况与膳食状况,还要重视女孩的情绪变化,与其多沟通,了解其内心世界的变化,帮助其释放不良情绪,以使其保持相对稳定的精神-心理状态,避免情绪上的大起大落。

(六)健康指导

(1)宜清淡饮食,多食富含维生素 C 的新鲜瓜果、蔬菜。注意休息,保持心情舒畅。

（2）强调严格掌握雌激素的适应证，并合理使用，对更年期及绝经后妇女更应慎用，应用时间不宜过长，量不宜大，并应严密观察其反应。

（3）月经期避免剧烈运动，禁止盆浴及性生活，保持会阴部清洁。

（李常云）

第二节 正常分娩

一、第一产程的临床经过及护理

（一）临床经过

1.规律宫缩

分娩开始时，子宫收缩力较弱，持续时间较短（约 30 秒），间歇时间较长（5～6 分钟）。随着产程进展，宫缩持续时间逐渐延长，间歇时间逐渐缩短。子宫口接近开全时，持续时间可达 60 秒及以上，间歇时间1～2 分钟，且强度不断增加。

2.宫颈口扩张

临产后宫缩规律并逐渐增强，使宫颈口逐渐扩张，胎先露逐渐下降。宫颈口扩张规律是先慢后快，分为潜伏期和活跃期。

（1）潜伏期：从规律宫缩开始至宫颈口扩张 3 cm，此期宫颈口扩张速度较为缓慢，约需 8 小时，最大时限为 16 小时。

（2）活跃期：从宫颈口扩张 3 cm 至宫颈口开全。此期宫颈口扩张速度较快，约需 4 小时，最大时限为 8 小时。

3.胎先露下降

胎先露下降程度作为判断分娩难易的指标之一。潜伏期胎头下降不明显，进入活跃期胎头下降速度加快。判断胎头下降程度是以坐骨棘平面为标志，胎头颅骨最低点达坐骨棘时，记为"0"，在坐骨棘平面上 1 cm 时记为"−1"，在坐骨棘平面下 1 cm 时记为"+1"，依此类推。图 10-1 所示为胎头高低判断示意图。根据每次检查的结果绘制成产程图。产程图是连续描记子宫口扩张和胎先露下降情况的坐标图。它以临产时间（h）为横坐标，以子宫口扩张程度（cm）和胎先露下降程度（cm）为纵坐标，画出子宫口扩张曲线和胎先露下降曲线，便于直观地了解产程进展情况（图 10-2）。

4.胎膜破裂

胎膜破裂（简称破膜）。随着子宫口逐渐开大，胎先露逐渐下降将羊水阻隔为前、后两部分，形成前羊膜囊。胎先露进一步下降使前羊膜囊压力逐渐升高，当压力增高至一定程度时，胎膜自然破裂，多发生在第一产程末期子宫口接近开全或开全时。

（二）护理评估

1.健康史

根据产前检查记录了解待产妇的一般情况，包括年龄、体重、身高、营养情况、既往史、过敏史、月经史、婚育史、分娩史等。了解本次妊娠的经过，孕期有无阴道流血、流液及有无内外科合并症等。了解宫缩出现的时间、强度及频率,了解胎位、胎先露、骨盆测量值及胎心情况。

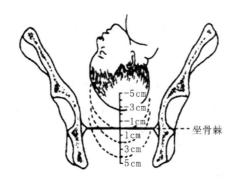

图 10-1 胎头高低判断示意图

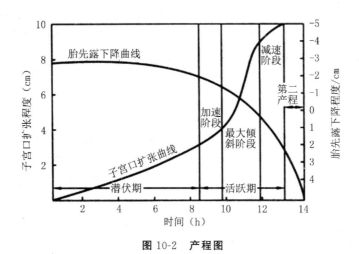

图 10-2 产程图

2.身体状况

观察生命体征,了解胎心情况、宫缩、子宫口扩张和胎头下降情况,以及是否破膜,羊水颜色、性状及流出量。

3.心理-社会状况

由于第一产程时间较长,对分娩的认知及对疼痛的耐受性因人而异,且担心胎儿及自身的健康状况,产妇和家属容易产生紧张、焦虑和急躁情绪。

(三)护理问题

1.知识缺乏

缺乏分娩相关知识。

2.焦虑

与疼痛及担心分娩结局有关。

3.急性疼痛

与宫缩、子宫口扩张有关。

（四）护理措施

1.心理护理

讲解相关知识,减轻焦虑:主动热情接待产妇,耐心回答产妇提出的有关问题,适当讲解分娩相关知识,鼓励产妇积极配合分娩,减轻产妇及家属的焦虑情绪。

2.观察产程进展

(1)监测胎心:用胎心听诊器、多普勒仪于宫缩间歇时听胎心。潜伏期每1~2小时听1次,进入活跃期每15~30分钟听1次,并注意心率、心律、心音强弱。若胎心率超过160次/分或低于120次/分或不规律,提示胎儿宫内窘迫,应立即给产妇吸氧并报告医师。

(2)观察宫缩:医护人员将一手掌放于产妇腹壁子宫体近子宫底处,宫缩时子宫体部隆起变硬,宫缩间歇时松弛变软,一般需连续观察3次,每隔1~2小时观察1次。观察并记录宫缩间歇时间、持续时间及强度。

(3)观察破膜及羊水情况:一旦破膜,应立即监测胎心,记录破膜时间和羊水性状、颜色及量。若破膜后胎头未入盆或胎位异常应嘱产妇卧床并抬高臀部,并注意观察有无脐带脱垂征象。破膜超过12小时尚未分娩者,遵医嘱给予抗生素预防感染。

(4)观察生命体征:每隔4~6小时测量生命体征1次,发现异常应酌情增加测量次数,并予相应处理。

3.生活护理

(1)补充能量和水分:鼓励产妇进食易消化、高热量的清淡食物,摄入足量水分,维持水、电解质平衡,保证充足的体力。

(2)活动与休息:临产后胎膜未破且宫缩不强时,鼓励产妇在室内适当进行活动,以促进宫缩,利于子宫口扩张和胎先露下降。初产妇子宫口近开全或经产妇子宫口扩张4 cm时应取左侧卧位休息。

(3)清洁卫生:协助产妇擦汗、更衣,保持外阴部清洁、干燥。

(4)排便、排尿:鼓励产妇2~4小时排尿1次,并及时排便,以免影响宫缩及产程进展。

（五）护理评价

(1)产妇是否了解分娩过程的相关知识。

(2)在产程中焦虑是否缓解,并主动配合医护人员。

(3)疼痛不适感是否减轻。

二、第二产程的临床经过及护理

（一）临床经过

1.宫缩增强

此期宫缩强度进一步增强,频率进一步加快,宫缩持续时间可达1分钟甚至更长,间歇时间仅1~2分钟。

2.胎儿下降及娩出

子宫口开全后,胎头下降至骨盆出口压迫盆底组织时,产妇出现排便感,不自主向下屏气用力。会阴部逐渐膨隆变薄,阴唇张开,肛门松弛。宫缩时胎头显露于阴道口,间歇时又缩回,称胎头拨露(图10-3)。经过几次胎头拨露以后,胎头双顶径已超过骨盆出口,宫缩间歇不再回缩,称胎头着冠(图10-4)。此时,会阴极度扩张,胎头继续下降,当胎头枕骨抵达耻骨弓下方后,以此为支点进行仰伸、复位及外旋转,胎儿前肩、后肩、胎体相继娩出,羊水随即涌出。经产妇的第二产程较短,有时仅仅几次宫缩即可完成上述过程。

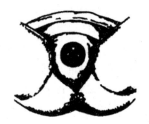

图 10-3　胎头拨露

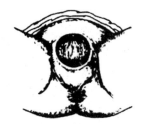

图 10-4　胎头着冠

(二)护理评估

1.健康史

详细了解第一产程经过及处理情况,并注意了解产妇及胎儿情况。

2.身体状况

了解宫缩及胎心情况、产妇用力方法,观察胎头拨露及胎头着冠情况,评估有无会阴切开指征。

3.心理-社会状况

因剧烈疼痛及对分娩缺乏信心,同时担心胎儿安危而焦虑不安。

4.辅助检查

用胎儿监护仪监测胎心率基线与宫缩的变化。

(三)护理问题

1.焦虑

与担心分娩是否顺利及胎儿健康有关。

2.疼痛

与宫缩及会阴伤口有关。

3.有受伤的危险

与可能的会阴裂伤、新生儿产伤有关。

(四)护理措施

1.观察产程

严密观察宫缩强度和频率;了解胎先露下降情况;每 5～10 分钟听胎心 1 次,仔细观察胎儿有无急性缺氧,发现异常及时通知医师并给予相应处理。

2.缓解焦虑

医护人员应给予产妇安慰和鼓励,并及时告之产程进展情况,同时协助产妇擦汗、饮水等,缓解产妇紧张、焦虑情绪。

3.正确指导产妇使用腹压

子宫口开全后指导产妇双足蹬在产床上,双手握住产床把手,宫缩时深吸气屏住,随后如排大便样向下屏气用力,宫缩间歇时放松休息,宫缩再现时重复上述动作。至胎头着冠后,指导产妇宫缩时张口哈气,宫缩间歇时稍向下用力使胎儿缓慢娩出。

4.接生准备

初产妇子宫口开全或经产妇子宫口扩张至 3～4 cm 时,将产妇送至产房做好消毒接生准备。产妇取膀胱截石位,双腿屈曲分开,臀下置便盆或橡胶单,分 3 步进行外阴擦洗及消毒(图 10-5):①先用消毒肥皂水棉球擦洗外阴,顺序为阴阜、大腿内上 1/3、大小阴唇、会阴和肛门周围;擦洗顺序为由上向下、由外向内;②然后将消毒干棉球盖于阴道外口(防止擦洗液进入阴道),再用温开水冲去肥皂水;③最后用 0.5％聚维酮碘棉球消毒,顺序为大小阴唇、阴阜、大腿内上 1/3、会阴和肛门周围。消毒完后移去阴道口棉球及臀下的便盆或橡胶单,铺消毒中于臀下。检查好接生及新生儿抢救所需的所有用品后,接生者按无菌操作规程行外科洗手、穿手术衣、戴无菌手套、打开产包、铺消毒巾,准备接生。

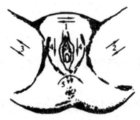

A.外阴擦洗顺序　　　　B.消毒顺序

图 10-5　外阴擦洗及消毒

5.接生前评估

行阴道检查了解胎位是否异常,并了解会阴条件及胎头大小,必要时行会阴切开。

6.接生步骤

接生者站在产妇右侧,当胎头拨露使阴唇后联合紧张时开始保护会阴。会阴部盖消毒中,接生者右肘支在产床上,右手拇指与其余四指分开,利用手掌大鱼际肌压住会阴部,当宫缩时应向上内方托压,左手适度下压胎头枕部,协助胎头俯屈和缓慢下降,宫缩间歇时右手放松但不离开会阴部,以免压迫过久致会阴水肿。当胎头枕骨在耻骨弓下露出时,嘱产妇宫缩时张口哈气,在宫缩间歇时稍用力,待胎头双顶径娩出时,左手协助胎头仰伸,使胎头缓慢娩出。胎头完全娩出后,右手继续保护会阴,左手拇指自胎儿鼻根向下颏挤压,其余四指白喉部向下颌挤压,挤出口鼻内的黏液和羊水,然后协助胎头复位及外旋转,左手将胎儿颈部向下轻压,使前肩自耻骨弓下完全娩出,再轻托胎颈向上,协助娩出后肩(图 10-6)。双肩娩出后松开右手,然后双手协助胎体及下肢以侧位娩出。

7.脐带绕颈的处理

胎头娩出后若有脐带绕颈 1 周且较松时,应将脐带顺肩上推或从胎头滑下;若缠绕过紧或绕颈 2 周以上,则用两把止血钳夹住后从中间剪断,注意勿使胎儿受伤。

(五)护理评价

(1)产妇情绪是否稳定。

(2)疼痛是否缓解。

(3)产妇是否有严重会阴裂伤,新生儿是否发生产伤。

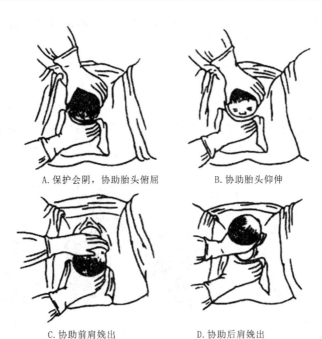

A.保护会阴，协助胎头俯屈　　　　　B.协助胎头仰伸

C.协助前肩娩出　　　　　　　　　　D.协助后肩娩出

图 10-6　接生步骤

三、第三产程的临床经过及护理

(一)临床经过

1.宫缩胎儿娩出后

子宫底下降至平脐部,宫缩暂停,产妇顿感轻松,几分钟后宫缩再现。

2.胎盘娩出

由于宫缩,附着于子宫壁的胎盘不能相应缩小而与子宫壁发生错位剥离,剥离面出血形成胎盘后血肿。子宫继续收缩,胎盘剥离面越来越大,最终完全剥离而排出。

(二)护理评估

1.健康史

内容同第一、二产程,并了解第二产程的临床经过及处理。

2.新生儿身体状况

(1)Apgar 评分:用于判断新生儿有无窒息及窒息的严重程度。以出生后 1 分钟的心率、呼吸、肌张力、喉反射及皮肤颜色五项体征为依据,每项为 0～2 分(表 10-1)。

表 10-1　新生儿 Apgar 评分法

体征	0 分	1 分	2 分
每分钟心率	0	<100 次	≥100 次
呼吸	0	浅、慢而不规则	佳
肌张力	松弛	四肢稍屈曲	四肢活动好
喉反射	无反射	有少量动作	咳嗽、恶心
皮肤颜色	全身苍白	躯干红,四肢发绀	全身红润

(2)一般情况评估:测量身长、体重及头径,判断是否与孕周相符,有无胎头水肿及头颅血肿,体表有无畸形如唇裂、多指(趾)、脊柱裂等。

3.母亲身体状况

(1)胎盘娩出评估。

胎盘剥离征象包括以下几种:①子宫底上升至脐上,子宫体变硬呈球形(图 10-7)。②阴道少量流血。③阴道口外露的脐带自行下移延长。④用手掌尺侧按压产妇耻骨联合上方,子宫体上升而外露的脐带不回缩。

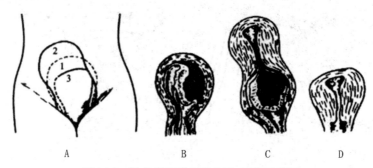

图 10-7　胎盘剥离时子宫位置、形状示意图

胎盘娩出的方式有以下 2 种。①胎儿面娩出式:胎盘从中央开始剥离,而后向周边剥离,其特点是先胎盘娩出,后有少量阴道流血,较多见。②母体面娩出式:胎盘从边缘开始剥离,血液沿剥离面流出,其特点是先有较多阴道流血,后胎盘娩出,较少见。

(2)宫缩及阴道流血量评估:正常情况下,胎儿娩出后宫缩迅速,经短暂间歇后,再次收缩致胎盘剥离。胎盘排出后,若宫缩良好,子宫底下降至脐下两横指,子宫壁坚硬,轮廓清楚,呈球形。若子宫轮廓不清、子宫底位置高为宫缩乏力的表现。阴道出血量多者,多由宫缩乏力、软产道损伤或胎盘残留等因素引起。

(3)软产道检查:胎盘娩出后,应仔细检查会阴、小阴唇内侧、尿道口周围、阴道和宫颈有无裂伤。

(三)护理问题

1.潜在并发症

如新生儿窒息、产后出血等。

2.有母儿依恋关系改变的危险

与产后疲惫及对新生儿性别不满意有关。

(四)护理措施

1.新生儿处理

(1)清理呼吸道:新生儿娩出后应立即置于辐射台保暖,用吸痰管清除口鼻腔内黏液和羊水,保持呼吸道通畅。若新生儿仍不啼哭,可轻抚背部或轻弹足底使其啼哭。

(2)进行 Apgar 评分:出生后 1 分钟进行评分,8~10 分为正常;4~7 分为轻度窒息,缺氧较严重,除一般处理外需采用人工呼吸、吸氧、用药等措施;0~3 分为重度窒息,又称苍白窒息,为严重缺氧,需紧急抢救。缺氧新生儿 5 分钟、10 分钟后应再次评分并进行相应处理,直至连续 2 次大于或等于 8 分为止。

（3）脐带处理：用 75％乙醇或 0.5％聚维酮碘消毒脐根及其周围直径约 5 cm 的皮肤，在距脐根 0.5 cm 处用粗棉线结扎第一道，距脐根 1 cm 处结扎第二道(注意必须扎紧脐带以防出血，但要避免过度用力致脐带断裂)，距脐根 1.5 cm 处剪断脐带，挤出残余血，用饱和高锰酸钾溶液消毒断面(药液切勿触及新生儿皮肤，以免灼伤)，待干后以无菌纱布覆盖，再用脐带卷包裹。目前还有用气门芯、脐带夹、血管钳等方法结扎脐带。处理脐带时注意新生儿保暖。

（4）一般护理：评估新生儿一般情况后，擦净足底胎脂，盖新生儿的足印及产妇拇指印于新生儿记录单上，系上标明母亲姓名、住院号、床号、新生儿性别及体重和出生时间的手圈。用抗生素眼药水滴眼以预防结膜炎。如无禁忌证，产后半小时内进行母婴皮肤早接触、早吸吮，注意新生儿保暖及安全。

2.协助胎盘娩出

胎盘未完全剥离前，切忌牵拉脐带或按摩子宫。当出现胎盘剥离征象时，接生者左手轻压子宫底，右手轻拉脐带使其向外牵引，当胎盘下降至阴道口时，双手捧住胎盘向一个方向旋转并缓慢向外牵拉，协助胎盘、胎膜完整娩出(图 10-8)。若这期间发现胎膜部分断裂，用血管钳夹住断裂上端的胎膜，继续沿原方向旋转直至胎膜完全娩出。

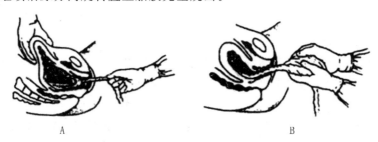

A　　　　　　　　　　　　　　B

图 10-8　协助胎盘、胎膜完整娩出

3.检查胎盘、胎膜

胎盘娩出后应立即检查胎盘小叶有无缺损、胎膜是否完整。若疑有副胎盘、胎盘小叶或大部分胎膜残留，应及时行子宫腔探查并取出。

4.检查软产道

胎盘娩出后，应仔细检查软产道，如有裂伤立即予以缝合。

5.预防产后出血

胎儿前肩娩出后立即静脉注射缩宫素 10～20 U，加强宫缩促进胎盘迅速娩出。胎盘娩出后，按摩子宫刺激宫缩，必要时遵医嘱予缩宫素或麦角新碱肌内注射。

6.心理护理

及时告知产妇分娩情况及新生儿情况，给予心理安慰和鼓励，协助母婴接触，建立母子感情。

7.产后 2 小时护理

胎盘娩出后产妇继续留在产房内观察 2 小时。严密观察血压、脉搏、宫缩、子宫底高度、膀胱充盈及会阴切口情况。如发现宫缩乏力、阴道流血量多、会阴血肿等立即报告医师并给予相应处理。观察 2 小时无异常后，方可送产妇回休养室休息。

（五）护理评价

（1）是否发生了产后出血或新生儿窒息等并发症。

（2）产妇是否接受新生儿并进行皮肤接触和早吸吮。　　　　　　　　　　**（刘秀梅）**

第三节 异 常 分 娩

异常分娩又称难产。影响产妇分娩能否顺利进行的4个主要因素是产力、产道、胎儿及产妇的精神心理因素。在分娩过程中这些因素相互影响,其中任何一个或一个以上的因素发生异常,或这些因素之间不能相互适应而使分娩过程受阻,称为异常分娩。

一、产力异常的护理

产力是分娩的动力,以子宫收缩力为主,在分娩过程中,子宫收缩的节律性、对称性及极性不正常或强度、频率有改变,称为子宫收缩力异常。子宫收缩力异常临床上分为子宫收缩乏力和子宫收缩过强两类。每类又分为协调性子宫收缩和不协调性子宫收缩。

子宫收缩乏力的护理

(一)原因

1.头盆不称或胎位异常

由于胎儿先露部下降受阻,先露部不能紧贴子宫下段及宫颈内口,影响内源性缩宫素的释放及反射性子宫收缩,是导致继发性子宫收缩乏力的最常见原因。

2.子宫肌源性因素

子宫发育不良、子宫畸形(如双角子宫等)、子宫肌纤维过度伸展(如多胎妊娠、巨大胎儿、羊水过多等)、经产妇子宫肌纤维变性及结缔组织增生或子宫肌瘤等,均可影响子宫收缩的对称性及极性,引起子宫收缩乏力。

3.精神源性因素

产妇对分娩有恐惧心理,精神过度紧张,或对分娩知识不甚了解,缺乏产前系统培训,过早兴奋或疲劳及对胎儿安危等的过分担忧,均可导致原发性子宫收缩乏力。

4.内分泌失调

临产后,产妇体内雌激素、缩宫素不足及前列腺素少而影响肌细胞收缩,导致宫缩乏力。

5.药物影响

临产后不适当地使用大剂量镇静药、镇痛剂及麻醉剂,如吗啡、哌替啶等可以使子宫收缩受到抑制。行硬膜外麻醉无痛分娩或产妇衰竭时,也影响子宫收缩力使产程延长。

(二)临床表现

子宫收缩乏力临床分为协调性子宫收缩乏力与不协调性子宫收缩乏力两种类型。

1.协调性子宫收缩乏力(又称低张性子宫收缩乏力)

其特点为子宫收缩具有正常的节律性、对称性和极性,但收缩力弱。在宫缩的高峰期用手指压宫底部肌壁仍可出现凹陷,致使宫颈不能如期扩张、胎先露部不能如期下降,使产程延长,甚至停滞。根据宫缩乏力发生时期分为:①原发性宫缩乏力:指产程一开始就出现宫缩乏力。因发生在潜伏期,应首先明确是否真正临产,需排除假临产。②继发性宫缩乏力:指产程开始子宫收缩力正常,在产程进行到某一阶段(多在活跃期或第二产程),宫缩强度转弱,使产程延长或停滞,多伴有胎位或骨盆等异常。

2.不协调性子宫收缩乏力(又称高张性子宫收缩乏力)

其特点是子宫两角的起搏点不同步或起搏信号来自多处,致使宫缩失去正常的对称性、节律性,尤其是极性,甚至宫缩时宫底部不强,而是中段或下段强,这种宫缩不能使宫口如期扩张和胎先露部如期下降,属无效宫缩。由于宫缩间歇期子宫壁不完全放松,产妇可出现持续性腹痛及静息宫内压升高。

3.产程时间延长

常见以下 7 种情况,可以单独存在,也可以并存。

(1)潜伏期延长:指潜伏期超过 16 小时。

(2)活跃期延长:指活跃期超过 8 小时。

(3)活跃期停滞:指活跃期宫口停止扩张达 2 小时以上。

(4)第二产程延长:指初产妇第二产程超过 2 小时,经产妇第二产程超过 1 小时。

(5)胎头下降延缓:指活跃期晚期及第二产程胎头下降速度每小时小于 1 cm。

(6)胎头下降停滞:活跃期晚期后胎头停留在原处不下降达 1 小时以上。

(7)滞产:指总产程超过 24 小时。

(三)对产程及母儿的影响

1.对产程及产妇的影响

产程延长直接影响产妇休息和进食,加上体力消耗和过度换气,可致产妇精神疲惫、全身乏力,严重者引起产妇脱水、酸中毒或低钾血症的发生,手术产率增加。第二产程延长可因产道受压过久而致产后排尿困难、尿潴留甚至发生尿瘘或粪瘘。同时,亦可导致产后出血,并使产褥感染率增加。

2.对胎儿、新生儿的影响

不协调性宫缩乏力不能使子宫壁完全放松,对子宫胎盘血液循环影响大,胎儿在宫内缺氧容易发生胎儿窘迫。产程延长使胎头及脐带等受压机会增加,手术助产机会增加,易发生新生儿产伤使新生儿窒息、颅内出血及吸入性肺炎等发生率增加。

(四)处理原则

1.协调性子宫收缩乏力

首先应寻找原因,检查有无头盆不称与胎位异常,经阴道检查了解宫颈扩张和胎先露部下降情况。如为头盆不称或胎位异常估计不能经阴道分娩者,应及时行剖宫产术;若判断无头盆不称和胎位异常,估计能经阴道分娩者,应采取加强宫缩的措施。

2.不协调性子宫收缩乏力

原则是调节子宫收缩,恢复正常节律性及其极性。给予强镇静药哌替啶 100 mg 或吗啡 10 mg 肌内注射或地西泮 10 mg 静脉推注,使产妇充分休息,不协调性宫缩多能恢复为协调性宫缩。在宫缩恢复为协调性之前,严禁应用缩宫素。若经上述处理,不协调性宫缩未能得到纠正,或伴有胎儿窘迫征象,或伴有头盆不称,均应行剖宫产术。

(五)护理措施

1.协调性子宫收缩乏力者

明显头盆不称不能从阴道分娩者,应积极做剖宫产的术前准备。估计可经阴道分娩者做好以下护理。

(1)第一产程的护理:①改善全身情况。关心和安慰产妇、消除精神紧张与恐惧心理,可按医嘱给予适当的镇静药,确保产妇充分休息;鼓励产妇多进食易消化、高热量的饮食,补充营养、水分,不能进食者,按医嘱静脉输液;协助产妇及时排便和排尿,防止影响胎先露的下降,自然排尿有困难者可先行诱导法,无效时应予导尿。②加强子宫收缩。经上述护理措施后子宫收缩乏力无改善,经阴道检查估计能经阴道分娩者,则按医嘱加强子宫收缩。常用的方法有:缩宫素静脉滴注,将缩宫素 2.5 U 加入 5% 葡萄糖液 500 mL 静脉滴注,调节为 8 滴/分,在用缩宫素静脉滴注时,必须专人监护,观察子宫收缩、胎心,并予记录,如子宫收缩不强,可逐渐加快滴速,一般不宜超过 40 滴/分,以子宫收缩达到有效宫缩为好;人工破膜,对宫颈扩张 3 cm 或 3 cm 以上,无头盆不称,胎头已衔接者,可行人工破膜,破膜后先露下降紧贴子宫下段和宫颈内口,引起反射性宫缩加强,加速产程进展;针刺穴位,通常针刺合谷、三阴交、太冲等穴位,有增强宫缩的效果;刺激乳头可加强宫缩。③剖宫产术的准备。如经第一产程各种处理后产程仍无进展,或出现胎儿宫内窘迫应立即行剖宫产的术前准备。

(2)第二产程的护理:经上述各种方法处理后,宫缩转为正常,进入第二产程。应做好阴道助产和抢救新生儿的准备,密切观察胎心、产程进展情况。

(3)第三产程的护理:胎儿、胎盘娩出后加大缩宫素用量,预防产后出血。对产程长、胎膜早破、手术产者,给予抗生素预防感染。

2.不协调性宫缩乏力者

(1)心理护理和生活护理:医护人员要关心体贴患者,对于精神过度紧张者,应耐心细致地解答产妇的疑虑,指导产妇宫缩时做深呼吸、腹部按摩缓解其不适,确保产妇充分休息。一般产妇经过充分休息后,异常宫缩可恢复为协调性子宫收缩。

(2)用药:可按医嘱给予适当的镇静药,在子宫收缩恢复为协调性之前,严禁应用缩宫药物,以免加重病情。

(3)手术的准备:若宫缩仍不协调或伴胎儿窘迫、头盆不称等,应及时通知医师,并做好剖宫产术和抢救新生儿的准备。

二、产道异常的护理

产道异常包括骨产道异常及软产道异常,以骨产道异常多见,产道异常可使胎儿娩出受阻。

(一)骨产道异常临床分类

1.骨盆入口平面狭窄

骨盆入口平面呈横扁圆形,分 3 级:Ⅰ级为临界性狭窄,骶耻外径 18 cm,对角径 11.5 cm,入口前后径 10 cm,绝大多数可以经阴道自然分娩;Ⅱ级为相对性狭窄,骶耻外径 16.5～17.5 cm,对角径 10～11 cm,骨盆入口前后径 8.5～9.5 cm,需经试产后才能决定是否可以经阴道分娩;Ⅲ级为绝对性狭窄,骶耻外径≤16.0 cm,对角径≤9.5 cm,骨盆入口前后径≤8.0 cm,必须以剖宫产结束分娩。我国妇女常见有单纯扁平型骨盆和佝偻病性扁平型骨盆两种。

2.中骨盆平面狭窄

分 3 级:Ⅰ级为临界性狭窄,坐骨棘间径 10 cm,坐骨棘间径加后矢状径 13.5 cm;Ⅱ级为相对性狭窄,坐骨棘间径 8.5～9.5 cm,坐骨棘间径加后矢状径 12～13 cm;Ⅲ级为绝对性狭窄,坐骨棘间径≤8.0 cm,坐骨棘间径加后矢状径≤11.5 cm。

3.骨盆出口平面狭窄

分 3 级:Ⅰ级为临界性狭窄,坐骨结节间径 7.5 cm;坐骨结节间径加出口后矢状径 15 cm;

Ⅱ级为相对性狭窄,坐骨结节间径 6.0～7.0 cm,坐骨结节间径加出口后矢状径 12.0～14.0 cm;Ⅲ级为绝对性狭窄,坐骨结节间径≤5.5 cm,坐骨结节间径加出口后矢状径≤11.0 cm。

4.骨盆 3 个平面狭窄

骨盆外型属女性骨盆,但骨盆入口、中骨盆及骨盆出口每个平面的径线均小于正常值 2 cm 或更多,称为均小骨盆。多见于身材矮小、体形匀称的妇女。

5.畸形骨盆

骨盆失去正常形态称畸形骨盆,包括跛行及脊柱侧突所致的偏斜骨盆及骨盆骨折所致的畸形骨盆。

(二)临床表现

1.骨产道异常

(1)骨盆入口平面狭窄。①胎头衔接受阻:临产后胎头仍未入盆、跨耻征阳性。②产程延长或停滞:骨盆临界性狭窄可表现为潜伏期及活跃期早期延长,活跃期后期产程进展顺利。胎膜早破的发生率为正常骨盆的 5～6 倍。骨盆绝对性狭窄常发生梗阻性难产。下降受阻造成继发性子宫收缩乏力,产程延长或停滞;或因子宫收缩过强,出现病理性子宫缩复环,进一步发展可导致子宫破裂,危及产妇生命。

(2)中骨盆平面狭窄。①产程延长或停滞:胎头能正常衔接,潜伏期及活跃期早期进展顺利。由于胎头内旋转受阻,出现持续性枕横位或枕后位、继发性宫缩乏力,活跃期后期及第二产程延长甚至停滞。胎头长时间嵌顿于产道内,压迫软组织致其水肿、坏死,可致生殖道瘘;由于容易发生胎膜早破,产程延长、阴道检查与手术机会增多,感染发生率高;也容易发生子宫收缩乏力而导致产后出血。②胎头下降受阻:胎头受阻于中骨盆,胎头变形,颅骨重叠,产瘤较大,严重时可发生脑组织损伤,颅内出血及胎儿窘迫。

(3)骨盆出口平面狭窄:胎头达盆底受阻,第二产程停滞,继发宫缩乏力,胎头双顶径不能通过骨盆出口,强行助产可造成母儿严重损伤。

2.软产道异常

软产道包括子宫下段、宫颈、阴道及外阴。软产道异常所致的难产少见,容易被忽视。

(1)外阴异常。①会阴坚韧:多见于 35 岁以上高龄初产妇,可致会阴严重裂伤。②外阴水肿:分娩时妨碍胎先露的下降,易造成软组织损伤、感染、愈合不良等情况。③外阴瘢痕:致阴道口狭小,影响胎先露的下降。

(2)阴道异常:各种阴道异常可不同程度影响胎头下降。如阴道横隔、阴道纵隔、阴道尖锐湿疣、阴道瘢痕性狭窄、阴道囊肿和肿瘤。阴道尖锐湿疣可因阴道分娩感染新生儿患喉乳头状瘤,若为女婴亦可患生殖道湿疣。阴道分娩易导致软产道损伤和感染,以行剖宫产为宜。

(3)宫颈异常。①宫颈外口黏合:多在分娩受阻时发现。宫颈管已消失而宫口不扩张。②宫颈水肿:多见于持续性枕后位或滞产。宫口未开全而过早地使用腹压,致使宫颈前唇被长时间压于胎头与耻骨联合之间,血液回流受阻引起水肿,影响宫颈扩张。③宫颈坚韧及宫颈瘢痕:影响宫颈扩张。④宫颈肌瘤:生长在子宫下段及宫颈部位的较大肌瘤可影响先露部入盆。若肌瘤在骨盆入口的平面上,胎头已入盆,则不阻塞产道,可经阴道分娩。⑤宫颈癌:经阴道分娩可导致大出血、裂伤、感染及癌扩散的危险。

(三)处理原则

根据狭窄骨盆的类型及程度,参考产力、胎儿大小、胎方位、胎先露高低、胎心率等综合因素,决定分娩方式。

1.骨盆入口平面狭窄

相对性狭窄的产妇一般状况良好、胎儿体重<3 000 g,胎位、胎心正常时,可以在严密监护下试产2~4小时;产程无明显进展,或出现胎儿窘迫,则应及时剖宫产。

2.中骨盆平面狭窄

若宫口开全,先露达坐骨棘水平以下,可以经阴道分娩。若宫口开全1小时以上,产力好而胎头仍在坐骨棘水平以上,或伴胎儿窘迫,则应行剖宫产。

3.骨盆出口平面狭窄

原则上不能经阴道试产,多需剖宫产。

(四)护理措施

1.产程处理过程的护理

协助医师,执行医嘱。

(1)剖宫产术:有明显头盆不称、不能从阴道分娩者,按医嘱做好剖宫产术的术前准备与护理。

(2)试产:轻度头盆不称者,足月活胎,估计胎儿体重<3 000 g,尊重产妇及家属意愿,在严密监护下试产。试产过程必须保证有效的宫缩,一般不用镇静、镇痛药,少肛查,禁灌肠。试产2~4小时,胎头仍未入盆,并伴胎儿窘迫者,则应停止试产。

(3)中骨盆狭窄:主要影响胎头俯屈,使内旋转受阻,易发生持续性枕横位或枕后位。若胎头未达坐骨棘水平,或出现胎儿窘迫征象,应做好剖宫产术前准备;若宫口已开全,胎头双顶径达坐骨棘水平或更低,可用胎头吸引、产钳等阴道助产术,并做好抢救新生儿的准备。

(4)骨盆出口狭窄:应在临产前对胎儿大小、头盆关系做充分估计,决定分娩方式,出口平面狭窄者不宜试产。

2.提供心理支持

随时向产妇讲解目前的状况和产程进展情况,使其建立对医护人员的信任感,增加分娩信心,安全度过分娩期。

3.预防产后出血及感染

胎儿娩出后,及时遵医嘱使用抗生素,注射宫缩剂,保持外阴清洁,预防产后出血和感染。胎先露长时间压迫阴道或出现血尿时,易发生生殖道瘘,应及时留置导尿管,保证留置尿管通畅,并预防尿路感染。

4.新生儿护理

由于胎头在产道中压迫时间过长或经手术助产的新生儿,应严密观察有无颅内出血或其他损伤的征象。

三、胎位及胎儿发育异常的护理

分娩时除枕前位(约占90%)为正常胎位外,其余均为异常胎位,是造成难产的原因之一。

(一)临床表现

1.胎位异常

(1)持续性枕后位、枕横位:在分娩过程中,胎头以枕后位或枕横位衔接。在下降过程中,胎头枕部因强有力宫缩多能向前转成枕前位自然分娩。少数胎头枕骨持续不能转向前方,直至分娩后期仍位于母体骨盆后方或侧方,致使分娩发生困难者,称为持续性枕后位或持续性枕横位。临床表现为临产后胎头衔接较晚及俯屈不良,导致协调性宫缩乏力及宫口扩张缓慢。若枕后位,因枕骨持续位于骨盆后方压迫直肠,产妇自觉肛门坠胀及排便感,致使过早使用腹压,导致宫颈前唇水肿,影响产程进展。持续性枕后位、枕横位常致活跃期晚期及第二产程延长。

(2)臀先露:是最常见的异常胎位。臀先露是以骶骨为指示点,胎儿以臀、足或膝为先露,在骨盆的前、侧、后构成6种胎位。临床表现为孕妇常感觉肋下或上腹部有圆而硬的胎头,由于胎臀不能紧贴子宫下段及子宫颈,常导致子宫收缩乏力,产程延长,手术产机会增多。由于臀小于头,后出头困难,易发生胎膜早破、脐带脱垂、胎儿窘迫、新生儿产伤等并发症。

(3)肩先露(横位):胎儿纵轴与母体纵轴垂直,称横位,胎体横卧于骨盆入口之上,先露为肩称肩先露,是对母儿最不利的胎位。临产后由于先露部不能紧贴子宫下段,常出现宫缩乏力和胎膜早破。破膜后可伴有脐带和上肢脱垂等情况,足月活胎若不及时处理,容易造成子宫破裂,威胁母儿生命。

(4)面先露(颜面位):多于临产后发现,因胎头极度仰伸,使胎儿枕部与胎背接触。面先露以颏骨为指示点,构成6种胎位(颏左前、颏左横、颏左后;颏右前、颏右横、颏右后)以颏左前、颏右前最为多见,临床表现为颏前位时,胎儿颜面部不能紧贴子宫下段及宫颈,引起子宫收缩乏力,产程延长。由于颜面部骨质不易变形,容易发生会阴裂伤。颏后位可发生梗阻性难产,处理不及时,可致子宫破裂。

(5)其他:①额先露,以前额为先露部位的指示点,常表现为产程延长,一般需剖宫产;②复合先露,是胎头或胎臀伴有肢体(上肢或下肢)同时进入骨盆入口,以头与手的复合先露多见。常表现为产程延长,一般需剖宫产。

2.胎儿发育异常

胎儿发育异常包括胎儿体质量超常(胎儿出生体重达到或超过4 000 g者,称巨大儿)和胎儿畸形(脑积水、无脑儿、连体双胎等)均易引起难产。

(二)对母儿的影响

1.对产妇的影响

(1)异常胎位:胎臀形状不规则,不能紧贴子宫下段及宫颈内口,容易发生胎膜早破、继发性宫缩乏力及产程延长,使产后出血与产褥感染的机会增多,产伤和手术产率增加,若宫口未开全强行牵拉,容易造成宫颈撕裂甚至延及子宫下段。

(2)胎儿发育异常:胎儿巨大或重度脑积水可导致头盆不称,胎头衔接困难,易发生胎膜早破、产程阻滞;如果宫缩强,发生梗阻性难产,处理不当,可发生子宫破裂。因胎儿大,子宫过度膨胀,易发生宫缩乏力,导致产后出血;分娩困难手术产概率增加,易发生产道损伤或感染。

2.对胎儿及新生儿的影响

胎臀高低不平,对前羊膜囊压力不均匀,常致胎膜早破,发生脐带脱垂是头先露的10倍,脐带受压可致胎儿窘迫甚至死亡;胎膜早破,使早产儿及低体重儿增多。后出胎头牵出困难,常发生脊柱损伤、脑幕撕裂、新生儿窒息、臂丛神经损伤、胸锁乳突肌损伤导致的斜颈及颅内出血,颅内出血的发生率是头先露的10倍,臀先露导致围产儿的发病率与死亡率均增加。

(三)处理原则

1.胎位异常

定期产前检查,妊娠30周以前臀先露多能自行转为头先露;妊娠30周以后胎位仍不正常

267

现代护理学与临床实践

者,则根据不同情况给予矫治,常用的矫正方法有:胸膝卧位、激光照射或艾灸至阴穴,若矫治失败,提前1周住院待产,以决定分娩方式。

2.胎儿发育异常

定期产前检查,一旦发现为巨大胎儿,应及时查明原因,如系糖尿病孕妇则需积极治疗,分娩期估计为巨大儿时,为避免母儿产时损伤应行剖宫产结束妊娠。如可经阴道分娩,应做好处理肩难产的准备,并预防产后出血。

(四)护理措施

1.剖宫产术

有明显头盆不称,胎位异常的产妇,按医嘱做好剖宫产术的术前准备。

2.选择阴道分娩的孕妇应做好如下护理

(1)一般护理:鼓励待产妇进食,保持产妇良好的状况,必要时按医嘱给予补液,维持电解质平衡。

(2)产程护理:指导产妇合理用力,枕后位者,嘱其不要过早屏气用力,以防宫颈水肿及疲乏。避免孕妇体力消耗,在待产过程中应少活动,尽量少做肛查,禁灌肠。如胎膜早破,立即观察胎心,抬高床尾,并立即行肛查或阴道检查,以及早发现脐带脱垂情况,如有异常及时报告医师。

(3)防止并发症:协助医师做好阴道助产及新生儿抢救的准备,新生儿出生后应仔细检查有无产伤,并仔细检查胎盘、胎膜的完整性及母体产道的损伤情况。预防产后出血与感染。

3.心理护理

护士应耐心细致的解答产妇及家属的疑问,消除产妇与家属的精神紧张状态,鼓励产妇与医护配合,在分娩过程中为待产妇提供增加舒适感的措施,以增强其对分娩的自信心,安全度过分娩。

(刘秀梅)

第四节　妊娠合并贫血

一、概述

妊娠合并贫血(pregnancy complicated with anemia)是妊娠期常见并发症之一。当红细胞计数$<3.5×10^{12}$/L,或血红蛋白<100 g/L,或血细胞比容在 0.30 以下时,可诊断为妊娠合并贫血。其中以缺铁性贫血最常见,其次是由于叶酸或维生素 B_{12} 缺乏引起的巨幼红细胞性贫血。

(一)贫血对妊娠的影响

轻度贫血一般影响不大,但中、重度贫血可降低孕妇的抵抗力,对出血的耐受力降低,分娩及剖宫产手术风险增高,严重可导致贫血性心脏病、产后出血、失血性休克、产褥感染等并发症,危及孕产妇生命,还可导致子宫缺血,影响胎儿的正常发育,胎儿可出现子宫内发育迟缓、窘迫、死胎、早产、新生儿窒息等。

(二)妊娠对贫血的影响

妊娠期会出现生理性贫血;因胎儿对铁剂的需求量增加,贫血会加重。

268

二、护理评估

(一)健康史

(1)孕前有无月经过多、寄生虫病或消化道疾病等慢性失血史。

(2)有无妊娠呕吐或慢性腹泻、双胎、铁剂吸收不良、偏食等导致营养不良和缺铁病史。

(二)身体状况

1.症状评估

了解孕妇有无面色苍白、头晕、眼花、耳鸣、心慌、气短、乏力、食欲缺乏、腹胀等贫血症状;了解有无手趾及脚趾麻木、健忘、表情淡漠、易出血、易感染等特殊症状。

2.护理检查

可见皮肤黏膜苍白、指甲脆薄、毛发干燥、口腔炎及舌炎等。

3.辅助检查

(1)血常规检查:缺铁性贫血为小细胞低色素性贫血;巨幼红细胞性贫血呈大细胞性贫血;再生障碍性贫血以全血细胞减少为特征。

(2)血清铁浓度测定:血清铁<6.5 μmol/L。

(3)叶酸、维生素 B_{12} 测定:血清叶酸<6.8 nmol/L 或红细胞叶酸<227 nmol/L。

(4)骨髓检查:缺铁性贫血示红细胞系增生,分类见中、晚幼红细胞增多,含铁血黄素及铁颗粒减少或消失;巨幼红细胞性贫血骨髓红细胞系明显增生,可见典型的巨幼红细胞;再生障碍性贫血示多部位增生减低,有核细胞少。

(三)心理-社会状况

孕妇因担心胎儿及自身健康而焦虑。

(四)处理要点

积极纠正贫血,预防感染,防止胎儿生长受限、胎儿宫内窘迫及产后出血等并发症发生。

三、护理问题

(一)知识缺乏

与缺乏妊娠合并贫血的保健知识及服用铁剂相关的知识有关。

(二)活动无耐力

与贫血引起的疲倦有关。

(三)有胎儿受伤的危险

与母体贫血,供应胎儿氧及营养物质不足有关。

四、护理措施

(一)一般护理

(1)合理安排活动与休息,避免因头晕、乏力而发生摔倒等意外;加强孕期营养,补充高铁、高蛋白质、高维生素 C 的食物。

(2)住院期间加强口腔、外阴、尿道的卫生清洁;接生过程严格无菌操作,产后做好会阴护理,按医嘱给予抗生素预防感染。

（二）病情观察

观察治疗后症状改善情况,注意体温变化及胎动、胎心变化,有异常及时报告处理。

（三）对症护理

（1）补充铁剂:硫酸亚铁0.3 g,每天3次,同时服维生素C 300 mg或10%稀盐酸0.5~2.0 mL促进铁吸收,宜饭后服用。

（2）补充叶酸:巨幼红细胞性贫血者可每天口服叶酸15 mg,同服维生素B_{12}至贫血改善。

（3）输血:多数患者无须输血,若血红蛋白<60 g/L,需剖宫产及再生障碍性贫血患者可少量、多次输浓缩红细胞或新鲜全血,输液速度宜慢。

（4）产科处理:如果胎儿情况良好,宜选择经阴道分娩,分娩时应尽量减少出血,防止产程延长、产妇疲乏,必要时可行阴道助产以缩短第二产程。产后应用宫缩剂防止产后出血,并给予广谱抗生素预防感染。此外,贫血极严重或有其他并发症者不宜哺乳。

（四）心理护理

告知孕妇,贫血是可以改善的,只要积极治疗可防止胎儿损伤,减少思想顾虑,缓解不安情绪。

（五）健康指导

（1）孕前应积极治疗失血性疾病,如月经过多、寄生虫病等。

（2）注意孕期营养,多吃木耳、紫菜、动物肝脏、豆制品等含铁丰富的食物,12周起应适当补充铁剂,服铁剂时禁忌饮浓茶;抗酸药物影响铁剂效果,应避免服用。

（3）定期产检,发现贫血及时纠正。

妊娠合并症是妊娠期常见的疾病,妊娠与这些内、外科疾病相互影响,严重者甚至引起孕产妇和新生儿死亡,所以在妊娠期要加强相关疾病的筛查及诊断,及时治疗,必要时终止妊娠;而分娩期则要根据产妇的病情严重程度选择适宜的分娩方式,加强产程的监护,减少产时及产后出血,预防产褥感染。新生儿应及早检查,及时治疗。

（刘秀梅）

第五节　妊娠合并糖尿病

妊娠合并糖尿病属高危妊娠,对母儿均有较大危害。可分为妊娠期糖尿病与妊娠合并糖尿病,妊娠期糖尿病指在妊娠期首次发现或发生的糖代谢异常,该类占妊娠合并糖尿病的80%以上,占妊娠总数的1%~5%,在产后大部分可以恢复,但仍有约33.3%的病例5~10年后转为糖尿病。妊娠合并糖尿病指在原有糖尿病的基础上合并妊娠,或妊娠前为隐性糖尿病、妊娠后发展为糖尿病。妊娠对糖尿病和糖尿病对妊娠和母儿的影响都很大。

一、护理评估

（一）病史

评估糖尿病病史及糖尿病家族史,有无复杂性外阴阴道假丝酵母菌病、不明原因反复流产、死胎、巨大儿或分娩足月新生儿呼吸窘迫综合征儿史、胎儿畸形、新生儿死亡等不良孕产史等;本次妊娠经过、病情控制及目前用药情况;有无胎儿偏大或羊水过多等潜在高危因素。同时,注意评估有无肾、心血管系统及视网膜病变等合并症情况。

(二)身心状况

1.症状与体征

评估孕妇有无糖代谢紊乱综合征,即"三多一少"症状(多饮,多食,多尿,体重下降),重症者症状明显。孕妇有无皮肤瘙痒,尤其外阴瘙痒。因高血糖可导致眼房水,晶体渗透压改变而引起眼屈光改变,患病孕妇可出现视力模糊。评估糖尿病孕妇有无产科并发症,如低血糖、高血糖、妊娠期高血压疾病、酮症酸中毒、感染等。确定胎儿宫内发育情况,注意有无巨大儿或胎儿生长受限。分娩期重点评估孕妇有无低血糖及酮症酸中毒症状,如心悸、出汗、面色苍白、饥饿感或出现恶心、呕吐、视力模糊、呼吸快且有烂苹果味等。评估静脉输液的性质与速度。监测产程的进展、子宫收缩、胎心音、母体生命体征等有无异常。产褥期主要评估有无低血糖或高血糖症状,有无产后出血及感染征兆,评估新生儿状况。

2.妊娠合并糖尿病分期

目前采用 1994 年美国妇产科医师协会(ACOG)推荐的分类,其中 B-H 分类按照普遍使用的 White 分类法。根据糖尿病的发病年龄、病程、是否存在血管合并症、器官受累等情况进行分期,有助于估计病情的严重程度及预后。

A 级:妊娠期出现或发现的糖尿病。

B 级:显性糖尿病,20 岁以后发病,病程小于 10 年,无血管病变。

C 级:发病年龄在 10~19 岁,或病程达 10~19 年,无血管病变。

D 级:10 岁以前发病,或病程≥20 年,或者合并单纯性视网膜病。

F 级:糖尿病肾病。

R 级:有增生性视网膜病变。

H 级:糖尿病性心脏病。

此外,根据母体血糖控制情况进一步将 GDM 分为 A_1 与 A_2 两级,如下。

A_1 级:空腹血糖(FBG)<5.8 mmol/L,经饮食控制,餐后 2 小时血糖<6.7 mmol/L。A_1 级 GDM 母儿合并症较少,产后糖代谢异常多能恢复正常。

A_2 级:经饮食控制,FBG≥5.8 mmol/L,餐后 2 小时血糖≥6.7 mmol/L,妊娠期需加用胰岛素控制血糖。A_2 级 GDM 母儿合并症较多,胎儿畸形发生率增加。

3.心理-社会评估

由于糖尿病疾病的特殊性,应评估孕妇及家人对疾病知识的了解程度,认知态度,有无焦虑、恐惧心理,社会及家庭支持系统是否完善等。

(三)诊断检查

1.血糖测定

两次或两次以上空腹血糖>5.8 mmol/L。

2.糖筛查试验

用于 GDM 筛查,建议孕妇于妊娠 24~28 周进行。方法:葡萄糖 50 g 溶于 200 mL 水中,5 分钟内口服完,服后 1 小时测血糖≥7.8 mmol/L(140 mg/dL)为糖筛查异常;如血糖≥11.2 mmol/L的孕妇,则 GDM 可能性大。对糖筛查异常的孕妇需进一步查空腹血糖,如异常即可确诊,如正常需进行葡萄糖耐量试验。

3.OGTT(75 g糖耐量试验)

禁食12小时后,口服葡萄糖75 g。血糖值诊断标准:空腹5.6 mmol/L,1 小时 10.3 mmol/L,2 小时 8.6 mmol/L,3 小时6.7 mmol/L,若其中有 2 项或 2 项以上达到或超过正常值者,即可诊断为 GDM;如 1 项高于正常值,则诊断为糖耐量异常。

4.其他

肝肾功能检查,24 小时尿蛋白定量,尿酮体及眼底等相关检查。

二、护理诊断

(一)营养失调:高于机体需要量

其与摄入超过新陈代谢的需要量有关。

(二)焦虑

其与担心婴儿安危有关。

(三)有感染的危险

其与糖尿病白细胞多种功能缺陷,杀菌作用明显降低有关。

三、护理目标

(1)护理对象妊娠、分娩经过顺利,母婴健康。

(2)孕妇能列举有效的血糖控制方法,保持良好的自我照顾能力。

(3)出院时,产妇不存在感染的征象。

四、护理措施

(一)一般护理

糖尿病孕妇的饮食控制是治疗护理的关键,每天热量以 150 kJ/kg(36 kcal/kg)为宜,其中蛋白质12%~20%[(1.5~2) g/kg],碳水化合物 40%~50%,脂肪 30%~35%,并补充维生素、铁、钙,但要限制含糖多的薯类、水果。多吃蔬菜和豆制品,使血糖维持在6.11~7.77 mmol/L水平,以孕妇无饥饿感为理想。在分娩期应尽量鼓励进食,保证热量供应,预防低血糖。在产后轻型糖尿病的产妇,应根据以上原则多加汤类食品,以促进泌乳。适当的运动可降低血糖,提高对胰岛素的敏感性,保持体重不至过重,有利于控制血糖和正常分娩,运动方式可选择极轻度运动(如散步)和轻度运动(中速步行),每天至少 1 次,每次 20~40 分钟。产后可做产后保健操。因糖尿病致白细胞多种功能缺陷、抵抗力下降,应注意预防感染,生活环境要清洁、舒适,空气清新、温度适宜,衣着适时调节,预防感冒和上呼吸道感染,注意口腔卫生,尤其产后要加强卫生宣教,改变传统的不能刷牙的习惯,预防口腔感染。糖尿病因尿糖的刺激,易引发外阴炎、阴道炎及泌尿系统感染,故应每天清洗外阴,保持清洁、干燥,以达到预防感染的目的。重型糖尿病产妇不宜哺乳,应给予回奶,在回奶过程中要做好乳房护理,预防乳腺炎。

(二)病情观察

在妊娠期定期进行产前检查,监护胎儿生长发育,通过 B 超检查及时发现畸形及巨大儿,教会孕妇自我监护,学会数胎动的方法,如发现胎动异常应及时到医院做 NST 监护,了解胎盘功能,预防胎死宫内。对孕妇定期查尿糖、血糖以了解病情,分娩期要严密观察产程进展,因糖尿病可致宫缩乏力,导致产程延长,消耗更多的能量。应注意生命体征变化,如出现头晕、全身出冷汗、脉搏加速,提示可能发生低血糖或酮症酸中毒,应通知医师进行处理。产程延长可导致胎儿窒迫,要严密观察胎心,必要时连续进行电子监护,如出现胎心晚期减速,提示胎儿窒迫,应通知医师采取结束分娩的措施。宫缩乏力是产后出血的重要原因,胎儿娩出后应观察产后出血的情况。在产褥期要观察体温变化和恶露的量、颜色、气味、腹痛,以早发现产后感染。如采取剖宫产、会阴切开应观察刀口愈合情况,如有红肿,阴道极易受念珠菌感染,如出现充血、奇痒、分泌物增多,可能为真菌或其他细菌感染,应通知医师处理。

(三)对症护理

妊娠合并糖尿病的孕、产妇,重症者心情紧张,担心巨大儿发生难产,惧怕剖宫产,害怕产程进展不顺利及产后发生并发症等,针对这种心理状态,应耐心给产妇讲解糖尿病的有关知识和目前对本病的治疗水平,使孕妇对分娩充满信心,以愉快的心情接受分娩。糖尿病孕、产妇往往出现多吃、多尿症状,有时有饥饿感,要向产妇说明控制饮食的重要性,使其主动与医护人员配合,接受饮食疗法。如发生外阴炎、阴道炎,产妇外阴痛、痒,应保持外阴清洁,根据不同的菌种感染给予不同的药物治疗,外阴清洗后局部涂以药膏,可适当加止痒剂,垫以柔软的会阴垫,保护皮肤不受损伤。

(四)治疗护理

(1)糖尿病的治疗基础是饮食控制。

(2)药物治疗:不选用磺胺类及双胍类降糖药,因其能通过胎盘引起胎儿畸形或导致胎儿低血糖死亡。常选用胰岛素治疗:因不通过胎盘,对胎儿无影响,应用胰岛素的过程中,应遵医嘱给予准确计量,如出现面色苍白、出汗、心悸、颤抖、有饥饿感以致昏迷等,应立即通知医师,并查尿糖、血糖、尿酮体,以确定是否发生低血糖或酮症酸中毒。可立即口服葡萄糖水或静脉注射葡萄糖 $40\sim60$ mL,如为酮症酸中毒则应遵医嘱给予胰岛素治疗,目前主张小剂量疗法,首次剂量为 0.2 U/(kg·g)静脉点滴,至酸中毒纠正后改皮下注射。分娩后由于抗胰岛素激素迅速下降,故产后 24 小时内胰岛素用量应减少至原用量的一半,第 2 天以后约为 2/3 原用量。

(3)在分娩过程中要严格执行无菌技术,并用广谱抗生素预防感染,胎儿前肩娩出后立即注射缩宫素,预防产后出血。

(4)妊娠 35 周即应住院严密监护,在结束分娩前应促进胎儿肺成熟,即每天静脉点滴地塞米松 $10\sim20$ mg,连用 2 天,以减少新生儿呼吸困难综合征。新生儿出生后极易发生低血糖,故新生儿出生后30分钟开始服 25%葡萄糖,一般 6 小时血糖恢复正常。若一般状态差,应按医嘱给 25%葡萄糖液静脉滴注。

(5)有剖宫产指征者一般选择在 36~38 周终止妊娠,应做好术前准备。

五、评价

(1)妊娠期糖尿病孕、产妇,产后应定期到医院检查尿糖、血糖,在内分泌科医师的指导下继续观察或治疗,以预防 5~10 年发展为糖尿病。

(2)妊娠合并糖尿病者分娩后,可在医师的指导下继续药物治疗,严格控制饮食,运用运动疗法,产褥期坚持产后保健操,产褥期后应加大运动量,以控制体重。

(3)学会自我检查尿糖的方法,以控制病情发展。要做好避孕,重型者不宜再次妊娠。

(刘秀梅)

第六节　妊娠合并心脏病

一、概述

妊娠合并心脏病(pregnancy complicated with heart disease)是严重的妊娠合并症,在我国孕产妇死因中居第二位。妊娠期、分娩期及产褥期均可使心脏病者的心脏负担加重而诱发心力衰竭,是造成孕产妇死亡的主要原因之一,因此产科工作者必须高度重视。目前,先天性心脏病居妊娠合并心脏病原因的首位,其次是风湿性心脏病。

(一)妊娠期、分娩期及产褥期对心脏病的影响

1.妊娠期

妊娠期孕妇血容量自孕 6～8 周逐渐增加,至孕 32～34 周达高峰,比非孕期增加 30%～45%,随着血容量增加,心排血量增加,心率加快,心脏负担加重。妊娠晚期,子宫增大,膈肌上升,使心脏向左上方移位,致大血管扭曲,心脏负担进一步加重。

2.分娩期

此期心脏负担最重。第一产程:宫缩一次,有 250～500 mL 血液被挤至体循环,回心血量增加,心脏负担增加。第二产程:宫缩强度进一步加强,加之产妇屏气用力,腹肌及骨骼肌收缩,使肺循环压力及腹压增加,内脏血液大量涌向心脏,此期心脏负担最重。第三产程:胎儿娩出后,腹压骤减,大量血液向内脏血管灌注,回心血量骤减;胎儿、胎盘娩出后,子宫迅速缩小,胎盘循环停止,子宫血窦内大量的血液进入体循环,回心血量骤增,造成血流动力学急剧改变,使心脏负担加重,诱发心脏病孕妇出现心力衰竭。

3.产褥期

产后 3 天内仍是心脏负担较重时期,除宫缩使部分血液进入体循环外,妊娠期产妇组织内潴留的液体也回到体循环,使血容量再度增加,诱发心力衰竭。

由此可知,妊娠 32～34 周、分娩期及产褥期的最初 3 天内,心脏负担加重,是心脏病孕妇最易发生心力衰竭的危险时期,应加强监护。

(二)心脏病对妊娠的影响

心脏病不影响受孕,但较重的心脏病患者妊娠后心功能恶化,易致流产、早产、死胎、胎儿生长受限、胎儿宫内窘迫及新生儿窒息发生率明显增高,围产儿死亡率是正常妊娠的 2～3 倍。

二、护理评估

(一)健康史

(1)妊娠前有无心脏病和风湿热的病史,既往心脏病的治疗经过及心功能状态等。

(2)有无劳力性呼吸困难、夜间端坐呼吸、咯血、胸闷、胸痛等心功能异常的症状。

(3)了解有无妊娠期高血压疾病、重度贫血、上呼吸道感染等诱发心力衰竭的因素。

(二)身体状况

1.症状评估

心脏病孕妇心功能分级如下。

(1)Ⅰ级:一般体力活动不受限制。

(2)Ⅱ级:一般体力活动稍受限制,活动后心悸、轻度气短,休息时无症状。

(3)Ⅲ级:一般体力活动显著受限制,休息时无不适,轻微日常工作即感不适、心悸、呼吸困难或既往有心力衰竭史者。

(4)Ⅳ级:一般体力活动严重受限制,不能进行任何活动,休息时仍有心悸、呼吸困难等心力衰竭表现。

早期心力衰竭表现如下:①轻微活动后出现胸闷、心悸、气短;②休息时心率每分钟超过110次,呼吸每分钟超过20次;③夜间常因胸闷而坐起呼吸或到窗口呼吸新鲜空气;④肺底部出现少量持续性湿啰音,咳嗽后不消失。

2.护理检查

可有以下体征:①Ⅱ级或Ⅲ级以上收缩期杂音;②舒张期杂音;③严重心律失常;④心脏扩大。

3.辅助检查

(1)心电图:心电图提示心律失常或心肌损害。

(2)X线检查:显示心脏扩大,个别心腔扩大。

(3)超声心动图检查:显示心肌肥厚、瓣膜运动异常、心内结构畸形。

(4)产科B超检查:了解胎儿的大体情况及生物物理评分。

(5)胎儿电子监护仪:预测子宫内胎儿储备能力,评估胎儿健康。

(三)心理-社会状况

患者常因担心妊娠期间病情加重影响胎儿发育,而感到紧张、恐惧不安,也担心自己无法承受妊娠和分娩带来的风险而出现生命危险。分娩时,恐惧、害怕、宫缩痛及缺氧,使患者烦躁不安,不易与医护合作。

(四)处理要点

根据心功能分级确定是否能妊娠,不宜妊娠者应及时终止妊娠;可妊娠者需加强妊娠期检查及监测。妊娠晚期提前选择适宜的分娩方式,心功能较好、胎位正常、子宫颈条件良好者可行阴道分娩;而心功能分级Ⅲ~Ⅳ级、胎儿偏大、产道异常或有其他并发症者应选择剖宫产。产褥期注意休息及预防感染,心功能Ⅲ级以上者不宜哺乳。

三、护理问题

(一)焦虑

与担心母儿安危有关。

(二)自理能力缺陷

与心功能不全需卧床休息有关。

(三)活动无耐力

与心排血量下降有关。

（四）潜在并发症

心力衰竭、感染或洋地黄中毒。

四、护理措施

（一）一般护理

（1）列入高危妊娠门诊，加强产前检查，及时了解心脏功能及胎儿情况，发现心力衰竭立即入院治疗。

（2）休息：每天保证至少 10 小时睡眠时间，采取左侧卧位或半卧位。

（3）饮食：高蛋白质、高维生素、低盐、低脂饮食，多吃水果和蔬菜，预防便秘，每周体重增长不超过0.5 kg。

（4）预防心力衰竭：除加强上述各项护理外，还要预防和及时治疗感染、贫血、妊娠期高血压疾病等影响心功能的因素。

（二）病情观察

监测心率、呼吸、液体出入量及胎动计数，如有发热、心悸、气促、咳嗽、水肿等不适及时报告医师。

（三）对症护理

1.妊娠期

（1）终止妊娠：心功能Ⅲ～Ⅳ级不宜妊娠者，应于孕 12 周前行人工流产；妊娠 12 周以上者在控制心力衰竭的基础上行引产术；妊娠已达 28 周以上者，引产风险太大，应在内科生配合下严密监护，积极防治心力衰竭，使之度过妊娠期与分娩期。

（2）心力衰竭防治：注意休息，营养科学合理。妊娠早期不主张预防性使用洋地黄，早期心力衰竭者可给予地高辛治疗以减少药物的毒性反应；而妊娠晚期治疗原则是待心力衰竭控制后及早剖宫产结束妊娠，挽救生命。

2.分娩期

（1）分娩方式的选择：心功能Ⅲ～Ⅳ级且有产科指征者，宜选择剖宫产，术时上半身抬高30°，以防出现仰卧位低血压综合征；不宜再妊娠者，同时行输卵管结扎术。而心功能Ⅰ～Ⅱ级且胎儿不大且胎位正常、子宫颈条件好者，可在严密监护下经阴道试产。

（2）第一产程：专人护理，积极与产妇沟通，消除紧张情绪；指导患者深呼吸或按摩腹部以减轻因宫缩引起的腹部不适；充分休息，保存体力，适当镇静；注意控制输液速度，避免增加心脏负担；监测母儿情况及产程进展，做好剖宫产术前准备。

（3）第二产程：避免屏气用力，会阴侧切下行阴道助产，缩短第二产程。

（4）第三产程：胎儿娩出后，产妇腹部用沙袋加压，防止腹压骤降，诱发心力衰竭。应用缩宫素防止产后出血，但禁用麦角新碱，因其可升高静脉压诱发心力衰竭。必要时输血、输液。

3.产褥期

产后 3 天仍是发生心力衰竭的危险期，要求产妇充分卧床休息 1～2 周；心功能Ⅲ～Ⅳ级者不宜哺乳，及时回乳并指导家属人工喂养；常规应用抗生素至产后 1 周。

（四）心理护理

加强心理安慰，避免孕妇情绪紧张和过度激动，保持平稳豁达心情。

（五）健康指导

（1）心功能达Ⅲ级或以上、有心力衰竭史者不宜妊娠,指导选择有效避孕方法或绝育。

（2）按产妇心功能情况的不同,帮助制订家庭康复计划,指导婴儿的喂养及护理。教会产妇心功能自我监护方法。

（3）出院后注意休息,保持情绪稳定,避免过度劳累。

（刘秀梅）

第十一章 中医科护理

第一节 头 痛

一、概述

头痛因风寒温热等外邪侵袭、或风火虚阳上扰、痰浊瘀血阻滞,致经气不利、气血逆乱、清阳不升、脑神失养等所致。以患者自觉头部疼痛为主要临床表现。病位在经络、气血及脑髓。脑血管意外、颅内占位性病变、血管神经性头痛、三叉神经痛等可参照本病护理。

二、辨证分型

(一)风寒头痛
头掣痛牵连项,遇风受寒头痛加重,恶风寒,喜以布裹头。舌苔薄白、脉浮紧。

(二)风热头痛
头胀痛如裂,微恶风,面红、目赤,口渴喜饮,排便不畅或便秘,尿赤。舌质红、苔黄,脉浮滑而数。

(三)风湿头痛
头痛如裹,肢体困重,纳呆胸闷,小便不利,大便或溏。舌苔白腻,脉濡。

(四)肝阳头痛
头痛而胀,心烦易怒,失眠,胸胁胀痛,面赤、口苦。舌苔黄,脉弦有力。

(五)痰浊头痛
头痛眩晕,胸脘满闷、呕恶痰。舌苔白腻,脉滑或弦滑。

三、护理要点

(一)一般护理
按中医内科急症一般护理常规进行。伴有发热、脑出血时,绝对卧床休息。疼痛未明确诊断时,慎用镇痛药。

(二)病情观察
观察头痛部位、性质、头痛发作时间及有无呕吐等伴随症状。观察患者神志变化及瞳孔、体温、大小便、舌脉。头痛加重,出现口眼㖞斜、瞳孔大小不等、肢体麻木震颤时,立即报告医师,配合处理。

（三）情志护理

稳定患者的情绪,解除思想顾虑,配合治疗。

（四）饮食护理

以清淡、利湿、易消化为原则,勿过饱,忌食肥腻、黏滑及烟酒刺激之品。

（五）用药护理

遵医嘱按时给药,病情不明时不能给止痛药。

（六）临床辨证护理

头痛剧烈时,遵医嘱给予针刺镇痛。高热性头痛可用冷毛巾敷前额部。出现壮热、项背强直、喷射性呕吐、抽搐时,立即报告医师,配合抢救。伴有恶心、呕吐者,遵医嘱给予针刺。

（七）并发症护理

头痛伴有神志不清。密切观察患者的神志、生命体征、皮肤、尿量、汗出等情况,及时报告医师,给予患者保暖、吸氧、建立静脉通道等抢救准备,并配合治疗原发病。

四、健康指导

指导患者及家属初步掌握缓解头痛的方法,如穴位按摩等;指导患者适当锻炼,注意饮食调理,如遇剧烈头痛时应及时就诊。

（姜玉萍）

第二节　便　　秘

一、概述

便秘是指粪便在肠内滞留过久,秘结不通,排便周期延长;或周期不长但粪质干结,排出艰难;或粪质不硬,虽有便意,但便而不畅的病证。多由于饮食不节、情志失调、外邪犯胃、禀赋不足所致。各种疾病引起的便秘均可参照本病护理。

二、辨证论治

便秘的证治分为实秘和虚秘两类,实秘辨证分为肠胃积热,气机郁滞 2 型。虚秘的辨证分为脾气虚弱、脾肾阳虚、阴虚肠燥 3 型。

（一）肠胃积热

大便干结,腹胀满,按之痛,口干口臭。舌红苔黄燥,脉滑实。治以清热润肠通便。

（二）气机郁滞

大便干结,欲便不出,或便而不爽,少腹作胀。苔白,脉弦细。治以理气导滞,降逆通便。

（三）脾虚气弱

便干如栗,临厕无力努挣,挣则汗出气短,面色无华。舌淡苔白,脉弱。治以补脾益气,润肠通便。

（四）脾肾阳虚

大便秘结，面色㿠白，时眩晕心悸，小便清长，畏寒肢冷。舌淡体胖大，苔白，脉沉迟。治以温补脾肾，润肠通便。

（五）阴虚肠燥

大便干结，努挣难下，口干少津，纳呆。舌红少苔，脉细数。治以滋阴生津，养血润燥。

三、病情观察要点

（一）排便情况

（1）排便间隔时间，大便性状，大便量，有无排便困难等情况。

（2）伴随症状：有无腹痛、腹胀、头晕、心悸、汗出，有无便后出血，腹部有无硬块，年老体弱伴有其他疾病的患者，要防止出现疝气、虚脱，甚至诱发中风、胸痹心痛等。

（二）便秘的诱发因素

（1）饮食中缺乏纤维素或饮水量不足。

（2）食欲下降或进食量少。

（3）长期卧床，腹部手术及妊娠。

（4）生活环境改变，精神紧张，滥用药物等。

（5）各种原因引起便秘的肠道疾病，如肠梗阻、肿瘤、痔疮等。

四、症状护理要点

（一）大便秘结

（1）实秘者，可推按中脘、天枢、大横、大肠俞等穴位；胃肠实热者可按揉足三里穴；气机郁滞者可按揉中府、云门、肝俞等穴。多日秘结不通，可遵医嘱给缓泻剂，如番泻叶沸水浸泡代茶饮，或用开塞露等通便，必要时遵医嘱给予药物灌肠。

（2）虚秘者，注意防寒保暖，可予热敷、热熨下腹部及腰骶部。或遵医嘱艾灸，取穴：大肠俞、天枢、支沟等。

（3）培养定时排便的习惯，即使无便意，也应坚持每天晨间或早餐后蹲厕。

（4）指导患者顺结肠方向按摩下腹部，每天 1～3 次，每次 10～20 分钟。根据病情增加运动量。

（5）采取最佳的排便姿势，气血虚弱或年老虚羸的患者，排便最好在床上或采用坐式为宜，勿临厕久蹲，用力努挣，防止虚脱。

（6）耳穴埋籽。主穴：脾、胃、大肠、直肠下段、便秘点；配穴：内分泌、交感、肺、肾等。

（二）皮肤护理

便后用软纸擦拭，温水清洗；肛肠疾病引起的便秘，便后可遵医嘱中药熏洗。

五、饮食护理要点

饮食宜清淡易消化，多食富含纤维的粗粮及绿色新鲜蔬菜、水果。禁食辛辣刺激，肥甘厚味，生冷煎炸之品，忌饮酒无度。可每天晨起用温开水冲服蜂蜜 1 杯。

（一）肠胃积热

宜食白菜、油菜、梨、藕、甘蔗、山楂、香蕉等清热通便之品。

食疗方:白萝卜蜂蜜汁。

(二)气机郁滞

宜食柑橘、萝卜、佛手、荔枝等调气之品,可饮蜂蜜柚子茶、玫瑰花茶。

食疗方:香槟粥(木香、槟榔、粳米、冰糖)。

(三)脾气虚弱

宜食山药、白薯、白扁豆粥等健脾益气之品。

食疗方:黄芪苏麻粥(黄芪、苏子、火麻仁、粳米)。

(四)阴虚肠燥

宜食黑芝麻、阿胶、核桃仁等滋阴润燥之品,可研粉以蜂蜜水调服。

食疗方:枸杞子粥、山药粥。

(五)脾肾阳虚

宜食牛肉、羊肉、狗肉、洋葱、韭菜等温性之品,忌生冷瓜果,烹调时加葱、姜等调味。

食疗方:杏仁当归炖猪肺。

六、中药使用护理要点

(一)口服中药

口服中药时,应与西药间隔 30 分钟左右。

1.中药汤剂

(1)脾虚气弱,阴虚肠燥、脾肾阳虚者,汤药可温服,于清晨或睡前服用效果佳。

(2)肠道实热者,汤药宜偏凉服用,清晨空腹服用效果更佳。

2.中成药

(1)麻仁润肠丸:含鞣质,不宜与抗生素、生物碱、洋地黄类、亚铁盐、维生素 B_1 等同用,孕妇忌服,月经期慎用。

(2)牛黄解毒片(丸、胶囊、软胶囊):性质寒凉,不宜与强心苷类、磺胺类、氨基糖苷类、四环素类等多种药物合用。

(3)三黄片(胶囊):不宜与治疗贫血的铁剂、含金属离子的制剂、维生素 B_1、多酶片等合用,孕妇忌服。

(二)外用中药

观察局部皮肤有无不良反应。

敷脐:外用中药装入布袋置于神阙穴,盖布后热熨,1~2 次/天,每次 30 分钟。

七、健康宣教

(一)用药

遵医嘱服药,切忌滥用泻药。

(二)饮食

清淡易消化,多食富含纤维的粗粮,以及绿色新鲜蔬菜、水果。多饮水,不饮浓茶。禁食辛辣刺激,肥甘厚味,生冷煎炸之品,禁忌饮酒无度。

(三)运动

适当运动,避免少动、久坐、久卧。可根据具体情况选用太极拳、五禽戏、气功、八段锦、慢跑、快走等方法。其中腰腹部的锻炼对便秘患者更适合。

(四)生活起居

每天按揉腹部,养成良好的排便习惯,定时如厕,即使无便意,也应定时蹲厕,但勿久蹲,不应超过3分钟;勿如厕时看书报;排便时勿过度屏气。

(五)情志

调畅情志,戒忧思恼怒,保持情绪舒畅,克服排便困难的心理压力。

(六)定期复诊

遵医嘱定时复查,若出现腹胀、腹痛,或大便带血、肛门有物脱出时及时就医。

(姜玉萍)

第三节 泄 泻

一、概述

泄泻是指排便增多、粪质稀薄或完谷不化,甚至泻出如水而言。古时以大便溏薄而势缓者为泄,大便清稀如水而直下者为泻,现在统称为泄泻。多由脾胃运化功能失职,湿邪内盛所致。急慢性肠炎、肠结核、肠功能紊乱等可参照本病护理。

二、辨证论治

(一)寒湿泄泻

泄下清稀,甚如水样,腹痛肠鸣,脘闷食少,或兼有恶寒发热,鼻塞头痛,肢体酸痛。苔薄白或白腻,脉濡缓。治以芳香化湿,疏表散寒。

(二)湿热泄泻

腹痛即泻,泻下急迫,势如水注,或泻而不爽,粪色黄褐而臭,肛门灼热,烦热口渴。舌红苔黄腻,脉濡数或滑数。治以清热利湿。

(三)食滞肠胃

腹痛肠鸣,泻后痛减,泻下粪便,臭如败卵,夹有不消化之物,脘腹胀满,嗳腐酸臭。苔垢浊或厚腻,脉滑。治以消食导滞。

(四)脾胃虚弱

大便时溏时泄,反复发作。稍有饮食不慎,大便次数即增多,夹见水谷不化,饮食减少,脘腹胀闷不舒。舌淡苔白,脉细弱。治以健脾益胃。

(五)肾阳虚衰

每于黎明之前脐腹作痛,继则肠鸣即泻,完谷不化,泻后则安,形寒肢冷,腹部喜暖,腰膝酸软。舌淡胖苔白,脉沉弱。治以温肾健脾,固涩止泻。

三、病情观察要点

(一)腹泻伴腹痛

观察大便的次数、量、颜色、性状、排便时间、气味及疼痛的性质。

(二)生命体征

观察体温、脉搏、舌象、口渴、饮水、尿量和皮肤弹性的变化。

(三)局部皮肤

观察肛周皮肤有无瘙痒、淹红或破溃等情况。

(四)伴随症状

出现下列症状应及时通知医师给予处理。

(1)眼窝凹陷,口干舌燥,皮肤干枯无弹性,腹胀无力。

(2)呼吸深长,烦躁不安,精神恍惚,四肢厥冷,尿少或无,脉促微弱。

四、症状护理要点

(一)腹泻

(1)急性泄泻,腹泻次数较多或伴发热时应卧床休息。

(2)肾虚泄泻,可遵医嘱给予艾灸。取穴:中脘、神阙、足三里、天枢穴,神阙穴用隔姜灸10～15壮,其余穴灸10～15分钟。也可用小茴香或食盐炒热布包敷肚脐。

(3)寒湿泄泻,可腹部热敷,艾灸神阙、关元足、三里等穴,以止痛消胀缓泻。

(4)耳穴埋籽,主穴:肺、脾、皮质下。配穴:大肠、肾、小肠、胃、三焦等。

(二)疼痛

(1)寒湿困脾,腹中冷痛者可予腹部热敷,并可做腹部顺时针方向按摩。

(2)肠道湿热,肛门灼热疼痛者,可遵医嘱中药熏洗。擦干后可涂抹黄连膏。

(3)一般虚证腹痛不重,常有慢性持续性腹中隐隐不舒,可鼓励患者下床活动,适当锻炼,以通调脏腑,增强体质。

(三)肛周护理

(1)每次便后软纸擦肛门,温水清洗,外敷松花粉,防止发生肛周湿疹。

(2)慢性腹泻者,教会患者做提肛运动。如见脱肛,可用软纸或纱布轻轻托上。

(3)肛门因便次多而糜烂、出血时,应予以清洗后外涂紫草油或护臀膏。

五、饮食护理要点

饮食以清淡、易消化、少渣及营养丰富的流质或半流质为宜。忌食油腻、生冷、辛辣等刺激性饮食。

(一)寒湿泄泻

宜食炒米粉、姜、红糖等温热利湿之品。

食疗方:茯苓粥、桂心粥。

(二)湿热泄泻

宜食西瓜、苹果、茶等防暑祛湿之品。

食疗方:马齿苋粥。

(三)食滞肠胃

可饮酸梅汤、萝卜汤、麦芽汤等消食化滞之品。泄泻较重者,应控制饮食或暂禁食。

食疗方:山楂萝卜粥。

(四)脾胃虚弱

可食豆制品、鲫鱼、黄鱼、鸡、鸡蛋等健脾益气、补益气血之品。定时定量,少食多餐。

食疗方:黄芪粥,或以山药、扁豆、大枣、薏苡仁等做羹食用。

(五)肾阳虚衰

宜食山药、胡桃、狗肉及动物肾脏等补中益气,温补肾阳之品。

食疗方:芡实粥(芡实、干姜、粳米),莲子核桃羹(莲子、核桃仁、白糖)。

六、中药使用护理要点

(一)口服中药

口服中药时,应与西药间隔30分钟左右。

1.中药汤剂

寒湿泄泻者宜饭前热服;湿热泄泻者宜饭前凉服;食滞肠胃者宜饭后服;脾胃虚弱、肾阳虚衰者宜空腹热服。

2.中成药

服药期间,禁食辛辣、生冷、煎炸、油腻之品。

(1)启脾丸、参苓白术散:不宜与感冒药一同服用,不宜喝茶和吃萝卜,以免影响药效。

(2)附子理中丸:孕妇慎用。

(3)保和丸:不宜与磺胺类药物等抗生素、碳酸氢钠、氨茶碱、复方氢氧化铝同服。

(4)小檗碱:不宜与活性炭同服。

(5)六合定中丸:不宜与麦迪霉素合用,否则会降低疗效。

(6)清热解毒药:不宜与乳酶生同服。

(二)外用中药

观察局部皮肤有无不良反应。

1.熏洗药液

熏蒸温度50~70 ℃,每次10分钟,药液不可过烫;洗浴温度40 ℃以下,药液洗10分钟,1~2次/天,熏洗过程中如有变态反应、破溃等,应及时停药,并报告医师。

2.外用膏剂

注意观察局部皮肤,如出现红、肿、热、痒、脱屑等过敏现象,应通知医师给予对症处理。

七、健康宣教

(一)用药

遵医嘱服药。

(二)饮食

忌食油腻、油炸、生冷、辛辣、甜腻之品及含碳酸等的产气饮料。烹调方法以蒸、煮、炖为宜。

(三)运动

适当进行体育锻炼,增强体质。

(四)生活起居

起居有节,顺应四时气候变化,防止外感风寒暑湿之邪。脾胃虚寒者,注意腹部保暖。

(五)情志

调摄精神,保持情绪安定,力戒嗔怒。

(六)定期复诊

遵医嘱定期复查,如出现大便次数增多,不成形或呈稀水样时,应及时就医。

(姜玉萍)

第十二章　手术室护理

第一节　手术室护理人员的职责

现代科学技术的发展,对我们的护理职业提出了更高的要求。另一方面创新的许多科学仪器和新设备,扩大了手术配合工作范围同时也增加工作难度,因此手术室护士必须有热爱本职工作和广泛的知识和技术,才能高标准地完成各科日益复杂的手术配合任务。

一、手术室护士应具备的素质

护理人员在工作中应不断提高个人素质,加强对护理职业重要意义的认识,把护理工作看作是光荣的神圣的职业。因此,要努力做到以下几点。

(一)具有崇高的医德和奉献精神

一名护士的形象,通过它的精神面貌和行动表现出内在的事业品德素质,胜过一个护士的经验和业务水平所起的作用,也可能给患者带来希望、光明和再生。所以,护士要具备高尚的医德和崇高的思想,具有承受压力、吃苦耐劳、献身的精神,并有自尊、自爱、自强的思想品质。为护理科学事业的发展作出自己的贡献,无愧于白衣天使的光荣称号。

(二)树立全心全意为患者服务的高尚品德

手术室的工作和专业技术操作都具有独特性。要求手术室护士必须自觉的忠于职守、任劳任怨,无论工作忙闲、白班夜班都要把准备工作、无菌技术操作、贯彻各种规章制度等认真负责地做好。对患者要亲切、和蔼、诚恳,不怕脏、不怕累、不厌烦,使患者解除各种顾虑,树立信心,主动与医护人员配合,争取早日康复。

(三)要有熟练的技能和知识更新

随着医学科学的发展,特别是外科领域手术学的不断发展,新的仪器设备不断出现,因而护理工作范围也日益扩大,要求也越来越高。护理工作者如无广泛的有关学科的基本知识,对今天护理的工作复杂技能就不能理解和担当。所以今天作为一名有远大眼光的护士,必须熟悉各种有关护理技能的基本知识,才能达到最高的职业效果。护理学亦成为一门专业科学,因此,作为一名手术室护士,除了伦理道德修养外,还应有基础医学、临床医学和医学心理学等新知识。努力学习解剖学、生理学、微生物学、化学、物理学,以及各种疾病的诊断和治疗等知识,特别是外科学更应深入学习。此外,还要了解各种仪器的基本结构、使用方法,熟练掌握操作技能。只有这样,才能高质量完成护理任务。

二、手术室护士长应具备的条件

护理工作范围极广,有些工作简单、容易,有些工作却很复杂,需要有高度的判断力和精细的技术、熟练的技巧。今天的护理工作,一个人已不能独当重任,而需要即分工又协作来共同完成。因此,必须有一名护士长,把每个护理人员的思想和行为统一起来,才能使人的积极性、主动性和创造性得到充分发挥,团结互助,共同完成任务。护士长应具备的条件归纳如下。

(一)有一定的领导能力及管理意识

有一整套工作方法和决策能力。善于出主意想办法,提出方案,作出决定,推动下级共同完成,并具有发现问题、分析问题的能力,了解存在问题的因素,掌握本质,抓住关键,分清轻重缓急,提出中肯意见。出现无法协商的问题时能当机立断,勇于负责。有创新的能力,对新事物敏感,思路开阔,能提出新的设想。要善于做思想工作。能否适时的掌握护士的心理动向,并进行针对性的思想教育,使之正确对待个人利益和整体利益的关系,不断提高思想水平,是提高积极性和加强凝聚力最根本的问题。

(二)有一定组织能力和领导艺术

管理是一门艺术,也是一门科学。首先处理好群体间人际关系。护士长需要具有丰富的才智和领导艺术,才能胜任手术室护士护理管理任务。具体要求如下。

(1)护士长首先应把自己置身于工作人员之中,经常想到自己与护士之间只是分工的不同,而无地位高低之分。要有民主作风,虚心听取护士的意见,甚至批评意见,认真分析,不埋怨、不沮丧,不迁怒于人,有助于建立自己的威信。

(2)护士长首先想到的是人,是护士和工作人员,而不是自己,不管是关心任务完成情况,还要关心她们的生活、健康、思想活动及学习情况等。都使每个护士和工作人员亲身感到群体的温暖,对护士长产生亲切感。

(3)护士长要善于调动护士的积极性,培养集体荣誉感,善于抓典型,树标兵,运用先进榜样推动各项手术室工作,充分调动护士群体的积极性,护士长的领导作用才能得到体现。

(三)有较高的素质修养

手术室护士长应较护士具备更高的觉悟和更多的奉献精神。科里出现的问题应主动承担责任,实事求是向上级反映,不责怪下级。凡要求护士做到的,首先自己要做到,严格要求自己,树立模范行为,才能指挥他人。要注意廉洁,不要利用工作之便谋私,更不能要患者的礼物,注意自身形象。此外,要做到知识不断更新,经常注意护理方面的学术动态,接受新事物,在这方面应较护士略高一筹,使护士感到护士长是名副其实的护理业务带头人。

三、手术室护士的分工和职责

(一)洗手护士职责

(1)洗手护士必须有高度的责任心,对无菌技术有正确的概念。如有违反无菌操作要求者,应及时提出纠正。

(2)术前了解患者病情,具体手术配合,充分估计术中可能发生的意外,术中与术者密切配合,保证手术顺利完成。

(3)洗手护士应提前30分钟洗手,整理无菌器械台上所用的器械、敷料、物品是否完备,并与巡回护士共同准确清点器械、纱布脱脂棉、缝针,核对数字后登记于手术记录单上。

（4）手术开始时，传递器械要主动、敏捷、准确。器械用过后，迅速收回，擦净血迹。保持手术野、器械台的整洁、干燥。器械及用物按次序排列整齐。术中可能有污染的器械和用物，按无菌技术及时更换处理，防止污染扩散。

（5）随时注意手术进行情况，术中若发生大出血、心脏骤停等意外情况，应沉着果断及时和巡回护士联系，尽早备好抢救器械及物品。

（6）切下的病理组织标本防止丢失，术后将标本放在10％甲醛溶液中固定保存。

（7）关闭胸腹腔前，再次与巡回护士共同清点纱布及器械数，防止遗留在体腔中。

（8）手术完毕后协助擦净伤口及引流管周围的血迹，协助包扎伤口。

（二）巡回护士职责

（1）在指定手术间配合手术，对患者的病情和手术名称应事先了解，做到心中有数，有计划的主动配合。

（2）检查手术间各种物品是否齐全、适用。根据当天手术需要落实补充、完善一切物品。

（3）患者接来后，按手术通知单核对姓名、性别、床号、年龄、住院号和所施麻醉等，特别注意对手术部位（左侧或右侧），不发生差错。

（4）安慰患者，解除思想顾虑。检查手术区皮肤准备是否合乎要求，患者的假牙、发卡和贵重物品是否取下，将患者头发包好或戴帽子。

（5）全麻及神志不清的患者或儿童，应适当束缚在手术台上或由专人看护，防止发生坠床。根据手术需要固定好体位，使手术野暴露良好。注意患者舒适，避免受压部位损伤。用电刀时，负极板要放于臀部肌肉丰富的部位，防止灼伤。

（6）帮助手术人员穿好手术衣，安排各类手术人员就位，随时调整灯光，注意患者输液是否通畅。输血和用药时，根据医嘱仔细核对，避免差错。补充室内手术缺少的各种物品。

（7）手术开始前，与洗手护士共同清点器械、纱布、缝针及线卷等，准确地登记于专用登记本上并签名。在关闭体腔或手术结束前和洗手护士共同清点上述登记物品，以防遗留体腔或组织内。

（8）手术中要坚守工作岗位，不可擅自离开手术间，随时供给手术中所需一切物品，经常注意病情变化。重大手术充分估计术中可能发生的意外，做好应急准备工作，及时配合抢救。监督手术人员无菌技术操作，如有违犯，立即纠正。随时注意手术台一切情况，以免污染。保持室内清洁、整齐、安静，注意室温调节。

（9）手术完毕后，协助术者包扎伤口，向护送人员清点患者携带物品。整理清洁手术间，一切物品归还原处，进行空气消毒，切断一切电源。

（10）若遇手术中途调换巡回护士，须做到现场详细交代，交清患者病情，医嘱执行情况，输液是否通畅，查对物品，在登记本上互相签名，必要时通知术者。

（三）夜班护士职责

（1）要独立处理夜间一切患者的抢救手术配合工作，必须沉着、果断、敏捷、细心地配合各种手术。

（2）要坚守工作岗位，负责手术室的安全，不得随意外出和会客。大门随时加锁，出入使用电铃。

（3）白班交接班时，如有手术必须现场交接，如患者手术进行情况和各种急症器械、物品、药品等。认真写好交接班本，当面和白班值班护士互相签名。

（4）接班后认真检查门窗、水电、氧气，注意安全。

（5）严格执行急症手术工作人员更衣制度和无菌技术操作规则。

（6）督促夜班工友清洁工作，保持室内清洁整齐，包括手术间、走廊、男女更衣室、值班室和办公室。

（7）凡本班职责范围内的工作一律在本班完成，未完不宜交班，特殊情况例外。

（8）早晨下班前，巡视各手术间、辅助间的清洁、整齐、安全情况。详细写好交接班报告，当面交班后签字方可离去。

（四）器械室护士职责

（1）负责手术科室常规和急症手术器械准备和料理工作，包括每天各科手术通知单上手术的准备供应，准确无误。

（2）保证各种急症抢救手术器械物品的供应。

（3）定期检查各类手术器械的性能是否良好，注意器械的关节是否灵活，有无锈蚀等，随时保养、补充、更新，做好管理工作，保证顺利使用。特殊精密仪器应专人保管，损坏或丢失时，及时督促寻找，并和护士长联系。

（4）严格执行借物制度，特殊精密仪器需取得护士长同意后，两人当面核对并签名后方能外借。

（5）保持室内清洁整齐，包括器械柜内外整齐排列，各科器械柜应贴有明显的标签。定期通风消毒。

（五）敷料室护士职责

（1）制定专人负责管理。严格按高压蒸汽消毒操作规程使用。定期监测灭菌效果。

（2）每天上午检查敷料柜 1 次，补充缺少的各种敷料。

（3）负责一切布类敷料的打包，按要求保证供应。

（六）技师职责

（1）负责对各种仪器使用前检查，使用时巡查，使用后再次检查其运转情况，以保证各种电器、精密仪器的正常运转。

（2）定期检查各种器械台、接送患者平车的零件和车轮是否运转正常，负责各种仪器的修理或送交技工室修理。

（3）坚守工作岗位，手术过程中主动巡视各手术间，了解电器使用情况。有问题时做到随叫随到随维修，协助器械组检查维修各种医疗器械。

（4）帮助护士学习掌握电的基本知识和各种精密仪器基本性能、使用方法与注意事项等。

（李志宏）

第二节　手术前的准备

　　规范、严格的手术前准备是成功开展手术的基础与保障，每一名手术室护士都应加强操作练习，提高专科理论知识，以此确保和提高手术前准备质量。手术前准备主要分为三部分，分别是无菌手术器械台的准备、手术人员准备和手术患者准备，其中涵盖了许多手术室基础护理操作技能和手术室护理基本原则。

一、无菌手术器械台的准备

为保证手术全程所有手术物品的无菌状态,防止再污染,在手术开始前,洗手护士必须先建立无菌器械台,形成无菌区域。

(一)无菌手术器械台准备的基本原则

无菌手术器械台准备的基本原则包括:①在洁净、宽敞的环境中开启无菌器械包和敷料包,操作者穿着整洁,符合要求;②建立和整理无菌器械台过程中及洗手护士和巡回护士交接一次性无菌物品时,均不可跨越已建无菌区;③无菌器械包和敷料包应在手术体位放置完成后打开;④无菌器械台应保持干燥,一旦敷料潮湿必须更换或重新覆盖无菌巾;⑤无菌手术器械台应为现用现备,若特殊情况下不能立即使用,则必须使用无菌巾覆盖,有效期为4小时。

(二)铺无菌器械台的步骤

1.无菌包开启前检查

检查包括:①包外化学指示胶带变色情况;②包上灭菌有效期;③外包装是否破损、潮湿或污秽;④是否为所需的器械包或敷料包。

2.开启无菌包顺序

徒手打开无菌器械包或敷料包的最外层,注意手与未灭菌物品不能触及外层包布内面;内层包布应使用无菌镊子或无菌钳打开,注意顺序为先对侧,再左右两侧,最后近侧;或由洗手护士完成外科洗手,并戴上无菌手套后再打开。

3.建立无菌器械台

方法包括:①直接利用无菌器械包或敷料包的包布打开后铺置于器械台上,建立无菌器械台;②利用无菌敷料包内的无菌敷料先建立无菌台面,然后打开无菌器械包将无菌器械移至无菌台面上;③铺无菌器械台时,台面敷料铺置至少应达到4层,台面要求平整,四周边缘下垂不少于30 cm;④手术托盘一般摆放正在使用或即将使用的器械和物品,可在铺置无菌巾的过程中使用无菌双层中单和大孔巾直接铺置其上,建立无菌手术托盘,也可用双层无菌托盘套铺置。

4.整理无菌器械台

洗手护士按照相同的既定顺序整理常规手术敷料和器械。特殊手术器械及物品,可按术中使用顺序、频率分类放置,以方便洗手护士在手术配合中及时拿取所需器械及物品。

5.清点器械及物品

手术开始前洗手护士与巡回护士必须完成所有手术纱布、器械及物品的清点,巡回护士逐项记录。

二、手术人员准备

手术前,每一名手术团队成员必须严格按规范进行手术前自身准备,包括外科手消毒、穿无菌手术衣和戴无菌手套,通过规范、严格的手术前手术人员自身准备,建立无菌屏障,预防手术部位感染。

(一)外科手消毒

外科手消毒是指外科手术前医务人员用肥皂(皂液)和流动水洗手,再用手外科消毒剂清除或者杀灭手部暂居菌和减少常居菌的过程。使用的手消毒剂应具有持续抗菌活性。

1.明确外科手消毒定义

外科手消毒与洗手、卫生手消毒统称为手卫生,其中洗手仅指用肥皂或皂液和流动水洗手,去除手部皮肤污垢和暂住菌的过程。而卫生手消毒是指医务人员使用速干手消毒剂揉搓双手,减少手部暂住菌的过程,两者应与外科手消毒区分。

2.外科手消毒的设施准备

洗水池应设置在手术间附近,高矮合适,防溅喷,洗水池面应光滑无死角,每天清洁。水龙头应为非手接触式,数量不少于手术间数。清洁指甲用具指定容器存放,每天清洁与消毒。手刷等搓刷用品应指定放置,一人一用一灭菌或一次性无菌使用。外科手消毒剂应符合国家相关规定,并采用非手接触式出液器,宜使用一次性包装,重复使用的容器每次用完应清洁、消毒。

3.外科手消毒的原则

先洗手后消毒;不同手术患者之间、手套破损、手被污染时,应重新进行外科手消毒;在整个外科手消毒过程中应始终保持双手位于胸前,低于肩高于腰,使水由手指远端自然流向肘部。

4.洗手方法与要求

主要包括以下几个步骤:①洗手之前正确佩戴帽子、口罩及防护眼罩(图 12-1),摘除戒指、人工指甲等手部饰物,并修剪指甲,长度应不超过指尖。②取适量的清洗剂清洗双手、前臂和上臂下 1/3,并认真揉搓。清洁双手时,可使用手刷等清洁指甲下的污垢和手部皮肤的皱褶处。③流动水冲洗双手、前臂和上臂下 1/3。④使用干手物品擦干双手、前臂和上臂下 1/3。

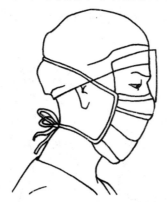

图 12-1　洗手之前戴帽子、口罩及防护眼罩

5.外科手消毒方法

主要分为以下两种方法:①冲洗手消毒法:取足量的外科手消毒剂涂抹至双手的每个部位、前臂和上臂下 1/3,并认真揉搓 2～6 分钟,用流动水冲净双手、前臂和上臂下 1/3,使用无菌毛巾或一次性无菌纸巾彻底擦干。②免冲洗手消毒法:取适量免冲洗手消毒剂涂抹至双手的每个部位、前臂和上臂下 1/3,并认真揉搓至消毒剂干燥。具体消毒剂的取液量、揉搓时间及使用方法遵循外科手消毒剂产品的使用说明。

我国卫生健康委员会关于手卫生的规范中明确规定了外科手消毒中手部揉搓的步骤,包括:(A)掌心相对揉搓;(B)手指交叉,掌心对手背揉搓;(C)手指交叉,掌心相对揉搓;(D)弯曲手指关节在掌心揉搓;(E)拇指在掌心中揉搓;(F)指尖在掌心中揉搓(图 12-2)。

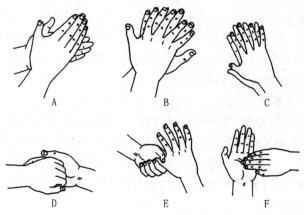

图 12-2　外科手消毒手部揉搓步骤

6.注意事项

冲洗手消毒法中,用无菌毛巾或一次性无菌纸巾彻底擦干是指将手、前臂和肘部依次擦干,先擦双手,然后将无菌毛巾或一次性无菌纸巾折成三角形,光边向心,搭在一侧前臂上,对侧手捏住无菌毛巾或一次性无菌纸巾的两个角,由手向肘部顺势移动,擦干水迹,不得回擦;擦对侧时,将无菌毛巾或一次性无菌纸巾翻转,方法同前。

(二)无菌手术衣穿着

常用的无菌手术衣有两种式样:一种是背部对开式手术衣,另一种是背部全遮式手术衣。

1.对开式无菌手术衣的穿着方法(图 12-3)

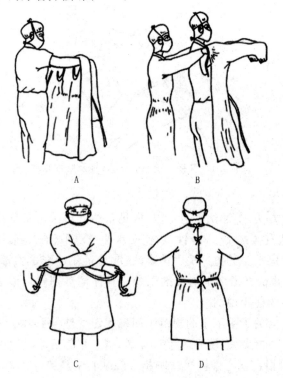

图 12-3　对开式无菌手术衣的穿着方法

（1）洗手后，取手术衣，提起衣领轻轻抖开，将手术衣轻掷向上的同时，顺势将双手和前臂伸入衣袖内，并向前平行伸展（A）。

（2）巡回护士在其身后协助向后拉衣（B）。

（3）洗手护士双手交叉，腰带不交叉向后传递（C）。

（4）巡回护士在身后系带。

（5）手术衣无菌区域为：肩以下、腰以上、腋前线的胸前及双手（D）。

2.全遮式无菌手术衣的穿着方法（图12-4）

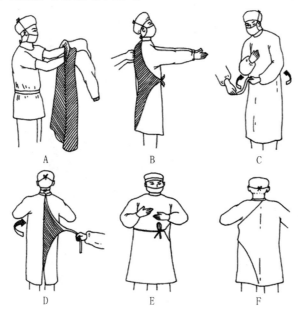

图 12-4　穿全遮蔽式无菌手术衣

（1）洗手后，取手术衣，将衣领提起轻轻抖开（A）。

（2）将手术衣轻掷向上的同时，顺势将双手和前臂伸入衣袖内，并向前平行伸展，巡回护士在其身后将手伸直手术衣内侧，协助向后拉衣，手不得碰触手术衣外侧（B）。

（3）穿衣者戴无菌手套后将前襟的腰带递给已完成外科手消毒并戴好无菌手套的洗手护士（C）。

（4）洗手护士拉住腰带后嘱穿衣者原地缓慢转动一周，再将腰带还与穿衣者（D）。

（5）穿衣者将腰带系于胸前（E）。

（6）无菌区域为：肩以下、腰以上的胸前、双手臂、侧胸及后背（F）。

3.注意事项

（1）穿手术衣必须在手术间进行，四周有足够的空间，穿衣者面向无菌区。穿衣时，手术衣不可触及任何非无菌物品，若不慎触及，应立即更换。

（2）巡回护士向后拉衣领、衣袖时，双手均不可触及手术衣外面。

（3）穿全遮式手术衣时，穿衣人员必须戴好手套，方可接取腰带。

（4）穿好手术衣、戴好手套，在等待手术开始前，应将双手放在手术衣胸前的夹层或双手互握置于胸前。双手不可高举过肩、垂于腰下或双手交叉放于腋下。

4.连台手术更换无菌手术衣的方法

需要进行连续手术时,连台的手术人员首先应洗净手套上的血迹,然后由巡回护士松解背部系带,先脱去手术衣,后脱去手套。脱手术衣时必须保持双手不被污染,否则必须重新进行外科手消毒。脱手术衣的方法有两种:①他人协助脱衣法:自己双手向前微屈肘,巡回护士面对脱衣者,握住衣领将手术衣向肘部、手的方向顺势翻转脱下,此时手套的腕部正好翻于手上(图 12-5)。②个人脱衣法:脱衣者左手抓住右肩手术衣外面,自前拉下,使手术衣的衣袖由里向外翻转;同样方法拉下左肩并脱下手术衣,保护手臂及洗手衣裤不触及手术衣的外面,以免受到污染(图 12-6)。

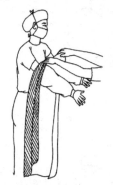
图 12-5　他人协助脱手术衣

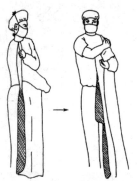
图 12-6　自行脱手术衣

(三)戴无菌手套

由于外科手消毒仅能去除和杀灭皮肤表面的暂居菌,对皮肤深部常驻菌无效。在手术过程中,皮肤深部的细菌会随术者汗液带到手的表面。因此,参加手术人员必须戴无菌手套。需注意的是,戴无菌手套不能取代外科手消毒。

1.开放式戴无菌手套方法

(1)穿好手术衣,右手提起手套反折部,将拇指相对(A)。

(2)先戴左手:右手持住手套反折部,对准手套五指插入左手。再戴右手:左手指插入右手手套的反折部内面托住手套,插入右手(B)。

(3)将反折部分别翻上并包住手术衣袖口(C)(图 12-7)。

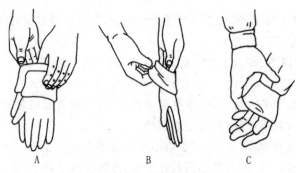

A　　　　　　B　　　　　　C
图 12-7　开放式戴手套

2.密闭式戴无菌手套方法

该方法与开放式戴手套法的区别是手术者的双手不直接暴露于无菌界面中,而是藏于无菌手术衣袖中,完成无菌手套的佩戴。

3.协助术者戴无菌手套方法

(1)洗手护士双手手指(拇指除外)插入手套反折口内面的两侧,手套拇指朝外上,小指朝内下,呈外八字形,四指用力稍向外拉开以扩大手套入口,有利术者戴手套。

(2)术者左手掌心朝向自己,对准手套,五指向下,护士向上提,同法戴右手。

(3)术者自行将手套反折翻转包住手术衣袖口(图12-8)。

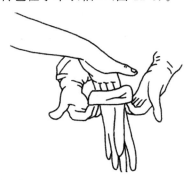

图12-8　他人协助戴手套

4.注意事项

主要包括:①持手套时,手稍向前伸,不要紧贴手术衣;②戴开放式手套时,未戴手套的手不可触及手套外面,戴手套的手不可接触手套的内面;③戴好手套后,应将手套的反折处翻转过来包住袖口,不可将腕部裸露;翻转时,戴手套的手指不可触及皮肤;④戴有粉手套时,应用生理盐水冲净手套上的滑石粉再参与手术;⑤协助术者戴手套时,洗手护士戴好手套的手应避免触及术者皮肤。

5.连台手术的脱无菌手套法

(1)按连台手术脱手术衣法脱去手术衣,使手套边缘反折。

(2)将戴手套的右手插入左手手套外面的反折处脱去手套,然后左手拇指伸入右手手套内面的鱼际肌之间,向下脱去右手手套。

(3)注意戴手套的手不可触及双手的皮肤,脱去手套的手不可触及手套外面,以确保手不被手套外的细菌污染。

(4)脱去手套后,双手需重新外科手消毒后方可参加下一台手术。

三、手术患者准备

手术患者的皮肤表面存在大量微生物,包括暂住菌和常居菌,手术团队成员通过对手术患者进行清洁皮肤、有效备皮和消毒皮肤等术前准备工作,杀灭暂居菌,最大限度地杀灭或减少常居菌,以此避免手术部位感染。

(一)手术患者皮肤清洁

手术患者皮肤清洁的目的是清除患者皮肤残留污垢,根据患者的情况不同可采用以下方法。

1.活动自如的手术患者

术前一天用含抑菌成分(氯己定、醇类)的沐浴露进行淋浴,嘱手术患者清洗手术切口四周皮肤,清理皮肤皱褶内的污垢。

2.活动受限的手术患者

术前用含抑菌成分(氯己定、醇类)的沐浴露进行床上沐浴,条件许可的话床上沐浴最好两次以上(视患者身体状况和皮肤实际洁净度而定)。

(二)手术患者术前备皮

人体皮肤表面常有各种微生物,包括暂居菌群和常居菌群,特别是当术前备皮不慎损伤皮肤时,更易造成暂居菌寄居而繁殖,成为手术部位感染的因素之一。

1.备皮方法

应尽可能使用电动毛发去除器。应谨慎使用脱毛膏,使用前应严格按照生产商的说明进行操作,以及对手术患者进行相关的过敏试验;应尽量避免使用剃毛刀,防止手术患者手术区域毛囊受损,继发术后感染;如需使用,应在备皮前用温和型肥皂水对皮肤和毛发进行湿润。对于毛发稀疏的患者,不主张术前备皮,但必须做皮肤清洁。

2.备皮时间

手术当天,越接近手术时间越好。

3.备皮地点

建议在手术室的术前准备室内进行;不具备此条件的医院也可在病区治疗室内进行。

(三)手术患者皮肤消毒

即手术前采用皮肤消毒剂杀灭手术区域皮肤上的暂居菌,最大限度地杀灭或减少常驻菌,避免手术部位感染的方法。严格进行手术区皮肤消毒是降低手术部位感染的重要环节。

1.常用皮肤消毒剂

手术患者皮肤消毒常用的药品、用途和特点见表 12-1。

表 12-1　手术患者皮肤消毒常用的药品、用途和特点

药品	主要用途	特点
2%～3%碘酊	皮肤的消毒(需乙醇脱碘)临床上使用很少	杀菌广谱、作用力强、能杀灭芽孢
0.2%～0.5%碘伏	皮肤、黏膜的消毒	杀菌力较碘酊弱,不能杀灭芽孢,无须脱碘
0.02%～0.05%碘伏	黏膜、伤口的冲洗	杀菌力较弱,腐蚀性小
75%乙醇	颜面部、取皮区皮肤的消毒;使用碘酊后脱碘	杀灭细菌、病毒、真菌,对芽孢无效,对乙肝等病毒无效
0.1%～0.5%氯己定	皮肤消毒	杀灭细菌,对结核杆菌、芽孢有抑制作用

2.注意事项

进行手术患者皮肤消毒时,应注意:①采用碘伏皮肤消毒,应涂擦 2 遍,作用时间 3 分钟。②脐、腋下、会阴等皮肤皱褶处的消毒应注意加强。③在消毒过程中,操作者双手不可触碰手术区或其他物品。④遇术前有结肠造瘘口的手术患者,皮肤消毒前应先将造瘘部位用无菌纱布覆盖,使之与手术切口及周围区域相隔离,再进行常规皮肤消毒。⑤遇烧伤、腐蚀或皮肤受创伤的手术患者,应使用 0.9%的生理盐水进行术前皮肤冲洗准备。⑥皮肤消毒后,应使消毒剂与皮肤有充分时间接触后,再铺无菌巾,以使消毒剂发挥最大消毒效果。⑦实施头面部、颈后入路手术时,应在皮肤消毒前用防水眼贴(或眼保护垫)保护双眼,防止消毒液流入眼内,损伤角膜。⑧皮肤消毒时,避免消毒液流入手术患者身下、止血袖带下或电极板下,防止发生化学性烧伤或诱发压疮。消毒过程中一旦弄湿床单,应及时更换,以免术中患者皮肤长时间接触浸有消毒液的床

单,造成皮肤灼伤(婴幼儿手术尤其应注意)。⑨遇糖尿病或有皮肤溃疡的手术患者,手术医师进行皮肤消毒时,动作应尽可能轻柔。⑩用于皮肤消毒的海绵钳使用后不可再放回无菌器械台。

3.皮肤消毒的方法和范围

以目前临床上使用较多的 0.2%～0.5% 碘伏为例,介绍手术区域皮肤消毒的范围如下。

(1)头部手术:头部及前额(图 12-9)。

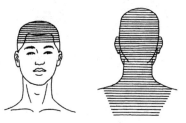

图 12-9 头部及前额消毒范围

(2)口、颊面部手术:面、唇及颈部(图 12-10)。

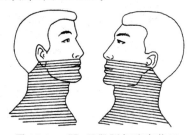

图 12-10 面、唇及颈部消毒范围

(3)耳部手术:术侧头、面颊及颈部(图 12-11)。

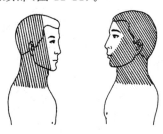

图 12-11 耳部手术消毒范围

(4)颈部手术。①颈前部手术:上至下唇,下至乳头,两侧至斜方肌前缘;②颈椎手术:上至颅顶,下至两腋窝连线(图 12-12)。

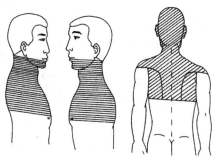

图 12-12 颈部手术消毒范围

（5）锁骨部手术：上至颈部上缘，下至上臂上 1/3 处和乳头上缘，两侧过腋中线（图 12-13）。

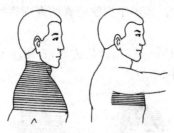

图 12-13　锁骨部手术消毒范围

（6）胸部手术。①侧卧位：前后过腋中线，上至肩及上臂上 1/3，下过肋缘，包括同侧腋窝（图 12-14）。②仰卧位：前后过腋中线，上至锁骨及上臂，下过脐平行线（图 12-15）。

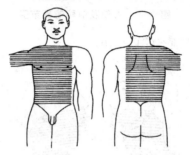

图 12-14　侧卧位胸部手术消毒范围

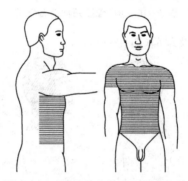

图 12-15　仰卧位胸部手术消毒范围

（7）乳癌根治手术：前至对侧锁骨中线，后至腋后线，上过锁骨及上臂，下过脐平行线（图 12-16）。

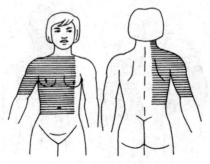

图 12-16　乳癌根治手术消毒范围

（8）腹部手术。①上腹部手术：上至乳头，下至耻骨联合，两侧至腋中线；②下腹部手术：上至剑突，下至大腿上 1/3，两侧至腋中线（图 12-17）。

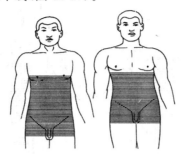

图 12-17　上腹部手术消毒范围和下腹部手术消毒范围

（9）脊柱手术。①胸椎手术：上至肩，下至髂嵴连线，两侧至腋中线；②腰椎手术：上至两腋窝连线，下过臀部，两侧至腋中线（图 12-18）。

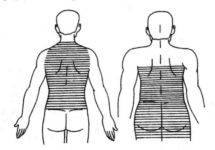

图 12-18　胸椎手术消毒范围和腰椎手术消毒范围

（10）肾脏手术：前后过腋中线，上至腋窝，下至腹股沟（图 12-19）。

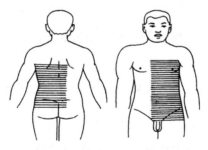

图 12-19　肾部手术消毒范围

（11）会阴部手术：耻骨联合、肛门周围及臀，大腿上 1/3 内侧（图 12-20）。

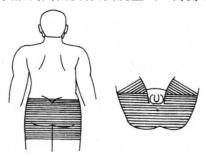

图 12-20　会阴部手术消毒范围

(12)髋部手术:前后过正中线,上至剑突,下过膝关节(图12-21)。

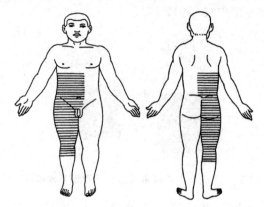

图 12-21　髋部手术消毒范围

(13)四肢手术:手术野周围消毒,上下各超过一个关节(图12-22)。

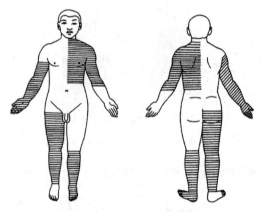

图 12-22　四肢手术消毒范围

(四)铺无菌巾

即在手术切口周围按照规定铺盖无菌敷料,以建立无菌手术区域,同时保证暴露充分的手术区域。

1.铺无菌巾原则

(1)洗手护士应穿戴手术衣、手套后协助手术医师完成铺无菌巾。

(2)手术医师未穿手术衣、未戴手套,直接铺第1层切口单;双手臂重新消毒,再穿手术衣、戴手套,铺余下的无菌巾单。

(3)铺无菌巾至少4层,且距离切口2~3 cm,悬垂至床缘下30 cm,无菌巾一旦放下,不得移动。必须移动时,只能由内向外,不得由外向内。

(4)铺无菌巾顺序:先下后上,先对侧后同侧(未穿手术衣);先同侧后对侧(已穿手术衣)。

2.常见手术铺无菌巾方法

(1)腹部手术:①洗手护士递第1~3块治疗巾,折边开口向医师,铺切口的下方、对方、上方,第4块治疗巾,折边开口对向自己,铺切口同侧,布巾钳固定;②铺大单2块,分别遮盖上身及头架、遮盖下身及托盘,铺单时翻转保护双手不被污染;③铺大洞巾1块遮盖全身,对折中单铺托盘;④若肝、脾、胰、髂窝、肾移植等手术时,宜先在术侧身体下方铺对折中单1块。

（2）甲状腺手术：①对折中单铺于头、肩下方，巡回护士协助患者抬头，上托盘架；②中单1块横铺于胸前；③将治疗巾2块揉成团形，填塞颈部两侧空隙；④切口四周铺巾方法同腹部手术。

（3）胸部（侧卧位）、脊椎（胸段以上）、腰部手术：①对折2块中单，分别铺盖切口两侧身体的下方；②切口铺巾，同腹部手术。

（4）乳腺癌根治手术：①对折中单4层铺于胸壁下方及肩下；②中单1块包裹前臂，绷带包扎固定；③治疗巾5块，交叉铺盖切口周围，巾钳固定；④1块大单铺于腋下及上肢，另一块铺身体上部、头架；⑤铺大洞巾覆盖全身；⑥中单横铺于术侧头架一方，巾钳固定于头架或输液架上，形成无菌障帘。

（5）会阴部手术：①中单四层铺于臀下，巡回护士协助抬高患者臀部；②治疗巾4块铺切口周围，大单铺上身至耻骨联合；③双腿套上腿套，注意不能触及脚套内层。

（6）四肢手术：①大单四层铺于术侧肢体下方；②对折治疗巾1块，由下至上围绕上臂或大腿根部及止血带，巾钳固定；③中单包术侧肢体末端，无菌绷带包扎，用大单铺身体及头架；④术侧肢体从大洞巾孔中穿出。

（7）髋关节手术：①对折中单铺于术侧髋部下方；②大单铺于术侧肢体下方；③治疗巾：第1块铺于患者会阴部，第2～5块铺于切口四周用布巾钳固定；④中单对折包裹术侧肢体末端，铺大单于上身及头架；⑤铺大洞巾方法同"四肢手术"。

（李志宏）

第三节　手术中的护理配合

一、洗手护士配合

（一）洗手护士工作流程

洗手护士工作流程主要包括以下几个步骤：①准备术中所需物品；②外科手消毒；③准备无菌器械台；④清点物品；⑤协助铺手术巾；⑥传递器械物品配合手术；⑦清点物品；⑧关闭伤口；⑨清点物品；⑩手术结束器械送消毒供应中心处理。

（二）洗手护士职责

1.手术前准备职责

洗手护士应工作严谨、责任心强，严格落实查对制度和无菌技术操作规程；术前了解手术步骤、配合要点和特殊准备，熟练配合手术；按不同手术准备术中所需的手术器械，力求齐全。

2.手术中配合职责

洗手护士应提前15分钟洗手，进行准备。具体工作分器械准备、术中无菌管理和物品清点几个部分。

（1）器械准备包括：①整理器械台，物品定位放置；②检查器械零件是否齐全，关节性能是否良好；③正确、主动、迅速地传递所需器械和物品；④及时收回用过的器械，擦净血迹，保持器械干净。

（2）术中无菌管理包括：①协助医师铺无菌巾；②术中严格遵守无菌操作原则，保持无菌器械台及手术区整洁、干燥,无菌巾如有潮湿,应及时更换或重新加盖无菌巾。

(3)物品清点包括:①与巡回护士清点术中所需所有物品,术后确认并在物品清点单上签名;②术中病理标本要及时交予巡回护士管理,防止遗失;③关闭切口前与巡回护士共同核对术中所用的所有物品,正确无误后,告知主刀医师,才能缝合切口,关闭切口及缝合皮肤后再次清点所有物品。

3.手术后处置职责

术后擦净手术患者身上的血迹,协助包扎伤口;术后器械确认数量无误后,用多酶溶液浸泡15分钟,初步处理后送消毒供应中心按器械处理原则集中处理,不能正常使用的器械做好标识并通知及时更换。

二、巡回护士配合

(一)巡回护士工作流程

巡回护士工作流程主要包括以下几个步骤:①术前访视手术患者;②核对(患者身份、所带物品、手术部位);③检查(设备仪器、器械物品);④麻醉前实施安全核查(Time-Out);⑤放置体位;⑥开启无菌包,清点物品;⑦协助术者上台;⑧配合使用设备仪器,供应术中物品,加强术中巡视观察;⑨手术结束前清点物品,保管标本;⑩手术结束后与病房交接。

(二)巡回护士工作职责

1.术前准备职责

(1)术前实施术前访视,了解患者病情、身体、心理状况及静脉充盈情况,必要时简单介绍手术流程,给予心理支持;了解患者手术名称、手术部位、术中要求及特殊准备等。

(2)术前了解器械、物品的要求并准备齐全;检查所需设备及手术室环境,处于备用状态。

(3)认真核对患者姓名、床号、住院号、手术名称、手术部位、血型、皮试、皮肤准备情况;按物品交接单核对所带物品;用药时认真做到"三查七对"。

(4)根据不同手术和医师要求放置体位,手术野暴露良好,使患者安全舒适。

2.术中配合职责

(1)与洗手护士共同清点所有物品,及时准确地填写物品清点单,并签全名。

(2)协助手术者上台,术中严格执行无菌操作,督查手术人员的无菌操作。

(3)严密观察病情变化,重大手术做好应急准备。

(4)严格执行清点查对制度,包括各种手术物品、输血和标本等,及时增添所需各种用物。

(5)保持手术间安静、有序。

3.手术后处置职责

(1)手术结束,协助医师包扎伤口。

(2)注意保暖,保护患者隐私。

(3)患者需带回病房的物品应详细登记,并与工勤人员共同清点。

(4)整理手术室内一切物品,物归原处,并保证所有仪器设备完好,呈备用状态。

(5)若为特殊感染手术,按有关要求处理。

三、预防术中低体温

低体温是手术过程中最常见的一种并发症,60%~90%的手术患者可发生术中低体温,而术中低体温可导致诸多并发症,由此增加的住院天数和诊疗措施,会导致额外医疗经费的支出。因此手术室护士应采取有效的护理措施来维持手术患者的正常体温,预防低体温的发生。

(一)低体温的定义和特点

通常当手术患者的核心体温低于36 ℃时,将其定义为低体温。在手术过程中发生的低体温呈现出三个与麻醉时间相关的变化阶段:即重新分布期、直线下降期和体温平台期。重新分布期,指发生在麻醉诱导后的1小时内,核心温度迅速向周围散布,可导致核心温度下降大约1.6 ℃;直线下降期,指发生在麻醉后的数个小时内,在这一时期,手术患者热量的流失超过新陈代谢所产热量。在这一时期给予患者升温能有效限制热量的流失;体温平台期,指在之后一段手术期间内,手术患者体温维持不变。

(二)与低体温相关的不良后果和并发症

手术过程中出现的低体温,除了给手术患者带来不适、寒冷的感觉外,在术中及术后可能导致一系列不良后果和并发症,包括术中出血增加,导致外源性输血、术后伤口感染率增加、术后复苏时间延长、麻醉复苏时颤抖、心肌缺血、心血管并发症、药物代谢功能受损、凝血功能障碍、创伤手术患者的死亡率增加、免疫功能受损、深静脉血栓发生率增加。

(三)与低体温发生相关的风险因素

1.新生儿和婴幼儿

由于新生儿和婴幼儿体积较小,体表面积相对较大,从而导致热量快速地通过皮肤流失;同时新生儿和婴幼儿的体温中枢不完善且体温调节能力较弱,容易受环境温度的影响,当手术房间室温过低时,其体温会急剧下降。

2.外伤性或创伤性手术患者

由于失血、休克、快速低温补液、急救被脱去衣服等多因素导致外伤性或创伤性手术患者极易在手术过程中发生低体温,而且研究显示术中低体温会增加创伤性手术患者的死亡率。

3.烧伤手术患者

被烧伤的组织引起的热辐射、暴露的组织与空气进行对流传导及皮肤保护功能的损伤,都使烧伤手术患者成为发生低体温的高危人群。

4.麻醉

全麻和半身麻醉(包括硬膜外麻醉和脊髓麻醉)过程中使用的麻醉药物尤其是抑制血管收缩类药物,使手术患者血管扩张,导致核心温度向患者体表散布。因此当麻醉过程长于1小时,患者发生低体温的风险增加。

5.年龄

老年手术患者在生理上不可避免地出现生命器官功能减退,如脂肪肌肉组织的减少、新陈代谢率降低、对温度敏感性减弱等,以及对麻醉和手术的耐受性和代偿功能明显下降,因此更容易导致低体温。

6.其他与低体温发生相关的因素

主要包括体重(消瘦患者)、代谢障碍(甲状腺功能减退、垂体功能减退)、抗精神病和抗抑郁症药物治疗的慢性疾病、使用电动空气止血仪、手术室室温过低、低温补液及血液制品输注、手术过程中开放的腔隙等。

(四)围术期体温监测

1.围术期体温监测的重要性

围术期常规监测体温,能够为手术室护士制订护理计划提供建议;将体温监测结果与风险因素的评估结合,有助于采取有效措施,预防和处理低体温。

2.体温监测方式

能准确监测核心体温的四种体温监测方式是鼓膜监测法、食管末梢监测法、鼻咽监测法和肺动脉监测法,其中尤以前三种在围术期可行性较高。此外常用的体温监测部位还包括肛门、腋窝、膀胱、口腔和体表等。

(五)围术期预防低体温的护理干预措施

1.术前预热手术患者

进行麻醉诱导前对手术患者进行至少15分钟的预热,能有效缩小患者核心温度和体表温度的温度梯度,同时能减小麻醉药物引起的血管扩张作用,预防低体温的发生,尤其是低体温发生第一阶段时核心温度的下降。

2.使用主动升温装置

(1)热空气加温保暖装置:临床循证学已证明热空气动力加温保暖装置能安全有效预防术中低体温,对新生儿、婴幼儿、病态肥胖患者均有效果。

(2)循环水毯:将循环水毯铺于手术患者身下能有效将热量通过接触传导传递给患者,维持正常体温。

3.加温术中输液或输血

术中当手术患者需要大量输液或输血时,尤其当成年手术患者每小时的输液量大于 2 L 时,应该考虑使用加温器将补液或血液加温至 37 ℃,防止因过量低温补液输入引起的低体温。同时有研究表明热空气动力加温保暖装置与术中静脉补液加温联合使用,预防低体温的效果更佳。

4.加温术中灌洗液

在进行开放性手术的过程中,当需要进行腹腔、胸腔、盆腔灌洗时,手术室护士可加温灌洗液至37 ℃左右或用事先放于恒温箱中的灌洗液进行术中灌洗。

5.控制手术房间温度

巡回护士应有效控制手术间温度,避免室温过低。在手术患者进手术间前 15 分钟开启空调,使手术间的室温在手术患者到达时已达到 22～24 ℃。

6.减少手术患者暴露

将大小适宜的棉上衣盖在非手术部位,保证非手术区域的四肢与肩部不裸露,起到保暖的作用。在运送手术患者至复苏室或病房的过程中,选用相应厚薄盖被,避免手术患者肢体或肩部裸露在外。

7.维持手术患者皮肤干燥

术前进行皮肤消毒时,须严格控制消毒液剂量,避免过剩的消毒液流至手术患者身下;术中洗手护士应及时协助手术医师维持手术区域的干燥,及时将血液、体液和冲洗液用吸引装置吸尽;手术结束时,应及时擦净擦干皮肤,更换床单保持干燥。

8.湿化加温麻醉气体

对麻醉吸入气体进行湿化加温这种护理预防措施对预防新生儿和儿童发生低体温尤其有效。

四、外科冲洗和术中用血、用药

(一)外科冲洗

即在外科手术过程中采用无菌液体或药液冲洗手术切口、腔隙及相关手术区域,达到减少感染、辅助治疗的目的。常用于以下两种情况。

1.肿瘤手术患者

常采用 42 ℃低渗灭菌水 1 000~1 500 mL 冲洗腹腔,或化疗药物稀释液冲洗手术区域,并保留 3~5 分钟,可以有效防止肿瘤脱落细胞的种植。

2.感染手术患者

常采用 0.9% 生理盐水 2 000~3 000 mL 冲洗,或低浓度消毒液体冲洗感染区域,尤其对于消化道穿孔的手术患者可以有效降低术后感染率。

(二)术中用血

1.术中用血的方式

根据患者的病情,可采用以下几种方式:①静脉输血:经外周静脉、颈内静脉、锁骨下静脉进行输血;②动脉输血:经左手桡动脉穿刺或切开置入导管,是抢救严重出血性休克的有效措施之一,该法不常用,可迅速补充血容量,并使输入的血液首先注入心脏冠状动脉,保证大脑和心脏的供血;③自体血回输:使用自体血回输装置,将术中患者流出的血进行回收,经抗凝、过滤、离心后,将分离沉淀所得的红细胞加晶体液即可回输给患者。

2.术中用血的注意事项

手术中用血具有一定的特殊性,应注意以下几个方面:①巡回护士应将领血单、领取血量、手术房间号等交接清楚;输血前巡回护士应与麻醉医师实施双人核对;核对无误,双方签名后方可使用,以防输错血。②避免快速、大量地输入温度过低的血液,以防患者体温过低而加重休克症状。③输血过程中应做好记录,及时计算出血量和输血量,结合生命体征,为手术医师提供信息以准确判断病情。④手术结束而输血没有结束,血制品必须与病房护士当面交班,以防出错。⑤谨防输血并发症及变态反应,特别是在全麻状态下,许多症状可能不典型,必须严密观察。

(三)术中用药

手术室的药品除了常规管理外,还必须注意以下几点:①手术室应严格区分静脉用药与外用药品,统一贴上醒目标签,以防紧急情况下拿错;②麻醉药必须专柜上锁管理,对人体有损害的药品应妥善保管;建立严格的领取制度,使用须凭专用处方领取;③生物制品、血制品及需要低温储存的药品应置于冰箱内保存,定期清点。

五、手术物品清点

手术过程中物品的清点和记录非常重要,应遵循以下原则:①清点遵循"二人四遍清点法"原则,即洗手护士和巡回护士两人,在手术开始前、关闭腔隙前、关闭腔隙后、缝合皮肤后分别进行清点;②在清点过程中,洗手护士必须说出物品的名称、数量和总数,清点后由巡回护士唱读并记录;③清点过程必须"清点一项、记录一项";④如果在清点手术用物时,发现清点有误,巡回护士必须立即通知手术医师,停止关闭腔隙或缝合皮肤,共同寻找物品去向,直至物品清点无误后再继续操作。物品清点单作为病史的组成部分具有法律效应,不可随意涂改。

六、手术室护理文书记录

护理文书是护理工作以书面记录保存的档案,是整个医疗文件的重要组成部分,护理文书与医疗记录均属于具有法律效力的证明文件。规范的手术室文书记录对提高手术室护理质量、确保手术安全、提高患者满意度起到了重要的辅助作用。

(一)手术室护理文书记录意义

手术护理文书指手术室护士记录手术患者接受专科护理治疗的情况,能客观反映事实。部分手术护理文书需保存在病历内,并且具有法律效力。特别是《医疗事故处理条例》引入了"举证责任倒置"这一处理原则,护理文书书写的规范及质量显得更为重要。手术室护士,应本着对手术患者负责、对自己负责的认真态度,根据卫生健康委员会 2010 年 3 月 1 日印发的《病历书写规范》要求及手术室护理相关规范制度,如实、准确地书写各类护理文书。

(二)手术室护理文书记录的主要内容

手术室护理文书一般包含四大部分:手术患者交接、手术安全核查、术中护理及手术患者情况和手术物品清点情况。

1.手术患者交接记录

记录的护理表单是《手术患者转运交接记录单》。手术患者入手术室后,巡回护士与病区护士进行交接,对手术患者的神志、皮肤情况、导管情况、带入手术室药物及其他物品等内容交接记录并签名;手术结束后,巡回护士对手术患者的神志、皮肤情况、导管情况、带回病区或监护室药物及其他物品等内容进行记录并签名。

2.手术安全核查

记录的护理表单是《手术安全核查表》。手术室巡回护士与手术医师、麻醉师应分别在麻醉实施前、手术划皮前和患者离开手术室前进行手术安全核查,核查步骤必须按照手术安全核查制度的内容和流程进行,每核对一项内容,并确保正确无误后,巡回护士依次在《手术安全核查表》相应核对内容前打钩表示核对通过。核对完毕无误后,三方在《手术安全核查表》上签名确认。巡回护士应负责督查手术团队成员正确执行手术安全核查制度和签名确认,不得提前填写《手术安全核查表》或提前签名。

3.术中护理及患者情况

记录的护理表单是《手术室护理记录单》。护理记录内容主要包括手术体位放置、消毒液使用、电外科设备及负压吸引使用、手术标本管理、术前及术中用药、术中止血带使用和植入物管理等内容。

4.物品清点情况

记录的护理表单是《器械、纱布、缝针等手术用品清点单》。手术室护士应记录手术中所使用的器械、纱布、缝针等手术用品名称和数目,确保所有物品不遗落在手术患者体腔或切口内。手术过程中如需增加用物,应及时清点并添加记录。手术结束,巡回护士与洗手护士应确认物品清点情况后,签名确认。

(三)手术室护理文书的书写要求

根据《病历书写基本规范》,填写手术护理记录单时,应符合以下的要求:①使用蓝黑墨水或碳素墨水填写各种记录单,要求各栏目齐全、卷面整洁,符合要求,并使用中文和医学术语,时间应具体到分钟,采用 24 小时制计时。②书写应当文字工整、字迹清晰、表述准确、语句通顺、标点正确;出现错字时用双划线在错字上,不得采用刮、粘、涂等方法掩盖或去除原来的字迹。③内容应客观、真实、准确、及时、完整,重点突出,简明扼要,并由注册护理人员签名;实习医务人员、试用期医务人员书写的病历应当经过本医疗机构合法执业的医务人员审阅、修改并签名。④护士长、高年资护士有审查修改下级护士书写的护理文件的责任。修改时,应当使用同色笔,必须注明修改日期、签名,并保持原记录清楚、可辨。⑤抢救患者必须在抢救结束后 6 小时内据实补记,并加以注明。

七、手术标本处理

(一)标本处理流程

1.病理标本

由手术医师在术中取下标本交给洗手护士,由洗手护士交予巡回护士;巡回护士将标本放入容器,并贴上标签,写明标本名称;术后与医师核对后,加入标本固定液,登记签名,交给专职人员送病理科,并由接受方核对签收。

2.术中冰冻标本

由手术医师在术中取下标本,交给洗手护士,由洗手护士交给巡回护士;巡回护士将标本放入容器,并贴上标签,写明标本名称,立即与手术医师核对,无误后登记签名,交给专职人员送病理科,并由接受方核对签收;病理科完成检查后电话通知手术室护士,同时传真书面报告;巡回护士接到检查结果后立即通知手术医师。

(二)注意事项

(1)术中取下的标本应及时交予巡回护士,装入标本容器,及时贴上标签,分类放置。

(2)术中标本应集中放置在既醒目又不易触及的地方妥善保管;传送的容器应密闭,以确保标本不易打翻。

(3)术后手术医师与巡回护士共同核对,确认无误后加入标本固定液,登记签名后将标本置于标本室的指定处。

(4)专职工勤人员清点标本总数,准确无误后送病理室,病理室核对无误后签收。

(李志宏)

第四节　手术后的处置

一、保温、转运和交接患者

(一)手术患者离开手术室的保温与转运

1.转运前准备

确认患者生命体征平稳,适合转运;各管路的通畅和妥善固定;麻醉师、手术医师、护士及工勤人员准备妥善;确认转运车处于功能状态。

2.转运中护理

在搬运患者时,应确认转运床位处于固定状态。在转运中,应注意以下几个问题。

(1)手术患者的保温:麻醉削弱中枢体温调节功能,在全麻药物或区域阻滞麻醉下,肌肉震颤受抑制,不能产生热量。同时,血管收缩反应由于挥发性麻醉剂的舒张血管作用而减弱,致使体热丢失,导致低体温。同时周围环境温度,尤其是冬天,可能会加剧这种低温状态。

(2)手术患者的呼吸:麻醉师陪同转运,注意观察呼吸的频率和深度,必要时携带监护仪器。转运过程中注意氧气供给,并保证手术患者转运过程中头部位置在没有特殊禁忌下偏向一侧。若置有气道导管的手术患者,确保气囊充盈,防止麻醉后反应及搬运引起的恶心呕吐,造成误吸。

(3)手术患者的意识改变:评估患者的意识,如出现苏醒恢复期的躁动,可以遵医嘱适当使用镇静药物;如患者意识清醒但不能配合各项治疗措施,可以遵医嘱给予保护性约束,但要注意观察使用约束带处皮肤的情况;同时做好各类导管的固定,并尽量固定在患者不能接触的范围内;正确使用固定床栏。

(二)麻醉复苏室中手术患者的交接

麻醉复苏室亦称麻醉后监测治疗室(post-anesthetic care unit,PACU),用于为所有麻醉和镇静患者的苏醒提供密切的监测和良好的处理。人员配备包括麻醉医师和护士,物品配备除了常规处理装置(氧气、吸引装置、监测系统等)外,还需要高级生命支持设备(呼吸机、压力换能器、输液泵、心肺复苏抢救车等)及各种药物(血管活性药、呼吸兴奋药、各种麻醉药和肌肉松弛药的拮抗药、抗心律失常药、强心药等)。PACU应有层流系统,环境安静、清洁、光线充足,温度保持在20~25 ℃,湿度为50%~60%。复苏室的床位数与手术台数的比有医院采用为1:(1.5~2);护士与一般复苏患者之比约为1:3,高危患者为1:1。复苏室应紧邻手术室或手术室管辖区域,以便麻醉医师了解病情、处理患者,或患者出现紧急情况时能及时送回手术室进一步处理。手术结束后,患者需要转入PACU,手术巡回护士应当先电话与PACU护士联系,告知患者到达的时间和所需准备的设备。当手术患者进入PACU后,手术医师、麻醉医师和手术护士应分别与PACU医师和护士进行交接班。

1.手术室护士交接的内容

手术患者姓名,性别,年龄,术前术后的诊断,手术方式,术后是否有引流管,引流管是否通畅,手术过程中是否存在植入物放置,手术中的体位和患者皮肤受压的情况等。

2.麻醉医师应交接的内容

麻醉方式,麻醉药的剂量,术前术中抗生素的使用,出入量,引流量等。

3.手术医师应交接的内容

术后立即执行的医嘱与特别体位,伤口处理情况等。

二、麻醉复苏患者的评估

当手术患者进入PACU后应立即吸氧或辅助呼吸,以对抗可能发生的通气不足、弥散性缺氧和缺氧性通气驱动降低,并同时监测和记录生命体征。麻醉医师应向PACU工作人员提供完整的记录单,并等到PACU工作人员完全接管患者后才能离开。

(一)基本评估

1.手术患者一般资料

姓名、性别、诊断、母语和生理缺陷(如聋、盲)。

2.手术

主要包括手术方式、手术者和手术可能的并发症。

3.麻醉

主要包括麻醉方法、麻醉药、剂量、药物拮抗、并发症、估计意识恢复的时间或者区域麻醉恢复的时间。

4.相关病史

主要包括术前和术中的特殊治疗、当前维持治疗药物、药物过敏史、过去疾病和住院史。

5.生命体征及其他

主要包括基本的生命体征,以及液体的平衡(输液量和种类、尿量和失血量)、电解质和酸碱平衡情况等。

(二)监测内容

手术患者进入 PACU 后,应常规每隔至少 5 分钟监测一次生命体征,包括血压、脉搏、呼吸频率等,持续 15 分钟或至患者情况稳定;此后每隔 15 分钟监测一次。全身麻醉的患者应持续监测 ECG 和脉搏氧饱和度直至患者意识恢复,监测尿量及尿液的性状、水电解质平衡情况等。还应监测患者体温情况,及时保暖,有助于患者尽快复苏。

对于神经系统和意识的监测是麻醉复苏室的特殊监测项目,可应用神经刺激器监测肌肉功能的逆转情况;及采用新一代的麻醉深度监测仪(双频谱指数-BIS),直接测定麻醉药和镇静药对脑部的影响,该仪器可提供一个从 0(无脑皮质活动)到 100(患者完全清醒)的可读指数,能客观地描述镇静、意识丧失和恢复的程度,对术后患者意识水平恢复的评估有参考价值。

除了以上标准监测内容,对于一些血流动力学不稳定、需要用血管活性药和采取血样的患者,应放置动脉导管进行有创监测血压,必要时使用中心静脉和肺动脉导管监测 CVP 和 PCWP。如果需要加强监测和处理,应送至 ICU 继续治疗。

三、麻醉后并发症的护理

手术麻醉结束后,大多数患者都会在麻醉复苏室经历一个相对平稳的麻醉苏醒期,但术后突发的且危及生命的并发症随时可能发生,尤其在术后 24 小时内。其中循环系统和呼吸系统的并发症是麻醉后最为常见的。如手术后患者能得到适当的观察和监测,可以有效预防大多数手术后患者的死亡。

(一)循环系统并发症

在术后早期,低血压、心肌缺血、心律失常是最常见的并发症。

1.低血压

手术后进行性出血、补液量不足、渗透性多尿、液体在体内转移而造成患者低血容量是出现麻醉后低血压最为常见的原因,其他还包括静脉回流受阻、心功能不全引起的心排血量下降、椎管内麻醉及残留的麻醉药物等都可导致低血压的发生。临床处理及护理措施包括准确评估患者术中及术后出血情况,监测出入量,积极采用对症治疗措施,给予吸氧,如患者需使用血管收缩药物,应严密监测血流动力学改变。

2.高血压

高血压指患者术后血压比手术前高 20%～30%。手术前原有高血压又未经系统药物治疗的患者,其术后发生高血压的概率大大增加。其他如颈内动脉手术、胸腔内手术、疼痛、血管收缩药物使用等诱因都可以导致高血压的发生。临床处理及护理措施包括止痛,给予吸氧,给予抗高血压药物,必要时可给予血管扩张剂。

3.心肌缺血及心律失常

常见诱因包括低氧血症、电解质或酸碱失衡、交感神经兴奋、术中及术后低体温、特殊药物使用(一些麻醉药如阿片类药物和抗胆碱酯酶药)和恶性高热等,而术前原有循环系统疾病的患者,更容易在术后诱发心肌缺血或心律失常。对于患者出现的循环系统并发症,一定要在手术后密切观察病情,记录生命体征变化,按病因进行诊断和处理。

(二)呼吸系统并发症

呼吸系统并发症在 PACU 患者中的发生率为 2.2%,主要包括低氧血症、通气不足、上呼吸道梗阻、喉痉挛和误吸等。

1.低氧血症

术后常见的低氧原因包括肺不张、肺水肿、肺栓塞、误吸、支气管痉挛及低通气。临床表现为呼吸困难、发绀、意识障碍、躁动、迟钝、心动过速、高血压和心律失常。

2.通气不足

由于肌肉弛缓药的残余作用或麻醉性镇痛剂的使用、伤口疼痛、胸腹部手术的术后加压包扎、术前存在的呼吸系统疾病及气胸都是术后导致通气不足的原因。

3.上呼吸道梗阻

原因包括舌后坠、喉痉挛、气道水肿、手术切口血肿、声带麻痹。临床表现为打鼾、吸气困难,可看见胸骨上、肋间由于肌肉收缩而凹陷,患者通常呈深睡状态,血氧饱和度明显降低。

术后出现上述并发症时,都应首先给予面罩吸氧,人工辅助通气,必要时可置入喉罩或重新气管内插管,根据病因对症处理。

(三)神经系统并发症

主要包括苏醒延迟、谵妄、神经系统损伤、外周神经损伤。苏醒延迟最常见的原因是麻醉或镇静的残余作用;谵妄可发生于任何患者,更常见于老年患者,围术期应用的许多药物都可诱发谵妄。颅内手术、颈动脉内膜切除术和多发性外伤可能导致神经系统的损伤;而外周神经的损伤多和手术直接损伤和术中体位安置不当有关;最常见的损伤位置是腓外侧神经、肘部(尺神经)、腕部(正中神经和尺神经)、臂内侧(桡神经)、腋窝(臂丛)。因此,手术中应仔细操作,避免误伤;同时维持患者合理正确的体位并加强巡查。

(四)疼痛

手术本身是一种组织损伤,术后疼痛会引起机体一系列的复杂的生理、病理的反应。患者表现为不愉快的感觉和情绪体验。临床常用的方法有 BCS(Bruggrmann Comfort Scale)舒适评分。具体方法为:0 分为持续疼痛;1 分为安静时无痛,深呼吸或咳嗽时疼痛严重;2 分为平卧安静时无痛,深呼吸或咳嗽时轻微疼痛;3 分为深呼吸时亦无痛;4 分为咳嗽时亦无痛。

阿片类药物是术后止痛的主要方法;目前临床应用范围较广的自控镇痛(patient controlled analgesia,PCA)得到了患者的满意和认可。PCA 是一种由手术患者自己调节的镇痛泵,当手术患者意识到疼痛时,通过控制器将镇痛药注入体内,从而达到止痛的目的。PCA 事先由医护人员根据手术患者的疼痛程度和身体状况,对镇痛泵进行编程,预先设置镇痛药物和剂量,实现个性化给药。PCA 也是一种安全的术后疼痛治疗手段,通过医护人员设定最小给药时间间隔和单位时间内药物最大剂量,可以避免用药过量。

其他镇痛方法如非甾体抗炎药的使用、区域神经阻滞、局部镇痛及非药物性的干扰措施。具体包括舒适的体位、冷热刺激、按摩、经皮神经电刺激、放松技术、想象等,但非药物治疗只能作为药物治疗的辅助,而不能替代药物有效镇痛。

(五)肾脏并发症

由于局麻药或阿片类药物的干扰,可导致括约肌松弛、尿潴留。常见的并发症有少尿、多尿致电解质紊乱。术后处理的方法为保证导尿管通畅;正确测量和记录尿量,至少每小时记录一次,为医师提供参考;监测电解质变化,及时纠正电解质的紊乱。

(六)术后恶心呕吐

手术后恶心呕吐的发生率为 $14\%\sim82\%$,小儿的发生率是成人的两倍,女性比男性发生率高,肥胖比消瘦发生率高。恶心和呕吐主要由手术和麻醉本身引起,一些药物如麻醉性镇痛药、氯胺酮等也被认为可增加术后恶心呕吐的发生。临床处理方法为,评估恶心呕吐的原因,对症处理;防止呕吐物吸入而引起吸入性肺炎。对易出现术后恶心呕吐的患者,要进行预防性处理,如在术前或术中使用抗呕吐药。

(七)体温变化

在麻醉状态下体温调节中枢受到麻醉药物的干扰,当环境温度降低时,核心温度(指内脏温度、直肠温度或食管温度)可降低 6 ℃或更低,小儿尤其如此。低温会导致心肌抑制、心律失常、心肌缺血、心排量降低,使组织供氧不足。低温重在预防,和护理工作息息相关。临床处理方法为,术中适当升高环境温度,暴露的体腔应该用棉垫加以覆盖;使用加热毯,静脉输液使用温热仪。术后患者应常规测量体温,必要时采取保温复温措施。术后高温则与感染、输液反应、恶性高热有关,可使用药物和降温毯进行对症处理。

四、医疗废弃物的处置

(一)手术室医疗废弃物的分类

1.医疗废弃物的概念

指医疗卫生机构在医疗、预防、保健及其他相关活动中产生的具有直接或者间接感染性、毒性及其他危害性的废物。

2.医疗废弃物的分类

医疗废弃物可以分为感染性废物、病理性废物、损伤性废物、药物性废物和化学性废物,共五类。

(二)医疗废弃物管理的基本原则

在 2003 年 6 月 4 日国务院总理温家宝亲自签署了《医疗废弃物管理条例》,从 2003 年 6 月16 日起执行。基本原则:为了维护人的健康和安全,保护环境和自然资源对医疗废弃物管理实行全程控制。

(三)医疗废弃物收集包装袋及锐器容器警示标识和警示说明

按 2003 年 10 月 15 日开始施行的卫生健康委员会第 36 号令《医疗卫生机构医疗废物管理办法》,医疗废物应放于专用的黄色医疗废弃物包装袋(以下简称包装袋)及锐器容器内,其外包装上应有明显的警示标识和警示说明(图 12-23)。

(四)手术室医疗废弃物处理的安全管理措施

手术室是医疗废弃物处置的特殊场所,必须做好以下几个方面的工作。

(1)不得将医疗废弃物混入生活垃圾中;应根据《医疗废物分类目录》五类要求,对医疗废弃物实施分类收集。

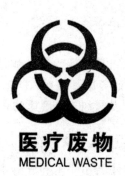

图 12-23　警示标识图

(2)医疗废物收集后,应当放置于有明显警示标识和警示说明的黄色袋内,损伤性废弃物放入专用锐器容器内;放入专用黄色袋内或者锐气容器内的废弃物不得取出;病理性废弃物由专职人员送医院规定的地方焚烧。

(3)盛装医疗废弃物的包装袋及专用锐器容器应密闭,无破损、渗漏及其他缺陷;盛装的废弃物不得超过整个容积的 3/4;使用后贴上标签,注明医疗废弃物产生的科室、日期、类别及特殊说明。专人定时回收,注意在手术室存放时间不得超过 24 小时。

(4)特殊感染(如气性坏疽、朊毒体、突发原因不明的传染性疾病)患者产生的医疗废弃物应使用双层包装袋并及时封口,尽量缩短在科室内存放时间。

(5)废弃物运输车及存放场所应按照规定用 2 000 mg/L 含氯消毒剂擦拭、喷洒消毒。

(五)一次性物品的使用和管理

一次性物品可以分为一次性使用卫生用品、一次性使用医疗用品、一次性医疗器械共三类。本节涉及的一次性物品指的是一次性使用医疗用品和一次性器械。一次性物品处置的原则为,先毁形,再处理。所有使用后的一次性使用医疗用品及一次性医疗器械视为感染性废弃物,必须应先毁形,后按手术室医疗废弃物处理的安全管理措施处置。

五、术后手术环境的处理

(一)各类物品的处理

洗手护士收回手术台上各类物品,初步整理后,放在包布内或密闭容器内。其中污染的布类敷料放入污敷料车内,送洗衣房消毒处理后清洗;一次性辅料装入黄色垃圾袋作医疗垃圾处理,封口扎紧,并在外包装作明显标记;金属手术器械密封后,送消毒供应中心清洗灭菌;术中切取下的病理标本,按照病理标本处理原则和流程处理。

(二)环境的处理

用 500 mg/L 的有效氯消毒液擦拭手术室物品表面,如有血渍污渍的地方用 2 000 mg/L 的有效氯消毒液擦拭;更换吸引装置、污物桶、并用 2 000 mg/L 的有效氯消毒液擦拭地面;及时更换手术床面敷料,为接台手术做准备;整理室内一切物品,物归原处;开启手术室层流或空气洁净设备,关闭手术室,以达到空气自净目的,并为下一台手术做好准备。

(李志宏)

第五节 普外科手术的护理

普外科是外科领域中历史最长、发展较全面的学科。该学科内容广泛,是外科其他各专业学科的基础;其范围较大,除了各个专业学科,如颅脑外科、骨科、整形外科,泌尿外科等之外,其余未能包括在专科范围内的内容均属于普通外科的范畴。普外科手术以腹部外科为基础,还包括了甲状腺疾病、乳腺疾病,周围血管疾病等。在实际工作中,普外科又可分出一些学科,如胃肠外科、肛肠外科、肝胆外科、胰腺外科、周围血管外科等。下面以几个经典的普外科手术为例,介绍手术的护理配合。

一、急性肠梗阻手术的护理配合

小肠分为十二指肠、空肠和回肠三部分,十二指肠起自胃幽门,与空肠交接处为十二指肠悬韧带(Treitz 韧带)所固定。回肠末端连接盲肠,并具回盲瓣。空肠和回肠全部位于腹腔内,仅通过小肠系膜附着于腹后壁。肠梗阻是指肠内容物不能正常运行、顺利通过肠道,是外科常见急腹症之一常为物理性或功能性阻塞,发病部位主要为小肠。小肠梗阻是指小肠肠腔发生机械性阻塞或小肠正常生理位置发生不可逆变化,如肠套叠、肠嵌闭和肠扭转等。绝大多数机械性肠梗阻需作外科手术治疗,缺血性肠梗阻和绞窄性肠梗阻更需及时急诊手术处理。

(一)主要手术步骤及护理配合

1.手术前准备

手术患者取仰卧位,行全身麻醉。切口周围皮肤消毒范围为:上至剑突、下至大腿上 1/3,两侧至腋中线。按照腹部正中切口手术铺巾法建立无菌区域。

2.主要手术步骤

(1)经腹正中切口开腹:22 号大圆刀切开皮肤,电刀切开皮下组织、腹白线、腹膜,探查腹腔。

(2)分离:切开相应肠系膜,分离、切断肠系膜血管,传递血管钳 2 把钳夹血管,解剖剪剪断,慕丝线结扎或缝扎。

(3)分别切断肠管近远端:传递肠钳钳夹肠管,15 号小圆刀于两肠钳间切断,移除标本,传递碘伏棉球擦拭残端(图 12-24)。

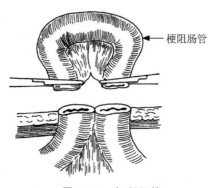

图 12-24 切断肠管

(4)行肠肠吻合:对拢肠两断端,传递圆针慕丝线连续缝合或传递管型吻合器吻合(图 12-25)。

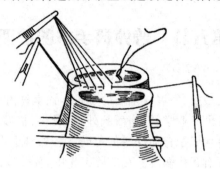

图 12-25　肠肠吻合

(5)关闭肠系膜裂隙:传递圆针慕丝线或可吸收缝线间断缝合(图 12-26)。

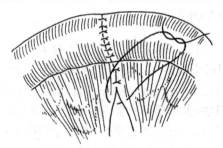

图 12-26　关闭肠系膜裂隙

(6)关闭腹腔:传递温生理盐水冲洗腹腔;放置引流管,三角针慕丝线固定;传递可吸收缝线或圆针慕丝线关腹。

(二)围术期特殊情况及处理

1.急诊手术,病情危急

手术室值班护士接到急诊手术通知单,立即安排手术间,联系相关病房做好术前准备,安排人员转运患者(病情危重的手术患者必须由手术医师陪同送至手术室)。

手术室护士按照手术要求,备齐手术器械及仪器等设备,如高频电刀、超声刀、负压吸引装置,检查仪器功能,并调试至备用状态。同时应预计可能出现的突发事件和可能需要的物品,以备不时之需。如这位患者为剖腹探查手术,除了肠道切除和吻合外,可能存在肠道破裂、腹腔污染的可能,因此必须备齐大量冲洗液体。

同时应通知手术医师及麻醉师及时到位,三方进行手术患者手术安全核查,保证在最短时间内开始手术。

2.肠道吻合的护理配合

肠道吻合器是临床常用的外科吻合装置之一,在手术使用时,主要做好以下护理配合。

(1)型号选择:应按照医师要求,根据肠腔直径和吻合位置,目测或利用测量器,选择不同型号的吻合器,目前常用的肠道吻合器型号有 25～34 号,并分直线和弯型吻合器。

(2)严格核对:手术医师要求使用 32 号直线型管型吻合器吻合肠腔,由于吻合器价格较高,为一次性高值耗材,巡回护士在打开吻合器外包装之前必须再次与手术医师认真确认吻合器的型号、规格,检查有效期及外包装完整性,均符合要求方可打开使用。

（3）配合使用：洗手护士将抵钉座组件取下交予手术医师，手术医师将抵钉座与吻合器头部分别放入将欲吻合的消化管两端，旋转吻合器手柄末端调节螺母，通过弹簧管及吻合器头部伸出的芯轴，将抵钉座连接固定于吻合器头部。医师进行击发，完成肠管钉合并切除消化管腔内多余的组织。

（4）使用后处置：吻合完成后，配合医师共同检查切下的组织切缘是否完整成环，以保证不出现吻合口瘘。吻合器使用后，按照一次性医疗废弃物标准处理，严禁任何人员将使用过的吻合器带出手术室。

二、甲状腺手术的护理配合

甲状腺是人体最大的内分泌腺体，位于甲状软骨下方，紧贴于气管两旁，由中央的峡部和左右两个侧叶构成。甲状腺由两层被膜包裹，内层被膜称甲状腺固有被膜，紧贴腺体并伸入到腺实质内；外层被膜称甲状腺外科被膜，易于剥离，两层被膜之间有甲状腺动、静脉、淋巴结、神经和甲状旁腺等，因此手术时分离甲状腺应在此两膜间进行。当单纯性甲状腺肿压迫气管、食道、喉返神经等引起临床症状，或巨大单纯甲状腺肿物影响患者生活工作，或结节性甲状腺肿有甲状腺功能亢进或恶变，或甲状腺良性肿瘤都应行甲状腺大部或部分（腺瘤小）切除，其中甲状腺腺瘤是最常见的甲状腺良性肿瘤。

（一）主要手术步骤及护理配合

1.手术前准备

手术患者取垂头仰卧位，行全身麻醉。切口周围皮肤消毒范围为：上至下唇，下至乳头连线，两侧至斜方肌前缘。

2.主要手术步骤

（1）切开皮肤、皮下组织及肌肉：传递22号大圆刀在胸骨切迹上两横指处切开皮下组织及颈阔肌。

（2）分离皮瓣：传递纱布，缝合在上下皮瓣处，牵引和保护皮肤；传递组织钳提起皮肤，电刀游离上、下皮瓣。

（3）暴露甲状腺：纵向打开颈白线，传递甲状腺拉钩牵开两侧颈前带状肌群，暴露甲状腺。

（4）处理甲状腺血管：传递圆针慕丝线缝扎甲状腺上动脉和上静脉、甲状腺下动脉和下静脉。

（5）处理峡部：传递血管钳或直角钳分离并钳夹峡部，传递15号小圆刀或解剖剪切除峡部。

（6）切下甲状腺组织：传递血管钳或蚁氏钳，沿预定切线依次钳夹，传递15号小圆刀切除，取下标本，切除时避免损伤喉返神经。传递慕丝线结扎残留甲状腺腺体，传递圆针慕丝线间断缝合甲状腺被膜。

（7）冲洗切口，置引流管，关切口：生理盐水冲洗，传递吸引器吸尽冲洗液并检查有无活动性出血；放置负压引流管置于甲状腺床，传递三角针慕丝线固定；传递圆针慕丝线依次缝合颈阔肌、皮下组织，三角针慕丝线缝合皮肤，或使用无损伤缝线进行皮内缝合，或使用专用皮肤吻合皮钉吻合皮肤。

（二）围术期特殊情况及处理

1.甲状腺次全切除术患者体位

甲状腺次全切除术的手术患者应放置垂头仰卧位，该体位适用于头面部及颈部手术。在手术患者全麻后，巡回护士与手术医师、麻醉师一同放置体位。放置垂头仰卧位时除了遵循体位放置一般原则外,还需注意:①在仰卧位的基础上,双肩下垫一肩垫平肩峰,抬高肩部20°,使头后仰颈部向前突出,充分暴露手术野。②颈下垫颈枕,防止颈部悬空。③头下垫头圈,头两侧置小沙袋,固定头部,避免术中移动。④双手平放于身体两侧并使用中单将其保护、固定。⑤双膝用约束带固定。

2.甲状腺手术术中发生电刀故障

术中发生高频电刀报警,电刀无法正常工作使用,巡回护士应先检查连接线各部分完整性及电刀连接线与电刀主机、电极板连接线与电刀主机的连接处,避免连接线折断或连接部位接触不紧密的情况发生;查看电极板与手术患者身体部位贴合是否紧密,是否放置在合适部位,当进行以上处理后问题仍未解除,应更换电刀头,如仍无法正常使用,更换高频电刀主机,及时联系厂家维修。此外,当手术医师反映电刀输出功率不够,要求加大功率时,巡回护士不可盲目加大功率,造成手术患者发生电灼伤隐患;应积极寻找原因,检查电刀各连接线连接是否紧密的同时,提醒洗手护士及时清除电刀头端的焦痂,保持良好传导性能。

3.手术并发症

手术患者在拔管后突然自觉呛咳、胸闷、心悸、呼吸困难、氧饱和度下降等情况,说明很可能由于手术止血不彻底,形成了切口内血肿。应立即通知手术医师及麻醉师进行抢救,并查看手术患者情况:若伤口敷料有渗血、颈部肿胀、负压引流内有大量新鲜血液,则可初步判断为切口内出血所致,应立即备好手术器械,准备二次手术止血。手术室护士首先应配合麻醉师再次气管插管,保持呼吸道通畅;传递线剪或拆钉器,协助手术医师打开切口,清除血肿,解除对气管的压迫,寻找并结扎出血的血管或组织,如手术患者情况仍无改善,则立即行气管切开。

三、肝移植手术的护理配合

移植术是指将一个体的细胞、组织或器官用手术或其他方法,移植到自体或另一个体的某一部位。人体移植学科的发展是20世纪医学最杰出的成就之一。从最早开展的输全血,到肾、肝、心、胰腺和胰岛、肺、甲状旁腺等器官组织的移植,一直发展到心肺、心肝、胰肾联合移植和腹内多器官联合移植,移植手术的操作技术和移植效果都取得了巨大成就。

近年来,伴随外科技术、器官保存水平、免疫抑制剂运用等各医疗领域技术发展,作为移植手术中难度较高的肝移植也取得了飞速发展,成为治疗末期肝病的首选方法。目前,全世界肝移植中心已超过30个,每年平均以8 000例次为基数持续上升。标准的肝移植术式为原位肝移植,近年来创新多种术式,包括减体积性肝移植、活体部分肝移植、劈离式肝移植、背驮式原位肝移植(图12-27)等,其中活体肝移植是指从健康捐肝人体上切取部分肝脏作为供肝移植给患者的手术方式,其已成为众多先天性胆道闭锁患儿治疗的唯一选择。

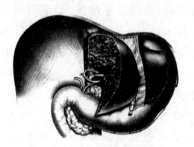

图 12-27　背驮式肝移植

(一)主要手术步骤及护理配合

1.手术前准备

(1)物品准备:准备肝移植器械、肝移植双支点自动拉钩、肝移植显微器械及常用敷料包。准备高频电刀、负压吸引装置、氩气刀、变温毯、保温箱、DSA-C 臂机、各种止血物品。

(2)患者准备:患者放置仰卧位,行全身麻醉。手术医师进行切口周围皮肤消毒,范围为上至颈,下至大腿中上 1/3,包括会阴部,两侧至腋中线。

(3)核对:手术划皮前巡回护士、手术医师和麻醉师三方进行 Time Out 核对患者身份、手术方式、术前备血情况等。

2.供体手术主要手术步骤

活体肝移植包括供体手术和受体手术两部分,供体手术通常为左半肝切除,具体操作如下。

(1)上腹部 L 形切口进腹:传递 22 号大圆刀划开皮肤;传递两把有齿镊、高频电刀配合常规进腹。

(2)安装肝移植悬吊拉钩:传递大纱布保护切口,按顺序安装悬吊拉钩。

(3)切除胆囊,进行胆道造影:传递小分离钳、无损伤镊、解剖剪游离胆囊和胆囊管,丝线结扎。传递硅胶管和抽有造影剂的 20 mL 针筒配合术中造影。

(4)解剖第一肝门:传递小分离钳、解剖剪进行游离;传递橡皮悬吊带牵引左肝动脉、门静脉左支。

(5)阻断左肝动脉、门静脉左支:传递无损伤镊、血管阻断夹进行阻断。

(6)切除肝脏实质:传递氩气刀或 CUSA 刀配合,遇到所有肝内管道结构,传递小分离钳、无损伤镊、解剖剪进行游离、钳夹、剪断,传递丝线进行结扎、缝扎或钛夹夹闭。

(7)处理左肝管:传递小分离钳进行游离;传递橡皮悬吊带牵引左肝管,穿刺造影确认左肝管位置后,传递解剖剪剪断并缝扎。

(8)游离左肝静脉:传递小分离钳、解剖剪,游离左肝静脉;传递橡皮悬吊带牵引。

(9)供肝血管离断、切除供肝:传递小分离钳、解剖剪剪断左肝动脉;传递 2 把门静脉阻断钳、解剖剪断门静脉左支;传递肝静脉阻断钳、解剖剪剪断左肝静脉。

(10)止血、关腹:传递无损伤缝针关闭血管及胆道残端;传递引流管;传递圆针慕丝线缝合肌肉和皮下组织,三角针慕丝线缝皮。

3.受体手术主要手术步骤

(1)上腹部 Mercede 切口(Mercede 切口又称"人字形"切口,先在肋缘下 2 横指做弧形切口,再做一纵形切口向上至剑突下)进腹:传递 22 号大圆刀划开皮肤;传递两把有齿镊、电刀配合常规进腹。

(2)肝周韧带及第一肝门、第二肝门的游离解剖:传递小分离钳、解剖剪、电刀进行游离解剖;遇血管分支准备结扎、缝扎或钛夹传递;传递橡皮悬吊带对肝动脉、门静脉、肝静脉进行牵引。

(3)切除病肝、准备供肝植入:传递阻断钳和血管阻断夹进行血管阻断。

(4)依次行供受体肝静脉、门静脉、肝动脉及胆道的吻合:传递无损伤镊、笔式持针器和无损伤缝针进行配合;在吻合肝动脉时,巡回护士须及时准备术中用显微镜;洗手护士传递显微镊、显微剪刀配合动脉吻合。

(5)止血,放置引流管,关腹:准备各类止血用物,传递引流管进行放置;传递碘伏与生理盐水 1:10 配制的冲洗溶液及大量灭菌注射用水进行腹腔及伤口冲洗;传递圆针慕丝线关腹。

4.术后处置

巡回护士协助麻醉师妥善固定气管导管;连接腹腔引流管与集尿袋,并妥善固定,观察引流液色、质、量。仔细检查手术患者皮肤状况,尤其是骶尾部、足跟、肩胛骨、手臂肘部和枕部。监测手术患者体温,控制室温,做好保暖措施,预防术后低体温发生。巡回护士与麻醉师、手术医师一同送患者入 ICU。若手术患者为肝炎病毒携带者,则术后按一般感染手术术后处理原则进行用物和环境处理。

(二)围术期特殊情况及处理

1.肝移植手术过程中变温毯操作

(1)变温毯(以"Blanketrol Ⅱ型变温毯"为例)操作步骤如下。①手术前:检查蓄水池内水量及水位→安装耦合接头,阴阳相接→确认连接管已接好→放平水毯。②手术时:插入电源插头→打开总电源,开关处于"On"→机器自检,控制面板显示"CK STEPT"→按下"TEMPSET"开关→按上下箭头调节所需水温→按下"Manual Control"启动变温毯。

(2)使用"Blanketrol Ⅱ型变温毯"的注意事项:①蓄水池内只能使用蒸馏水,禁止使用去离子水,大部分的去离子水不是 pH 等于 7 的中性水。如果去离子水是酸性,它将导致电池效应,铜质制冷机将开始腐蚀,最终导致制冷机系统泄漏。②禁止使用酒精,因为酒精会腐蚀变温毯。③蓄水池应每月更换蒸馏水,保护蓄水池不受细菌污染。④变温毯禁止在无水条件下操作,避免该情况引起对内部组件的破坏。⑤禁止蓄水池内过分充水,当变温毯里的水流回进处于关闭状态的系统当中,过分充水可能导致溢出。⑥禁止在患者和变温毯之间放置额外的加热设备,引起皮肤损伤。⑦患者和变温毯之间的区域应该保持干燥以避免患者意外受伤。⑧使用变温毯每隔20 分钟,或者在医师的指导下,巡回护士应检查患者的体温和与变温毯接触区域的皮肤状况,同时检查变温毯里的水温,对小儿患者、温度敏感者、血管疾病患者必须更为频繁地进行检查。⑨关闭变温毯电源开关时,应待水毯内的水回流到蓄水器内(让管子和变温毯连接10 分钟以上)再拔出电源线。

2.手术过程中使用氩气刀的注意事项

每次使用前,先检查钢瓶内氩气余量。操作时一定要先开氩气再开机,先关氩气再关机。术中使用时将电刀头缩回并打开氩气,将氩气喷头对准渗血部位,按下电凝开关。注意提醒手术医师氩气刀适当的工作距离,氩气刀刀头与创面最佳工作距离一般为 1~1.5 cm,禁止将氩气刀刀头直接接触创面工作。使用时注意观察氩气刀喷射时氩弧颜色:正常为蓝色,出现发红则说明工作距离太近。选择合适喷射角度使氩气喷头与受损组织呈 45°~60°最佳。每次使用完毕后,检查钢瓶内氩气余量,当余量不足时应充足备用。

(李志宏)

第六节　神经外科手术的护理

神经外科作为一门独立的学科是在 19 世纪末神经病学、麻醉术、无菌术发展的基础上诞生的。神经外科是医学中最年轻、最复杂而又发展最快的一门学科。神经外科是外科学的分支,包括颅脑损伤、脑肿瘤、脑血管畸形、脊髓病变。神经外科又可分出颅底外科、脑内镜、功能神经外科等。下面以几个经典神经外科手术为例,介绍手术的护理配合。

一、颅内动脉瘤夹闭术的护理配合

颅内动脉瘤是当今人类致死、致残最常见的脑血管病。颅内动脉瘤是脑动脉上的异常膨出部分,指血管壁上浆果样的或先天性的突起,可能是血管先天性的缺陷或血管壁变性引起,通常发生在脑底动脉环的大血管分叉处。颅内动脉瘤分类:颈内动脉瘤(30%～40%)、前交通动脉瘤(30%)、大脑中动脉瘤(20%)、大脑后动脉瘤(1%)、椎基底动脉瘤(10%)。颅内动脉瘤夹闭术手术治疗的原则是将动脉瘤排除于血液循环之外,使之免于再破裂,同时保持载瘤动脉的通畅,防止发生脑缺血。

(一)主要手术步骤及护理配合

1.手术前准备

手术患者行全身麻醉,手术体位为仰卧位,患侧肩下垫一小枕,头向右倾斜30°～45°,上半身略抬高,脑外科头架固定。双眼涂金霉素眼药膏并用眼贴膜覆盖保护,双耳塞干棉球保护,以免消毒液流入眼和耳内。头部手术皮肤消毒时,应由手术区中心部向四周涂擦,包括头部及前额。消毒范围包括手术切口周围15～20 cm的区域。按照神经外科手术铺巾法建立无菌区域。

2.主要手术步骤

(1)铺巾:按常规皮肤消毒铺巾。

(2)切开头皮:传递22号大圆刀切开皮肤,传递头皮夹,夹住皮肤切口止血。

(3)皮瓣形成:以锐性分离法将皮瓣沿帽状腱膜下游离,并向后翻开皮瓣。

(4)骨瓣形成:传递骨膜剥离器剥离骨膜,暴露颅骨,选择合适的钻孔部位,安装并传递气钻或电钻进行钻孔,并用铣刀铣开骨瓣。

(5)切开硬脑膜:打开硬脑膜前传递腰穿针行脑脊液引流;传递蚊氏钳提夹,11号尖刀切开硬脑膜一小口,传递解剖剪(又称"脑膜剪")扩大切口,圆针0号慕丝线悬吊。

(6)游离载瘤动脉:传递显微弹簧剪切开蛛网膜,神经剥离子协助轻轻剥开;传递脑压板,其下垫脑棉牵开并保护脑组织;传递小号显微吸引器、双极电凝暴露肿瘤邻近的血管及神经组织,逐步游离载瘤动脉的近端和远端、瘤颈直至整个瘤体。

(7)确认和夹闭动脉瘤:夹闭动脉瘤,根据情况选择合适长短及角度的动脉瘤夹蘸水后,与施夹钳一同传递。

(8)切口缝合:逐层关闭切口,放置引流,骨瓣覆盖原处并使用连接片和螺钉固定,传递圆针慕丝线依次缝合颞肌筋膜、帽状腱膜,缝合皮下组织,角针慕丝线缝合皮肤。

3.术后处置

为手术患者包扎伤口,戴上弹力帽,注意保护耳郭避免受压。检查受压部位皮肤,固定引流管,护送手术患者入神经外科监护室进行交接。

(二)围术期特殊情况及处理

1.急诊手术的术前准备

接到急诊手术通知单,立即选择安排特别洁净或标准洁净手术室,联系急诊室或者病房做好术前准备,安排人员转运患者(病情危重的手术患者必须由手术医师陪同送至手术室)。

(1)环境准备:手术室温度保持在23～25 ℃,湿度保持在40%～60%。严格根据手术间面积控制参观人员,1台手术不得超过3名。

（2）特殊器械准备：显微持针器、显微弹簧剪刀、显微枪形镊、各种型号的显微吸引器、神经剥离子、各种型号动脉瘤夹及施夹钳、可调节吸引器、多普勒探头、多普勒血流测定仪。

（3）特殊物品准备：7～9"0"的血管缝线、"纤丝速即纱"止血材料和3％罂粟碱溶液。

（4）辅助物品准备：准备带有腰穿针留置孔的手术床及两套负压吸引装置。

同时通知手术医师及麻醉医师及时到位，三方进行手术患者安全核查，保证在最短时间内开始手术。

2.腰椎穿刺术手术体位（如图12-28）

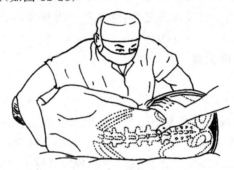

图12-28　腰椎穿刺术

术前腰穿留置针的操作应在全麻后进行，避免刺激患者诱发动脉瘤的破裂出血。具体配合方法如下。

（1）调整体位：手术患者行全身麻醉后，巡回护士与手术医师、麻醉师一同缓慢地将手术患者翻转呈侧卧位，背齐床沿，头部和两膝尽量向胸部屈膝，腰背部向后弓起，使棘突间的椎间隙变宽，利于腰穿针进入鞘膜囊内，巡回护士站立于手术患者前面，帮助固定体位并保护手术患者以防坠床，配合麻醉师行腰穿。

（2）保护腰穿针头：完成腰穿留置引流后，立即用无菌小纱布保护腰穿针头，胶布固定，避免针芯脱落。

（3）确认腰穿留置针位置：手术医师、麻醉师共同将手术患者向床中央稍稍移动，其中一人用手轻扶腰穿针，巡回护士负责观察、确认腰穿留置针与手术床中央留置孔的位置相吻合后，共同将手术患者安置成仰卧位。

（4）术中监测：地面与手术床上留置孔的相应部位放置药碗（当腰穿针开放时可存取脑脊液）。加强巡视和检查，并按照要求进行相应特殊检查。

3.动脉瘤手术过程中的药物管理

对于手术台上使用的各种药物，巡回护士必须与洗手护士严格核对；无菌台上的术中用药，洗手护士必须加强管理，以防混淆或错用。

（1）药物标识规范：手术台上所有的药物及盛放药物的容器（包括注射器、药杯、药碗）必须有明确的标识，其上注明药物名称、浓度、剂量。

（2）杜绝混淆：无菌台上第一种药物未做好标识前，不可传递第二种药物至无菌台。

（3）特殊药物的配合：当需解除血管痉挛时，递显微枪形镊夹持含有3％罂粟碱溶液的小脑棉湿敷载瘤动脉5分钟。

（4）严格区分放置：注射药、静脉输液、消毒液必须严格区分放置，标识清晰。外观相似或读音相近的药物必须严格区分放置。

4.颅内动脉瘤过早破裂

颅内动脉瘤破裂是手术中的危急情况,必须及时、恰当处理,主要方法包括以下几种。

(1)指压法:巡回护士或台下医师协助压迫颈动脉,手术医师在颅内暂时阻断载瘤动脉,制止出血,同时处理颅内动脉瘤。洗手护士传递两只大号吸引器,手术医师迅速清除手术视野内的血液,找到动脉瘤破口,立即用其中一只吸引器对准出血点,迅速游离和处理动脉瘤。

(2)吸引器游离法:洗手护士传递大号显微吸引器,手术医师将动脉瘤吸住后,迅速夹闭瘤颈,该法适用于瘤颈完全游离,如使用不当可引起动脉瘤破口再次扩大。

(3)压迫止血法:洗手护士根据要求传递比破口小的锥形吸收性明胶海绵,手术医师将起头端插入动脉瘤破口处,并传递小型脑棉,在其外覆盖,同时传递小型显微吸引器轻压片刻后,迅速游离动脉瘤。

(4)双极电凝法:仅适用于颅内动脉瘤破口小且边缘整齐的情况下。洗手护士准确快速传递双极电凝镊,手术医师用其夹住出血部位,启动电凝,帮助止血。

5.脑棉的使用和清点

神经外科手术风险大、难度高、手术时间长,脑棉的清点工作是神经外科手术护理的重点和难点,应按照以下方法进行。

(1)术前清点:术前洗手护士应提前洗手,保证充分的时间进行脑棉的清点和整理。由洗手护士和巡回护士两人共同清点脑棉,并记录于手术护理记录单上。清点脑棉时应特别注意,脑棉以 10 块 1 包装,每台手术以 50 块为基数。清点脑棉时需细致谨慎,应及时发现是否存在两块脑棉重叠放置的现象。此外必须检查每一块脑棉的完整性,确认每一块脑棉上带有牵引线。

(2)术中管理:传递脑棉时,需将脑棉平放于示指的指背上或手背上,光面向前,牵引线向后。术中添加脑棉也必须及时清点并记录。添加脑棉时,同样以 10 块的倍数进行添加。术中严禁手术医师破坏脑棉的形状,如修剪脑棉或撕扯脑棉。巡回护士应及时捡起手术中掉落的脑棉并放至指定位置。

(3)关闭脑膜前清点:必须确认脑棉的数量准确无误方可关闭并记录。关闭脑膜后必须再次确认脑棉的数量准确无误并记录。

二、后颅肿瘤切除手术的护理配合

后颅肿瘤是指小脑幕下的颅后窝肿瘤,常见有小脑、脑桥小脑角区、第四脑室、斜坡、脑干、枕大孔区肿瘤等。经临床和影像学检查证实的后颅肿瘤,除非有严重器质性病变不宜开颅者,一般均应手术治疗,根据手术部位常采用正中线直切口、钩状切口、倒钩形切口。此节以最典型和最常用的枕下正中切口后颅窝开颅术为例说明手术入路及手术配合。

(一)主要手术步骤及护理配合

1.术前准备

手术患者行全身麻醉,手术体位为俯卧位,上半身略抬高,头架固定。双眼涂金霉素眼药膏并用眼贴膜覆盖保护,双耳塞棉花球保护,以免消毒液流入眼和耳内。头部手术皮肤消毒时,应由手术区中心部向四周涂擦。消毒范围要包括手术切口周围 15～20 cm 的区域。按照神经外科手术铺巾法建立无菌区域。

2.手术步骤

(1)常规皮肤消毒铺巾。

(2)切开头皮:传递 22 号大圆刀切开皮肤,传递头皮夹,夹住皮肤切口止血。

(3)牵开肌层:传递骨膜剥离器分离两侧附着于枕骨的肌肉及肌腱,显露寰椎后结节和枢椎棘突,传递乳突拉钩或梳式拉钩用于牵开肌层。

(4)骨窗形成:传递气钻或电钻在枕骨鳞部钻一孔,并传递鼻甲咬骨钳扩大骨窗,向上至横窦,向下咬开枕骨大孔,必要时咬开寰椎后弓。

(5)切开并悬吊硬脑膜:传递蚊氏钳提夹,11 号尖刀切开硬脑膜一小口,传递解剖剪扩大切口,圆针0 号慕丝线悬吊。

(6)肿瘤切除并止血:传递取瘤钳分块切取肿瘤,传递止血纱布进行止血。

(7)清点脑棉,缝合硬脑膜。

(8)切口缝合:逐层关闭切口,放置引流,严密缝合枕下肌肉、筋膜,缝合皮下组织和皮肤。

3.术后处置

为手术患者包扎伤口、戴上弹力帽,注意保护耳郭,检查受压部位皮肤,固定引流管,护送患者入复苏室进行交接。处理术后器械及物品。

(二)围术期特殊情况及处理

1.小脑肿瘤切除术的术前准备

小脑手术部位深,手术复杂,对护理的配合要求高,因此,手术室护士应尽最大可能做好充分的手术准备。具体包括以下。

(1)环境准备:安排入特别洁净或标准洁净手术室,手术室温度保持在 23～25 ℃,湿度保持在40％～60％。严格根据手术间面积控制参观人员,1 台手术不得超过 3 名。

(2)特殊器械及物品准备:头架、气钻、显微镜、一次性显微镜套、超声刀、吸收性明胶海绵、骨蜡、电刀、"纤丝速即纱"、双极电凝、负压球、医用化学胶水、脑棉、显微弹簧剪、显微枪形剪、枪形息肉钳等。

(3)常规用品准备:术前了解手术患者病情、手术部位,根据手术患者的体型、手术体位等实际情况准备手术所需常规用品。

(4)抢救用品准备:充分估计术中可能发生的意外,提前准备好各种抢救用品。对出血比较多的手术如巨大脑膜瘤等,应事先准备两路吸引器。

2.患者俯卧位的摆放

摆放体位之前,巡回护士应做好充分的准备:将体位垫 4～5 个呈三角形放于手术床上,体位垫的大小选择根据手术患者的体型确定,体位垫上的布单应保持平整,无皱褶、无潮湿。

手术患者在患者推床上接受全身麻醉后,巡回护士脱去患者衣服,双臂放于身体两旁,用中单加以固定,防止在翻身时肩关节、肘关节扭曲受伤。然后巡回护士与手术医师、麻醉师同时将患者抬起缓慢翻转到手术床上呈俯卧位;注意其中手术医师托住患者颈肩部和腰部,巡回护士托住患者臀部和窝部,麻醉师注意避免气管插管、输液管及导尿管脱落;同时应注意保持头、颈、胸椎在同一水平上旋转。翻转成功后巡回护士根据需要调整体位垫,保证胸腹悬空不受压,四肢处于功能位,全身各个部位得到妥善固定。

3.术中观察

术中还应巡逻护士要密切观察生命体征的变化,观察四肢有无受压、静脉回流是否畅通等。注意保持静脉通路和导尿管的通畅,特别是应手术需要在手术进行中挪动患者体位或疑似患者体位有变动时必须立即检查。常规状态下每 1～2 小时观察一次。

4.超声刀的连接和使用

脑外科专用超声刀设备较为昂贵,使用要求高,手术室护士应正确使用,以确保其发挥最大的效能。

(1)超声刀使用流程(图12-29)。

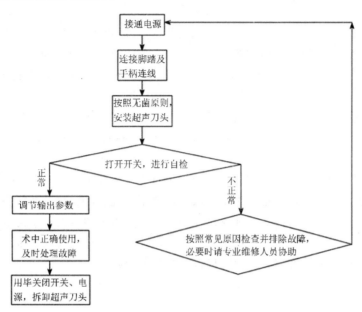

图12-29　超声刀使用流程图

(2)脑外科专用超声刀使用前的操作要点包括:①先插上电源,连接踏脚和机器,打开机器开关。检查仪器是否完好。②吸引瓶内采用一次性带止逆阀吸引袋,并连接机器。③洗手护士正确无误地衔接好超声刀手柄电线、吸引管、冲洗管并将三者合一,妥善固定,将其远端传递给辅助护士。巡回护士分别将超声刀插头、吸引管、冲洗管与机器相应插口及冲洗液连接。④巡回护士根据需要调节吸引力、超声频率、冲洗液流量至最合适的范围。

(3)脑外科专用超声刀仪使用时的注意事项:①超声刀头置于安全稳妥的地方,刀头不可触及任何物品。②及时擦净超声刀头上的血迹并吸取生理盐水保持吸引头通畅。③当仪器处于工作状态时,手远离转轴。

(4)脑外科专用超声刀使用后的注意事项:①脚踩踏脚开关,用超声刀头吸生理盐水200 mL冲洗超声刀头中的管腔,然后关闭电源开关。②超声刀头用湿纱布擦拭干净,禁止放在含酶的消毒液中,应送环氧乙烷灭菌。③收好电源电线、踏脚开关等物件,吸引袋按一次性医疗废弃物处理。④登记使用情况。

5.神经外科手术中显微镜的使用

显微镜是神经外科手术最为常用的仪器设备之一,护士应掌握正确的使用和维护保养方法,从而为患者提供安全的治疗,同时延长物品的使用寿命。

(1)使用前的注意事项:①接通电源,连接视频线至彩色监视器,打开电源开关。②根据手术部位调整好助手镜的位置,打开显微镜开关。检查显微镜的各项功能,如聚焦、调整平衡等。目镜的屈光度数,使图像清晰度与助手镜和监视器一样。③拉直显微镜臂,用无菌显微镜套将显微镜套好。

(2)使用中的注意事项:①洗手护士在手术显微镜下配合手术时,要特别注意显示屏上显示的手术操作及进展,主动与主刀医师配合。②传递器械动作幅度要小,做到轻、稳、准。做到一手递,一手接,保证医师在接后即能用。③传递脑棉时,根据需要将不同大小的脑棉传递到医师的视野内。④做各种操作时绝对不可倚靠及碰撞手术床及显微镜底座,以免影响手术区域及操作。

(3)使用后的注意事项:①关闭手术显微镜光源,打开固定器,将显微镜推离手术区。②将手术显微镜镜臂收起,缩至最短距离,注意保护镜头。③关闭总电源,收好电源线和视频线,将手术显微镜放置原位,固定底座开关。④取下手术显微镜套后,应检查手术显微镜上有无血迹,清洁擦拭干净。⑤按要求在专用登记本上记录显微镜使用状况。

(4)保养的注意事项:①手术显微镜的镜头是整个机器的心脏,非常娇贵,所以每次使用后,要用镜头专用纸清洁镜头,禁用粗糙的物品擦拭,防止出现划痕,影响镜头的清晰程度。②勿用乙醇、乙醚等有机溶剂擦拭镜身,可用软布蘸水擦拭;各个螺丝和旋钮不要拧得过紧或过松。③关闭显微镜时,要先将调节光源旋钮旋至最小,再将光源电源关闭,最后关闭显微镜电源开关,以延长灯泡的使用寿命。④随时记录手术显微镜的使用情况、性能、故障及解决方法。⑤手术显微镜应放置于干净、干燥通风的地方,注意避免碰撞。⑥显微镜通常处于平衡状态,无特殊要求,不要轻易调节。⑦专人负责检查,设专用登记本,每次使用后需登记情况并签名。⑧每3个月由专业人员做一次预防性维修和保养,每年进行1次安全性检查。

(李志宏)

第七节　心胸外科手术的护理

心胸外科专业开创于20世纪初期,起步较晚,但几十年来却是发展最快的外科学分支之一。心胸外科通常可分为普通胸外科和心脏外科,普通胸外科治疗包括肺、食道、纵隔等疾病;心脏外科则是治疗心脏的先天性或后天性疾病。常见的先天性心脏病手术包括房室间隔缺损修补,肺动脉狭窄拓宽、法洛四联症矫治术和动脉导管未闭结扎术等;后天性心脏病手术包括瓣膜置换术、瓣膜成形术、冠状动脉搭桥术、带瓣管道置换术等;下面以几个经典的胸心外科手术为例,介绍手术的护理配合。

一、瓣膜病置换手术的护理配合

心脏瓣膜病是指心脏瓣膜结构(瓣叶、瓣环、腱索、乳头肌)的功能或结构异常导致瓣口狭窄和/或关闭不全。常见的致病因素包括炎症、黏液样变性、退行性改变、先天性畸形、缺血性坏死、创伤、梅毒、钙化、发育异常等。心脏瓣膜置换术是指在低体温麻醉下,通过外科手术切除病变瓣膜,使用人工心脏瓣膜替换的一种治疗方法。以下以二尖瓣置换术为例进行手术配合介绍。

(一)主要手术步骤及护理配合

1.手术前准备

手术患者入室前,巡回护士应先将凝胶体位垫和变温水毯放置于手术床上,其有防止压疮和体外循环恢复后升温的作用。手术患者取仰卧位,双手平放于身体两侧并使用中单将其保护固定。手术患者行全身麻醉,巡回护士配合麻醉师进行动静脉穿刺;留置导尿管,并连接精密集尿袋。留置肛温探头进行术中核心体温的监测;巡回护士合理粘贴电极板,通常将电极板与患者轴线垂直地粘贴于臀部侧方肌肉丰富处,不宜粘贴于大腿处,以防术中进行股动脉、股静脉的紧急插管。切口周围皮肤消毒范围为:上至肩,下至髂峰连线,两侧至腋中线。按照胸部正中切口手术铺巾法建立无菌区域。

2.主要手术步骤

(1)经胸骨正中切口开胸:传递 22 号大圆刀切开皮肤,电刀切开皮下组织及肌层,切开骨膜;传递电锯锯开胸骨,并传递骨蜡进行骨创面止血(如图 12-30,图 12-31)。

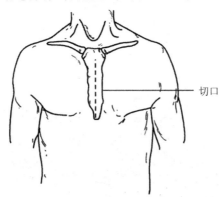

图 12-30 胸正中切口

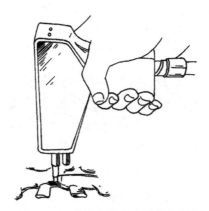

图 12-31 使用电锯将胸骨纵向锯开

(2)撑开胸骨:利用胸腔撑开器撑开胸骨显露胸腺、前纵隔及心包;传递无损伤镊夹持心包,配合解剖剪剪开,传递圆针 7 号慕丝线进行心包悬吊,显露心脏(如图 12-32)。

(3)建立体外循环:传递 25 cm 解剖剪、无损伤镊、血管游离钳等游离上下腔静脉及升主动脉,配合插管荷包的制作,以及上下腔静脉和升主动脉插管,放置心脏冷停搏液灌注管,传递阻断钳阻断上、下腔静脉和主动脉,灌注停跳液(原理为含高浓度钾,导致心脏停搏),外膜敷冰泥保护心肌,直至心脏停止。

(4)显露二尖瓣:传递 11 号尖刀经房间沟切开左心房壁,心房拉钩牵开心房,显露二尖瓣(如图 12-33)。

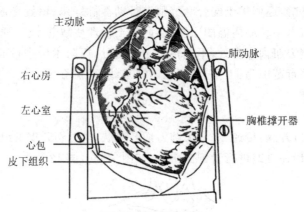

图 12-32　显露心脏

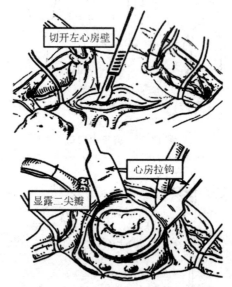

图 12-33　切开左心房,显露二尖瓣

(5)剪除二尖瓣及腱索:传递 25 cm 解剖剪沿瓣环剪除二尖瓣及腱索,无损伤镊配合操作,同时准备湿纱布,及时擦拭解剖剪及无损伤镊上残留腱索和组织。

(6)换人工瓣膜:传递测瓣器测定瓣环大小,选择大小合适的人工瓣膜,传递瓣膜缝合线缝合人工瓣膜。

(7)关闭切口,恢复正常循环:传递不可吸收缝线关闭二尖瓣切口和左心房切口。传递夹管钳,配合撤离体外循环,并传递不可吸收缝线或各种止血用品配合有效止血;开启变温水毯至 38～40 ℃,调高手术间内温度,加温输注的液体或血液进行复温,待心脏跳动恢复、有力,全身灌注情况改善,放置胸腔闭式引流管,传递无损伤缝线缝合并关闭心包,传递胸骨钢丝关胸及慕丝线缝合切口。

3.术后处置

为手术患者包扎伤口,及时加盖棉被进行保温。检查手术患者骶尾部、足跟等易发生压疮的皮肤,及时发现皮肤发红、破损等异常情况。固定胸腔引流管、导尿管,保持引流通畅,并观察引流液的色、量、质,加强管道护理,防止滑脱。协助麻醉师、手术医师小心谨慎地将手术患者转移至监护床上,转运途中严密监测血压、心率、心律、氧饱和度等生命体征。保障患者安全,与心外科监护室护士做好交接班。

(二)围术期特殊情况及处理

1.调节手术患者体温

正常机体需高血流量灌注重要脏器,包括肾、心、脑、肝等,而机体代谢与体温直接有关,体温每下降7 ℃组织代谢率可下降50％,如体温降至30 ℃,则氧需要量减少50％,体温降至23 ℃时氧需要量则是正常的25％。因此,在建立体外循环过程中需要降温,以减低需氧量,预防重要脏器缺血缺氧,提高灌注的安全性。降温程度根据病情、手术目的和手术方法等各种情况而定,可分为不同的类型。

(1)常温体外循环:适用于简单心脏畸形能在短时间内完成手术者。

(2)浅低温体外循环:适用于病情中等者,心内畸形不太复杂者。

(3)深低温微流量体外循环,适用于:①心功能差,心内畸形复杂者。②侧支循环丰富,心内手术时有大量回血者。③合并动脉导管未闭者。④升主动脉瘤或假性动脉瘤手术深低温停循环者。

(4)婴幼儿深低温体外循环:适用于各种心脏复杂畸形。

(5)成人深低温体外循环:主要适用于升主动脉及弓部动脉瘤手术。

体外循环通过与低温结合应用,可使体外循环灌注流量减少,血液稀释度增加,氧合器血气比率降低。手术室的降温/保温设备有空调、制冰机、恒温箱、水床、变温毯及热空气动力装置等,通过这些设备,手术室护士可以达到调节和控制手术患者体温的目的。

2.心脏复苏困难

进行体外循环后,手术患者发生心脏复苏困难原因很多,常见于心脏扩大、心肌肥厚、心功能不全及电解质平衡紊乱等。案例中手术患者为二尖瓣狭窄患者,由于长时间的容量及压力负荷加重,且心功能基础较差,长时间的升主动脉阻断更加重了心肌的缺血缺氧损害,因此可能发生心脏复苏困难。

对于这位手术患者,首先应给予积极处理措施,如实施电击除颤等,如果效果不佳则立即再次阻断主动脉,在主动脉根部灌注单纯温氧合血5～10分钟,由于血液不但能为受损的心脏提供充足的氧,还能避免或减轻心肌的再灌注损伤。而后再次开放主动脉,一般即可自动复跳或经电击除颤后复跳。如多次除颤后仍不复跳则需再次阻断主动脉,灌注停搏液使心电机械活动完全停止,让心脏得以充分的休息,降低氧耗,为再次复跳做好准备。

3.心脏复跳后因高血钾心搏骤停

心脏复跳后发生高钾血症的可能原因包括:肾排钾减少、血液破坏、酸中毒、摄入过多等,如心脏停搏液(含钾)灌注次数和容量过多,大量的血液预充等。高钾血症可使静息电位接近阈电位水平,细胞膜处于去极化阻滞状态,钠通道失活,动作电位的形成和传导发生障碍,心肌兴奋性降低或消失,兴奋-收缩耦联减弱,心肌收缩降低,从而发生心搏骤停。

(1)胸内心脏按压:第一时间内迅速给予。胸内心脏按压方法可分为单手或双手心脏按压术,一般用单手按压时,拇指和大鱼际紧贴右心室的表面,其余四指紧贴左心室后面,均匀用力,有节奏地进行按压和放松,频率为80～100次/分。双手胸内心脏按压,用于心脏扩大、心室肥厚者,术者左手放在右心室面,右手放在左心室面,双手掌向心脏做对合按压,其余同单手法(图12-34)。切勿用手指尖按压心脏,以防止心肌和冠状血管损伤。

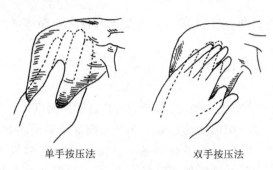

单手按压法　　　　　　　双手按压法

图 12-34　心内按压示意图

（2）胸内电除颤：巡回护士立即准备除颤仪及无菌除颤极板配合手术医师进行胸内除颤。首先打开除颤器电源，选择非同步除颤方式，继而选择电能进行充电；手术医师将胸内除颤电极板分别置于心脏的两侧或前后并夹紧，电击能量成人为 10～40 J，小儿为 5～20 J。

（3）复苏成功后，应配合麻醉师使用药物纠正低血压及电解质紊乱等，同时给予冰袋施行头部物理降温，同时用冰袋置于颈部、腋窝、腹股沟等大血管流经处进行体表降温，预防脑水肿等。心跳恢复后，有可能再度停搏或发生心室纤维性颤动，巡回护士应严密观察患者生命体征。

二、小切口微创心脏手术的护理配合

传统心脏外科手术，多采用胸骨正中切口，部分采用左胸后外侧切口，但往往痛苦大、手术切口长。随着近年来心血管手术安全性的不断提高，小切口心脏手术渐趋盛行。小切口心脏手术的特点是切口美观、隐蔽、创伤小、出血少、恢复快、愈合好、畸形少、费用少等。但由于切口小，术中术野显露较差，术前应明确诊断，严格掌握手术指征，同时对外科医师的手术操作技能也提出较高要求。本文以右腋下小切口微创房间隔缺损修补术为例介绍手术护理配合。

（一）主要手术步骤及护理配合

1.手术前准备

患者静脉复合麻醉伴行气管插管，体位在仰卧位的基础上右胸垫高，呈左侧 60°半侧卧位，下半身尽量平卧，显露股动脉。右上肢屈肘悬吊于手术台支架上。摆放体位后，协助医师正确粘贴体外除颤板。切口周围皮肤消毒范围为：前后过中线，上至锁骨及上臂 1/3 处，下过肋缘。按照胸部侧卧位切口手术铺巾法建立无菌区域。

2.主要手术步骤

（1）右前胸切口：即取右侧腋中线第二肋交点与腋前线第五肋间交点连线行约 5 cm 切口，于腋前线第四肋进胸。传递 22 号大圆刀切开皮肤，电刀切开皮下组织及肌层，传递侧胸撑开器暴露切口。

（2）建立体外循环：传递无损伤镊、25 cm 解剖剪剪开心包并传递圆针慕丝线固定心包。传递血管游离钳游离上、下腔静脉和主动脉并在主动脉根部作荷包缝合，插特定制作的长形带导芯的主动脉供血管。于右心耳部做荷包，并切开心耳插上腔静脉引流管；于右心房壁做荷包缝线，切开后插下腔静脉引流管。体外循环开始后，阻断升主动脉并于主动脉根部注入冷停搏液。

（3）暴露房间隔缺损：传递无损伤镊及无损伤剪，切开右心房，暴露房间隔缺损。

（4）修补房间隔缺损：如缺损较小，传递不可吸收缝线予以直接缝合；如缺损较大或位置比较特殊也可使用自体心包片或涤纶补片修补缺损。在缝合心房切口的同时排除右心房内气体,主动脉开放后心脏复跳。

(5)关闭切口:放置胸腔闭式引流管,传递三角针慕丝线固定,传递无损伤缝线缝合并关闭心包,传递慕丝线缝合切口。

3.术后处置

为手术患儿包扎伤口,及时加盖棉被进行保温。检查手术患儿受压侧眼睛、耳朵、各处骨突部位及悬吊的上肢,及时发现皮肤发红、破损等异常情况。固定胸腔引流管、导尿管,保持引流通畅,并观察引流液的色、量、质,加强管道护理,防止滑脱。协助麻醉师、手术医师小心谨慎地将手术患者转移至监护床上,转运途中严密监测血压、心率、心律、氧饱和度等生命体征。保障患者安全,与心外科监护室护士做好交接班。

(二)围术期特殊情况及护理

1.低龄手术患者如何进行术前准备

多数先天性心脏病患者需在儿时接受手术,因此必须加强以下几个方面的护理工作。

(1)做好心理护理,完善术前访视:对手术患儿关心爱护、态度和蔼,对家长解释病情和检查治疗过程,建立良好的护患关系,消除家长和手术患儿的紧张,取得理解和配合。全面了解手术患儿的基本情况,包括基础生命体征、皮肤准备情况、备血、配血和手术方案等。做好护理计划,儿童术前禁食 10 小时,婴幼儿禁食 2 小时。

(2)手术间及物品准备:手术间温度要保持恒定,对于 10 kg 以下及术中需要深低温降温的手术患儿,术前应在手术床上铺好变温毯,以便降温或复温时使用。10 kg 以下的手术患儿应用输液泵严格控制液体入量。准备好摆放体位时所需的适合患儿身高体重的体位摆放辅助用品。准备好适合小儿皮肤的消毒液,一般用碘伏进行消毒。

(3)器械准备:根据手术患儿的身高和体重,准备合适的小儿心脏外科器械,如小儿使用阻断钳等,同时由于从侧胸入路手术,术前需要准备侧胸撑开器及加长的心脏外科器械,如 25 cm 解剖剪、长柄 15 号小圆刀等,方便术中使用。

2.术中需要更换手术方式

术中病情突变、需要更换手术方式是非常紧急的情况,必须争分夺秒,以挽救手术患者的生命。手术室护士应做好以下几个方面的工作。

(1)术前准备周全:首先手术室护士应在术前将各种风险可能考虑周全,并事先准备好各种可能使用的器械物品,如股动脉插管管道、各种规格的涤纶补片等。手术医师也应考虑到手术方式改变或股动脉插管的可能,在消毒铺单时应扩大范围。

(2)及时供应器械:如需改变手术方式,紧急调用其他器械,手术室巡回护士应立即将情况向值班护士长汇报,同时积极联系其他手术房间或者专科护士寻找合适的器械或替代物品,并及时提供到手术台上供医师使用,尽量减少耗费时间,保证患儿安全。

3.手术时间意外延长

手术时间意外延长可能导致非预期事件的发生,手术室护士必须及时调整和处理,以最大限度保护手术患儿及其家属。

(1)做好护理配合:手术室护士在整个手术过程应沉着冷静、全神贯注,预见性准备好下一步骤所需物品,配合手术医师尽量减少操作时间,降低手术对其他脏器损伤,减少手术并发症。

(2)预防性使用抗生素:常用的头孢菌素血清半衰期为 1~2 小时,为了保证药物有效浓度能覆盖手术全过程,当手术延长到 3~4 小时或失血量＞1 500 mL 时,应追加一个剂量,预防术后感染。

(3)无菌区域的保证:手术时间意外延长如超过 4 小时,应在无菌区域内加盖无菌巾,手术人员更换隔离衣及手套等。

(4)加强体位管理:术中每隔 30 分钟检查手术患儿体位情况,对于容易受压部位应定时进行减压,保证整个手术过程手术患儿皮肤的完整性,肢体功能不受损。

(5)联系并告知相关部门:联系病房告知患儿家属手术情况,安抚紧张情绪。告知护理排班人员,以便其做好工作安排。

(连佳佳)

第八节　泌尿外科手术的护理

泌尿外科是处理和研究泌尿系统、男性生殖系统及肾上腺外科疾病的学科。其中主要涉及的脏器包括肾脏、肾上腺、输尿管、膀胱及前列腺等。下面以两个经典手术为例,介绍泌尿外科手术的护理配合。

一、单纯肾切除手术的护理配合

肾脏位置相当于第 12 胸椎至第 3 腰椎水平,右肾较左肾稍低 1~2 cm,右肾上极前方有肝右叶,结肠肝曲,内侧有下腔静脉,十二指肠降部;左肾前方与胃毗邻,前方有脾脏、结肠脾曲,脾血管和胰腺于肾的前方跨过。肾内侧缘有肾门,肾脏上内方有肾上腺覆盖。肾的被膜由外向内依次为肾筋膜、脂肪囊、纤维囊。

(一)主要手术步骤及护理配合

1.手术前准备

术前备肾切除器械包和常用敷料包,准备高频电刀和负压吸引装置。待患者行全身麻醉后,医护人员共同放置患者 90°左侧卧位。手术医师进行切口周围皮肤消毒,范围为前后过腋中线,上至腋窝,下至腹股沟。手术划皮前巡回护士、手术医师和麻醉师三方进行 Time Out 核对患者身份、手术方式、手术部位等手术信息,以及手术部位标识是否正确。

2.主要手术步骤

(1)经第 12 肋下切口进后腹膜:传递 22 号大圆刀切开皮肤;电刀切开各层肌层组织及筋膜,传递无损伤镊配合;传递解剖剪分离粘连组织。

(2)显露肾周筋膜,暴露手术野:传递湿纱布和自动牵开器,撑开创缘。

(3)暴露肾门:传递 S 拉钩牵开暴露;遇小血管或索带,传递长弯开来钳夹,解剖剪剪断,缝扎或结扎。

(4)处理肾动脉、静脉:传递长直角钳游离血管,7 号慕丝线套扎两道;传递长弯开来 3 把,分别钳夹血管,长解剖剪剪断,7 号慕丝线结扎,小圆针 1 号慕丝线再次缝扎(图 12-35~图 12-37)。

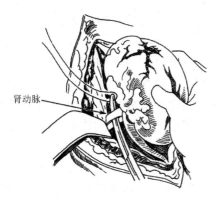

图 12-35　丝线套扎肾动脉

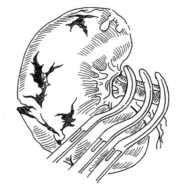

图 12-36　依次传递 3 把长开来钳夹肾血管

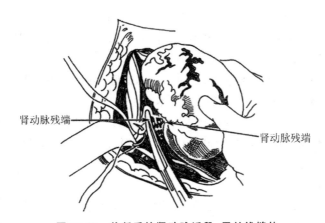

图 12-37　剪断后的肾动脉近段,用丝线缝扎

(5)分离肾脏和脂肪囊:传递长弯开来、长剪刀分离。

(6)处理输尿管上段,移除标本:传递长弯开来 3 把,分别钳夹输尿管,长解剖剪剪断,7 号慕丝线结扎,小圆针 1 号慕丝线再次缝扎。

(7)放置引流管:传递负压球,角针 4 号慕丝线固定。

(8)关闭切口:圆针慕丝线依次关闭各层肌肉层及皮下组织;角针慕丝线缝合皮肤。

3.术后处置

(1)术后皮肤评估:放置肾脏 90°左侧卧位的手术患者,术后巡回护士应及时与手术医师和麻醉师一同将患者由侧卧位安全翻转至仰卧位,重点检查受压侧的眼部和耳郭、手臂、肩部和腋窝、髂嵴、膝盖及脚踝和足部的皮肤情况,该患者是女性患者,还应重点检查患者的乳房有无被压迫或损伤。

(2)导管护理:巡回护士协助麻醉师妥善固定气管导管;妥善固定负压球和导尿管,避免负压球管道受压或折叠于患者身下,同时观察负压球中引流液的色、质、量和通畅情况。

(3)术后常规工作:根据医嘱运送患者入麻醉恢复室;放置肾脏标本。

(二)手术中特殊情况及处理

1.肾脏 90°左侧卧位,肾脏 90°侧卧位与胸外科 90°侧卧位的区别

待手术患者麻醉后,手术团队将患者身体呈一直线转成 90°左侧卧位,使右侧朝上。放置凝

胶头圈于手术患者头下,避免眼睛、耳朵受压。将手术患者右侧上肢放于搁手架上层,左侧上肢放于下层。同时于紧靠腋下处放置胸枕,防止臂丛神经受损。然后分别用安全带固定两侧上肢,松紧适宜,露出手指。注意保护手术患者的乳房,避免受压。将肾区(肋缘下 3 cm 左右)对准腰桥,放置凝胶腰枕于脐下。于尾骶部和耻骨联合处分别放置大小髂托固定,并用小方枕保护。手术患者上方的右下肢伸直,下方的左下肢屈曲,并于两下肢接触处放置软垫,在膝部和踝部放置软垫垫高,固定下肢。改变手术床的位置,同时放低床头和床尾,达到"折床"效果,使肾区逐渐平坦,便于手术操作。

与胸外科 90°侧卧位相比,在放置肾脏 90°侧卧位时,下肢的摆放为"上直下屈",而放置胸外科 90°侧卧位时下肢应为"上屈下直"。此外放置肾脏 90°侧卧位时尤其强调肾区必须对准腰桥。最后,在放置肾脏 90°侧卧位后,巡回护士须改变手术床使其达到"折床"效果。

2.术中手术方式改为肾部分切除术

术前,巡回护士应完善术前访视,与手术医师取得沟通,提前准备可能因手术方式临时调整而需要的特殊器械、缝针、止血物品等手术用物。同时手术室护士应熟悉肾部分切除术的适应证和禁忌证,掌握专科知识,提高临床判断能力。

术中,洗手护士应密切关注手术进展,及时与主刀医师沟通,获知手术方式改变时,第一时间告知巡回护士,后者则迅速将特殊用物传递给手术台上使用。

"单纯肾切除手术"改变为"肾部分切除术"时,应提供下列特殊器械、缝针等物品:血管阻断夹或Santisky钳,用于临时阻断肾动静脉血流;钛夹钳和钛夹,用于切除肿瘤时,夹闭小血管;2/0或 3/0 可吸收缝线,用于缝合肾实质、肾包膜;止血纱布、生物胶等,用于覆盖肾脏创面进行止血。

3.关闭切口前,发现缺少纱布

巡回护士应第一时间告知手术医师及麻醉师清点数量错误,并得到肯定回复,在手术患者情况允许下,暂停手术。洗手护士和手术医师共同在手术区域进行搜寻,包括体腔切口、无菌区及视力可及范围。巡回护士在手术区域外围进行搜寻,包括地面、纱布桶、一次性物品丢弃桶、生活垃圾桶等。

当遗失的物品找到时,巡回护士和洗手护士必须重新进行一次完整的清点,数量正确后告知手术团队,手术继续进行。

当遗失的物品未能找到时,巡回护士应汇报护士长请求支援,同时请放射科执行术中造影,并让专业放射学医师读片,确定患者体腔切口内无异物遗留,手术医师可关闭切口。

记录事件经过、所采取的所有护理措施及最终搜寻结果,并根据相关流程制度上报事件。

二、前列腺癌根治手术的护理配合

前列腺位于耻骨后下方,直肠前,尿道生殖膈上方,由围绕尿道周围的腺体和其外层的前列腺腺体所组成。盆腔筋膜包裹前列腺形成前列腺筋膜,而前列腺实质表面有结缔组织和平滑肌构成前列腺固有囊。在前列腺筋膜鞘和囊之间还有前列腺静脉丛。

近年来,随着我国社会老龄化现象日趋严重及食物、环境等改变,前列腺癌发病率迅速增加。前列腺癌多数无临床症状,常在直肠指检、超声检查或前列腺增生手术标本中偶然发现。前列腺增生手术时偶然发现的 Ⅰ 期癌可以不做处理,但应严密随诊。局限在前列腺内的第 Ⅱ 期癌可以行根治性前列腺切除术。第Ⅲ、Ⅳ期癌以内分泌治疗为主,可行睾丸切除术,必要时配合抗雄激素制剂。

(一)主要手术步骤及护理配合

1.手术前准备

准备前列腺切除器械和常用敷料包。准备高频电刀、负压吸引装置和等离子 PK 刀。实施全身麻醉后,巡回护士为手术患者放置仰卧位,可根据手术要求于骶尾部垫一小方枕,腘窝处垫一方枕。手术医师进行切口周围皮肤消毒,范围为上至剑突,下至大腿上 1/3,两侧至腋中线。

2.主要手术步骤

(1)留置导尿管:传递无菌手套,留置双腔导尿管,并用小纱布固定。

(2)经下腹部正中切口进腹:传递 22 号大圆刀切开皮肤;电刀切开皮下组织,分离腹直肌,打开筋膜,传递解剖剪和湿纱布配合(图 12-38)。

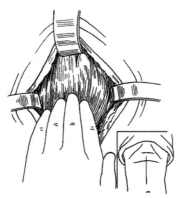

图 12-38 经下腹部正中切口进腹

(3)清扫髂外血管处的淋巴结:台式拉钩暴露,传递无损伤镊和解剖剪进行清扫,遇血管传递钛夹闭合。清扫取下的淋巴结送病理检验。

(4)暴露手术野,分离筋膜:传递湿纱布垫于切口两侧,传递前列腺拉钩和大 S 拉钩暴露;传递无损伤镊、解剖剪分离筋膜。

(5)切断耻骨前列腺韧带,暴露耻骨后间隙:传递长弯开来、长解剖剪或等离子 PK 刀切断韧带;传递拉钩或自制纱布包裹卵圆钳进行暴露。

(6)暴露、切断阴茎背深静脉:长弯开来、无损伤镊和解剖剪切断血管,可吸收缝线缝扎。

(7)切开尿道前壁,缝线悬吊备吻合:传递可吸收缝线于尿道远端悬吊 5 针。

(8)切断尿道,处理膀胱颈部及前列腺韧带和精囊,接取标本:传递 PK 刀进行离断。

(9)留置三腔导尿管,膀胱尿道吻合:传递持针器,配合将之前悬吊备用的无损伤缝针吻合尿道与膀胱颈相应的位置。

(10)冲洗膀胱:传递装有生理盐水的弯盘和针筒,冲洗膀胱内血块;与巡回护士一同连接膀胱冲洗液冲洗。

(11)放置负压引流管、关闭切口:传递负压球,角针慕丝线固定;传递圆针慕丝线依次缝合各层肌肉;角针慕丝线缝合皮肤。

3.术后处置

(1)导管护理:巡回护士协助麻醉师妥善固定气管导管;妥善固定负压球观察负压球中引流液的色、质、量和通畅情况;妥善固定三腔导尿管,轻轻向外牵拉,并牵引固定于大腿内侧,压迫膀胱颈部,同时观察集尿袋中尿液颜色是否变化。

(2)术后皮肤评估:进行前列腺癌根治术的患者往往为老年患者,术后须仔细检查患者的皮肤情况,尤其是骶尾部、足跟、肩胛骨、手臂、肘部和枕部皮肤。

(3)术后常规工作:根据医嘱运送患者入麻醉恢复室,并进行特殊交接;放置髂外血管处清扫的淋巴结及前列腺标本。

(二)围术期特殊情况及处理

1.老年患者的围术期处理

(1)完善术前对老年手术患者的护理评估:术前护理评估包含三方面,分别是全身系统的基本指标(包括皮肤状况、心理状态、营养状态、日常活动能力等)、慢性疾病史(包括关节炎、白内障、老年性耳聋、尿路感染、循环系统疾病、骨质疏松、高血压、糖尿病等)和药物服用史(包括抗抑郁症药、阿司匹林、非甾体抗炎药、溴化物等)。

(2)防止老年手术患者坠床:年龄、慢性疾病、服用特殊药物、手术要求(摘除眼镜和助听器)、环境的陌生,均是引起老年手术患者围术期坠床的高危因素。因此手术室护士必须全程看护,包括麻醉准备室、手术通道、麻醉恢复室等。并且提供护栏、约束带等防坠床工具。

(3)预防围术期低体温的发生:由于减缓的新陈代谢和较低的基础体温,老年手术患者更易在围术期过程中发生低体温,因此一系列的预防低体温措施必须给予提供,包括术前预热、升高室温、被动性保温(盖被、添加袜子)、主动性升温(使用变温毯、热空气动力装置的使用)、加热补液等。

(4)预防压疮发生:老年手术患者的皮肤具有轻薄、干燥、容易起皱等特征,此外年龄、慢性疾病等都是引起老年手术患者发生围术期压疮的高位因素。因此手术室护士应对每一位老年患者进行压疮危险因素评估与皮肤检查。特殊体位使用的配件(软垫、凝胶垫)、适当按摩、维持皮肤干燥等。

(5)防止因手术体位造成损伤:由于老年手术患者多伴有骨质疏松症,在放置侧卧位或截石位的过程中,容易损伤腰椎或股骨头,引起骨折。因此手术室护士在放置侧卧位或俯卧位时,手术团队应协作使患者在体位更换过程中,始终保持整体躯干成一直线;在放置截石位时,应缓慢举起或放下双腿,同时避免髋关节过分的旋转。此外由于老年手术患者皮肤较为脆弱,手术室护士在放置体位过程中,应避免皮肤有压迫、触碰或损伤。

(6)防止深静脉血栓发生:由于减缓的循环血流、降低的心排血量、脱水及低体温等,使老年患者成为围术期发生深静脉血栓的高危人群。手术室护士应在术前进行深静脉血栓风险评估,确定高危人群;术中预防性使用防深静脉血栓袜(TEDs)或使用连续压力装置(SCDs)主动防止血栓的形成。

(7)术后麻醉恢复室的关注点:老年手术患者术后生理与心理都随着年龄的增长而改变,因此麻醉护士应加强监测和护理,确保患者在恢复室中的安全与舒适,包括呼吸道的管理、循环系统改变的监测、出入量管理、正确评估意识和有效唤醒、疼痛管理与心理调适及皮肤的再次评估。

2.等离子 PK 刀的使用和保养

(1)等离子 PK 刀的连接及操作步骤如下:正确放置机器及踏脚→连接电源→打开总开关,机器自检→出现"Power on test 19"→打开面板开关显示"Selt Test"→显示"Connect PK cable"→连接线插入插孔→连接 PK 刀刀头→机器自动调节功率(开放性手术为 70～80)→正确使用判断效果→拆卸 PK 刀刀头,拔除连接线→关闭面板开关,关闭总开关。

(2)等离子 PK 刀术中及术后的保养:手术过程中,洗手护士应正确将等离子 PK 刀头的连接线传递给巡回护士连接;术中应随时保持 PK 刀头干净、无焦痂,可使用无菌生理盐水纱布在每次使用后对刀头进行擦拭。手术结束后,洗手护士应完全拆卸 PK 刀的通道阀及可张开钳夹部,将其浸没于含酶清洗剂中 10~15 分钟,再用柔软的刷子在流动水下擦洗表面血迹,用高压水枪冲洗各关节和内面部位,用柔软的布料擦干,压缩空气吹干。在运输、包装、灭菌期间防止 PK 刀的连接线扭曲或打折,应顺其弧度盘绕。等离子 PK 刀应由专人负责保管与登记,每次使用等离子 PK 刀结束,均应登记使用情况。如术中发生使用故障应及时联系工程师进行检验和修复。

3.携带心脏起搏器的患者电外科设备的使用

携带心脏起搏器入手术室的患者,可能由于术中电外科设备的使用干扰,引起心律失常、室颤甚至心脏停搏。

(1)术前咨询心脏起搏器生产商及心内科医师相关注意事项,并请专业人员将心脏起搏器调节为非同步模式。

(2)术前,巡回护士必须准备体外除颤仪于手术间,呈随时备用状态。

(3)术中提醒手术医师尽可能使用双极电凝;如果必须使用单极电刀,则尽可能使用最小功率,同时保证单极电刀与电极板放置的位置尽量接近,且两者在手术中使用位置尽量远离心脏起搏器,使电流回路不经过起搏器和心脏。术中严禁在接触患者之前触发单极电刀开关。术中手术团队应使电外科设备的连接线尽量远离心脏起搏器和起搏电极导线。

(4)术中巡回护士采取保暖措施,防止因环境温度低而出现寒战,使起搏器对肌电感知发生错误,导致心律失常。

(5)对于携带心脏起搏器的手术患者,巡回护士应该在单极电刀使用过程中密切监测心电图情况,包括心率、心律、心电波形等,发现异常情况立即和手术医师、麻醉师沟通。

(曹一梦)

第九节　骨外科手术的护理

由于交通意外、工业和建筑业事故、运动损伤的增多,以及人口老龄化、各种自然灾害等因素,导致高危、复杂的创伤越来越多。如果伤者得不到及时、有效的处理和治疗,将导致患者的终身残疾,甚至死亡,这给患者本人、家庭、社会带来沉重的负担。骨科在解剖学、生物力学和生物材料学研究的基础上,对手术方式、内固定材料不断进行新的尝试;近年来国内外信息、学术交流频繁;同时,高清晰度的 X 线片、CT、MRI 在骨科领域被广泛应用,使得骨科手术技术不断更新、变化、提高。下面介绍两例常见骨科手术的护理配合。

一、髋关节置换手术的护理配合

股骨颈骨折、髋关节脱位、髋臼骨折、股骨头骺滑脱等髋关节骨折的病例中,最常见的并发症为创伤导致的血供中断,导致股骨头缺血性坏死。股骨头缺血性坏死进一步发展,会出现软骨下骨折、股骨头塌陷,最终导致严重的骨性关节炎。患者丧失生活和劳动能力。全髋关节置换术用于治疗股骨头缺血性坏死晚期继发严重的髋关节性关节炎患者,临床取得积极的效果,目前已成为治疗晚期股骨头坏死的标准方法。

(一)主要手术步骤及护理配合

1.手术前准备

手术患者取 90°侧卧位(图 12-39),行全身麻醉或椎管内麻醉。切口周围皮肤消毒范围为上至剑突、下过膝关节,两侧过身体中线。按照髋关节手术铺巾法建立无菌区域。

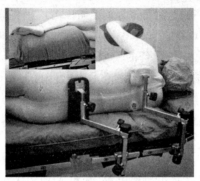

图 12-39　体位摆放

2.手术主要步骤

(1)显露关节囊:髋关节外侧切口(图 12-40),传递 22 号大圆刀切开皮肤,电刀止血,切开臀中肌,臀外侧肌(图 12-41),显露关节囊外侧(图 12-42)。

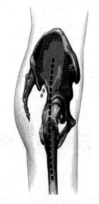

图 12-40　髋关节外侧切口

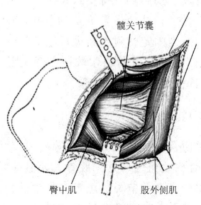

图 12-41　臀外侧肌

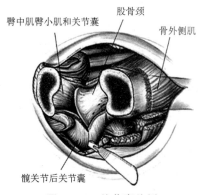

臀中肌臀小肌和关节囊　股骨颈　骨外侧肌

髋关节后关节囊

图 12-42　关节囊外侧

(2)打开关节囊(图 12-43):电刀切开,传递有齿血管钳钳夹,切除关节囊。传递 S 形拉钩和 HOMAN 拉钩牵开,充分暴露髋关节并暴露髋臼。

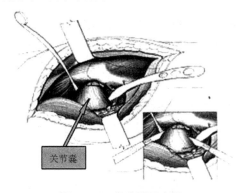

关节囊

图 12-43　关节囊示意图

(3)取出股骨头:股骨颈与大转子移行部用电锯离断股骨颈,用取头器取出股骨头,取下的股骨头用生理盐水纱布包裹保存,以备植骨。

(4)髋臼置换。①削磨髋臼:将合适的髋臼磨与动力钻连接好递与术者,髋臼锉使用顺序为由小到大;削磨髋臼至髋臼壁周围露出健康骨松质为止,冲洗打磨的骨屑并吸引干净,使用蘑菇形吸引可有效防止骨屑堵塞吸引管路。②安装髋臼杯假体:选择与最后一次髋臼锉型号相同的髋臼杯,将髋臼杯安装底盘与螺纹内接杆连接,完成整体相连;将髋臼杯置于已锉好的髋臼中心,用 45°调整角度,将髋臼杯旋入至髋臼杯顶部使其完全接触;关闭髋臼杯底部三个窗口,用打入器将与髋臼杯型号一致的聚乙烯臼衬轻扣入内,并检查臼衬以确保其牢固性。

(5)股骨假体柄置换。①扩髓:内收外旋患肢,用 HOMAN 拉钩暴露股骨近端,用开髓器贴近股骨后方骨皮质开髓;将髓腔锉与滑动锤连接,用滑动锤打入髓腔锉,直至髓腔锉与骨皮质完全接触。在整个扩髓过程中,使用髓腔锉原则为由小到大,逐渐递增地进行使用。②安装假体柄:用轴向打入器将假体试柄打入股骨干髓腔内;安装合适的试头;复位器复位;确定假体柄、假体头的型号后逐一取出假体试头、假体试柄;冲洗髓腔并擦干。③安装假体:将与试柄型号相同的假体打入髓腔(方法同安装试柄、试头),假体进入后进行患肢复位,检查关节紧张度和活动范围。注意在置换陶瓷头的假体时必须使用有塑料垫的打入器,以免打入时损坏陶瓷头。④缝合伤口:缝合伤口前可根据实际情况在关节腔内和深筋膜浅层放引流管;然后对关节囊、肌肉层、皮下组织、皮肤等进行逐层缝合。

3.术后处置

为患者擦净伤口周围血迹并包扎伤口;检查皮肤受压情况,固定引流管,护送患者入复苏室进行交接。处理术后器械及物品。

(二)围术期特殊情况及处理

1.对全髋置换的手术患者进行风险评估

股骨头缺血性坏死的疾病有一个渐进的演变过程,患者大多为高龄老人,又有功能障碍或卧床史,术中可能出现各种并发症,甚至心跳呼吸骤停。所以要对患者进行风险评估,评估重点内容如下:①有无皮肤完整性受损的风险。②有无下肢静脉血栓形成的风险。③有无坠床的风险。④有无假体脱位的风险。

2.防止髋关节手术部位错误

髋关节为人体左右侧对称部位,易发生手术部位错误的事故。故在全髋关节置换手术前必须严格实施手术部位确认,具体措施如下。

(1)手术图谱:术前主刀医师根据影像诊断与患者及其家属共同确认手术部位,并在图谱的相应部位做好标识,让患者及家属再次确认后,在图谱的下方签名。

(2)标识部位:术前谈话时,在手术图谱确认后,主刀医师用记号笔在患者对应侧的手术部位画上标识。

(3)术前核对:巡回护士与主刀医师、麻醉师共同将手术图谱与患者肢体上手术部位标记进行核对,同时,让可以配合的手术患者口述手术部位。任何环节核对时如有不符,先暂停手术,必须核对无误后再行手术。

3.对外来器械进行管理

用于髋关节置换的特殊工具和器械由医疗器械生产厂家提供,不归属于医院,属于外来器械。如果对于外来器械疏于管理,必将造成手术患者术后感染等一系列严重的并发症,这对于手术患者和术者都无疑是"一场灾难"。因此,外来器械送入手术室后,必须严格按照外来器械使用流程进行管理,包括外来器械的准入、接受、清洗、包装、灭菌和取回。每一环节都应严格按照相关流程执行。

4.预防髋关节假体脱位

手术团队人员掌握正确的搬运方法是杜绝意外发生的关键。按常规搬运方法搬运全髋关节置换术后的手术患者,会因为搬运不当造成手术患者的假体脱位。

(1)团队分工:麻醉师负责头部,保证气管插管的通畅;手术医师负责下肢;巡回护士负责维持引流管路,防止滑脱;工勤人员负责平移手术患者至推床。

(2)要求:手术患者身体呈水平位移动,双腿分开同肩宽,双脚外展呈"外八字"。避免搬运时手术患者脚尖相对,造成假体脱位。

二、下肢骨折内固定手术的护理配合

骨折的患者往往有外伤史,详细了解患者受伤的时间、地点、受伤的力点、受伤的方式(如高空坠落、机器碾压、车祸撞击、运动损伤、跌倒等)、直接还是间接致伤、闭合性还是开放性伤口及伤口污染程度等可以协助诊断,对采取合适的治疗方法起着决定性作用。患者无论发生在骨、骨骺板或关节等处的骨折,都包含骨皮质、骨小梁的中断,同时伴有不同程度的骨膜、韧带、肌腱、肌肉、血管、神经、关节囊的损伤。骨折的诊断主要依据病史、损伤的临床表现、特有体征、X线片。在诊断骨折的同时要及时发现多发伤、合并伤等,避免漏诊。

(一)主要手术步骤及护理配合

1.手术前准备

(1)体位与铺单:患者采取全身麻醉,仰卧位,消毒范围为伤侧肢体,一般上下各超过一个关节,按下肢常规铺巾后实施手术。

(2)创面冲洗:为防止感染,必须对创面进行重新冲洗,常规采用以下消毒液体:①0.9%生理盐水:20 000～50 000 mL,冲洗的液体量视创面的洁净度而定,不可使用低渗或高渗的液体冲洗,以免引起创面组织细胞的水肿或脱水。②过氧化氢(H_2O_2):软组织、肌肉层用H_2O_2冲洗,使H_2O_2与肌层及软组织充分接触,以杀灭厌氧菌。③灭菌皂液:去除创面上的油污。

(3)使用电动空气止血仪:正确放置气囊袖带,并操作电动空气止血仪,压迫并暂时性阻断肢体血流,达到最大限度制止创面出血并提供清晰无血流的手术视野,同时防止电动空气止血仪使用不当造成手术患者的损伤。

2.主要手术步骤

(1)暴露胫骨干:传递22号大圆刀切开皮肤,电刀切开皮下组织、深筋膜,暴露胫骨干。

(2)骨折端复位:清理骨折端血凝块,暴露外侧骨折端;点式复位钳2把提起骨折处两端,对齐进行骨折端复位。

(3)骨折内固定。①选择器械:备齐钢板固定需要的所有特殊器械。②选择钢板:选择合适钢板,折弯成合适的角度。③固定钢板:斜面骨折处上采用拉力螺钉起固定作用,依次采用钻孔、测深、螺丝钉转孔、上螺丝固定几个步骤。④固定钢板:依相同方法上螺钉固定钢板。⑤缝合伤口:冲洗伤口,放置引流,然后对肌肉层、皮下组织、皮肤等进行逐层缝合。

3.术后处置

为手术患者擦净伤口周围血迹并包扎伤口;检查皮肤受压情况,固定引流管,送回病房并进行交接。处理术后器械及物品。

(二)围术期特殊情况及处理

1.用空气止血仪减少伤口出血

空气止血仪具有良好的止血效能,如伤口依旧出血不止,则应按照上述规定,检查仪器的使用方法是否正确、运转是否正常等。

(1)袖带是否漏气:因为一旦漏气,空气止血仪的压力就会下降,止血仪将肢体浅表的静脉,但深层的动脉未被压迫,这样导致患者手术部位的出血要比不上止血带时更多。此时,应该更换空气止血仪的袖带,重新调节压力、计算时间。

(2)开放性创伤时袖带是否正确使用:开放性创伤的肢体在使用空气止血带前一般不用橡胶弹力驱血带,因此手术开始划皮后切口会有少量出血,这是正常的。为了减少出血,可先抬高肢体,使肢体静脉血回流后再使用空气止血带。

2.术中电钻发生故障的原因

电钻发生故障的原因较多,手术室护士可采取以下方法进行排除,必要时更换电池或电钻,以便手术顺利进行。

(1)电池故障:①电池未及时充电或充电不完全。②电池使用期限已到,未及时更换以至于无法再充电。③电池灭菌方法错误造成电池损坏。

（2）电钻故障：①钻头内的血迹未及时清理,灭菌后形成血凝块,增加电钻做功的阻力,降低钻速。②操作不当,误碰到保险锁扣,电钻停止转动。③电钻与电池的接触不好。

3.有效防止螺旋钻头意外折断

手术医师在使用电钻为固定钢板的螺钉钻孔时,可能会出现螺旋钻头断于患者体内的情况,这不仅会损伤手术患者,也浪费手术器材。为防止此类事件,洗手护士应该做到以下几点。

（1）术前完成钻头的检查：①钻头的锋利程度。②钻头本身是否有裂缝或损坏。③钻头是否发生弯曲变形。

（2）使用套筒：使用钻头钻孔时必须带套筒,防止钻头与手术患者的骨皮质成角而发生断裂。

（3）防止电钻摩擦生热：使用电钻钻孔时,洗手护士应及时注水,以降低钻头与骨摩擦产生的热量,这样既可有效防止钻头断裂,又可降低钻孔处骨的热源性损伤。

（曹一梦）

第十节　妇产科手术的护理

妇产科是临床医学四大主要学科之一,主要研究女性生殖器官疾病的病因、病理、诊断及防治,妊娠、分娩的生理和病理变化,妇科手术主要包括治疗女性生殖系统的疾病即为妇科疾病,如外阴疾病、阴道疾病、子宫疾病、输卵管疾病、卵巢疾病等;产科包括高危妊娠及难产的预防和诊治,女性生殖内分泌,计划生育及妇女保健等。下面以几个经典的手术为例,介绍手术的护理配合。

一、剖宫产手术的护理配合

剖宫产是指妊娠 28 周后切开腹壁及子宫,取出胎儿及胎盘的手术。剖宫产术式有子宫下段剖宫产（横切口）、子宫体部剖宫产（纵切口）。由于某种原因,绝对不可能从阴道分娩时,如头盆不称、宫缩乏力、胎位异常、瘢痕子宫、胎儿窘迫等,应及时施行剖宫产手术以挽救母婴生命。如果施行选择性剖宫产,于宫缩尚未开始前就已施行手术,可以免去母亲遭受阵痛之苦。剖宫产是一种手术,有相应的危险性,如出血、膀胱损伤、损伤胎儿、宫腔感染、腹壁切开感染等,故施术前必须慎重考虑。

（一）主要手术步骤及护理配合

1.手术前准备

（1）手术患者接入手术室后,护士应在第一时间给予心理护理支持,缓解其紧张情绪及可能因宫缩导致的疼痛。

（2）协助手术患者转移至手术床,并固定扎脚带予以解释,防止坠床意外的发生。

（3）核对缩宫素等子宫兴奋类药物及剖宫产特殊用物,如产包、婴儿吸痰管等是否携带齐全。

（4）手术患者取侧卧位行腰麻即蛛网膜下腔麻醉或持续硬膜外腔阻滞麻醉,手术室护士站于患者身前,防止其坠床的同时,指导其正确放置麻醉体位。麻醉完毕起效后,患者改体位为仰卧位,巡回护士置导尿管并固定。

（5）手术切口周围皮肤消毒范围为：上至剑突、下至大腿上 1/3,两侧至腋中线。按照腹部正中切口手术铺巾法建立无菌区域。

2.主要手术步骤

(1)经下腹横切口开腹:传递 22 号大圆刀切开皮肤及皮下组织,传递中弯血管钳、组织剪剪开筋膜,钝性分离腹直肌,遇有血管应避开或用慕丝线做结扎。

(2)暴露子宫下段:传递解剖剪剪开腹膜,同时传递长平镊,配合剪开一小口,然后术者将左手中指或示指伸入切口,在左手的引导下剪开腹膜至适当长度;传递双头腹腔拉钩牵开,暴露子宫。

(3)切开子宫:传递新的一把 22 号大圆刀,于子宫下段切开一小口,递中弯血管钳刺破胎膜,吸引器吸净羊水,钝性撕开或传递子宫剪剪开切口 10～12 cm。

(4)娩出胎儿:移除切口周围的金属器械及电刀,防止意外损伤娩出的胎儿。手术医师一人手压宫底,一人手伸入宫腔将胎儿娩出。如胎儿过大无法娩出时,传递产钳协助娩出胎儿(图 12-44)。

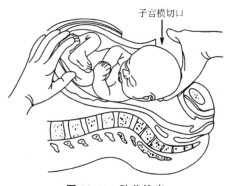

图 12-44 胎儿娩出

(5)胎儿脐带处理:传递中弯血管钳 2 把依次钳夹脐带,传递组织剪剪断,同时传递组织钳夹闭子宫壁静脉窦。

(6)胎盘娩出:传递抽配有 20 U 缩宫素的 10 mL 注射针筒,注射于子宫壁肌层;娩出胎盘,传递弯盘接取;传递纱垫清理宫腔。将置有胎盘的弯盘放于无菌桌,防止污染,以备手术医师检查胎盘的完整性。

(7)缝合子宫:子宫进行两层缝合,传递可吸收缝线,第一次全层连续缝合,第二次缝合浆膜肌层包埋缝合。

(8)缝合切口:首先缝合腹膜,间断缝合筋膜及肌肉,间断缝合皮下组织,最后用皮内缝线缝皮肤,缝皮肤时要将创缘内翻,否则会影响创口愈合,使疗程延长。

3.术后处置

术后注意保护患者的隐私,更换潮湿的床单位,同时做好保暖工作。待手术患者情况稳定后,送入病房,对未使用的子宫兴奋类药物进行交接。

(二)围术期中特殊情况及处理

1.防止子宫切口污染

胎儿如术前发生宫内窘迫,则会由于缺氧引起迷走神经兴奋,肠蠕动亢进,肛门括约肌松弛,导致娩出时会有胎粪排出。因此在切开子宫、吸净羊水、暴露胎儿后,洗手护士应准备一块无菌大布垫给手术医师备用,在胎儿娩出前将布垫覆盖胎儿臀部,防止胎粪排出污染。如术中怀疑有手术器械、纱布或无菌巾沾染到胎粪应立即更换,并更换手套,防止发生切口污染。

2.手术区域无菌和干燥的保持方法

巡回护士在术前物品准备时要检查负压吸引器的负压状况,保证吸引器正常工作。手术医师准备切开子宫时,巡回护士再次查看吸引器的连接是否良好,洗手护士查看负压吸引是否正常,如吸引器出现故障,应立即告知医师,暂缓切开子宫,并马上处理故障。切开子宫后,应尽量先将羊水吸净后再娩出胎儿,胎儿娩出时,洗手护士配合将残留的羊水吸净,如手术区域上无菌巾潮湿应加铺无菌巾,保证手术区域无菌和干燥。

3.剖宫产术中大出血

在剖宫产术中,产妇出现头晕,乏力,畏寒等症状时,极有可能是因为术中子宫大量出血所致。巡回护士应及时发现产妇体征,准确配合手术医师处理出血症状,具体步骤如下。

(1)观察手术患者情况:做好心理护理,注意保暖,室温应保持在 $26\sim28$ ℃,巡回护士做好各类手术用物如药品、器械、血制品的协调与供给。

(2)按摩子宫、进行热敷:备热盐水纱布(水温 $60\sim70$ ℃),覆盖在宫体上,手术医师均匀、有节律地按摩子宫,随时更换热盐水纱布,保持有效热敷。

(3)保持胎盘无菌:洗手护士将胎盘放于无菌手术台的弯盘内,以备医师检查胎盘的完整性。

(4)遵医嘱正确用药:巡回护士备好子宫兴奋药物如缩宫素、卡孕栓等,缩宫素为子宫壁肌层注射或静脉点滴,卡孕栓为舌下含服,巡回护士应指导手术患者正确服用卡孕栓。术中执行口头医嘱时,巡回护士应复述一遍,包括药名、浓度、剂量和用法,确认后执行,执行完后应告知手术医师,以便查看疗效。

(5)及时提供所需手术物品:手术医师迅速缝合子宫切口,恢复子宫的完整性,有利于子宫收缩止血,护士必须积极主动地提供所需物品,保证吸引器的正常使用,吸引瓶满及时更换。

(6)积极配合抢救:对于难以控制并危及产妇生命的术中大出血,在积极输血,补充血容量同时施行子宫切除术或子宫次全切除术,巡回护士需及时准备各类抢救器械及物品。

(7)评估出血量:巡回护士必须准确评估出血量,及时告知医师。

(8)做好护理记录:认真清点物品,术中添加纱布、器械等须及时清点记录;术中输血应按流程核对并签名,同时记录在手术护理记录单上;术中遇口头医嘱,巡回护士应于术后第一时间要求手术医师补全医嘱。

4.评估手术患者出血量

通常,手术过程中出血量包括负压吸引瓶内的血量及纱布所含血量,吸引瓶内的血量=吸引瓶内总量-冲洗液量-其他液体量。剖宫产胎儿娩出时,大量的羊水被吸引器吸至吸引瓶内,而术中子宫出血多在胎儿娩出后,因此巡回护士应在胎儿娩出后开始计算负压吸引瓶内液体量。术中计算出血量时,应尽量使用干纱布,纱布所含血量=使用后纱布的重量-干纱布的重量,重量单位为 g,1 mL 血液约以 1 g 计算。

二、全子宫切除术的护理配合

子宫是女性生殖器中的一个重要器官,其产生月经和孕育胎儿。子宫位于骨盆腔中央,在膀胱与直肠之间,宫腔呈倒置三角形,深约 6 cm,上方两角为"子宫角",通向输卵管和卵巢。全子宫切除术多用于子宫肌瘤、子宫恶性肿瘤及某些子宫出血和附件病变等。

(一)主要手术步骤及护理配合

1.手术前准备

患者行全身麻醉,取膀胱截石位。切口周围皮肤消毒范围为:上至剑突、下至大腿上 1/3,两侧至腋中线。手术铺巾,建立无菌区。

2.主要手术步骤

(1)切口:传递 22 号大圆刀,取下腹正中切口,从脐下至耻骨联合上缘。

(2)暴露子宫:传递两把中弯血管钳夹持宫角,上提子宫。

(3)切断子宫韧带及子宫动静脉:传递中弯血管钳 2 把钳夹,组织剪剪断,常规传递 7 号慕丝线缝扎或结扎子宫阔韧带及圆韧带。

(4)游离子宫体:传递解剖剪,剪开子宫膀胱腹膜反折,传递中弯血管钳 2 把钳夹,主韧带组织剪剪断,7 号慕丝线缝扎。

(5)环切阴道,移除子宫:传递条形纱布围绕子宫颈切口下方,传递 22 号大圆刀片切开阴道前壁,传递组织剪将阴道穹隆剪开,切除子宫。

(6)消毒阴道残端并缝合:递碘伏棉球消毒阴道残端,传递组织钳钳夹阴道边缘,传递可吸收缝线连续缝合阴道残端。

(7)关腹:递生理盐水冲洗盆腔,止血,关腹。

3.术后处置

手术结束巡回护士检查手术患者皮肤,待患者情况稳定后,送入病房,进行交接;处理术后器械及物品。

(二)围术期特殊情况及处理

1.放置截石位

护士在术前协助医师,麻醉师摆放患者体位时,不仅需注意摆放的体位要利于手术区域的充分暴露,同时,也应注意保护患者的隐私及舒适度。具体操作步骤如下。

(1)术前手术患者准备:手术患者平卧于手术床,巡回护士协助脱去长裤,穿上腿套。向手术患者说明由于手术需要需放置截石位,为了保护皮肤及神经、关节,要脱去长裤,穿上腿套。同时护士应注意保护患者的隐私,及时为其盖好被子。

(2)放置搁脚架:在近髋关节平面放置搁脚架,支架高低角度调节关节和腿托倾斜角度调节关节要确保固定。

(3)放置体位:待手术患者麻醉后将其双手交叉放于胸前,注意不要压迫或牵拉输液皮条,麻醉医师保护好患者的头、颈部,固定好气管导管,防止移动时气管插管与氧气管脱离,手术医师站手术患者臀部位置,护士站床尾,一起将手术患者抬起并下移,使骶尾部平于背板下缘;将患者两腿曲髋、膝放在搁脚架上;要求腿托应托在小腿处,大腿与小腿纵轴应成 $90°\sim100°$,两腿外展,放置成 $60°\sim90°$。

(4)固定:约束带固定两侧膝关节,保持约束带平整,松紧适宜。

(5)铺巾:手术切口在腹部,切口铺巾的方法同腹部手术铺巾,洗手护士依次递 3 块无菌巾,折边朝向手术医师,分别铺盖切口的下方、对方、上方;第四块无菌巾折边朝向自己,铺盖切口同侧,4 把巾钳固定;患者会阴部不进行手术,铺巾时遮盖会阴;然后递中单垫臀下,双脚套无菌脚套,从脚遮盖到腹股沟;再铺整块大孔巾遮盖全身;巡回护士协助套托盘套,将托盘置于患者右膝上方。

2.防止术中感染

子宫残端与外界相通,视为污染区域。因此,洗手护士应配合手术医师做好管理工作,防止污染播散:①在切开阴道前壁前,先递条形纱布给手术医师,将其围绕子宫颈切口下方,以防止阴道分泌物污染创面。②备碘伏(含 0.02%~0.05%聚维酮碘)棉球,待子宫移除后,递给医师消毒宫颈残端。③接触宫颈残端的器械均视为污染器械,包括切开阴道前壁的 22 号大圆刀、剪开阴道穹隆组织剪、钳夹阴道边缘的组织钳及缝合残端的持针器,都必须与无菌器械分开放置、不再使用,但必须妥善放置以备清点。④宫颈残端缝合后,温生理盐水冲洗盆腔,手术医师、洗手护士更换手套,再行关腹。

(张晓晓)

第十三章　消毒供应室护理

第一节　检查包装灭菌区的管理

工作人员对清洗后的器械在该区域进行分类、整理、保养、配备、包装与灭菌等技术操作。

一、人员职责

(1)负责清洗、消毒及干燥后器械的整理、检查、保养、配备、包装、灭菌等工作。应熟悉掌握各类器械的维护与保养,按规范要求对每件器械进行检查、查看器械表面及其关节,齿牙处应光洁、无血渍、污渍、水垢等残留物质及锈斑器械、无损坏,功能完好。清洗质量不合格者重新清洗,锈蚀或损坏严重者应及时维修或报废。

(2)各类器械包在 ERP 系统中建立信息,并与条形码系统绑定。进入复用器械包管理与追溯系统,配包人员做好配包前物品准备工作。按照每天回收复用器械包的数量进行配置,确保包内容物的准确性。包包人员对每个器械包的包内容物进行数量、质量的检查,确定合格后再进行包装。

(3)负责包装人员应按标准中要求进行包装,包装完整、松紧适宜、包外标识明确。

(4)负责灭菌人员应经专业培训并持证上岗,熟练掌握各类灭菌设备的灭菌原理、性能要求、操作程序及常见故障排除,认真做好灭菌前的准备工作。

(5)应按照标准规定的灭菌器装载原则进行器械包、敷料包的装载。按灭菌操作原则进行灭菌操作,灭菌器在运行中,操作员应密切观察程序运行情况,如有异常及时处理。

(6)负责各类灭菌器的日常维护和保养,能够判断和排除灭菌设备常见的故障,不能及时排除故障的及时汇报。请专业维修人员进行维修,维修后应验证是否达到要求,并做好维修记录。

(7)在组长指导下做好工艺监测、化学监测、物理监测、批量监测、生物监测等,各项监测记录完善,保存完好,同灭菌器上打印的记录一起存放备案。

(8)应按照检查包装灭菌区的管理制度做好该区的各项工作。

二、管理制度

(1)该区域适用于对清洗后的医疗器械的整理、检查、保养、配备、包装、灭菌等技术操作。

(2)进入该区域的人员应经过清洁区的缓冲间,并在缓冲间换鞋、更衣、戴圆帽,必要时戴口罩,按六步洗手法进行手卫生清洁后才能进入。

（3）经清洗、消毒、干燥后的复用器械应通过双扉的全自动清洗机在检查包装灭菌区一侧的门进入该区，未经过去污处理的器械不得进入该工作区。严禁与工作无关的物品进入该区，该区使用周转车辆不得随意出入，必须进入的需进行去污处理，清洁后方可进入，应保持该区的清洁度。

（4）检查包装人员应严格执行器械、器材、敷料及包装等质量控制，对每件器械、器材、敷料应进行检查，不合格品禁止使用。认真落实查对制度，确保包内容物准确无误。应按照WS310.2-2009《医院消毒供应中心:清洗消毒及灭菌技术操作规范》中的要求对器械的查对与保养，包装的步骤、方法及要求，灭菌的办法及注意事项等技术操作流程进行工作。

（5）配包人员应根据每周使用的敷料、针线等配包类耗材的使用量合理请领与储存，保证供应，避免浪费。

（6）灭菌员应经过专业培训、持证上岗，认真按照相应的标准要求进行各类灭菌设备的操作。应掌握各类灭菌操作程序、灭菌参数、班前准备、灭菌器材装载等标准。应观察灭菌过程中的运行状况，发现异常应及时处理，认真履行岗位职责。

（7）该区域的主责管理人员应落实质量管理追溯系统，保证质量控制过程相关记录的完整性、真实性，出现质量问题能达到有效的追踪管理。应监督检查工作各环节的质量控制，督促该区人员落实规章制度、岗位职责、规范行为，出现质量问题应及时报告。

（8）保持该区域的环境卫生。

三、工作流程

(一)检查包装区

（1）8:00上班。按规定着装进入无菌物品存放区。①接收敷料:将已整理好的包布、治疗巾分类摆放于敷料架及敷料柜内。②折叠敷料:整理包布，折叠治疗巾、孔巾，按照申请数量包装治疗巾包;对各个介入导管手术室申请的手术敷料包进行配置、包装。③接收清洗后器械:对清洗后的器械进行整理，检查是否清洗干净，功能是否完好，并分类摆放于器械盘上。对科室的单品器械进行封装。

（2）11:45下班。

（3）14:00上班。①根据每天回收器械包的数量在条形码追溯系统中打印标签。②检查配包用物品是否齐全。③器械包的配置:根据包内容物配置器械包，先配双器械包，再配单器械包，先配急救包，再配护理包。④包装:对包内容物进行检查，检查器械、各类针头使用性能及洁净度，然后按临床上使用要求把器械及物品按顺序摆放，先包内层治疗巾，再包外层无纺布，将带有失效期的条形码标签贴在包布的角口处，同类包放于一个待灭菌的筐内。

（4）15:00物品准备。在器械包配置包装完成后进行配包用物品的准备工作，包括以下几种。①针头:包括胸穿针、骨穿针、9#针头、16#针头、钝针头、骨髓活检针，先用配制好的杰力酶洗涤剂泡10分钟，冲洗后进行挑选分类;压力冲洗，冲洗不通者取出;使用95％乙醇进行干燥:将9#针头、钝针头装入试管内;16#针头别于纱垫上;胸穿针套硅胶管。②玻璃试管:将玻璃试管放于配制好的杰力酶洗涤剂泡10分钟，用软化水冲洗干净，烘干。③缝针、缝线:按急诊缝合包、眼缝合包、大静脉切开包、气管切开包所需缝针、缝线准备。④补充配包所需物品。

（5）16:00对去污区下午清洗的器械进行整理并配备、包装。

（6）17:30关闭灭菌柜，检查门窗、水、电、汽，准备下班。

(二)灭菌区

1.消毒灭菌工作程序

(1)7：30 按规定着装进入清洁区。

(2)7：40 灭菌设备预热。接通总蒸汽源,打开排汽阀门,排除管道中的冷凝水,当听到排汽声,关闭排汽阀门;打开电源、总水阀门,打开灭菌器上的进汽开关、进水开关,蒸汽进入夹层预热。

(3)7：50 做 B-D 测试。每天晨采用 B-D 测试纸或 B-D 模拟测试系统来检测灭菌柜内空气排出效果,并做好记录及保存。打印灭菌曲线图。

(4)8：30 开始灭菌。B-D 测试合格后,按《压力蒸汽灭菌操作规程》进行消毒灭菌,按照灭菌柜厂家提供的灭菌操作规程。认真做好每批监测记录,并保存打印的灭菌曲线图。

(5)10：40 对各专科手术包及临床科室的待灭菌物品进行灭菌(操作同上),同时对所有的待灭菌物品的条形码进行扫描,以备追踪查询。

(6)11：45 下班。

(7)12：30 对下午工作进行准备,并担任中午发放及回收的工作。

(8)14：00 包器械包,灭菌人员主要负责换药包、口腔护理包及会阴冲洗包等护理包的包装。

(9)15：00 对器械包及所有待灭菌物品进行灭菌,不能进行高温灭菌的应选择低温灭菌。

(10)17：20 关闭灭菌柜的水、电、汽。所有灭菌工作结束后,及时关闭灭菌柜上的蒸汽开关、水开关、压缩空气开关、电源开关,然后关总蒸汽开关,总水开关及总电开关。

(11)17：30 登记当天工作量,下班。

2.重点工作

(1)每周二对灭菌柜进行保养维护,并进行记录。

(2)每天做 B-D 测试,每锅次做批量监测;每周一做生物监测,并保留记录及打印曲线图。

(3)认真观察灭菌柜运行过程,出现问题及时处理。

(4)设备出现故障及时联系相关部门维修,并在设备记录本上进行记录,大修后的设备应进行确认合格后投入使用。

(5)月底统计工作量,将所有的灭菌参数记录整理装订好上报护士长。

四、工作标准

保障清洗后的复用器械的摆放、整理包装管理质量,定岗、定责,培训上岗准入机制,提高复用器械管理质量及灭菌质量。工作标准如下。

(1)工作人员着装要求:清洁区工作服、戴帽子、穿工作鞋,必要时戴口罩。

(2)岗前由检查包装灭菌区的带教老师进行岗位工作指导、培训,经考试考核合格后方可准入上岗。

(3)严格执行清洗后的复用器械的整理包装流程,核查复用器械的名称、数量、完整性、功能,器械有问题及时处理。

(4)目测检查复用器械清洗质量:器械表面光亮、关节灵活、无血渍、无锈斑,精细器械应在放大镜下检查;锐利器械尖端、剪刀的刃完好,剪刀应测试锋利,保障临床使用功能。

(5)按要求对有轴节的器械进行手工上油处理,保证器械轴节的灵活性,降低蒸汽灭菌对器械造成的损害。

(6)器械包的包装要求:无纺布或棉布类包装材料无破损、干净、整洁,采用双层包装,用条码标签固定并显示条码 6 项信息(打包人员、配包人员、灭菌日期、失效期、包外化学指示卡、器械包名称)。

(7)器械包重量≤7 kg,敷料包重量≤5 kg。对不符合要求的应重新处理。

(8)遵守消毒供应中心的各项规章制度,按照消毒灭菌原则,认真完成消毒供应中心的灭菌工作。

(9)严格按照消毒锅的打印纸所示数据真实记录消毒锅的数据,包括锅号、锅次、消毒次数、压力(kPa)、灭菌[温度上、下限,时间(灭菌所示具体时间)]。

(10)对每个待灭菌物品按要求检查物品的外包装完整、包外条形码标签等。

(11)按要求进行装载,根据灭菌物品选择适当的程序。

(12)定期对设备进行保养,出现故障及时报告并及时修理,杜绝带故障操作。

五、监测指标及要求

(1)清洗质量监测:每个月随机抽取 3~5 个待灭菌的复用器械包,检查包内的所有物品并进行记录。

(2)灭菌质量监测:每个月随机抽取灭菌后的气管切开包 3 个,送至医院感染与疾病控制科做细菌学监测,并出具相关报告。

(3)每天晨第 1 锅进行 B-D 试验。

(4)每周一进行灭菌柜的生物监测。

(5)低温等离子灭菌设备每锅次进行生物监测。

(6)每锅次进行批量监测,每个灭菌物品外均有化学指示标签,进行化学监测。

(7)每天进行封口机密封效果的监测。

(8)每年由相关部门进行灭菌设备及安全附件的监测。

(9)监测中如出现问题及时报告,查找原因并及时解决。

(黄沙沙)

第二节　无菌物品存放区的管理

灭菌后的物品进入该区域,由工作人员检查合格后分类上架保存,进入发放状态。

一、人员职责

(1)负责经灭菌后的物品的卸载、存放、发放、记录等工作。

(2)灭菌后器材进入无菌存放区检查批量监测合格后,应按照无菌器材卸载原则处理。经验收合格后应分类、分批、分架存放在无菌器材区内,一次性使用无菌器材应去除外包装后进入该区。

(3)按照无菌器材储存条件进行存放,接触无菌器材前应进行手卫生。

(4)负责进行每天无菌器材基数的清点,满足各类常规器材供应充足、及时,应严格执行发放查对制度,湿包、无标识包、过期包等禁止发放。

(5)保持无菌器材存放区干净、干燥,应无尘土、水迹。存放架、车应整齐清洁,避免无菌器材的污染。

(6)指导、督促、协调下送无菌器械包人员的发放工作,并保证所供应无菌器械包的质量。

(7)无菌器材发放时,应遵循先进先出、近期先出、远期后出的原则;发放一次性无菌器材时应核查包装的完整性及标识是否清晰,禁止将包装破裂、变质、发霉、过期的产品发出。

(8)严格执行交接班管理制度、查对制度,并认真及时、准确的记录交接班时清点各类器械的数量。

(9)应用沟通交流技巧协调好科内、外人员的人际关系,树立良好的服务形象。

二、管理制度

(1)该区域是用于灭菌合格的尤菌医疗器械包、敷料包及去除外包装后的一次性无菌器材存放、发放的区域,为清洁区。

(2)该区人员相对固定,专人负责。其他无关人员不得入内;工作人员应经清洁区缓冲间换鞋、戴圆帽、着清洁区工作服,并进行手卫生处理后进入该区。

(3)经消毒灭菌后的器械包、敷料包应通过双扉的高压蒸汽灭菌柜在无菌物品存放区的一侧门进入,一次性无菌耗材通过专用传递窗进入,严禁未经过灭菌的器械及发出未使用的无菌包等进入该区。该区使用的周转车辆不得随意出入,所有器械包、敷料包经过专用发放通道进行发放,应保持该区的清洁度。

(4)工作人员在进行灭菌后器械包、敷料包的卸载时首先检查批量监测是否合格,再认真榆查每个无菌包的包装完整性、包的干湿程度、包外指示物色泽情况、包外标识日期是否正确,批量监测等是否合格,确认合格后分类放置在存放架上,并做好标识。

(5)达到存放标准,温度控制在 24 ℃以下,湿度 70％以下,棉布包装有效期为 14 天;一次性医用皱纹纸、医用无纺布包装的无菌器材有效期为 3 个月;一次性纸塑袋包装及硬质容器的灭菌器械有效期为6个月。

(6)无菌器械包、敷料包发放时应遵循先进先出、近期先发、远期后发的原则进行发放,并严格执行消毒供应中心的查对制度。

(7)各类急救器械包和常规器械包应保持两天的周转基数,根据临床需求情况随时调整各类包的基数。每天认真清点各类器材,确保满足临床的供应。

(8)认真进行发放记录,发放记录应具有可追溯性。

(9)每天进行卫生清扫,存放区任何地方应无尘土。

(10)其他均按消毒供应中心管理制度要求执行。

三、工作流程

(一)上午工作

(1)按着装要求上岗,与夜班人员进行交接班。按器械包基数清点复用器械包。按基数清点一次性耗材,检查科室特殊物品发放的情况。

(2)按回收来的总数为下送工作人员进行复用器械包的发放。

（3）处理科室借条并进行登记。

（4）对灭菌后的物品进行检查、分类、上架保存。

（5）发放科室自取的器械包、消毒包。交接发放室工作。

（二）下午工作

（1）发放科室自取的器械包、消毒包。

（2）消毒出锅物品、上架并进行物品的分类放置。

（3）清点复用器械包和一次性物品，统计当天工作量，与夜班工作人员进行交接班。

四、工作标准

（1）工作人员按要求着装。

（2）各类物品分类放置，合理摆放。

（3）灭菌结束后。认真检查批量监测是否合格，卸载时检查灭菌包外化学指示卡的变色情况，有无湿包、破损、标识不清、标签丢失等情况。合格者可分类上架，不合格品需退回检查包装灭菌区重新处理。

（4）一次性无菌物品需去除外包装后进入该区。

（5）传递窗为互锁式，所有物品通过该通道进行发放，不发放时处于关闭状态。

（6）无菌器械包、敷料包发放时应遵循先进先出、近期先发、远期后发的原则进行发放，并严格执行消毒供应中心的查对制度。

（7）发放记录完善，可追溯。

（8）室内卫生清洁。存放区任何地方应无尘土。

五、监测指标及要求

（1）每锅次灭菌结束后，检查批量监测的变色情况，与标准变色卡比对，不合格时告知灭菌人员。

（2）检查每个灭菌包的包外化学指示卡变色情况，以及包的完整性、密闭性、干湿度。各类物品基数正确。

（黄沙沙）

第三节　一次性无菌库房的管理

消毒供应中心负责全院一次性无菌医疗耗材的供应。在一次性无菌库房储存，库房管理人员应按需采购，不积压、不浪费，严格验收、摆放合理、符合规范，保证安全的一次性无菌耗材在临床科室使用。

一、人员职责

（1）负责医疗器械、医用敷料及一次性使用无菌耗材的申请、验收、入库、发放等工作。

（2）负责每批到货器材的验收，应按要求检查外包装、品名、规格、型号、灭菌方式、灭菌日期、失效日期、灭菌标识等项目。对更换生产企业的产品应验收大、中、小包装的包装材质、包装标识、产品质量等,合格后验收入库。

(3)每批产品按《一次性使用无菌器材管理规范》进行逐项登记。第三方面检验报告合格后,进入发放状态。各类器材分类、分批存放在距地面 20 cm 高的地板架上。距墙面 5～10 cm,距屋顶 50 cm。发放时应按先进先出、后进后出、近期先出、远期后出的原则。

(4)负责各类器材周转量的补充。随时观察各类器材的使用量,并做好备货计划,满足临床使用需求。

(5)每天按科室申请耗材的品名、规格、数量打印下送单据。统计后给各下送车发放,与下送车人员当面清点。确定下送耗材的品名、规格、数量的准确性。

(6)每个月按规定的时间进行盘库,对每个品种,每个规格的产品都应进行清点,清点后应与账面核实,与 ERP 系统内的数量核实,是否做到账物相符,如出现误差应进行追溯,找出原因。

(7)对各科室反应的产品质量问题及时进行调查,将不合格品现象向护士长汇报并及时处理。定期对临床科室发放满意度调查表,以便更好地为临床服务,提高工作质量。

(8)保持室内达到干净、整齐、干燥、不乱堆废弃物。

二、管理制度

(1)医院所用一次性使用无菌医疗用品必须统一采购,临床科室不得自行购入和试用。一次性使用无菌医疗用品只能一次性使用。

(2)医院感染管理办公室认真履行对一次性使用无菌医疗用品的质量监测、临床应用和回收处理的监督检查职责。

(3)医院采购的一次性无菌医疗用品的三证复印件应在医院感染管理办公室备案,即《医疗器械生产许可证》《医疗器械产品注册证》《医疗器械经营许可证》。建立一次性使用无菌医疗用品的采购登记制度。

(4)在采购一次性使用无菌医疗用品时,必须进行验收,与生产企业和经营企业相一致,查验每箱(包)产品的检验合格证,内外包装应完好无损,包装标识应符合国家标准。

(5)医院设置一次性使用无菌医疗用品库房,建立出入库登记制度,按失效期的先后存放于阴凉干燥、通风良好的物架上,禁止与其他物品混放,不得将标识不清、包装破损、失效、霉变的产品发放到临床科室使用。

(6)临床使用一次性无菌医疗用品前应认真检查,若发现包装标识不符合标准,包装有破损、过期和产品有无不洁等不得使用;若使用中发生热原反应、感染或其他异常情况时,应立即停止使用,并按规定详细记录现场情况,必须及时留取样本送检,均应及时报告医院相关部门。

(7)医院发现不合格产品或质量可疑产品时,应立即停止使用,并及时报告药品监督管理部门,不得自行做退货、换货处理。

(8)一次性使用无菌医疗用品使用后,按《医疗废物管理条例》规定处置。

(9)负责医院临床各个病区的一次性无菌低值耗材的发放工作。按照种类齐全、保障供应、合理周转、杜绝积压的原则,在 ERP 系统上做物资请领计划,及时在网上提交到采购中心。

(10)每批到货检查外包装、灭菌方式、灭菌日期、失效日期等项目,合格后接收并登记到货日期及灭菌批号等信息。

(11)一次性无菌器材分类、分批存放在距地面 20 cm 地板架上。离墙 5 cm,距天花板

50 cm。

(12)一次性无菌器材按要求监测合格后进入发放状态,发放时按到货批次先进先出、后进后出的原则,保证无过期、破损、霉变器材。

(13)每天严格按科室的申请进行下送单的打印,统计科室发放数量,并按统计数量为下送车进行物品发放,要求数量准确、质量合格。

(14)每个月底进行库存盘点,做到数目准确、账物相符。

(15)对在临床使用中出现的不合格物品按照不合格物品召回制度实施并做好记录。

(16)对临床反映的一次性物品的问题及时处理并上报护士长。

三、工作流程

(一)无菌库房工作流程

1.上午工作

(1)交接班,按规定着装上岗,整理库房。

(2)按预留打印下午下送物品的单据,巡视库房物品是否充足,各种物品是否摆放到位,对清洁敷料架上的物品补齐用量。

(3)打一次性耗材下送单,并按工作点分发、装订单据,统计发放总量。

(4)按科室预留打第2天下送单据,按各工作点统计总数。

2.下午工作

(1)发放第2天下送空针类耗材。

(2)进行厂家来货验收、登记,按请领采购订单数量进行核对。

(3)按打印预留的订单,对下送车进行发放,当面清点,保证品名、规格、数量的准确。

(4)检查库房的门窗,关好水电,交班。

(二)下收下送工作程序

(1)按着装要求上岗,按各个工作点的下送人员要求进行一次性耗材物品的下送工作。

(2)下送各个病区单元的预留空针类耗材,专人负责下送手术室请领的一次性物品的耗材。

(3)整理下送车、装配下午各个工作点及病区下送的一次性耗材。

(4)装配第2天各个工作点的下送空针类耗材。

(三)注意事项

(1)每天上午下送空针及输注类耗材。

(2)每周一、三、五下送敷料及换药包类耗材。

(3)每周二、四下送痰管类及采血管类耗材。

(4)每周二、日下送营养袋。

四、工作标准

(1)按照种类齐全、保障供应、合理周转、杜绝积压的原则及时在 ERP 系统上做物资请领计划,及时在网上提交到采购中心。

(2)每批到货检查外包装、灭菌方式、灭菌日期、失效日期等项目,合格后接收并登记到货日期及灭菌批号。

(3)一次性无菌器材分类、分批存放在 15～20 cm 地板架上,离墙 5 cm,距天花板 50 cm。

（4）一次性无菌器材按要求监测合格后进入发放状态,发放时按到货批次先进先出、后进后出的原则,保证无过期、破损、霉变器材。

（5）每天严格按科室的申请进行下送单的打印,统计科室发放数量,并按统计数量为下送车进行物品发放。要求数量准确、质量合格。

（6）将科室申请的耗材在规定时间内按质按量送至科室。

（7）每个月底进行库存盘点,做到数目准确、账物相符。

（8）对在临床使用中出现的不合格物品按照不合格物品召回制度实施并做好记录。

（9）对临床反映的一次性物品的问题及时上报护士长。

五、监测指标及要求

（1）一次性无菌耗材到货时每批次需有相关监测报告方可入库。

（2）未提供监测报告的对每批次随机抽取 3 个样本送至医院感染与疾病控制科进行细菌学监测,合格后方可发放。

（3）医院感染与疾病控制科每季度到消毒供应中心一次性无菌库房进行无菌物品的抽检工作。

（黄沙沙）

第四节　专科供应部的管理

消毒供应中心除承担所有重复使用医疗器械的清洗、消毒、灭菌及供应管理工作外,还保障临床特殊专科物品的消毒供应需求。为方便快捷的工作,消毒供应中心下设专科供应部(如手术室供应部、口腔科供应部)等,按消毒供应中心的工作流程、工作标准、岗位职责统一制定,工作人员隶属于各专科。设备、设施、实施属地化管理。

一、业务管理

消毒供应中心负责进行业务监督,定期进行工作质量考评。对质量问题进行持续质量改进。指导各类设备的使用、日常维护、监测、记录等工作。医学工程中心负责仪器设备定期校验。

二、人员培训

从事消毒供应工作的护理人员,必须经过特殊岗位专业培训,经考核合格后方可上岗,消毒员需经国家特种行业专业培训,并考核合格后持证上岗,对从业人员定期进行专科业务培训和考核。

三、规范工作区域

各专科供应部按规范进行工作区域的划分,要求建筑布局合理,洁污分开,人流、物流不交叉、不逆流。工作区域按要求着装,落实标准预防原则,做好职业防护。

（黄沙沙）

第五节　微　波　消　毒

波长为 0.001～1 m，频率为 300～300 000 MHz 的电磁波称为微波。物质吸收微波能所产生的热效应可用于加热，在加热、干燥和食品加工中，人们发现微波具有杀菌的效能，于是又被逐渐用于消毒和灭菌领域。近年来，微波消毒技术发展很快，在医院和卫生防疫消毒中已有较广泛的应用。

一、微波的发生及特性

微波是一种波长短而频率较高的电磁波。磁控管产生微波的原理是使电子在相互垂直的电场和磁场中运动，激发高频振荡而产生微波。磁控管的功率可以做得很大，能量由谐振腔直接引出，而无须再经过放大。现代磁控管一般分为两类：一类是产生脉冲微波的磁控管，其最大输出功率峰值可达 10 000 kW，另一类是产生连续微波的磁控管，如微波干扰及医学上使用的磁控管，其最大输出功率峰值可达 10 kW。用于消毒的微波的频率为 2 450 MHz 及 915 MHz，由磁控管发生，能使物品发热，热使微生物死亡。微波频率高、功率大，使物体发热时，内外同时发热且不需传导，故所需时间短，微波消毒的主要特点如下。

(一)作用快速

微波对生物体的作用就是电磁波能量转换的过程，速度极快，可在 10^{-9} 秒之内完成，加热快速、均匀，热力穿透只需几秒至数分钟，不需要空气与其他介质的传导。用于快速杀菌时是其他因子无法比拟的。

(二)对微生物没有选择性

微波对生物体的作用快速而且不具选择性，所以其杀菌具有广谱性，可以杀灭各种微生物及原虫。

(三)节能

微波的穿透性强，瞬时即可穿透到物体内部，能量损失少，能量转换效率高，便于进行自动化流水线式生产杀菌。

(四)对不同介质的穿透性不同

对有机物、水、陶瓷、玻璃、塑料等穿透性强，而对绝大部分金属则穿透性差，反射较多。

(五)环保、无毒害

微波消毒比较环保、无毒害、无残留物、不污染环境，也不会形成环境高温。还可对包装好的，较厚的或是导热差的物品进行处理。

二、微波消毒的研究与应用

(一)医疗护理器材的消毒与灭菌

微波的消毒灭菌技术是在微波加热干燥的基础上发展而来的，这一技术首先是在食品加工业得到推广应用，随着科技的发展，微波的应用越来越广泛。现在微波除了用于医院和卫生防疫消毒以外，还广泛用于干燥、筛选及物理、化工等行业。但是微波消毒目前仍处于探索研究阶段，许多试验的目的主要是探索微波消毒的作用机制。目前使用较多的有以下几种。

1.微波牙钻消毒器

目前市场上,已有通过国家正式批准生产的牙钻涡轮机头专用微波消毒装置,WBY 型微波牙钻消毒器为产品之一,多年临床使用证明,该消毒器有消毒速度快,效果可靠,不损坏牙钻,操作简单等优点。

2.微波快速灭菌器

型号为 WXD-650A 的微波快速灭菌器是获得国家正式批准的医疗器械微波专用灭菌设备,该设备灭菌快速,5 分钟内可杀灭包括细菌芽孢在内的各种微生物,效果可靠,可重复使用,小型灵活,适用范围广,特别适合用于需重复消毒、灭菌的小型手术用品,它可用于金属类、玻璃陶瓷类、塑料橡胶类材料的灭菌。

3.眼科器材的专用消毒器

眼科器械小而精细、要求高、消毒后要求不残留任何有刺激性的物质,目前眼科器械消毒手段不多,越来越多的眼科器械、仿人工替代品、角膜接触镜(又称隐形眼镜)等物品的消毒开始使用微波消毒。

4.口腔科根管消毒

王金鑫等(2003)将 WB-200 型电脑微波口腔治疗仪用于口腔急、慢性根尖周炎及牙髓坏死患者根管的治疗,微波消毒组治愈率 95.2%、好转率 3.1%、无效率 1.8%,常规组分别为 90.0%、5.0%、5.0%,统计学处理显示,两者差别显著。

5.微波消毒化验单

用载体定量法将菌片置于单层干布袋和保鲜袋内,用 675 W 微波照射 5 分钟,杀菌效果与双层湿布袋基本一致,照射 8 分钟,对前两种袋内的大肠埃希菌、金黄色葡萄球菌、枯草杆菌黑色变种芽孢平均杀灭率均达到 99.73%～99.89%,而双层湿布包达到 100%。周惠联等报道,利用家用微波炉对人工染菌的化验单进行消毒,结果以 10 张为一本,800 W 照射 5 分钟,以 50 张为一本,照射 7 分钟,均可完全杀灭大肠埃希菌、金黄色葡萄球菌和铜绿假单胞菌,但不能完全杀灭芽孢;以 50 张为一本,800 W 作用 7 分钟可以杀灭细菌繁殖体,但不能杀灭芽孢。

6.微波消毒医用矿物油

医用矿物油类物质及油纱条的灭菌因受其本身特性的影响,仍是医院消毒灭菌的一个难题。常用的干热灭菌和压力蒸汽灭菌都存在一些弊端,而且灭菌效果不理想。采用载体定性杀菌试验方法,观察了微波灭菌器对液状石蜡和凡士林油膏及油纱布条的杀菌效果。结果液状石蜡和凡士林油膏经 650 W 微波灭菌器照射 20 分钟和 25 分钟,可全部杀灭嗜热脂肪杆菌芽孢;分别照射 25 分钟和 30 分钟,可全部杀灭枯草杆菌黑色变种芽孢,但对凡士林油纱布条照射 50 分钟,仍不能全部杀灭枯草杆菌黑色变种芽孢,试验证明,微波照射对液状石蜡和凡士林油膏可达到灭菌效果。

(二)食品与餐具的消毒

由于微波消毒快捷、方便、干净、效果可靠,将微波应用于食品与餐具消毒的报道亦较多。将 250 mL 酱油置玻璃烧杯中,经微波照射 10 分钟即达到消毒要求。江连洲等(1988)将细菌总数为 $312×10^6$ CFU/g 的塑料袋装咖喱牛肉置微波炉中照射 40 分钟,菌量减少至 $413×10^2$ CFU/g。市售豆腐皮细菌污染较严重,当用 650 W 功率微波照射 300 g 市售豆腐皮 5 分钟,可使之达到卫生标准。用微波对牛奶进行消毒处理,亦取得了较好的效果。用微波炉加热牛奶至煮沸,可将铜绿假单胞菌、分枝杆菌、脊髓灰质炎病毒等全部杀灭;但白色念珠菌仍有存活。用 700 W 功率微波对餐茶具,如奶瓶、陶瓷碗及竹筷等照射 3 分钟,可将污染的大肠埃希菌全部杀灭,将自然菌杀灭99.17% 以上;照射 5 分钟,可将 HBsAg 的抗原性破坏。专用于餐具和饮具的 WX-1 微波消毒柜,所用微波频率为 2 450 MHz,柜室容积为 480 mm×520 mm×640 mm。用该微波消毒柜,将染有枯草杆菌黑色变种(ATCC9372)芽孢、金黄色葡萄球菌(ATCC6538)、嗜热脂肪杆菌芽孢及短小芽孢杆菌(E601 及 ATCC27142)的菌片放置于成捆的冰糕棍及冰糕包装纸中,经照射20分钟,可达到灭菌要求。

(三)衣服的消毒

用不同频率的微波对染有蜡状杆菌(4 001 株)芽孢的较大的棉布包(16 cm×32 cm×40 cm)进行消毒,当微波功率为 3 kW 时,杀灭 99.99% 芽孢,2 450 MHz 频率微波需照射8 分钟,而 915 MHz 者则仅需5 分钟。微波的杀菌作用随需穿透物品厚度的增加而降低。如将蜡状杆菌芽孢菌片置于含水率为 30% 的棉布包的第 6、34 和 61 层,用 2 450 MHz 频率(3 kW)微波照射 2 分钟,其杀灭率依次为 99.06%、98.08% 和 91.57%。关于照射时间长短对杀菌效果影响的试验证明,用 2 450 MHz 频率(3 kW)微波处理,当照射时间由 1 分钟增加至 2、3、4 分钟时,布包内菌片上的残存芽孢的对数值由 3.8 依次降为 1.4、0.7 和 0。在一定条件下,微波的杀菌效果可随输出功率的增加而提高。当输出功率由 116k W 增至 216 kW 和 316 kW时,布包内菌片上的残存蜡状杆菌芽孢的对数值依次为 3.0、1.5 和 0。将蜡状杆菌芽孢菌片置于含水率分别为 0、20%、30%、45% 的棉布包中,用450 MHz(3 kW)微波照射 2 分钟。结果,残存芽孢数的对数值依次为 3.31、2.39、1.51 和 2.62。该结果表明,当含水率在 30% 左右时最好,至 45% 其杀菌效果反而有所降低。吴少军报道,用家用微波炉,以 650 W 微波照射 8 分钟,可完全杀灭放置于20 cm×20 cm×20 cm 衣物包(带有少量水分)中的枯草杆菌黑色变种芽孢。丁兰英等报道,用915 MHz(10 kW)微波照射 3 分钟,可使马鬃上蜡状杆菌芽孢的杀灭率达 100%。

(四)废弃物等的消毒

用传送带连续照射装置对医院内废物,包括动物尸体及组织、生物培养物、棉签,以及患者的血、尿、粪便标本和排泄物等进行微波处理。结果证明,该装置可有效地杀灭废弃物中的病原微生物。为此,他建议在医院内,可用这种装置代替焚烧炉。在德国(1991),污泥的农业使用有专门法规,如培育牧草用的污泥,必须不含致病微生物。传送带式微波处理为杀灭其中病原微生物的方法之一。用微波-高温压力蒸汽处理医疗废物,效果理想。处理流程见图 13-1。

(五)固体培养基的灭菌

金龟子绿僵菌是一种昆虫病原真菌,在农林害虫生物防治中应用广泛。为了大批量培养绿僵菌,其培养基的灭菌工作十分重要。目前常用的灭菌方法是传统的压力蒸汽灭菌法,存在灭菌时间长,不能实现流水作业等缺点。微波灭菌具有灭菌时间短、操作简便及对营养破坏小等特点。

为探讨微波对金龟子绿僵菌固体培养基的灭菌效果及其影响因素,用家用微波炉、载体定量法对农业用绿僵菌固体培养基灭菌效果进行了实验室观察,结果随着负载量的增大,杀菌速度降低。负载量为 200 g 以下时,微波处理 3 分钟,全部无菌生长。负载量为 250 g 时,微波照射4 分钟,存活菌数仍达 100 CFU/g,试验证明,随着微波处理时间的延长,灭菌效果增强。以100 g固体培养基加 60 g 水的比例经微波处理效果比较好,灭菌处理 3 分钟均能达到灭菌目的。微波对绿僵菌固体培养基灭菌最佳工艺为 100 g 的固体培养基加 60 g 水,浸润 3 小时,在 800 W

的微波功率处理 3 分钟,可达到灭菌效果。

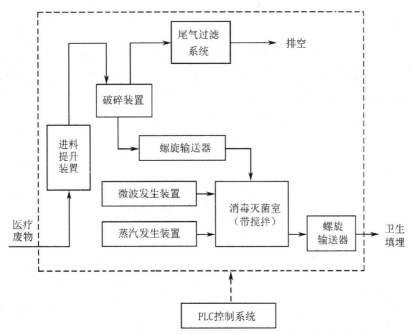

图 13-1　微波高温高压处理医疗废物流程图

三、影响微波消毒的因素

(一)输出功率与照射时间

在一定条件下,微波输出功率大,电场强,分子运动加剧,加热速度快,消毒效果就好。

(二)负载量的影响

杨华明以不同重量敷料包为负载,分别在上、中、下层布放枯草杆菌芽孢菌片,经 2 450 MHz、3 kW 照射 13 分钟,结果 4.25~5.25 kg 者,杀灭率为 99.9%;5.5 kg 者,杀灭率为 99.5%;6.0 kg 者,杀灭率为 94.9%。

(三)其他因素

包装方法、灭菌材料含湿量、协同剂等因素对微波杀菌效果的影响也是大家所认同的,这些因素在利用微波消毒时应根据现场情况酌情考虑。

四、微波的防护

微波过量照射对人体产生的影响,可以通过个体防护而减轻,并加以利用,因此在使用微波时需要采取的防护措施如下。

(一)微波辐射的吸收和减少微波辐射的泄漏

当调试微波机时,需要安装功率吸收天线,吸收微波能量,使其不向空间发射。设置微波屏障需采用吸收设施,如铺设吸收材料,阻挡微波扩散。做好微波消毒机的密封工作,减少辐射泄漏。

(二)合理配置工作环境

根据微波发射有方向性的特点,工作点位置于辐射强度最小的部位,尽量避免在辐射束的前方进行工作,并在工作地点采取屏蔽措施,工作环境的电磁强度和功率密度,不要超过国家规定的卫生标准,对防护设备应定期检查维修。

(三)个人防护

针对作业人员操作时的环境采取防护措施。可穿戴喷涂金属或金属丝织成的屏障防护服和防护眼镜。对作业人员每隔1～2年进行1次体格检查,重点观察眼晶状体的变化,其次为心血管系统,外周血常规及男性生殖功能,以及早发现微波对人体健康危害的征象,只要及时采取有效的措施,作业人员的安全是可以得到保障的。

（黄沙沙）

第六节　超声波消毒

近年来,人们一直在努力寻找一种更迅速、更便宜而又能克服高温(饱和蒸汽或干热)消毒灭菌方法和化学消毒法的弱点的消毒方法,超声波消毒就是其中的一种。随着超声波的使用越来越广泛,人们对其安全性产生了担忧。事实上,临床实践证明,即使以超过临床使用数倍的剂量也难以观察到其对人体的损伤,现在普遍认为,强度<20 mW/cm² 的超声波对人体无害,但对大功率超声波照射还是应注意防护。

一、超声波的本质与特性

超声波和声波一样,也是由振动在弹性介质中的传播过程形成的,超声波是一种特殊的声波,它的声振频率超过了正常人听觉的最高限额,达到 20 000 Hz 以上,所以人听不到超声波。

超声波具有声波的一切特性,它可以在固体、液体和气体中传播。超声波在介质中的传播速度除了与温度、压强及媒介的密度等有关外,还与声源的振动频率有关。在媒介中传播时,其强度随传播距离的增长而减弱。超声波也具有光的特性。可发生辐射和衍射等现象,波长越长,其衍射现象越明显。但由于超声波的波长仅有几毫米,所以超声波的衍射现象并不明显。高频超声波也可以聚焦和定向发射,经聚焦而定向发射的超声波的声压和声强可以很大,能贯穿液体或固体。

二、超声波消毒的研究与应用

(一)超声波的单独杀菌效果

用 2.6 kHz 的超声波进行微生物杀灭实验,发现某些细菌对超声波是敏感的,如大肠埃希菌、巨大芽孢杆菌、铜绿假单胞菌等可被超声波完全破坏。此外,超声波还可使烟草花叶病毒、脊髓灰质炎病毒、狂犬病毒、流行性乙型脑炎病毒和天花病毒等失去活性。但超声波对葡萄球菌、链球菌等效力较小,对白喉毒素则完全无作用。

(二)超声波与其他消毒方法的协同作用

虽然超声波对微生物的作用在理论上已获得较为满意的解释。但是,在实际应用上还存在一些问题。例如超声波对水、空气的消毒效果较差,很难达到消毒作用,而要获得具有消毒价值的超声波,必须首先具有高频率、高强度的超声波波源,这样,不仅在经济上费用较大,而且与所得到的实际效果相比是不经济的。因此,人们用超声波与其他消毒方法协同作用的方式,来提高其对微生物的杀灭效果。例如,超声波与紫外线结合,对细菌的杀灭率增加;超声波与热协同,能明显提高对链球菌的杀灭率;超声波与化学消毒剂合用,即声化学消毒,对芽孢的杀灭效果明显增强。

1.超声波与戊二醛的协同消毒作用

据报道,单独使用戊二醛完全杀灭芽孢,要数小时,在一定温度下戊二醛与超声波协同可将杀灭时间缩短为原来的 1/12～1/2。如果事先将菌悬液经超声波处理,则它对戊二醛的抵抗力是一样的。将戊二醛与超声波协同作用,才能提高戊二醛对芽孢的杀灭能力(表 13-1)。

表 13-1　超声波与戊二醛协同杀菌效果

戊二醛含量(%)	温度(℃)	超声波频率(kHz)	完全杀灭芽孢所需时间(分钟)
1	55	无超声波	60
1	55	20	5
2	25	无超声波	180
2	25	250	30

2.超声波与环氧乙烷的协同消毒作用

Boucher 等用频率为 30.4 kHz,强度为 2.3 W/cm^2 的连续性超声波与浓度 125 mg/L 的环氧乙烷协同,在 50 ℃恒温,相对湿度 40%的条件下对枯草杆菌芽孢进行消毒,作用 40 分钟可使芽孢的杀灭率超过 99.99%,如果单用超声波时只能使芽孢的菌落数大约减少 50%。因此认为环氧乙烷与超声波协同作用的效果比单独使用环氧乙烷或超声波消毒效果好,而且还认为用上述频率与强度的超声波,在上述的温度与相对湿度的条件下,与环氧乙烷协同消毒是最理想的条件。环氧乙烷与超声波协同消毒在不同药物浓度、不同温度条件及不同作用时间的条件下消毒效果有所不同。环氧乙烷与超声波协同消毒在相同药物浓度、相同温度时,超声波照射时间越长,杀菌率越高;在相同药物浓度、相同照射时间下,温度越高,杀菌率越高;而在相同照射时间、相同温度下,药物浓度越高,杀菌率也越高。

3.超声波与环氧丙烷的协同消毒作用

有报道,在 10 ℃,相对湿度为 40%的条件下,暴露时间为 120 分钟时,不同强度的超声波与环氧丙烷协同消毒的结果不同,在环氧丙烷浓度为 500 mg/L,作用时间为 120 分钟时,用强度为 1.6 W/cm^2 的超声波与环氧丙烷协同作用,可完全杀灭细菌芽孢。在相同条件下,单独使用环氧丙烷后,不能完全杀灭。而且,在超声波与环氧丙烷协同消毒时,存活芽孢数是随声强的增加而呈指数下降。

4.超声波与强氧化高电位酸性水协同杀菌

强氧化高电位酸性水是一种无毒无不良气味的杀菌水,技术指标是氧化还原电位(ORP)值 ≥1 100 MV,pH≤2.7,有效氯≤60 mg/L。如单独使用超声波处理 10 分钟,对大肠埃希菌杀灭率为 89.9%;单独使用强氧化高电位酸性水作用 30 秒,对大肠埃希菌杀灭率为 100%;超声波与氧化水协同作用 15 秒,杀灭率亦达到 100%。单用超声波处理 10 分钟、单独用强氧化高电位酸性水作用 1.5 分钟,可将悬液内 HBsAg 阳性血清的抗原性完全灭活,两者协同作用仅需 30 秒即可达到完全灭活。

5.超声波与其他消毒液的协同杀菌作用

据闫傲霜等试验表明,用超声波(10 W/cm²)与多种消毒液对芽孢的杀灭均有协同作用,特别是对一些原来没有杀芽孢作用的消毒剂,如氯己定、苯扎溴铵、醛醇合剂等,这种协同作用不仅对悬液中的芽孢有效,对浸于液体中的载体表面上的芽孢也有同样效果。Ahemd 等报道,超声波可加强过氧化氢的杀菌作用,使其杀芽孢时间从 25 分钟以上缩短到 10～15 分钟。Jagenberg-Werke 用超声波使过氧化氢形成气溶胶,使之均匀附着在消毒物表面,从而提高消毒效果。

Burleson 用超声波与臭氧协同消毒污水,有明显增效作用,可能是因为超声波:①增加臭氧溶解量;②打碎细菌团块和外围有机物;③降低液体表面张力;④促进氧的分散,形成小气泡,增加接触面积;⑤加强氧化还原作用。声化学消毒的主要机制是由于超声波快速而连续性的压缩与松弛作用,使化学消毒剂的分子打破细菌外层屏障,加速化学消毒剂对细菌的渗透,细菌则被进入体内的化学消毒剂的化学反应杀死。超声波本身对这种化学杀菌反应是没有作用的,但它能加速化学消毒剂在菌体内的扩散。在声化学消毒中,超声波的振幅与频率最为重要。

(三)超声波的破碎作用

利用高强度超声波照射菌液,由于液体的对流作用,整个容器中的细菌都能被破碎(图 13-2)。超声波的破碎作用应用于生物研究中,能提高从器官组织或其他生物学基质中分离病毒及其他生物活性物质(如维生素、细菌毒素等)的阳性率。

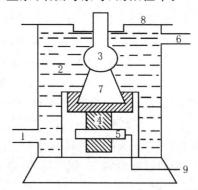

1.冷却水进口;2.冷却水;3.处理容器;4.换能器;5.高频线圈;
6.冷却水出口;7.增幅杆;8.固定容器装置;9.电源输入

图 13-2 超声波细胞破碎器结构示意图

三、影响超声波消毒效果的因素

超声波的消毒效果受到多种因素的影响,常见的有超声波的频率、强度、照射时间、媒质的性质、细菌的浓度等。

(一)超声波频率

在一定频率范围内,超声波频率高,能量大,则杀菌效果好,反之,低频率超声波效果较差。但超声波频率太高则不易产生空化作用,杀菌效果反而降低。

(二)超声波的强度

利用高强度超声波处理菌液,由于液体的对流作用,整个容器中的细菌都能被破碎。据报道,当驱动功率为 50 W 时,容器底部的振幅为 10.5 μm,对 50 mL 含有大肠埃希菌的水作用 10～15 分钟后,细菌 100% 破碎。驱动功率增加,作用时间减少。

(三)作用时间和菌液浓度

超声波消毒的消毒效果与其作用时间成正比,作用时间越长,消毒效果越好。作用时间相同时,菌液浓度高比浓度低时消毒效果差,但差别不很大。有人用大肠埃希菌试验,发现 30 mL 浓度为 3×10^6 CFU/mL 的菌液需作用 40 分钟,若浓度为 2×10^7 CFU/mL 则需作用 80 分钟。15 mL 浓度为 4.5×10^6 CFU/mL 的菌液只需作用 20 分钟即可杀死。另有人用大肠埃希菌、金黄色葡萄球菌、枯草杆菌、铜绿假单胞菌试验发现,随超声波作用时间的延长,其杀灭率皆明显提高,而且在较低强度的超声波作用下以铜绿假单胞菌提高最快,经统计学处理发现,铜绿假单胞菌、枯草杆菌的杀灭率和超声波作用时间之间的相关系数有统计学意义。

(四)盛装菌液容器

R.Davis 用不锈钢管作为容器,管长从 25 cm 不断缩短,内盛 50% 酵母菌液 5 mL,用26 kHz 的超声波作用一定时间,结果发现,细菌破碎的百分数与容器长度有关,在 10~25 cm,出现 2 个波峰和 2 个波谷,两波峰或两波谷间相距约 8 cm。从理论上说盛装容器长度以相当于波长的一半的倍数为最好。

(五)菌液容量

由于超声波在透入媒质的过程中不断将能量传给媒质,自身随着传播距离的增长而逐渐减弱。因此,随着被处理菌悬液的菌液容量的增大,细菌被破坏的百分数降低。R.Davis 用 500 W/cm^2 的超声波对43.5% 的酵母菌液作用 2 分钟,结果发现,容量越大,细菌被破坏的百分数越低。此外被处理菌悬液中出现驻波时,细菌常聚集在波节处,在该处的细菌承受的机械张力不大,破碎率也最低。因此,最好使被处理液中不出现驻波,即被处理菌悬液的深度最好短于超声波在该菌悬液中波长的一半。

(六)媒质

一般微生物被洗去附着的有机物后,对超声波更敏感,另外,钙离子的存在,pH 的降低也能提高其敏感性。

(黄沙沙)

第七节　紫外线消毒

紫外线(ultraviolet ray,UV)属电磁波辐射,而非电离辐射(图 13-3),根据其波长范围分为 3 个波段:A 波段(波长为 400.0~315.0 nm)、B 波段(315.0~280.0 nm)、C 波段(280.0~100.0 nm),是一种不可见光。杀菌力较强的波段为 280.0~250.0 nm,通常紫外线杀菌灯采用的波长为 253.7 nm,广谱杀菌效果比较明显。

一、紫外线的发生与特性

(一)紫外线的发生

目前用于消毒的紫外线杀菌灯多为低压汞灯,它所产生的紫外线波长 95% 为 253.7 nm。用于消毒的紫外线灯分为普通型紫外线灯和低臭氧紫外线灯,低臭氧紫外线灯因能阻挡 184.9 nm 波长的紫外线向外辐射,减少臭氧的产生,因此目前医院多选择低臭氧紫外线灯。

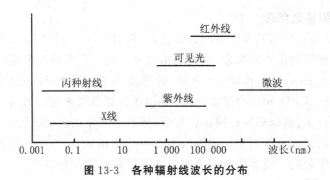

图 13-3　各种辐射线波长的分布

(二)紫外线灯消毒特性

紫外线灯的杀菌特性有以下几点。

(1)杀菌谱广。紫外线可以杀灭各种微生物,包括细菌繁殖体、细菌芽孢、结核杆菌、真菌、病毒和立克次体。

(2)不同微生物对紫外线的抵抗力差异较大,由强到弱依次为真菌孢子＞细菌芽孢＞分枝杆菌＞病毒＞细菌繁殖体。

(3)穿透力弱。紫外线属于电磁辐射,穿透力极弱,绝大多数物质不能穿透,因此使用受到限制;在空气中可受尘粒与湿度的影响,当空气中含有尘粒 $800 \sim 900$ 个/cm^3,杀菌效力可降低 $20\% \sim 30\%$,相对湿度由 33% 增至 56% 时,杀菌效能可减少到 $1/3$。在液体中的穿透力随深度增加而降低,小、中杂质对穿透力的影响更大,溶解的糖类、盐类、有机物都可大大降低紫外线的穿透力。酒类、果汁、蛋清等溶液只需 $0.1 \sim 0.5$ mm 即可阻留 90% 以上的紫外线。

(4)杀菌效果与照射剂量有关。杀菌效果直接取决于照射剂量(照射强度和照射时间)。

(5)在不同介质中紫外线杀菌效果不同。

(6)杀灭效果受物体表面因素影响。紫外线大多是用来进行表面消毒的,粗糙的表面不适宜用紫外线消毒,当表面有血迹、痰迹等污染物质时,消毒效果亦不理想。

(7)协同消毒作用。有报道,某些化学物质可与紫外线起协同消毒作用,如紫外线与醇类化合物可产生协同杀菌作用,经乙醇湿润过的紫外线口镜消毒器可将杀芽孢时间由 60 分钟缩短为 30 分钟,污染有 HBsAg 的玻璃片经 3% 过氧化氢溶液湿润后,再经紫外线照射 30 分钟即可完全灭活,而紫外线或过氧化氢单独灭活上述芽孢菌都需要 60 分钟左右。

二、紫外线消毒装置

(一)紫外线杀菌灯分类

紫外线灯管根据外形可分为直管、H 型管、U 型管;根据使用目的不同被分别制成高强度紫外线消毒器、紫外线消毒箱、紫外线消毒风筒、移动式紫外线消毒车、便携式紫外线灯等。

(二)杀菌灯装置

1.高强度紫外线灯消毒器

高强度的紫外线灯是专门研制出的 H 型热阴极低压汞紫外线灯,它在距离照射表面很近时,照射强度可达 $5\ 000\ \mu W/cm^2$ 以上,5 秒内可杀灭物体表面污染的各种细菌、真菌、病毒,对细菌芽孢的杀灭率可达 99.9% 以上,目前国内生产的有 9 W、11 W 等小型 H 型紫外线灯,在 3 cm 的近距离照射,其辐射强度可达到 $5\ 000 \sim 12\ 000\ \mu W/cm^2$。该灯具适用于光滑平面物体的快速消毒,如工作台面、桌面及一些大型设备的表面等。刘军等(2005)报道,多功能动态杀菌机内,在常温常湿和有人存在情况下,对自然菌的消除率在59%～83%,最高可达86%。

2.紫外线消毒风筒

在有光滑金属内表面的圆桶内安装高强度紫外线灯具,在圆桶一端装上风扇,进入风量为25～30 m³/min,开启紫外线灯使室内空气不断经过紫外线照射,不间断地杀灭空气中的微生物,以达到净化空气的目的,适合有人存在的环境消毒。

3.移动式紫外线消毒车

有立式和卧式两种,该车装备有紫外线灯管2支、控制开关和移动轮,机动性强。适合于不经常使用或临时需要消毒的表面和空气的消毒。

4.循环风空气净化(洁净)器

现在市场上有很多种类的空气净化器,这些净化器大多由几种消毒因素组合而成,紫外线在其中起着非常重要的杀菌作用,而且还具有能在各种动态场所进行空气消毒的显著特点。某公司生产的MKG空气洁净器,就是由过滤器、静电场、紫外线、空气负离子等消毒因素和进、出风系统组成。连续消毒45分钟,可使空气中喷染的金黄色葡萄球菌和大肠埃希菌的杀灭率达到99.90%以上,对枯草杆菌黑色变种芽孢的杀灭率达到99.00%以上。朱伯光等研制了动态空气消毒器(图13-4),由循环箱体、风机、低臭氧紫外线灯、初效和中效过滤器、程控系统等组成。结果在60 m³房间,静态开启30分钟,可使自然菌下降80%,60分钟下降90%,动态环境下可保持空气在Ⅱ类环境水平。但循环风空气消毒器内可能存在未被破坏的细菌,重复使用的消毒器内可能存在定植菌,进而造成空气二次污染。

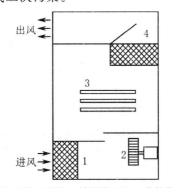

1、4.初、中效过滤器;2.轴流抽风机;3.紫外线灯管
图13-4　动态空气消毒器结构示意图

5.高臭氧紫外线消毒柜

高臭氧紫外线消毒柜是一种以高臭氧、紫外线为杀菌因子的食具消毒柜。在实验室用载体定量灭活法进行检测,在环境温度20～25 ℃,相对湿度50%～70%的条件下,开机4分钟,柜内紫外线辐射强度为1 400～1 600 μW/cm²,臭氧浓度40.0 mg/m³,消毒作用60分钟加上烘干45分钟,对玻片上脊髓灰质炎病毒的平均灭活对数值≥4.0。以臭氧和紫外线为杀菌因子的食具消毒柜,工作时臭氧浓度为53.6 mg/L,紫外线辐照值为675～819 μW/cm²,只消毒或只烘干均达不到消毒效果,只有两者协同作用90分钟,才可达到杀灭对数值>5.0。

三、影响紫外线消毒效果的因素

与紫外线消毒效果有关的因素很多,概括起来可分为两类:影响紫外线辐射强度、照射剂量的因素和微生物方面的因素。

(一)影响紫外线辐射强度和照射剂量的因素

1.电压

紫外线光源的辐射强度明显受到电压的影响,同一个紫外线光源,当电压不足时,辐射强度明显下降。

2.距离

紫外线灯的辐射强度随灯管距离的增加而降低,辐射强度与距离成反比。

3.温度

消毒环境的温度对紫外线消毒效果的影响是通过影响紫外线光源的辐射强度来实现的。一般,紫外线光源在40 ℃时的辐射强度最强,温度降低时,紫外线的输出减少,温度再高,辐射的紫外线因吸收增多,输出也减少。因此,过高或过低的温度对紫外线的消毒都不利,杀菌试验证明,5~37 ℃范围内,温度对紫外线的杀菌效果影响不大。

4.相对湿度

当进行空气紫外线消毒时,空气的相对湿度对消毒效果有影响,RH过高时,空气中的水分增多,可以阻挡紫外线,因此用紫外线消毒空气时,要求相对湿度最好在60％以下。

5.照射时间

紫外线的消毒效果与照射剂量呈指数关系,照射剂量为照射时间和辐照强度的乘积,所以要杀灭率达到一定程度,必须保证足够的照射剂量,在光源达到要求的情况下,可以通过保证足够的时间来达到要求剂量。

6.有机物的保护

有机物对消毒效果有明显影响,当微生物被有机物保护时,需要加大照射剂量,因为有机物可以影响紫外线对微生物的穿透,并且可以吸收紫外线。

7.悬浮物的类型

紫外线是一种低能量的电磁辐射,其能量仅有6eV,穿透力很弱,空气尘埃能吸收紫外线而降低杀菌率,当空气中含有尘粒800~900个/cm³,杀菌效能可降低20％~30％。如枯草杆菌芽孢在灰尘中悬浮比在气溶胶中悬浮时,对紫外线照射有更大的抗性。

8.紫外线反射器的使用

为了更有效地对被辐照表面进行消毒,必须使用对波长为253.7 nm的紫外线具有高反射率的反射罩,反射罩的使用,还可以避免操作者受紫外线的直接照射。

(二)微生物方面的因素

1.微生物的类型

紫外线对细菌、病毒、真菌、芽孢、衣原体等均有杀灭作用,不同微生物对紫外线照射的敏感性不同。细菌芽孢对紫外线的抗性比繁殖体细胞大,革兰阴性杆菌最易被紫外线杀死,紧接着依次为葡萄球菌属、链球菌属和细菌芽孢,真菌孢子抗性最强。分枝杆菌的抗力,较白色葡萄球菌、铜绿假单胞菌、肠炎沙门菌等要强3~4个对数级。即使在分枝杆菌中,不同种类对紫外线的抗性亦不相同。

根据抗力大致可将微生物分为3类:高抗性的有真菌孢子、枯草杆菌黑色变种芽孢、耐辐射微球菌等;中度抗性的有鼠伤寒沙门菌、酵母菌等;低抗性的有大肠埃希菌、金黄色葡萄球菌、普通变形杆菌等。

2.微生物的数量

微生物的数量越多,需要产生相同致死作用的紫外线照射剂量也就越大,因此,消毒污染严重的物品需要延长照射时间,加大照射剂量。

四、紫外线消毒应用

(一)空气消毒

紫外线的最佳用途是对空气消毒,也是空气消毒的最简便方法。紫外线对空气的消毒方式主要有3种。

1.固定式照射

紫外线灯固定在天花板上的方法有以下几种:①将紫外线灯直接固定在天花板上,离地约2.5 m;②固定吊装在天花板或墙壁上,离地约2.5 m,上有反光罩,往上方向的紫外线也可被反向下来;③安装在墙壁上,使紫外线照射在与水平面呈3°~80°角范围内;④将紫外线灯管固定在天花板上,下有反光罩,这样使上部空气受到紫外线的直接照射,而当上下层空气对流交换时,整个空气都会被消毒(图 13-5)。

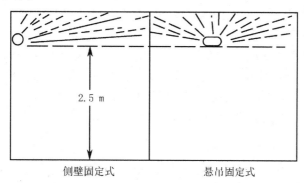

图 13-5 固定式紫外线空气消毒

通常灯管距地面1.8~2.2 m的高度比较适宜,这个高度可使人的呼吸带受到最高辐射强度有效照射,使用中的 30 W 紫外线灯在垂直 1 m 处辐照强度应高于 70 $\mu W/cm^2$(新灯管 $>90 \mu W/cm^2$),每立方米分配功率不少于 1.5 $\mu W/cm^2$,最常用的直接照射法时间应不少于30 分钟。唐贯文等(2004)报道,60 m^3 烧伤病房,住患者 2~3 人,悬持 3 支 30 W 无臭氧石英紫外线灯,辐照度值$>90 \mu W/cm^2$,直接照射 30 分钟,可使烧伤病房空气达到Ⅱ类标准(空气细菌总数$\leq$200 CFU/cm^3)的合格率为 70%,60 分钟合格率达到 80%。

2.移动式照射

移动式照射法主要是利用其机动性,即可对某一局部或物体表面进行照射,也可对整个房间的空气进行照射。

3.间接照射

间接照射是指利用紫外线灯制成各种空气消毒器,通过空气的不断循环达到空气消毒的目的。

(二)污染物体表面消毒

1.室内表面的消毒

紫外线用于室内表面的消毒主要是医院的病房、产房、婴儿室、监护病房、换药室等场所,某些食品加工业的操作间也比较常用。一般较难达到卫生学要求,必要时可以在灯管上加反射罩或更换高强度灯管,提高消毒效果。

2.设备表面的消毒

用高强度紫外线消毒器进行近距离照射可以对平坦光滑表面进行消毒。如便携式紫外线消毒器可以在近距离表面 3 cm 以内进行移动式照射,每处停留 5 秒,对表面细菌杀灭率可达99.99%。

3.特殊器械消毒的应用

针对某些特殊器械专门设计制造的紫外线消毒器,近几年已开发使用。如紫外线口镜消毒器,内装3支高强度紫外线灯管,采用高反射镜和载物台,一次可放 30 多支口镜,消毒 30 分钟可灭活 HBsAg。紫外线票据消毒器可用于医院化验单、纸币和其他医疗文件的消毒。

(三)饮用水和污水的消毒

紫外线消毒技术正以迅猛发展的态势出现在各种类型的水消毒领域,许多大型水厂和污水处理厂开始使用紫外线消毒技术和装置。紫外线用于水消毒,具有杀菌力强,不残留对人体有害有毒物质和安装维修便捷等特点。目前,紫外线水消毒技术已在许多国家得到推广和使用。按紫外线灯管与水是否接触,紫外线消毒装置分为灯管内置式和外置式两类。目前正在使用和开发的大多数紫外线消毒技术均为灯管内置式装置。

紫外线用于水的消毒有饮用水的消毒和污水的消毒。饮用水的消毒是将紫外线灯管固定在水面上,水的深度应<2 cm,当水流缓慢时,水中的微生物被杀灭。另一种方法是制成套管式的紫外线灯(图 13-6),水从灯管周围流过时,起到杀菌作用。国内现已研制出纯水消毒器,使用特殊的石英套,能确保在正常水温下灯管最优紫外输出。每分钟处理水量 5.7 L,每小时 342 L。

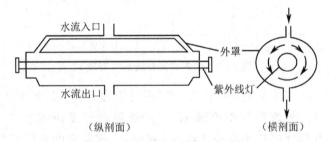

图 13-6　套管式紫外线灯水消毒

(四)食具消毒

餐具保洁柜以臭氧和紫外线为杀菌因子。实验室载体定量杀菌试验,启动保洁柜 60 分钟,对侧立于柜内碗架上左、中、右三点瓷碗内表面玻片上大肠埃希菌的平均杀灭率分别为 99.89%、99.99%、99.98%,对金黄色葡萄球菌的平均杀灭率为 99.87%、99.98%、99.96%,但是启动保洁柜 180 分钟,对平铺于保洁柜底部碗、碟内的玻片 HBsAg 的抗原性不能完全破坏。

五、消毒效果的监测

紫外线灯具随着使用时间的延长,辐射强度不断衰减,杀菌效果亦会受到诸多因素的影响,因此对紫外线灯做经常性监测是确保其有效使用的重要措施,监测分为物理监测、生物监测两种,在卫生健康委员会的《消毒技术规范》里均有较详细说明。

（一）物理监测

物理监测器材是利用紫外线特异敏感元件制成的紫外线辐射照度计,直接测定辐照度值,间接确定紫外线的杀菌能力,国家消毒技术规范将其列入测试仪器系列。

仪器组成:由受光器、信号传输系统、信号放大电路、指示仪(或液晶显示板)等部件组成。测试原理:当光敏元件受到照射时,光信号转变成电信号,通过信号传输放大器由仪表指示出读值或转变成数字信号,在显示窗口显示出来。测试前先开紫外线灯5分钟,打开仪器后稳定5分钟再读数。

（二）生物监测

生物监测是通过测定紫外线对特定表面污染菌的杀灭率来确定紫外线灯的杀菌强度。方法是先在无菌表面画出染菌面积 5 cm×5 cm,要求对照组回收菌量达到 $5×10^5 \sim 5×10^6$ CFU/cm²。打开紫外线灯后5分钟,待其辐射稳定后移至待消毒表面垂直上方 1 m 处,消毒至预定时间后采样并做活菌培养计数,计算杀菌率,以评价杀菌效果。

（黄沙沙）

第八节　等离子体消毒

等离子体消毒技术是消毒学领域近年来出现的一项新的物理消毒灭菌技术,等离子体灭菌技术创始于 20 世纪 60 年代。美国首先对等离子体杀灭微生物的效果进行了研究,Menashi 等对卤素类气体等离子体进行杀灭微生物研究证明,等离子体具有很强的杀菌作用,并于 1968 年研制出等离子体灭菌设备。现已有不少关于等离子体灭菌技术的研究报道和专利产品。等离子体灭菌是继甲醛、环氧乙烷、戊二醛等低温灭菌技术之后,又一新的低温灭菌技术,它克服了其他化学灭菌方法时间长、有毒性的缺点,这一技术在国内发展比较快,国内生产厂家已经有不少产品上市,主要用于一些不耐高温的精密医疗仪器,如纤维内镜和其他畏热材料的灭菌,现已在工业、农业、医学等领域被广泛使用。

一、基本概念

等离子体是指高度电离的电子云,等离子体的生成是某些气体或其他汽化物质在强电磁场作用下,形成气体电晕放电,电离气体而产生的,是在物质固态、液态、气态基础上,提出的物质第四态,即等离子体状态,它是由电子、离子和中子等组合而成的带电状态云状物质,据分析还含有分子、激发态原子、亚稳态原子、自由基等粒子,以及紫外线、γ 射线、β 粒子等,其中的自由基、单态氧、紫外线等都具有很强的杀菌作用(图 13-7)。等离子体在宇宙中普遍存在,如星云、太阳火焰、地球极光等。人工制造的等离子体是通过极度高温或强烈电场、磁场激发等使某些气体产生等离子体状态,在等离子体状态下,物质发生一系列物理和化学变化,如电子交换、电子能量转换、分子碰撞、化学解离和重组等,根据激发形式不同,等离子体可在交直流电弧光激发下产生,高频、超高频激光、微波等都可以激发产生等离子体。

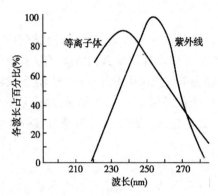

图 13-7　等离子体灭菌与紫外线杀菌所产生的紫外线波长比较

二、物理性质

等离子体是物质存在的一种形式,因而具有自己特定的物质属性。

(一)存在形式

等离子体是一种电离气体云,这是等离子体的客观存在形式即所谓物质第四态。随着温度的升高,物质由固态变成液态,进而变成气态;但这并未使物质分子发生质的变化,当继续向气体施加能量时,分子中原子获得足够的能量,开始分离成自由电子、离子及其他粒子,形成了一种新的物态体系即等离子体。

(二)存在时间(寿命)

气体分子吸收足够的能量,价电子由低能轨道跃迁到高能轨道成为激发态,这时各种粒子都是不稳定的。在气体分子的辉光放电过程中,空间电子弛豫时间从 10^{-10} 秒到 10^{-2} 秒。若要使等离子体保持稳定,维持气体云浓度,需不断施加能量。

(三)等离子体温度与浓度

等离子体中各种粒子的存在都是短时间的,且没有热平衡,所以电子温度与气体温度相差很大。电子温度受其产生过程和真空度的影响,放电真空度下降,功率不变,电子温度下降。等离子体浓度随输入功率增加而增加,可以通过控制真空度、电磁场强度来维持等离子体浓度。

(四)空间特性

由于正离子与电子的空间电荷互相抵消,使等离子体在宏观上呈现电中性,但只有在特定的空间尺度上电中性才成立。德拜长度是描述等离子体空间特性的一个重要参量,用 λD 表示。德拜长度是等离子体中电中性成立的最小空间尺度,也可以说德拜长度是等离子体中因热运动或其他扰动导致电荷分离的最大允许空间尺度限度。

(五)粒子温度

等离子体中不同粒子的温度是不一样的。如果将电子温度设为 T_e,离子温度设为 T_i,则依据粒子的温度可将等离子体分为两大类,即热平衡等离子体和非热平衡等离子体。当 $T_e = T_i$ 时,为热平衡等离子体,二者的温度都高,这很难达到。当 $T_e > T_i$ 称为非热平衡等离子体。电子温度达 104 K 以上,而原子和离子之类的重粒子温度可低到 $300 \sim 500$ K,等离子体的宏观温度取决于重粒子的温度,这类等离子体也叫低温等离子体(low temperature plasma, LTP),其宏观温度并不高,接近室温。

三、等离子体灭菌设备

等离子体灭菌设备的基本组成有电源、激发源、气源、传输系统和灭菌腔等。等离子体装置因激发源不同有如下几种类型。

(一)激光等离子体灭菌装置

以激光作为激发能源激发气体产生等离子体。激光源发出的激光通过一个棱镜将激光束折射经过透镜聚焦在灭菌腔内,激发腔内气体产生等离子体。由于激光能量高,在等离子体成分里含紫外线、γ射线、β射线及软X射线等杀菌成分比较多。但这种装置腔体小,距离实用相差较远,加之产生的等离子体温度高,目前尚未投入使用。

(二)微波等离子体灭菌装置

微波等离子体是一种非平衡态低温等离子体。微波或微波与激光耦合等离子体是灭菌应用研究较多的类型。微波等离子体具有以下特点:①电离分解度高,成分比较丰富;②电子温度与气体温度比值大,即电子温度高而底衬材料温度低;③可以在高气压下维持等离子体浓度;④属于静态等离子体,无噪声。

(三)高频等离子体灭菌装置

此类装置采用高频电磁场作为激发源,利用这种装置产生等离子体的程序是先将灭菌腔内抽真空,然后通入气体再施加能量,激发产生等离子体对腔内物品进行灭菌(图13-8)。

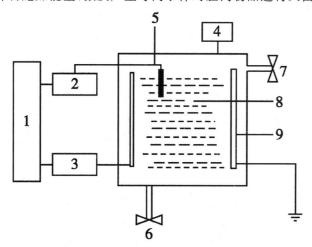

1.高频电源;2.温控;3.放电控制;4.腔体;5.温度计;6.真空系统;7.进气;8.等离子体;9.电极

图 13-8　高频等离子体灭菌装置

四、等离子体的杀菌作用

(一)普通气体等离子体消毒

采用非热放电等离子体 NTP-8T 型净化器放电功率为 40 W,风机量为 800 m³/h,在 84 m³ 室内运行 60 分钟,可使空气中的悬浮颗粒下降 83%,自然菌下降 97%;用直接暴露方式大气压辉光放电等离子体作用 30 秒,对大肠埃希菌和金黄色葡萄球菌杀灭率分别为 99.91% 和 99.99%,间接暴露法大气压辉光放电等离子体作用 120 秒,对以上两种细菌杀灭率分别为

99.97％和99.99％。

(二)协同杀菌作用

Fensmeyer等将激光与微波耦合,以激光产生等离子体,靠微波能维持其浓度,获得良好的杀菌效果。有学者在两者耦合设备条件下,观察不同功率产生的等离子体对10 mL玻璃瓶内污染的枯草杆菌芽孢杀灭效果。结果证明,200 W耦合等离子体杀灭细菌芽孢D_{10}值为2.2秒,500 W则D_{10}值降到0.3秒。

(三)消毒剂等离子体消毒

研究发现,将某些消毒剂汽化作为等离子体基础气体可显示出更强的杀菌作用。Boueher用多种醛类化合物分别混入氧气、氩气和氮气,激发产生混合气体等离子体,观察其对污染在专用瓷杯上的枯草杆菌芽孢的杀灭作用。结果证明,混合气体等离子体的杀菌作用比单一气体更好。结果显示,在氧气、氩气和氮气中分别混入甲醛、丙二醛、丁二醛、戊二醛、羟基乙醛和苯甲醛等,激发产生混合等离子体,其中甲醛、丁二醛和戊二醛明显比单一气体杀菌效果好。这些气体等离子体虽然具有良好的杀菌作用,但由于作用温度偏高,不适合于怕热器材的灭菌。

近年来,等离子体灭菌技术获得了很大发展,Johnson公司研制成了低温等离子体灭菌装置,采用过氧化氢气体作为基础气体在高频电场激发下产生低温过氧化氢等离子体,经过低温过氧化氢等离子体(Sterrad装置)一个灭菌周期的处理(50～75分钟),可完全达到灭菌要求。

五、灭菌影响因素

等离子体气体消毒剂对微生物的杀灭效果受很多因素的影响,具体如下。

(一)激发源功率

不同功率的电磁场产生的等离子体的数量可能不同,对微生物的杀灭效果也有所不同。Nelson等对此做过研究,结果证明不同功率的高频电磁场所产生的氧气等离子体对两种细菌芽孢的杀灭效果有明显区别,完全杀灭枯草杆菌黑色变种芽孢在50 W时需60分钟,在200 W功率时则只需5分钟。所以等离子体的杀菌效果与激发源功率有直接关系,功率增加3倍,作用时间缩短10倍以上。

(二)激发源种类

如用激光作为激发源,激光功率可以很高。输送激光能量在$2 \times 10^5 \sim 2 \times 10^8$ W,但所产生的等离子体在腔底部直径仅1 mm,高度10 mm,维持时间不到5 μs。若要维持等离子体只有加快激光脉冲次数,因为杀菌效果与单位时间内激光脉冲数有直接关系。Tensmeyer等把激光与微波耦合,以激光激发等离子体,用微波能维持,获得良好的效果。将2 450 MHz的微波源与激光设备耦合,在200 W和500 W条件下,观察对10 mL玻璃瓶内污染的枯草杆菌芽孢杀灭效果,耦合等离子体杀芽孢效果明显改善,速度加快,功率200 W时,D值为2.2秒,500 W时,D值为0.3。故不同的激发源产生的等离子体的杀菌效果不同。

(三)加入的消毒剂气体种类

在等离子体杀菌作用研究中发现,把某些消毒剂汽化加入载气流中,以混合气体进入反应腔,这种混合气体等离子体可以增强杀菌效果。不同气体作为底气发生的等离子体的灭菌效果也不同。用氧气、二氧化碳、氮气、氩气等离子体处理过的污染多聚体,结果发现,用氧气和二氧化碳等离子体处理15分钟后多聚体为无菌,用氩气和氮气等离子体处理后在同样条件下,仅70％的样品为无菌,延长到30分钟,功率提高后灭菌效果并未提高。顾春英、薛广波等利用等离子体-臭氧对空气中微生物进行联合消毒的效果研究,结果显示,等离子体-臭氧对空气中的金黄色葡萄球菌作用 1 分钟,杀灭率为 99.99%,作用 10 分钟杀灭率为 100%;对白色念珠菌作用 6 分钟可全部杀灭;对枯草杆菌黑色变种芽孢作用 15 分钟,杀灭率达到 99.90% 以上,30 分钟可全部杀灭。在菌液中加入 10% 小牛血清,对消毒效果无明显影响。

(四)有机物的影响

Aif 等研究了等离子体灭菌器对放入其腔体内的物体的灭菌效果受有机物影响的情况,发现 10% 的血清和 0.65% 的氯化钠使效果减弱。Bryce 等也报道氯化钠和蛋白均会影响等离子体灭菌器的效果。Holler 等研究表明,5% 的血清对低温等离子体灭菌器的效果无明显影响,但 10% 的血清会使效果降低。因此,研究者建议等离子体不能用于被血清和氯化钠污染的器械的灭菌,尤其是狭窄腔体如内镜的灭菌,如要使用,应先将器械清洗干净。

六、等离子体的应用

研究发明等离子体灭菌技术目的之一就是要克服环氧乙烷和戊二醛等低温灭菌技术所存在的缺点。其突出特点是作用快速、杀菌效果可靠、作用温度低、清洁而无残留毒性。目前,等离子体灭菌技术已在许多国家得到应用,主要用于怕热医疗器材的消毒灭菌。

(一)医疗卫生方面的运用

1.内镜的灭菌

要求用环氧乙烷或戊二醛来实现对无菌内镜的彻底灭菌是不现实的,10 小时以上的作用时间和残留毒性的去除就使临床难以接受。低温过氧化氢等离子体灭菌技术能在 45～75 分钟范围内实现对怕热的内镜达到灭菌要求,真正实现无毒、快速和灭菌彻底的要求。

2.畏热器材、设备的灭菌

某些直接进入人体内的高分子材料对灭菌方法要求极高,既怕湿亦不可有毒,如心脏外科材料、一些人工器官及某些需置入体内的医疗用品。这些器材都可以用低温等离子体进行灭菌处理。

3.各种金属器械、玻璃器械和陶瓷制品的灭菌

现在使用的低温过氧化氢等离子体灭菌装置可用于各种外科器械的灭菌处理,某些玻璃和陶瓷器材也可以用等离子体进行灭菌。试验证明,外科使用的电线、电极、电池等特殊器材均可用等离子体灭菌处理。

4.空气消毒

某等离子体空气消毒机,在 20℃、相对湿度 60% 的条件下开启,在 20 m³ 的试验室内,作用 30 分钟,对白色念珠菌的消除率为 99.96%,作用 60 分钟时达 99.98%。

5.生物材料表面的清洁和消毒

生物材料的表面清洗和消毒在电子制造业和表面科学中使用较多,使用非沉积气体的等离子体辐射作用进行表面清洗已有多年。等离子体处理用于去除表面的接触污染,消除溅射留下的残渣,减小表面吸附等。

(二)食品加工工业中的应用

随着食品加工业的大规模发展,人们在期望食品安全性的同时,对食品的营养性需求也在不断扩大。特别是常规的高温压力蒸汽灭菌造成的各种营养元素的损失已经引起人们的普遍关注。实践证明,应用低温等离子体技术来杀灭食品本身及加工过程中污染的细菌,很少会影响到

产品的鲜度、风味和滋味。

1.用于食品表面的消毒

蔬菜、水果在种植、加工、运输过程中,因与外界接触表面经常附着具有传染性的病原微生物,其中包括国际标准中严格限制的一项微生物指标-大肠埃希菌(E.lcoli)。利用微波激发氩气等离子体,证实了等离子体不仅能够杀灭物体表面的大肠埃希菌,而且通过改变各个等离子体处理参数,找到了影响该微生物杀灭率的条件。而美国自 20 世纪 90 年代起,利用等离子体对食品表面进行杀菌消毒就获得了美国食品和药物监督管理局(FDA)的批准,并且很快应用于商业。实践证明,各类食品表面的大肠埃希菌经空气等离子体 20 秒至 90 分钟的处理,细菌总数可下降2~7 个对数值。日本学者开发的组合大气压下等离子体发生器,可将待消毒产品置于反应器腔体内,使其表面直接受到活性粒子的轰击以达到杀菌消毒目的。如使用 RER 反应器(2000),则可以使这些物料在远程等离子体(至少距等离子体发生中心 20 cm)的范围内被空气强制对流,被迫沿着迂回的通道流经 3 个或更多折返,这使得待消毒产品可以不与等离子体直接接触,在一定意义上克服了某些领域不能应用该技术的限制,为该技术的应用开辟了更为广阔的前景。

2.用于液体食品的消毒

液体食品属于一类特殊的食品。通过向液体中鼓泡(通入空气和纯氧),同时将电场直接作用于液体与气体的混合态而成功地杀灭了大肠埃希菌和沙门菌。基于这一原理设计出的低温等离子体反应器在实际生产操作中可以根据微生物指标要求采用串联方式用多个反应单元对产品进行消毒,实验表明,杀菌效果随着反应器数量的增加而提高。利用该技术对牛奶与橙汁进行消毒,细菌总数下降了 5 个对数值。可见,用低温等离子体对液体食品杀菌消毒的研究,为更多的液体食品如苹果酒、啤酒、去离子水、液态全蛋、番茄汁等的杀菌提供了新的思路。

3.用于小包装食品的消毒

小包装食品在食品保质期内一般不会发生霉变,但有时也不排除因包装材料的阻氧性能和透气性能改变而引起的微生物污染,为确保产品的货架寿命,提高产品的安全性,仍需要对已包装食品进行消毒。尽管对于等离子体活性粒子(包括激发原子、分子及紫外光子)能否透过包装材料的问题尚存在异议,但 Bithell(1982)的研究表明利用射频激发的氧气等离子体能够对包装袋内的产品进行消毒。之后,相继有工作者利用过氧化氢等离子体实现了对纸包装、塑料及锡箔包装食品的消毒。

七、使用注意事项

(一)灭菌注意事项

使用等离子体灭菌技术必须注意:①灭菌物品必须清洁干燥,带有水分湿气的物品易造成灭菌失败。②能吸收水分和气体的物品不可用常规等离子体进行灭菌,因其可吸收进入灭菌腔内的气体或药物,影响等离子体质量,如亚麻制品、棉纤维制品、手术缝合线、纸张等。③带有<3 mm 细孔的长管道或死角器械的灭菌效果难以保证,主要是等离子体穿透不到管腔内从而影响灭菌效果;器械长度>400 mm 亦不能用 Sterrad 系列灭菌器处理,因为其灭菌腔容积受限;各种液体均不能用 Sterrad 系列灭菌器处理。④灭菌物品必须用专门包装材料和容器包装。⑤使用等离子体灭菌时可在灭菌包内放化学指示剂和生物指示剂,以便进行灭菌效果监测,化学指示剂可与过氧化氢反应指示其穿透情况,生物指示剂为嗜热脂肪杆菌芽孢。

（二）注意安全操作规则

虽然等离子体中的某些成分如 γ 射线、β 粒子、紫外线等都可能对人体造成损害,但等离子体灭菌装置采用绝缘传输系统,灭菌腔门的内衬及垫圈材料均可吸收各种光子和射线,无外露现象。只要操作者严格执行操作规程,不会对操作人员构成危害。

（黄沙沙）

第九节　电离辐射灭菌

20 世纪 50 年代,美国科学家用电子加速器进行实验,证明电子辐射能使外科缝合线灭菌,这种利用 γ 射线、X 射线或离子辐射穿透物品、杀死其中的微生物的低温灭菌方法,统称为电离辐射灭菌。由于电离辐射灭菌是低温灭菌,不发生热的交换,与常用的压力蒸汽灭菌相比,具有穿透力强、灭菌彻底、可对包装后的产品灭菌、不污染环境、在常温常湿下处理等优点,所以尤其适用于怕热怕湿物品的灭菌,而且适合大规模的灭菌。目前,不少国家对大量医疗用品、药品、食品均采用辐射灭菌。对电离辐射中的安全问题,各国都有不同的法律和规章制度来保证。

一、辐射能的种类

电离辐射能可以大致分为两类:即电离辐射(非粒子性的)和粒子辐射(加速电子流)。按其来源分为 X 射线、γ 射线。

（一）γ 射线

γ 射线是光子流,其波长很短,由于它们不带电,所以在磁场中不发生偏转。γ 射线通常是在原子核进行衰变或衰变中伴随发射出来的。原子核发生 α 或 β 衰变时,所产生的子核常常处于较高的状态——核激发态,而当子核从激发态跃迁到能量较低的激发态或基态时,就会放出 γ 射线。

（二）X 射线

与 γ 射线的本质是一样的,统属电磁辐射。但它们发起的方式不同,X 射线的发射是从原子发生的,当有一个电子从外壳层跃迁到内壳层时将能量以 X 线发射出来,或用人工制造的加速器产生的快中子轰击重金属所产生。

（三）粒子辐射

粒子的辐射有多种,有天然的和人为的,包括 α 射线、β 射线、高能电子、正电子、质子、中子、重于氢的元素离子、各种介子。天然存在的 α、β 射线穿透力弱,不适用于辐射加工。而人为的正电子、质子、中子、介子和重离子束穿透物质的能力有限,且价格较高难于生产,另一方面会导致被照物质呈现明显的放射性。电子加速器将电子加速到非常高的速度时,即获得了能量和穿透力,实际上是将电子获得的能量限制在不超过 10 MeV 的水平上(如果再增加能量将可能使被照物质获得放射性),其在单位密度的物质里的穿透深度是 0.33 cm/MeV,远低于 γ 射线。

二、电离辐射剂量和剂量单位

(一)能量

电子伏特(eV)指单个电子在 1 V 电压作用下移动获得的能量。1 电子伏特(eV)等于 1.602×10^{-19} 焦耳(J),该单位可用于电磁辐射和粒子辐射。1 MeV$=10^6$ eV。

(二)吸收剂量

电离辐射照射物体时,通过上述的种种作用,将全部或部分能量传给受照射物体,或者说,受照射物体吸收电离辐射的全部或部分能量,这个能量通常称为剂量。

(三)照射量

照射量是 X 或 γ 射线在每单位质量空气中释放出来的所有电子被空气完全阻止时,在空气中产生的带正电或负电的离子总电荷,照射量的单位是伦琴(R)。

(四)剂量当量

一定的吸收剂量所产生的生物效应,除了与吸收剂量有密切关系外,还与电离辐射的类型、能量及照射条件等因素有关。对吸收剂量采用适当的修正因子后就可以与生物效应有直接的联系。这种经过修正的吸收剂量就称为剂量当量,专用单位是雷姆(rem)。

(五)放射性强度及其单位

放射性强度是用来描写放射性物质衰变强弱的,表示单位时间内发生衰变的原子核数(以每秒若干衰变数表示),放射性强度常用的单位为居里(Ci),其定义为某一放射源每秒能产生 3.7×10^{10} 次原子核衰变,该源的放射性强度即为 1 Ci。

三、电离辐射装置

大规模辐射灭菌通常使用两种类型的辐射源,一种是用放射性核素(如 ^{60} 钴)作为辐射源的装置,另一种是将电子加速到高能的电子加速器。

(一)^{60} 钴辐射源装置

^{60} 钴(^{60}Co)是放射性核素,它是在反应堆中用于照射 ^{59}Co 产生的人工放射性核素,其半衰期为 5.3 年,每年放射性强度下降 12.6%,^{60}Co 是一种发电中核产物的副产品,造价相当低廉。常用的源强为 $10^5 \sim 10^6$ Ci,辐射装置必须放在能防辐射的特殊混凝土中,不用时放射源放入深水井中,工作人员可安全进入,需要照射时升到照射位置即可。

(二)^{60} 铯辐射源装置

^{60} 铯也可释放 γ 射线,是一种常用的 γ 射线辐射源。

(三)电子加速器

电子加速器实质上是把带电的粒子,例如电子或质子,或其他的重离子,在强电场力的作用下,经过真空管道,加速到一定能量的设备。辐射灭菌应用的加速器与工业上应用的加速器一样,必须具备以下的一些基本要求:①能连续地可靠工作;②有足够大的输出功率;③性能稳定;④有较高的效率;⑤操作方便,维修简单;⑥屏蔽条件良好,可以保证操作人员安全。加速的电场,可以是静电场,也可以是高频周期电场。一般将加速器分为两种:一种是脉冲流加速器,另一种是直流加速器。电子加速器的发明和完善,逐步替代了放射性核素的地位,与放射性核素相比,具有功率大、可以随时停机、停机后不消耗能量,没有剩余射线、可以直接利用电子进行辐射,射线的利用率高等特点。通常用于辐照灭菌的机器是 $5 \sim 10$ MeV 的电子加速器。

四、影响辐射灭菌效应的因素及剂量选择

(一)影响因素

1.微生物的种类和数量

微生物对辐射固有的耐受性叫抗性,不同类型的微生物对辐射灭菌的效应是不同的,同一菌种其含菌量不同,则辐射敏感性也不同。

电离辐射灭菌剂量的确定与物品的初始污染菌对辐射的敏感性和拟达到的灭菌保证水平等因素有关。在众多因素中,以初始污染菌的数目与灭菌剂量的关系最为密切。初始污染菌量越多,灭菌后留下杀死的菌体多,这些死菌体都将成为致热原,因此必须降低产品的初始污染菌量。初始污染菌量与三大污染要素有关,即原料、环境和人员因素,操作技术因素,产品的存贮条件(时间、温度、湿度)因素等。

初始污染菌数量是决定该产品辐照灭菌剂量的一个重要依据,也关系到其他医疗产品辐射灭菌剂量和临床应用的安全性。

(1)样品细菌回收率计算:平均回收率=(洗脱的平均菌数/洗脱前染菌平均菌数)×100%。

(2)校正因子的计算:校正因子=100/平均回收率。

(3)辐照剂量的确定:根据初始污染菌数,查找 ISO1137 标准附录 B 方法 1 获得最低灭菌剂量。

辐照产品初始污染菌情况是企业生产先进程度评判的重要指标之一,反映了企业生产环境的控制能力。因此,企业应通过改进生产工艺、治理生产环境,以高标准的卫生环境设施,精密的卫生学测试手段和易于清扫、消毒、净化、秩序井然的生产控制水平来降低初始污染菌量,确保产品卫生质量。

2.介质

微生物所依附的介质对辐射效应影响很大。辐射灭菌间接作用是主要的,不同介质辐射后产生不同的自由基,这些不同的自由基和微生物相互作用的效果不同,因此,不同介质对辐射效应的影响是比较明显的。

3.温度

许多生物大分子和生物系统的辐射敏感性随照射时温度降低而降低,这种效应主要原因是温度降低,使早期辐射作用产生的自由基减少或在低温下(冰点以下)限制了水自由基的扩散,从而减少了酶分子和自由基相互作用的机会,所以高温可使酶对辐射敏感增加。

4.氧气

在氧气或空气中照射生物大分子(酶和核酸),其辐射敏感性一般比在真空或在惰性气体中照射高。但这种现象是指由于电离辐照干燥的生物大分子产生的。如在稀水溶液中,氧的增强作用极小或不增强,甚至还出现防护作用。这主要是因为氧气与辐射诱发的自由基具有高度亲和力,在水溶液中氧有清除水产生的自由基的作用。

5.化学药剂

化学药品中的保护剂使微生物不敏感,如含巯基化合物、抗坏血酸盐、乙醇、甘油、硫脲、二甲亚砜、甲酸钠、蛋白等;而敏化剂使微生物致敏,如氨基苯酚、碘乙酰胺、N-乙基马来酰亚胺、卤化物、硝酸盐、亚硝酸盐、维生素 K 等。

(二)剂量选择

剂量的选择直接关系到辐射灭菌的效果,通常考虑如下。

1.从微生物学角度计算灭菌剂量

一般采用下式计算:$SD = D_10 \times \log(\frac{N_0}{N})$

式中:SD:灭菌剂量;D_10:杀灭90%指示菌所需剂量;N_0:灭菌前污染菌数;N:灭菌后残存菌数。

指示菌一般采用短小芽孢杆菌芽孢;灭菌前的污染菌数 N_0 是影响灭菌剂量的重要因素,不必每次都测,但应定期测定,以观察有关变化及特殊情况;灭菌后的残余细菌数,一般采用 10^{-6},这一数值是以灭菌处理100万个试样品,全部做灭菌试验时,试验样品残余细菌发现率在1或1以下。

2.从被灭菌的材料方面确定灭菌剂量

射线辐照被消毒用品,由于射线与物质发生一系列物理化学变化,将对材料产生影响,因此要综合考虑材料性能和微生物杀灭条件来确定灭菌剂量。

3.2.5 Mrad剂量的确定

不论灭菌的医疗用品类型如何,在大多数国家,最小或平均的吸收剂量以 2.5 Mrad 被认为是合适的灭菌剂量。

五、辐射灭菌的应用

(一)医疗用品的灭菌

1.使用情况

辐射灭菌应用于医疗用品是从20世纪50年代逐步发展起来的。1975年,世界上只有65个γ射线辐照消毒装置,10多台加速器用于辐射消毒,其中绝大多数是在20世纪60年代末到70年代初投入运行的。目前,辐射灭菌用于医疗用品的灭菌已经非常普遍,我国各大中城市、医学院校几乎都有放射源,并且对外开展辐射灭菌技术服务,灭菌服务的领域已经延伸到敷料、缝合线、注射器和输液器、采血器械、导管和插管、手术衣、精密器械、人工医学制品、各种化验设备、节育器材、一次性使用医疗用品、患者和婴幼儿日常用品等。

2.可用辐射灭菌的医疗用品

有手术缝合线、注射针头、塑料检查手套、气管内插管、产科毛巾、输血工具、牙钻、脱脂棉、卫生纸、塑料皮下注射器、塑料及橡皮塞导管、塑料解剖刀、覆盖纱布、输血器杯、血管内开口术套管、外科刀具、透析带、人造血管、塑料容器、人工瓣膜、采血板、手术敷料、病员服、被褥等。

3.灭菌效果

用酶联免疫吸附法确定电离辐射杀灭乙肝病毒的效果,用物理性能试验,确定其对高分子材料的影响。结果以^{60}钴为照射源,当剂量20 kGy时灭菌效果可靠,且不改变被消毒物(包括镀铬金属、乳胶、聚丙烯等)材料的理化性质,患者使用电离辐射灭菌后的物品无不良反应,进一步证明了电离辐射灭菌法是一种较为理想的灭菌方法。

(二)药品的辐射灭菌

1.应用情况

因为很多药品对湿、热敏感,特别是中药材、成药由于加工和保管困难,难于达到卫生指标,我国自20世纪70年代以来,已对数百个品种的中成药做了研究,对其质量控制和保存作出了突出贡献。西药方面,药厂对抗生素、激素、甾体化合物、复合维生素制剂等大都采用辐射灭菌。照射后发现,经 2 Mrad 照射后除了少数例外,一般稳定性可保存四年,没有发现不利的化学反应。污染短小芽孢杆菌的冷冻干燥青霉素,用 γ 射线照射发现与在水中有同样的 D 值为 200 krad,没有发现有破坏效应,试验中发现大剂量照射对牛痘苗中病毒可能有些破坏,同时发现电离辐射对胰岛素有有害的影响。

2.可用于辐射灭菌的药品

(1)抗生素类:青霉素 G 钾(钠)、苯基青霉素钠、普鲁卡因青霉素油剂(或水混悬液)、氯唑西林、氨苄西林、链霉素、四环素、金霉素、红霉素、万古霉素、硫酸多粘菌素、两性霉素 B,利福平,双氢链霉素、土霉素、氯霉素、卡那霉素、硫酸新霉素等。

(2)激素类:丙酸睾酮及其油溶液、己烯雌酚、醋酸孕烯醇酮、可的松、雌二醇、孕甾醇、醋酸可的松、泼尼龙等。

(3)巴比妥类:巴比妥、戊巴比妥、阿普巴比妥钠、苯巴比妥、异戊巴比妥、甲苯比妥等。

(三)食品的辐射灭菌

1.国内外食品辐照灭菌研究概况

我国自 1958 年开始食品照射研究以来,先后开展了辐射保藏粮食、蔬菜、水果、肉类、蛋类、鱼类和家禽等的研究,获得了较好的杀虫、灭菌和抑制发芽、延长保存期和提高保藏质量的效果。辐射杀菌过程包括以下步骤:①加热到65~75 ℃。②在真空中包装。即在不透湿气、空气、光和微生物的密封容器中包装。③冷却至辐射温度(通常为－30 ℃)。④辐射 4~5 Mrad 剂量。在辐射工艺方面,辐射源和辐射装置不断增加和扩大,已经实现了食品辐照的商业化。1982 年不完全统计,世界上约有 300 个电子束装置和 110 个钴源装置用于辐射应用。1980 年 10 月底联合国粮农组织(FAO)、国际原子能机构(IAEA)和世界卫生组织(WHO)三个组织,组成辐照食品安全卫生专家委员会,通过一项重要建议"总体剂量为 100 万 rad(1 Mrad)照射的任何食品不存在毒理学上的危害,用这样剂量照射的食品不再需要做毒理试验"。这一决定大大有利于减少人们对辐照食品是否安全卫生的疑虑,亦进一步推动食品辐照加工工业的发展。

2.食品辐射灭菌的发展

近年来,世界各国批准的辐射食品品种有了很大发展,1974 年只有 19 种,1976 年增加到25 种,目前已有超过 40 个国家的卫生部门对上百种辐射食品商业化进行了暂行批准,这些食品包括谷物、土豆、洋葱、大蒜、蘑菇、可可籽、草莓、肉类半成品、鱼肉、鸡肉、鲜鱼片、虾、患者灭菌食物等,随之而来的是一批商业化的食品加工企业诞生。

(四)蛋白制品辐射灭菌

近年来,γ 射线辐照灭活蛋白制品中病毒的研究越来越多,如处理凝血因子、清蛋白、纤维蛋白原、α_1-蛋白酶抑制剂、单克隆抗体、免疫球蛋白等。

1.γ 射线处理凝血因子Ⅷ

γ 射线辐照处理冻干凝血因子Ⅷ,14 kGy 剂量可灭活≥4log 的牛腹泻病毒(BVDV),23 kGy剂量可灭活 4log 的猪细小病毒(PPV),在经 28 kGy 和 42 kGyγ 射线辐照后,凝血因子Ⅷ活性分别可保留 65％和 50％。

2.γ 射线处理单克隆抗体

液态和冻干状态下的单克隆抗体在加和不加保护剂抗坏血酸盐的情况下分别用 15 kGy、

45 kGy 的 γ 射线辐照,ELISA 试验显示:15 kGy 辐照下,加保护剂的液态单克隆抗体,其活性及抗体结合力与照射前基本一致,不加保护剂的抗体活性下降了 3 个数量级。在 45 kGy 剂量辐照下,加保护剂的抗体结合力依然存在,而不加保护剂的抗体结合力消失。冻干状态下的单克隆抗体经 45 kGy 辐照后,不加保护剂组仍有抗体结合力,而加保护剂组抗体结合力更强,且前后试验对照发现不加保护剂时经 45 kGy,辐照冻干状态产品比液态产品表现出更强的抗体结合力。同样,在不加保护剂的情况下分别用 15 kGy、45 kGy 的 γ 射线辐照,SDS-PAGE 显示,在重链和轻链的位置上没有可观察到的蛋白条带,相反,加保护剂后有明显的蛋白条带。PCR 试验显示,加和不加保护剂的样品在 45 kGy γ 射线辐照后,PPV 的核酸经 PCR 扩增后无可见产物。研究表明,加保护剂或将样品处理成冻干状态均能降低 γ 射线辐照对蛋白活性的损伤。

3.γ 射线处理蛋白制品

(1)处理纤维蛋白原:在 27 kGy 剂量照射下,至少有 4 log 的 PPV 被灭活,在 30 kGy 剂量照射下,光密度测量显示,纤维蛋白原的稳定性>90%。

(2)处理清蛋白:SDS-PAGE 显示,随着照射剂量从 18 kGy 增加到 30 kGy,清蛋白降解和聚集性都有所增加,HPLC 试验显示,二聚体或多聚体含量有所增加。

(3)处理 α_1-蛋白酶抑制剂:30 kGy 剂量照射下,≥4 log 的 PPV 被灭活,当照射剂量率为 1 kGy/h 时,α_1-蛋白酶在 25 kGy 剂量照射下活性保留 90% 以上,在剂量增加到 35 kGy 时,其活性保留大约 80%。

(4)处理免疫球蛋白(I VIG):50 kGy 剂量照射下,SDS-PAGE 显示,IVIG 基本未产生降解,也没有发生交联,免疫化学染色显示,Fc 区的裂解≤3%,免疫学实验表明照射前后 IVIG 的 Fab 区介导的抗原抗体结合力和 Fc 区与 Fcγ 受体结合力均没有大的改变,定量 RT-PCR 显示,照射前后 I VIG 的 Fc 区介导 1L-1βmRNA 表达的功能性是一致的。

(5)处理冻干免疫球蛋白:30 kGy 处理冻干 IgG 制品中德比斯病毒灭活对数值≥5.5TCID50。IgG 制品外观无变化,pH 与未处理组相近,运用抗坏血酸、抗坏血酸钠、茶多酚等作为保护剂,效果明显。

一般情况下,20~50 kGy 剂量的 γ 射线辐照几乎能灭活所有的病毒,但灭活病毒的同时,辐照剂量越大,对蛋白制品成分的损伤也越大,如何在灭活病毒的同时又保留蛋白有效成分、不破坏蛋白成分的活性,这将是 γ 射线辐照应用于蛋白制品病毒灭活的关键。下列条件可减少蛋白成分损伤:①清蛋白含量高;②加入辛酸钠;③低照射剂量率;④缺氧状态。加入抗氧化剂或自由基清除剂,或者利用一种手段使辐照过程中产生最小量的活性氧都可减少射线对蛋白成分的损伤。冻干状态下的蛋白制品由于所含水分少,经电离辐射后所产生自由基少,对蛋白制品的损伤也会减弱。

(6)消毒冻干血浆:^{60}Co γ 射线经 30 kGy 的辐照剂量能完全灭活冻干血浆中的有包膜病毒和无包膜病毒,照射后的血浆清蛋白等成分含量略有下降,凝血因子活性减少了 30%~40%,因此消毒效果可靠但对血浆蛋白活性有一定影响。

(五)辐射灭菌的优缺点

1.优点

(1)消毒均匀彻底:由于射线具有很强的穿透力,在一定剂量条件下能杀死各种微生物(包括病毒),所以它是一种非常有效的消毒方法。

（2）价格较低、节约能源：在能源消耗方面辐射法也比加热法低几倍。

（3）可在常温下消毒：特别适用于热敏材料，如塑料制品、生物制品等。

（4）不破坏包装：消毒后用品可长期保存，特别适用于战备需要。

（5）速度快、操作简便：可连续作业，辐射灭菌法将参数选好后，只需控制辐射时间，而其他方法须同时控制很多因素。

（6）穿透力强：常规的消毒方法只能消毒到它的外部，无法深入到内部，如中药丸这种直径十几毫米的固态样品，气体蒸熏或紫外线无法深入到它的中心去杀死菌体，从这一角度，辐射灭菌是个理想的方法。

（7）最适于封装消毒：目前世界大量高分子材料应用于注射器、导管、连管、输液袋、输血袋、人工脏器、手套、各式医用瓶、罐和用具。而且很多国家对这些医疗用品采取"一次性使用"的政策。为此出厂前要灭菌好，并要求在包装封装好后再灭菌，以防止再污染，对这种封装消毒的要求，辐射处理是一种好方法。

（8）便于连续操作：因为"一次性使用"的医疗用品用量很大，所以消毒过程要求进行连续的流水作业，以西欧、北美为例，这种用品的消耗量从 1970 年的 10 亿打（120 亿件）增加到 1980 年的 30 亿打（360 亿件），澳大利亚每年灭菌一次性使用的注射器 8 000 万只，此外还有大量的缝合线、针头等。只有采取连续操作流水作业，才能满足需要，一炉一炉、一锅一锅地消毒，远不能满足需要。

2.缺点

（1）一次性投资大。

（2）需要专门的技术人员管理。

六、电离辐射的损伤及防护

使用电离辐射灭菌时，不得不考虑电离辐射的损伤，一是对人的不慎损害；二是对被辐照物品的损害；三是要做好防护。

（一）电离辐射的损害

1.电离辐射对人体的损害

当电离辐射作用于人体组织或器官时，会引起全身性疾病，因接触射线的剂量大小、时间长短、发病缓急也有所不同，多数专家认为，本病的发展是按一定的顺序呈阶梯式发展的，电离辐射是引起放射病的特异因子。

2.对物品的损害

电离辐射对物品的损害主要表现在对稳定性产生的影响，电离辐射对聚合分子可引起交联或降解，并放出 H_2、C_2H_6、CO、CO_2 或 HCl 等气体，高剂量可使其丧失机械强度，如聚烯烃类塑料可变硬、变脆，聚四氟乙烯可破碎成粉末。但常用的塑料在灭菌剂量范围内影响不大，如聚乙烯和酚醛照射 8 Mrad 无明显破坏，甚至照射 100 Mrad 损坏也不大。

（二）电离辐射的防护

电离辐射作用于机体的途径有内照射和外照射，从事开放源作业的危害主要是内照射，从事封闭源接触的主要是外照射。

1.内照射防护

根据开放源的种类和工作场所进行分类和分级,对不同类、不同级的开放型工作单位的卫生防护均应按有关规定严格要求。

2.外照射防护

从事这一行的操作人员须经专门的培训,合格后方可上岗,并且在操作过程中采取以下的防护措施。①时间防护:尽量减少照射时间。②距离防护:尽可能增加作业人员与辐射源的距离。③屏蔽防护:尽量在屏蔽条件下作业。④控制辐射源的强度。

（黄沙沙）

第十四章

社 区 护 理

第一节　社区护士职业安全防护

社区护理与医院护理相比较,在服务场所、服务内容与范围、护理对象等方面具有较大差异,社区护理工作内容广泛,涉及各方面,在工作性质上除具有较强的自主性和独立性外,还需要与多部门协助,目前针对社区护理的相关法律、法规与规章制度不明确,社区护士在为社区居民提供健康服务过程中,存在一定的潜在风险,需要社区护士增强风险意识和防范安全隐患的能力。

一、个人风险安全防护

(一)进入家庭服务前

尽可能详细了解服务对象的家庭状况,事先通过电话与服务家庭联系,在其愿意接受入户服务的前提下,约定入户时间,询问家庭的具体地址、位置、居家附近的标志性建筑等。

(二)选择适宜的交通工具和交通路线

尽量避免经过一些僻静或偏远场所,如确实需要,应申请社区派交通工具及随行同事一起前往,进入服务家庭前,仔细观察周围环境,发现可疑情况应迅速撤离。

(三)离开社区前

确定服务家庭的具体项目、内容和时间,做好充分的准备。出访前详细填写访视对象的姓名、家庭住址、电话、访视路线、使用的交通工具、出访与预定返回时间。以防出现特殊情况时,单位能够尽快与访视护士取得联系。

(四)入户访视服务时

应着装整洁,穿舒适、轻便鞋子,佩戴服务胸牌,并携带身份证、工作证、电话等,不宜佩戴贵重首饰及过多现金。

(五)入户实施服务时

尽可能要求家属在现场,访视结束时认真、详细记录评估表和护理记录,并签全名。

(六)对精神病患者康复期的随访服务

事前一定要了解患者的基本情况,做好充足的防护准备,必要时请"110"或"120"协助。

二、技术风险防范

(一)需提供治疗性操作时

如各种注射、静脉输液、各种管道的护理时,应严格遵守无菌原则及技术操作规范,治疗结束后,及时、真实记录各项治疗操作的执行情况并签全名。

(二)需进行有风险的操作时

除口头告知潜在的风险外,必须让家属签署操作告知同意书,明确护患双方的责任和权利。如进行患者家庭输液时,社区护士与患者及家属签署"家庭输液协议书";如需留置尿管时,签署"留置导尿管知情同意书",让患者及家属了解操作可能潜在的风险,取得患者、家属的信任、理解与配合。

三、社区护士标准防护流程

为增强社区护士自我防护意识,切实做好标准性预防,有效地避免或减少血源性疾病感染的发生,标准预防的措施包括手卫生、戴手套、穿隔离衣、戴口罩、戴护目镜或防护面罩、采取安全注射等。

（康　静）

第二节　社区护理中的沟通技巧

随着社区卫生服务的不断发展壮大,越来越多的患者愿意到社区卫生服务中心(站)来就诊,基于社区卫生服务工作的特殊性,要求社区卫生服务机构的医务人员对待患者更要及时周到、细致灵活,因为医患沟通是医患关系建立后实现医患双方共同参与疾病诊治、恢复健康的重要环节,它贯穿于医疗的全过程,实施有效的医患沟通不仅有利于医疗质量提高;也有利于和谐医患关系的建立;还有利于化解或消灭医疗纠纷;更有利于推动医疗卫生事业的可持续发展。

一、沟通的基本概念

(一)沟通和有效的沟通

1.沟通

(1)沟通:是指信息传递的过程,而护患沟通就是在医疗卫生领域中,护患之间通过语言和非语言的交流方式分享信息、含义和感受的过程。

(2)沟通过程中的要素。①沟通者:在人际沟通过程中,至少有两个人参与信息交换,而且在持续的信息交换过程中,每一个人既是信息的来源(发送者),又是信息的受者(接收者)。②信息:沟通者通过语言和非语言的信息传递含义。③渠道:是信息得以传递的物理手段和媒介,是联结发送者和接收者的桥梁。④反馈:反馈是当发送者确定信息是否已经被成功地接收,并确定信息所产生的影响的过程。

2.有效的沟通

(1)有效的沟通:护患(医患)之间进行了开放式的沟通,患者被告知了他们的诊断和治疗,而且被鼓励表达出了他们的焦虑和情感。

(2)护患沟通技能的评价标准:①事件发生在什么地方? ②沟通者是谁? ③沟通者的什么特征是重要的? ④在沟通过程中实际发生了什么? ⑤结果是什么? ⑥为什么沟通被认为是有效的/无效的?

(二)沟通的基本形态

1.语言沟通

在所有沟通形式中,语言沟通是最有效、最富影响力的一种。古代西方医圣希波克拉底说过:"医师有两种东西可以治病,一是药物,二是语言。"语言与药物一样可以治病,许多患者会对他信赖的大夫说:"我一看见您,病就好了一大半。""听您这么一说,我感觉好多了。"消极的医患关系不仅增加患者的痛苦体验,还降低患者对医嘱的依从性,所以全科医师接诊时应十分注意遣词用句。

使用语言、文字或符号进行的沟通称为语言沟通,语言沟通又可细分为口头沟通和书面沟通。近年来,随着电子技术的发展,电子沟通也成为一种常见的语言沟通形式。例如,通过电话、广播、电子邮件等进行的沟通。

书面沟通是以文字及符号为信息载体的沟通交流方式,一般比较正式,具有标准性和权威性,同时具有备查功能。书面语言沟通在护理工作中占有十分重要的地位,应用于社区护理工作中的各个环节,如交班报告、护理记录、体温单、健康教育手册等。社区护理记录即以文字、图表等形式记录社区居民的健康档案,家访记录,健康教育的程序,以及免疫规划的过程等,它不仅是对患者进行正确诊疗、护理的依据,同时也是重要的法律文书。

口头沟通是指采用口头语言的形式进行的沟通,包括听话、说话、交谈和演讲。它一般具有亲切、反馈快、灵活性、双向性和不可备查性等特点。社区护理工作中的收集病史、健康宣教、家庭访视等多通过口头沟通完成。电子沟通是指通过特定的电子设备所进行的信息交换,具有方便、快捷等优点。例如社区护理工作中的电话随访等,都是通过现代化的沟通方式实现的。此外,通过电子邮件的方式为患者提供健康服务的沟通方式也在逐渐增加,这就需要社区护理人员掌握必要的电脑操作技术和网络等电子资源的应用技能。

在使用语言沟通时我们可通过选择合适的词语、语速、语调和声调,保证语言的清晰和简洁,适时使用幽默,选择合适的时间和相关的话题等方法来提高语言沟通的有效性。在护理实践活动中,护士应做到与患者交谈时使用其能理解的词汇,忌用医学术语或医院常用的省略语;使用文明和礼貌用语。例如,要求患者配合时用"请";保证语义准确,避免对患者形成不良刺激;由于护士的语言既可治病,又可致病,护士用语必须审慎,尽量选择对患者具有治疗性的语言,使患者消除顾虑、恐惧并感到温暖;同时,在传递坏消息时要使用委婉的语言。如何提高自身的说话艺术,将信息顺畅、准确地传递给患者,值得我们护理人员不断地研究和探索。

2.非语言沟通

非语言沟通作为语言沟通技巧的有益补充,不仅能独立传递情感信息,还起着加强言语表达的作用。非语言沟通具有较强的表现力和吸引力,又可跨越语言不通的障碍,故往往比语言信息更富有感染力。作为社区护士,在社区的治疗与护理中,不能只注重护士的各项操作技能和语言修养,更应该擅长与患者之间的非语言沟通技巧,注重自己的非语言性表达,以加强护患关系、增强患者安全感、信任感及提高护理沟通效果。

除了语言沟通外,在日常交流中,人们所采用的沟通方式有 $60\%\sim70\%$ 是非语言沟通方式。非语言沟通是一种使用非语言行为作为载体,即通过人的身体语言、空间距离、副语言和环境等来进行人与人之间的信息交流。即凡是不使用词语的信息交流均称为非语言沟通。在社区护理工作中,非语言沟通显得更为重要。许多对治疗、护理有重大价值的信息都是通过护士对患者非语言行为反应的观察和理解获得的,同时患者也依靠对护士非语言沟通的观察和理解,获得了大量的信息和感受。并且,在某些情况下,非语言交流是获得信息的唯一方法。例如,护理使用呼吸机的患者或婴儿时,除了仪器的检测和实验室的检查外,护理人员还需要从患者的表情、动作、姿势等来判断出患者是否存在某些病情变化或有生理需要。

(1)身体语言:常见的身体语言表现形式有仪表和身体的外观、身体的姿势和步态、面部表情、目光的接触和触摸。在医院环境中,护士可以通过患者的各种身体语言得到有关其身体健康状况、情绪状态、文化素养、个性特征、自我概念、宗教信仰等线索,从而洞察他们的内心感受,获得其丰富而真实的信息。例如在社区卫生服务站,护士看到患者来就诊时双手抱膝、表情痛苦,甚至面色苍白时,就会知道患者可能存在严重的疼痛。在身体语言中面部表情是表达最丰富也最难解释的一种非语言行为,人类的面部表情复杂多样同时具有文化差异,善于观察并正确理解患者的面部表情是护理人员了解患者真实情况的基础。如果来社区卫生服务中心的患者双眼含泪,眉头紧皱,护士就会知道患者存在着某些不良的情绪,就需要及时地关注和倾听患者的需求。同时,护理人员可根据患者的性别、年龄、文化及社会背景,审慎地、有选择性地使用某些非语言沟通。例如,目光的接触、表情的传递及触摸等,从而向患者传递关心、理解、安慰、支持和愿意提供帮助等情感。

(2)空间距离:即沟通双方所处位置的远近,空间距离直接影响着沟通双方的沟通意愿和沟通的感受,从而影响沟通的效果。美国人类学家爱德华·霍尔把人际交往中的距离分为以下4类,可以为社区护士的沟通距离提供一些建议。①个人距离:双方距离为30～90 cm,一般为50 cm左右,主要用于熟人和朋友之间。个人距离是护患间交谈的最理想的距离,这种距离可以提供一定程度的亲近而又不会使患者感到过分亲密。在个人距离的范围内,护士和患者沟通时的坐姿等也会影响沟通的效果。最理想的坐姿是患者和护士面对面,同时保持视线的平齐,以便于目光的接触。②社会距离:双方距离为1.2～3.7 m。主要用于正式的社交活动、一般商务、外交会议上的交往。社区护士对一组患者进行群体的健康宣教时可选择社会距离。③公众距离:双方距离为3.7～7.5 m。主要用于公共场所中人与人之间的距离。例如,演讲或报告时。④亲密距离:双方距离为8～30 cm,一般为15 cm左右,主要应用于极亲密的人之间,如情侣、孩子和家人。如果陌生人进入这种空间,会引起反感及不舒服的感觉或紧张感。在进行社区护理时,在正常的沟通过程中,护士应避免侵犯患者的亲密空间,从而保证患者沟通距离。但进行某些治疗的过程中,如肌内注射、导尿、灌肠等,如需与患者保持比较近的距离,需要提前征得患者的同意,并且注意保护患者的隐私。

二、社区护理中常用的沟通技巧

(一)护患信任关系的建立

在护理工作中,可以说良好的沟通,不仅仅建立在护士说话的艺术上,更是建立在护理过程与患者良好的护患关系上。如何建立良好的护患关系,应该多注重一些细节方面的服务,在与患者的交往中,细节主要表现在:爱心多一点,耐心好一点,责任心强一点,对患者热心点,护理精心点,动作轻一点,考虑周到点,态度认真点,表情丰富点,以及对患者尊重些、体贴些、理解些、礼貌些、真诚些、关心些、宽容些、大度些、原则些。而如何做一个值得信任的社区护士,需要在态度、知识、技术等各方面加强锻炼。

首先,要有一颗善良的爱心。只有心怀慈悲仁爱之心,才能真正理解和体谅患者的痛苦,才能真的在患者有困难的时候及时伸出自己援助之手,才能真正做到换位思考,站在患者的立场上想想患者最需要什么样的帮助。才能不怕脏累苦。例如,每次为居家的患者灌肠或拔出尿管后,都守着患者看着他们排出大小便后才心里踏实,从来没有感觉到那些粪便恶心,反而因为帮助患者解除了痛苦,心中欣喜不已。其次,不断提升自己的专业水平。护士是独立思考的行医者,不是医嘱的盲从者。一直以来,越来越多的护士只是应付医嘱,盲从于医嘱工作,没有了独立的思考。在工作时只是为了完成这项任务,而忘记了自己面对的是一个活生生的患者,他们的病情随时在变化着,既往的医嘱也有不适合的时候。忘记了医师也是普通人,他们给予的诊断和治疗方案也有错误和疏忽的时候,完全执行医嘱也有错误的时候,所以好护士也是独立思考的行医者,在工作中发现问题、思考问题、查阅资料、提出自己的建议、指出医师的错误,千万不要认为医嘱都是完全正确的,不要做医嘱的盲从者,只有那样才能保护患者的安全,也保护了自己的安全。能做到这些的前提是护士必须有足够丰富的专业知识和经验,才能发现问题,提出建议,让医师信任、佩服并听从。不然自己什么都不懂,谁又能相信你,谁又敢相信你呢?要终身谨记"慎独"精神。护理工作是严谨的,一丝不苟的。护士的一点马虎或者疏忽都可能酿成大错,查对制度是老生常谈,但是很多时候往往被忽视,其结果就是出现差错,轻者自己吓一跳,重者增加患者的痛苦,导致医疗纠纷。所以不论在哪个班次,哪个时间段,都要严格要求自己,做好每一项工作,这不是给他人看的,不是给领导做的,是做给我们自己的,是为我们社区的患者和家属做的。这样做得久了,社区居民自然会相信社区护士,与自己信任的社区护士进行沟通的时候,自然会更加心平气和,坦诚相待。

(二)倾听的基本技巧

"其实,我没有帮助患者做任何事情,我所做的事情只是听。"如果护士这样说或者这样想的话,说明护士可能还没有认识到有效倾听的复杂性和它能起到的巨大作用。"只是听"好像很简单,不需要努力,不需要专门的技巧。其实不然。"听"所起的作用是很大的,因为它能鼓励患者说出他们的经历和感受,它证实患者是有思想有感情的人,有些事情要说出来。它促进了护士与患者之间的互相理解。它给护士提供了信息,从而决定护士应该为患者做些什么。所以,倾听并不像它表面上那样简单。当护士在倾听的时候,其实许多事情正在发生。例如,护士在仔细地注意着她们听到了什么,观察到了什么。她们主要是想清楚地了解患者真正在表达什么含义,并且试图确定患者所说的话是什么意思。有效地倾听需要能够接纳患者,把注意力集中到患者身上,以及具有敏锐的观察力。因此,所有这些不能说护士在倾听的时候"没有做任何事情"。

1.倾听的过程

倾听是一个复杂的过程,包含接收、感知和解释所听到的话。这个过程始于接收信息,而且是通过视觉、声音、嗅觉、气味、触觉和运动觉这些感觉器官来综合接收信息的。倾听过程的第一步主要是通过眼睛和耳朵来接收信息。接收信息的能力依赖于护士是否做好了准备倾听患者的心理准备,即护士是不是把注意力集中到了患者身上,而且要对这个患者和他所说的话感兴趣。接着,护士必须主动地去接收信息,而且接收到的信息必须被认为是重要的。一般的,在信息一经接收的非常短暂的时间内,护士就会对信息作出一种解释。有效地倾听不仅包括接收信息和感知信息,而且要正确解释它的含义。当护士正确解释了患者所表达的含义时,表明倾听是有效的。

2.做好倾听的准备

有效地倾听需要一些心理上的准备以达到一种准备听的状态。护士做好听的准备是主动和全部地接受患者所表达的经历和感受的基础。信息被接收之前,必须认识到做好接收信息的状态是重要的。首先,护士必须有想要倾听患者的意向,然后,护士还需要把这种意向传递给患者。护士们经常看起来"很忙",因此,没有时间准备倾听患者。护士匆忙的脚步和干不完的"活"占据了护士白天的大部分时间,护士实际上没有时间停下来倾听患者。以任务为中心的工作反映了一种价值观,即完成工作任务比患者更重要。患者被遗忘了,而且患者有一种感觉是护士的时间太宝贵了,不能打扰护士。

3.倾听的5个层次

最低是"听而不闻":如同耳边风,完全没听进去。

其次是"敷衍了事":嗯……喔……好好……哎……略有反应,其实是心不在焉。

第三是"选择的听":只听合自己的意思或口味的,与自己意思相左的一概自动消音过滤掉。

第四是"专注的听":某些沟通技巧的训练会强调"主动式""回应式"的聆听,以复述对方的话表示确实听到,即使每句话或许都进入大脑,但是否都能听出说者的本意、真意,仍是值得怀疑。

第五是"同理心的倾听":一般人聆听的目的是为了作出最贴切的反应,根本不是想了解对方。所以同理心的倾听的出发点是为了"了解"而非为了"反应",也就是透过交流去了解他人的观念、感受。

听,不仅仅需要耳朵。人际沟通仅有一成是经由文字来进行,三成取决于语调及声音,六成是人类变化丰富的肢体语言,所以同理心的倾听要做到下列"五到",不仅要"耳到",更要"口到"(声调)、"手到"(用肢体表达)、"眼到"(观察肢体)、"心到"(用心灵体会)。

(三)副语言的作用和意义

副语言即非语言声音,如音量、音调、哭、笑、停顿、咳嗽、呻吟等。副语言可以揭示沟通者的情绪、态度。如赞扬他人时,说话者音调较低,语气肯定,则表示由衷的赞赏;而当音调升高,语气抑扬时,则完全变成了刻薄的讽刺或幸灾乐祸。在护理实践中,护士可以通过患者的副语言了解其健康状况,如患者咳嗽的频率、持续时间、音色可帮助护士判断患者病情的严重程度、疗效如何。有些情境下,副语言所表达的实质性内容,要多于语言信息。护士要注意鉴别和倾听。

例如在家庭访视的过程中,我们与患者的家属聊天,问及是否在照顾痴呆患者的时候觉得有负担,是否需要子女的帮助,他们马上回答说:"不需要不需要……",然后皱眉,叹息,非常无助地补充了一句:"他们工作都那么忙,我再苦再累也不能给他们添乱了。"从被访者的表情、语调中,我们可以察觉到比"不需要"更多的信息,这就是副语言所能传达出来的,更为丰富更为饱满,甚至更为准确的沟通信息。在社区工作中,社区护士与患者、家属甚至所管辖社区的居民关系更为密切和轻松,所以,在交流过程中更容易捕捉到副语言的作用,往往,一次皱眉,一声叹息,一次流泪,比语言表达的东西更加有用。

(四)观察在沟通中的作用

环境是影响沟通效果的一个因素,从环境的设置中,我们可以得到沟通所依存的一个背景,从而为沟通的氛围提供一些线索和信息。沟通环境是指沟通场所的物理环境和社会环境,包括周围物体的颜色,是否具有隐私性,是否是双方熟悉的场所,周围的声音、光线、温度、家具的安排和结构设计等。沟通者通过周围环境可以发送许多信息。如护患沟通时,护士选择安静、光线和温度适宜的单独房间,可以向患者传递护理人员对其尊重并会保护其隐私这一信息。

同时,在家庭访视的过程中,我们在每一次家访的时候,敲门之后,得到允许进入家中,应该首先学会的是察言观色。例如,我们到达的时候,患者穿着午睡的睡衣,睡眼惺忪地过来开门时,无论我们是否是按时到达,都应该意识到,我们打扰了患者的休息,在表示歉意后,再缓和地进入家访的正常程序,会让患者更容易接受,也更容易引导患者的思路,从梦境到现实中来。再例如,如果我们到达的时候,患者和家属已经把水果、茶水准备好(尽管家访不建议我们接受患者的招待),甚至已经在楼下等候,那么我们就可以先表达谢意,然后开启主题。

三、社区护理中沟通困难场景的应对

在社区护理工作中,经常会遇到沟通困难的案例,这样的情况,会影响社区护士的日常工作速度、效率甚至心情。

(一)知识缺乏型沟通技巧

人际沟通的发生是不以人的意志为转移的。通常我们认为,只要我们不说话,不将自己的心思告诉他人,那么就没有沟通的发生,他人就不了解自己。实际上,这是一个错误的观念。在人的感觉能力可及的范围内,人与人之间会自然地产生相互作用,发生沟通。无论你情不情愿,你都无法阻止沟通的发生。如果,在社区护理工作中,护士为了避免与居民发生冲突,干脆不与其进行交谈。事实上这一行为举止传递给服务对象的信息是护士的冷漠与对他人的不关心,反而导致服务对象的不满,影响社区服务工作的开展。在这一过程中,尽管没有语言交流,但是存在非语言的沟通,护士的表情、举止等同样在向服务对象传递着丰富的信息。

患者第一次接触糖耐量试验,对相关知识一点都不了解,与之交流时尤其要注意,避讳使用含糊的词语,要知道患者提问就是不明白,护士一定要详细、具体地告诉患者到底应该怎样做。否则既会造成患者痛苦,又造成了浪费。

(二)疑神疑鬼型沟通技巧

1.倾听

倾听并不只是听对方的词句,而且要通过观察对方的表情、动作等非语言行为,真正理解服务对象要表达的内容。

2.理解

理解她那种求生的欲望,她的那种不舍,以及由此引起的烦躁。

3.交谈

引发对方交谈的兴趣,谈她感兴趣的事情,像朋友一样的交谈,让她发泄她的不满,引导,缓解她的悲哀情绪。

(三)不依不饶型沟通技巧

护士要找好自己的位置,明确自己的护士角色,哪些话该说,哪些话不该说,说到什么程度比较合适。与患者交谈时要注意患者的态度,交谈困难就要及时调整,不要因此发生矛盾,不是所有的好心、好话都能有好的效果,交谈的对象、氛围、时间、地点非常重要。

在沟通过程中,沟通者必须保持内容与关系的统一,才能实现有效的沟通。如护士向护士长汇报时使用"你听明白了吗"这样的问话,显然不合适。因为这种问话通常用于上级对下级。在汇报工作时护士应说"不知我汇报清楚了没有?"来表明双方的关系是下级对上级,达到沟通内容与关系的统一。护士与服务对象是平等关系,沟通过程中,应体现平等的关系,不能居高临下,使用"你必须""你应该听我的"等命令式语言。对老人要像对父母长辈,对平辈要像对朋友。要尊重每一个人的习惯、隐私。从表面上看,沟通不过是简单的信息交流,不过是对他人谈话或做动作,或是理解他人说的话。事实上,任何一个沟通行为,都是在整个个性背景下作出的。我们每说一句话,每做一个动作,投入的都是整个身心,是整个人格的反映。护士的言谈举止、表情姿势

等不仅仅是信息的传递,而且展现了护士对服务对象的态度、责任心等,是护士整个精神面貌的反映。因此,护士在社区护理工作中应注意自己的一言一行。

(康　静)

第三节　社区儿童与青少年保健指导

一、社区儿童保健与护理

(一)社区儿童及青少年保健的意义

1.基本概念

(1)儿童保健:是研究各年龄期小儿的生长发育、营养保障、疾病防治和健康管理的综合学科,是一项根据儿童生长发育特点开展的以儿童为对象的健康保健及护理工作。

(2)新生儿期:指自胎儿从母体娩出脐带结扎至 28 天之前的一段时期。此期的保健任务为新生儿健康检查、日常生活指导和育儿知识的传授等。

(3)婴幼儿期:指出生后 28 天到 3 岁期间。其中婴儿期是指 1~12 个月。婴幼儿期的主要保健任务为喂养与婴幼儿营养,促进感知觉、语言和动作的发展,做好预防接种工作,养成良好生活习惯,以及预防意外伤害的发生等。

(4)学龄前期:指 3~6 岁的幼儿期。此期的保健任务为平衡膳食、促进儿童思维的发展、指导入幼托机构的准备及协助幼托机构进行儿童保健。

(5)学龄期:指 6~12 岁的小学生时期,也称童年期。此期的主要保健任务为协助学校做好儿童的保健工作,包括形成良好生活习惯、预防疾病及意外伤害、防止家庭内及学校虐待和性早熟儿童的健康管理。

(6)青少年期又称青春期:指 12~18 岁由儿童发育到成人的过渡期,是生长发育的突增期,其生理、心理上发生巨大变化。此期的主要保健任务是协助学校进行体格检查、健康指导等。

2.社区儿童及青少年保健的意义

(1)促进儿童生长发育:利用新生儿家庭访视、定期健康体检、生长发育评估、预防接种等服务的机会,引导儿童及家长提高自我保健的意识及能力,对生长发育障碍的儿童,指导与督促家长进行矫正及治疗。

(2)促进早期教育,增强体质:指导父母科学育儿,辅导父母正确喂养儿童,保持各种营养素均衡摄入,增强儿童身体素质。

(3)降低儿童常见病、多发病的患病率和死亡率:在推广计划免疫落实的同时,推广科学育儿知识并进行安全教育,降低新生儿、婴幼儿死亡率。

(4)依法保障儿童及青少年合法权益:依据国家颁布的保护儿童相关法律法规,早期发现并有效制止社区内儿童被虐待、使用童工等侵害儿童权利事件,合理利用社区卫生资源,依法保障社区儿童、青少年生存和发展等权利。

(5)开展社区儿童及青少年保健是实现人人享有卫生保健的有效策略,是动员全社会参与的重要手段。

(二)儿童生长发育与行为特点

1.新生儿期

新生儿体质量生长为胎儿宫内体质量生长曲线的延续。离开母体开始独立生活,有反射性匍匐动作、踏步反射、立足反射,听觉灵敏,对光反射敏感,喜欢看人脸,对不同味觉产生不同反应,如喂酸味果汁出现皱眉等。该期的关键是父母与新生儿之间亲子关系的建立。

2.婴幼儿期

生长速度快,是第一个生长高峰期。由于生长活跃,代谢率高,对热量、蛋白质的需求多,但婴儿期的消化器官功能发育尚不完善,消化吸收能力弱,如喂养不当易发生消化吸收紊乱。另外由母体得来的被动免疫逐渐消失,后天获得性免疫尚未完全建立。小儿容易罹患传染性疾病,如麻疹、上呼吸道感染、肺炎等。

3.幼儿期

生长发育速度减慢,随年龄增长,活动量加大,热能消耗增多,体格变瘦。脑功能发育越来越完善,观察、注意、记忆、思维、想象等各方面能力迅速发展,能主动观察、认知,出现第一个违拗期。由于活动范围的扩大,接触感染与危险事物的机会增加,而自我保护意识与能力尚不足,容易患传染病及发生意外伤害。

4.学龄前期

体质量增长减慢,身高增长增快。活动能力加强,智力发育迅速,求知欲及可塑性强,易发生意外事故。乳牙开始脱落,恒牙萌出,脑发育接近成人,动作协调,语言、思维、想象力成熟,是性格形成的关键时期。但该期免疫系统发育仍不成熟,易患儿童传染病。

5.学龄期

体格生长稳定增长,身高增长速度趋于平稳,多种生理功能已基本成熟,除生殖系统外,其他器官的发育基本接近成人水平,淋巴系统发育处于高潮。脑的形态发育基本完成,社会心理进一步发育,认知能力加强,综合、理解、分析能力逐步完善,求知欲强。

6.青春期

出现第二次生长高峰,全身器官发育迅速,生殖系统发育日趋成熟,第二性征出现,内脏功能日趋健全。自我意识逐渐产生,认知社会能力尚不完善,易产生青春期复杂的心理行为问题。

(三)社区儿童及青少年保健工作的内容

社区儿童及青少年保健工作是社区卫生服务人员根据儿童、青少年时期不同的生长发育特点,满足其健康需求为目的,解决社区儿童及青少年健康问题所提供的保健服务。

1.促进儿童及青少年的生长发育

通过评估社区儿童及青少年的生长发育与健康状况,及时发现其生长发育问题,指导家长及保育机构正确喂养,保证营养均衡摄入。指导家长亲子关系建立的方法与技巧。

2.预防保健及健康教育

通过宣传栏、讲座、宣传册等方式宣传母乳喂养、疾病防治等知识,按期进行预防接种,对托幼机构及学校进行健康指导。

3.常见健康问题的管理

进行常见病、多发病和传染病的防治工作。

4.建立社区儿童健康档案

为社区内每一位儿童建立健康档案,及时记录儿童的健康状况。

二、社区学龄前儿童保健指导内容

(一)新生儿期保健指导

1.日常保健指导

(1)保暖:居室应阳光充足,空气清新,室温宜保持在22~24 ℃,相对湿度维持在55%~65%,根据气温变化随时调节环境温度。

(2)清洁:保持皮肤清洁,每天沐浴。沐浴时间选择在喂奶后1小时内,室温维持在26~28 ℃。沐浴顺序:面、头、颈、上肢、躯干、下肢、腹股沟、臀和外生殖器。

(3)抚触:抚触宜选择安静的环境,室温维持在25 ℃左右,时间宜为沐浴后。方法:①轻柔地按摩婴儿头部,并用拇指在孩子上唇和下唇分别画出一个笑容,让孩子能够充分感受到快乐。②双手放在婴儿两侧肋缘,右手向上滑向婴儿右肩,再逐渐回到原处。左手以同样方式进行。③按照顺时针方向按摩婴儿脐部,但应该注意在脐痂未脱落前不要按摩该区域。④双手平放在婴儿背部,从颈部向下开始按摩,然后用指尖轻轻按摩脊柱两边的肌肉,再次从颈部向底部迁回运动。⑤将婴儿双手下垂,用一只手捏住其胳膊,从上臂手腕部轻轻挤捏,然后用手指按摩手指。并用相同手法按摩另外一只手。⑥按摩婴儿的大腿、膝部、小腿,从大腿至脚踝部轻轻挤捏,然后按摩脚踝及足部;在确保脚踝不受伤的前提下,用拇指从脚后跟按摩至脚趾。

抚触时的注意事项:注意保暖;如新生儿饥饿、烦躁时不宜抚触;每次抚触时间以15分钟为宜,每天3次;天冷时抚触前将双手搓热。

(4)预防疾病和意外伤害:新生儿免疫功能不健全,抵抗力低,应尽量避免接触患有皮肤病、消化道、呼吸道感染或其他传染病者。护理新生儿前要洗手、洗脸及漱口。窒息是新生儿最常见的意外事故,注意哺乳时避免乳房堵塞新生儿口、鼻,切忌边睡边哺乳,使用的被子不宜盖住头、冬季外出时不宜包裹太紧、太严。如发现意外窒息,立即去除引起窒息的原因,保持呼吸道通畅,如呼吸心跳停止,立即进行心肺复苏,快速送医院救治。

2.家庭访视

社区护士在新生儿出院后1周内进行产后访视。了解新生儿一般健康及预防接种情况、喂养指导、开展新生儿疾病筛查等。

3.喂养指导

(1)提倡母乳喂养:对于新生儿来说,母乳是最好的食物,母乳喂养也是最科学的喂养方法。世界卫生组织提倡新生儿至少保持4~6个月纯母乳喂养。正常分娩的新生儿,出生后半小时内可开始吸吮母亲乳头。纯母乳喂养时,母亲应注意补充维生素K,避免新生儿发生维生素K缺乏性出血性疾病。出生后2周左右开始补充维生素A、维生素D,早产儿出生后1周补充,足月儿出生后半个月开始补充。

(2)人工喂养:指母亲因各种原因不能喂哺婴儿时,用动物乳如牛乳、羊乳或其他代乳品喂养婴儿。目前常用的人工喂养方法有牛乳喂养、配方乳喂养和羊乳喂养。

(3)混合喂养:因母亲乳汁分泌不足需添加牛乳、羊乳,或其他代乳品喂养新生儿时称混合喂养。有补授法和代授法两种添加方法。

4.早期教育指导

鼓励家长拥抱和抚摸婴儿,对婴儿说话或唱歌等方式促进婴儿神经心理发育,增进母子间情感交流,促进婴儿智力发育和个性培养。

5.预防接种

新生儿期应接种卡介苗和第一剂乙肝疫苗。

6.指导家长识别异常症状

(1)发热:指导家长正确使用肛表,如出现体温过高时,首先排除是否衣服穿得过厚,是否环境温度过高。确为发热时,应及时就诊并在医师指导下用药。

(2)黄疸:生理性黄疸在出生后2~3天出现,10~14天逐渐消失。病理性黄疸持续时间长,颜色深、范围大,应及时就诊治疗。

(二)婴幼儿期保健指导

1.营养与喂养

此期生长发育迅速,对营养需求高,其膳食以高能量、高蛋白的乳类为主,并注意维生素 D 的补充。

(1)合理喂养:营养供给仍以奶及奶制品为主,鼓励母乳喂养,指导合理添加辅食和断奶。

(2)辅食添加:辅食添加按由少到多、由稀到稠、由细到粗、由一种到多种原则添加,不能以成人食物代替辅食。

(3)断奶:随着辅食的添加,训练婴幼儿使用杯子喝水、汤勺进食,为断奶做好准备。

(4)断奶后的饮食指导:断奶是指停止母乳喂养,但主要食物仍是乳类(牛奶或配方奶),断奶后安排好辅食,烹饪宜碎、细、软、烂,注意膳食平衡。

2.日常护理指导

(1)卫生和睡眠:每天给婴儿洗澡,鼓励独立睡眠,睡眠时嘴里不含东西。

(2)衣着和活动:衣着应简单、宽松,便于活动,多行户外活动,多晒太阳等,增强体质,提高对外界环境的适应能力和防病能力。

(3)排便习惯训练:通常大便训练应在 1 岁以后,小便训练应在 1.5~2 岁,大、小便训练应避免在冬天进行。

3.早期教育

以感知、语言、动作训练为主,促进感知觉的发展,训练婴幼儿由近及远认识生活环境,培养他们的观察能力。在玩耍中鼓励主动与他人接触,培养良好的情绪和行为。耐心限制其危险行为,注意培养集体观念、道德观念,提高环境适应能力。

4.动作训练

从添加辅食时训练婴幼儿用勺进食,指导家长按婴幼儿年龄生长发育特点并结合其实际能力训练抓物、抓握动作、坐、爬、走等训练。

5.意外预防

意外事故包括吸入异物、窒息、中毒、烧伤、烫伤等。指导家长把婴儿放在安全的地方,防止跌倒或坠床、烧伤和烫伤,妥善放置药品或有毒物品,防止包裹过严、溺水等造成窒息。

6.预防接种

督促家长按计划免疫完成基础计划免疫。根据国家计划免疫程序对适龄儿童进行常规接种。

(1)预防接种管理:首先确定接种对象,以预约、通知单、电话、网络、短信等形式通知婴幼儿监护人,告知疫苗接种的种类、时间、地点,携带预防接种卡或证,婴幼儿到接种地接种。接种前仔细核对预防接种卡或证、接种对象姓名、性别、出生时间、接种记录,确定本次需接种的疫苗类型,告知监护人疫苗接种的名称、作用、禁忌证、注意事项、可能出现的不良反应,如实记录告知及询问既往疫苗接种情况并签署书面告知书。接种完成后及时记录疫苗接种时间、疫苗名称与批号,接种儿童需观察 15～30 分钟,如无不适方可离开。

(2)预防接种的禁忌证。①一般禁忌证:患自身免疫性疾病和免疫缺陷者;有急性传染病接触史而未过检疫期者暂不接种;活动性肺结核、较严重的心脏病、风湿病、高血压、肝肾疾病、慢性病急性发作者、有哮喘及过敏史者、严重化脓性皮肤病者或发热者不宜接种。②特殊禁忌证:结核菌素试验阳性、中耳炎者禁忌接种卡介苗;对酵母过敏或疫苗中任何成分过敏者不宜接种乙型肝炎疫苗;接受免疫抑制剂治疗期间、腹泻、妊娠期禁忌服用脊髓灰质炎疫苗糖丸;因百日咳菌苗偶可产生神经系统严重并发症,故本人及家庭成员患癫痫、神经系统疾病和有抽搐史者禁用百日咳菌苗;对鸡蛋过敏者禁接种麻疹疫苗。

(三)学龄前儿童保健指导

此期大多数儿童进入学龄前教育,其独立意识增强,与外界接触多、活动范围扩大,容易发生各种意外,注意加强早期教育,预防意外伤害。

1.平衡膳食

膳食结构接近成人,与成人共进主餐,另加一餐点心。指导家长掌握促进食欲的技巧,膳食搭配力求多样化、粗细交替,满足儿童生长发育需要。

2.促进思维发育

培养幼儿感知、计划、综合判断能力和集体主义精神,促进幼儿的思维发育。

3.保护视力

矫正幼儿不良的看书习惯,注意用眼卫生,讲清近视的危害。定期带幼儿到医院检查视力,以早期发现视力障碍并及时矫治。

4.入园准备

让孩子养成每天准时上学,放学及时做作业的习惯,对老师、同学有礼貌,自己收拾学习用具。

5.安全教育

该期儿童好动又缺少生活经验,易发生意外事故,应加强安全教育,如遵守交通规则、使用电器安全、不在河边玩耍等,预防意外发生。

6.社区健康管理

为 4～6 岁儿童每年提供 1 次健康管理服务,按免疫程序按时进行各种预防接种和加强免疫。

(四)托幼机构卫生保健管理

1.协助制定幼托机构卫生保健制度并监督其执行情况

按照《托儿所幼儿园卫生保健管理办法》落实膳食营养指导,体格锻炼、健康检查及卫生消毒、疾病预防与传染病控制等工作。

2.协助完成儿童健康检查

(1)指导准备入园的儿童到指定医疗机构按要求进行全面体格检查,如儿童患有传染性疾病或近期与传染病患者有接触史应暂缓入园。

(2)离园再入园的儿童体检:凡离园 3 个月以上要求再入园者应重新按要求体检。

(3)转园儿童体检:如果是在园健康儿童不需要重新体检,只需持"儿童转园健康证明"就可以直接转园。

3.儿童膳食管理

儿童膳食管理由专人负责,接受社区卫生人员监督;食谱按儿童生长发育需求制定并定期更换;保证各种营养素均衡摄入,儿童膳食应严格与职工膳食分开。

4.做好幼儿机构教师及家长的健康教育

教会儿童及托幼机构教职员工预防意外伤害的知识,加强消毒隔离工作落实,预防传染性疾病。

三、学龄期儿童和青少年保健指导

(一)学龄期儿童保健指导
学龄期儿童认知和心理发展非常迅速,是德、智、体全面发展的重要时期。

1.培养良好的生活习惯

养成良好饮食习惯,纠正偏食、吃零食、暴饮暴食等坏习惯,合理安排学习、睡眠、游戏及运动时间,注意培养良好的卫生习惯与用眼卫生。

2.培养正确的坐、立、走姿势

指导家长及早注意孩子坐、立、行走姿势,发现孩子姿态不端正时,及时向孩子讲清楚道理,给予纠正。

3.预防疾病和意外伤害

学龄期儿童的好发疾病有免疫性疾病如风湿热等,应注意预防。此外,车祸、运动中的意外创伤、溺水、自杀等是学龄期儿童常见的意外伤害,要加强安全教育及防范措施。

4.防止学校或家庭虐待

指导家长和老师树立正确的教育观念,多与孩子交流,激发儿童的学习兴趣,以及早发现问题家庭,防止发生严重后果。

5.正确对待性早熟

指导家长、老师一起关心儿童的心理成长,正确对待性早熟。

(二)青少年保健指导
青少年时期的个体认知、心理社会和行为发展日趋成熟,但由于神经内分泌尚不稳定,也会出现一些特殊健康问题。

1.青少年期常见的健康问题

(1)性健康问题:出现性早熟或性发育迟缓。

(2)遗精:进入青春发育期后每个月遗精2~3次属于正常。

(3)手淫:为满足生理需要,易发生手淫,以男性多见。

(4)痤疮:是青少年常见的皮肤病。易发生在皮脂腺发达的面部、上胸和背部,可持续数年。

(5)意外伤害:青少年是意外伤害的高发人群,以自杀、暴力、交通事故等多见。

2.青少年保健指导

(1)合理营养指导:营养供给须满足青少年的生长发育,每天摄入足量蛋白质、脂肪、维生素、糖、铁、钙等营养物质,食物多样化,注意主副食、荤素及粗细的均衡搭配。

(2)保持心理平衡:教育其有理想和抱负,目标设立在自己能够实现的范围内。家长注意与孩子的沟通方式,尊重孩子,帮助他们顺利渡过这段特殊时期。

（3）健康行为指导：指导家长配合学校的性生理、性心理、性道德、性疾病等教育,解除他们的困惑,正确认识性发育对自身生理、心理的影响,培养自尊、自爱、自强、自信的良好品质。

（4）自信心和责任感的培养：家长给予足够信任和尊重,加强法律知识教育,学会负责任、懂法律、珍惜自己生命。培养其助人为乐、积极向上的品德。

（5）培养良好的心理品质：培养广泛的兴趣爱好,提高主动能力和适应能力,热爱生活和社会。

（6）定期体格检查：通过定期检查,及时发现青少年期常见的健康问题,积极进行治疗。

（三）学校卫生保健工作内容

1.一般健康教育

对青少年进行个人卫生、眼部保健、营养供给、预防疾病、青春期卫生和心理健康、防范意外伤害等方面知识教育。

2.性教育与指导

根据青少年身心发展特点,有针对性地进行性知识教育。

3.提供卫生服务

监测并了解青少年健康状况和生长发育水平,提供计划免疫、常见病处理等服务。

4.创造良好环境卫生

保护和改善学校物理环境、社会环境和文化环境,为学生提供安全、舒适、愉快的学习环境。

5.心理咨询

帮助学生解除在学习、生活、人际关系中所面临的压力与困惑,提高学生的应对能力,保持心理平衡。

6.营养供给

根据青少年生长发育特点,制订符合青少年生长需要的食谱,注意饮食卫生。

（康　静）

第四节　社区妇女保健指导

一、社区妇女保健

（一）概述

1.社区妇女保健的概念

社区妇女保健是以维护和促进妇女健康为目的,以预防为主,以保健为中心,以基层为重点,以社区妇女为对象,防治结合,开展以生殖健康为核心的保健工作。社区妇女保健工作实施预防为主的措施,做到以人为中心、以护理程序为框架、以服务对象的需求为评价标准,强调妇女健康的社会参与、政府责任、三级妇幼保健网的建立健全。

2.社区妇女保健工作的意义

目前,我国社区妇女保健工作主要包括三级妇幼保健网的建立健全,大力开展以社区妇女生殖健康为核心的保健工作,针对女性的生理、心理、社会特点及健康、行为等方面的问题,有组织地定期对不同时期的妇女(围婚期、孕期、产褥期、哺乳期、围绝经期)开展妇科常见病、多发病的普查及普治工作,降低妇女的患病率、伤残率、孕产妇及围产儿的死亡率等,控制妇女一生中不同时期某些疾病的发生,性传播疾病的传播,达到促进妇女身心健康的目的,从而提高妇女的健康水平。

(二)社区妇女保健工作内容

妇女保健工作内容包括妇女各期保健指导、计划生育技术指导、常见妇科疾病及恶性肿瘤的普查普治,以及妇女劳动和社会保障等。

1.妇女各期保健指导

(1)青春期保健:青春期是指性器官发育成熟,出现第二性征的年龄阶段。这一时期生长发育迅速,社区护士除应给予合理营养知识指导,培养少女健康饮食行为及良好卫生习惯外,还应联合相关专业人员对青春期少女进行性知识、性伦理、性道德等方面的教育和指导,加强对心理行为问题的预防和疏导,培养少女自尊、自爱、自信的优良品质。同时通过定期体格检查,早期发现各种疾病。

(2)性成熟期保健:此期保健的主要目的是维护正常的生殖功能。给予计划生育指导、疾病普查与卫生宣教,避免妇女在性成熟期内因孕育或节育引发各种疾病,以便早期治疗,确保妇女身心健康。

(3)围婚期保健:围婚期是指从确定婚配对象到婚后受孕前的这一段时期。围婚期保健主要是围绕结婚前后,为保障婚配双方及其后代健康所进行的一系列保健服务措施。主要内容有婚前医学检查、围婚期健康教育及婚前卫生咨询3个部分。做好围婚期保健工作,是家庭幸福和提高人口素质的基础。

(4)围产期保健:围产期是指妊娠满28周到产后1周这一时期。围产期保健主要包括对孕产妇、胎儿、新生儿进行一系列保健工作,如孕产妇并发症的防治,胎儿的生长发育、健康状况的预测和监护,以及制定防治措施、指导优生等工作。

(5)围绝经期保健:围绝经期指绝经前后一段时期,卵巢功能衰退而停止排卵,月经开始不规则,进而停经,通常发生于45~55岁。社区护士应指导围绝经期妇女维持规律生活,采取均衡饮食及适量运动,定期接受健康检查并多参加社交活动。

(6)老年期保健:世界卫生组织规定,发展中国家60岁以上者为老年人,发达国家65岁以上者为老年人。社区护士应指导老年期妇女合理膳食,保持规律生活,定期体检(特别是妇科检查),维持心理平衡;积极参加社会活动,发挥自己的才能与兴趣,多与家人沟通,保持家庭和谐,从而提高老年期妇女的生命质量。

2.计划生育技术指导

社区要积极开展避孕节育咨询与指导,做好避孕节育的知情选择。指导育龄人群实施有效的避孕措施。为辖区内育龄妇女提供避孕、节育技术服务,开展避孕节育知识宣传普及。做好性生活指导,提高夫妻生活质量。

3.妇科疾病与恶性肿瘤的普查普治

加大社区健康宣传力度,建立健全妇女保健网络。对于育龄妇女及高危人群定期进行普查工作,宣传定期体检的重要性,使疾病早发现,早治疗,提高妇女的生命质量。

4.妇女的劳动和社会保障权益

妇女的劳动就业权益受法律保护,妇女享有劳动安全和健康权。所有用人单位都应当根据妇女的生理特点,按照相关法律法规保护妇女在工作和劳动时的安全和健康。妇女在经期、孕期、产期和哺乳期受特殊保护。妇女在生育方面享有社会保障权。社区应做好妇女的劳动保护和社会权益保障工作。

二、围婚期妇女健康保健

围婚期保健内容包括配偶的选择、婚前检查、最佳生育年龄、受孕时机的选择、计划生育及家庭成员适应。

(一)配偶的选择

婚姻不仅是两性的结合,而且要孕育下一代,优生始于择偶,因此择偶时不仅要有感情和性爱的基础,而且要有科学的态度。选择配偶应考虑的因素:遗传因素、健康因素、适宜的年龄。近亲不相恋,我国《婚姻法》第六条明确规定:直系亲属和三代以内的旁系血亲(三代以内有共同祖先)禁止结婚。

(二)婚前检查

婚前检查有利于了解夫妻双方及下一代的健康状况和发育情况,以及早发现疾病,有利于优生,提高民族素质。婚前检查的内容包括以下几方面。

1.询问病史

询问双方的健康史和家族史,是否近亲婚配、有无遗传病史和精神病史,如色盲、血友病等,女方的月经史,男方的遗精史等。

2.全身体格检查

测量血压、体质量、身高,检查女性的第二性征。

3.生殖器官检查

了解生殖器官发育是否良好,重点在于发现影响婚育的生殖器疾病。

4.实验室检查

实验室检查包括血尿常规、肝功能、阴道分泌物涂片检查等。2003 年 10 月 1 日通过的新《婚姻法》规定,婚前检查可在自愿的基础上进行。

(三)婚前生育指导

1.最佳生育年龄

我国《婚姻法》规定的结婚年龄是男性 22 周岁,女性 20 周岁。在我国,妇产科专家认为,女性的最佳生育年龄为 25～29 岁;男性的最佳生育年龄为 25～35 岁。研究表明:在这个年龄阶段内的女性,全身器官发育成熟,卵子质量高,选择在这个时期怀孕生育危险性最低。

2.最适宜受孕时机

生育时机的选择应包括生理条件、心理条件及经济条件等的成熟,选择良好的生育时机,为下一代的身体健康,智力培养做相应的科学准备。受孕应在双方生理、心理都处于最佳状态的时期,长期口服避孕药的妇女应停用两个月后再受孕。受孕前 3 个月,男女双方最好戒烟酒,保持营养状态良好。注意怀孕前工作与生活环境,避免接触对胎儿有害的物质,如放射线、化学物质、致畸或致突变物质等。从营养供给角度看,受孕的最佳季节,应是夏末秋初的 7～9 月份,此时蔬菜、瓜果收获,有利于孕妇摄取足够的营养物质。第二年的 4～6 月份分娩,此时正值春末夏初,气候温和,有利于产妇身体恢复和下一代的健康发育。

3.计划生育咨询与指导

计划生育是指有计划生育子女的措施,是控制人口数量,提高人口素质,使人口增长与经济、资源和社会发展相适应的有效措施。基本原则是晚婚、晚育,少生、优生,从而有计划地控制人口。

社区护士应根据夫妇意愿,结合家庭经济、社会、宗教等背景,以及年龄、生育能力、生育要求和全身健康因素,指导妇女科学合理受孕。计划生育措施主要包括避孕、绝育及避孕失败的补救措施。

(1)避孕:就是用科学的方法来阻止和破坏正常受孕过程中的某些环节,使女方暂时不能受孕的方法。所采用的避孕方法很多,主要有工具避孕法、药物避孕法、安全期避孕法、紧急避孕法等。

工具避孕法:包括阴茎套、阴道隔膜、宫内节育器等措施。阴茎套是以非药物形式去阻止受孕的简单方式之一,为男性用避孕工具,使用方便,没有不良反应,使用前后注意检查有无破损。阴道隔膜是一种女用避孕工具,俗称子宫帽,性交前将阴道隔膜放在阴道内盖住子宫颈,阻止精子进入子宫腔,从而起到避孕作用。如患有子宫脱垂、膀胱或直肠膨出、重度宫颈糜烂等情况的妇女不宜使用。宫内节育器是一种简便、安全、经济、有效、可逆的节育方法。放置时间常规为月经干净后3～7天,人工流产时可在术后立即放置,自然流产在经后3～10天,正常分娩者在分娩后3个月,剖宫产妇女则应在产后半年放置。如果妇女有较严重的全身急慢性疾病,如发热、严重贫血、心脏疾病、肿瘤等,或生殖系统急慢性炎症、月经过多过频、子宫畸形等,均不宜放置宫内节育器。另外,放置前应了解月经情况,排除妊娠后方可放置。术后休息3天,至少2周内禁止盆浴及性交,术后1个月、3个月、6个月定期复查。

药物避孕法:通过药物抑制下丘脑促性腺激素释放激素,使垂体分泌卵泡刺激素和促黄体素减少,从而抑制排卵,改变宫颈黏液性状,不利于精子穿过,改变子宫内膜形态与功能,不适宜受精卵着床,以达到避孕目的。国内应用的避孕药为人工合成的甾体激素避孕药,其特点为安全、有效、经济、简便。用药前应先询问病史,如果妇女患有严重的心血管疾病、糖尿病、血液系统疾病、甲状腺功能亢进、子宫肿瘤、乳房肿块、恶性肿瘤等则不宜使用口服避孕药。哺乳期妇女为减少对乳汁分泌的影响,应在产后6～8个月服用。月经间隔期偏长或45岁以上的妇女不宜服药,以避免卵巢功能早衰。

安全期避孕法:即利用月经周期推算法、基础体温测量法及宫颈黏液观察法等,掌握女性的排卵期,避开排卵期性交来避孕,使精子和卵子错过相逢的机会。妇女的排卵往往会受情绪、生活环境、健康或性生活等影响而有改变,甚至有时会发生额外排卵,所以安全期避孕效果并不十分可靠,最好与外用避孕药或安全套配合使用。

紧急避孕法:指在无保护性生活或避孕失败后的3天内,妇女为防止非意愿妊娠而采取的避孕方法,是一种临时补救措施。其方法有宫内节育器和服用紧急避孕药。

(2)绝育:通过手术或药物,达到永久不育的目的。

(3)避孕失败补救:早期妊娠可采用药物流产和手术流产,中期妊娠可采用引产术。

三、孕期妇女健康保健

妊娠是指胎儿在母体内发育成长的过程,从卵子受精开始至胎儿自母体娩出为止,共40周。社区护士通过对妊娠期不同阶段妇女进行相应健康指导,建立围产期保健手册,减少妊娠期各种并发症的发生,提高孕产妇疾病预防质量,保障孕期母子健康和优生优育。

(一)孕期妇女的生理、心理变化

1.生理变化

(1)生殖系统:①子宫体明显增大变软,妊娠12周时超出盆腔,妊娠晚期子宫多呈不同程度的右旋。妊娠12~14周起,子宫出现不规则的无痛性收缩;②卵巢略有增大,停止排卵;③阴道分泌物增多,pH降低,对防止细菌感染有重要作用;④外阴皮肤增厚,大阴唇内血管增多及结缔组织变松软,故伸展性增加。

(2)乳房:乳头及乳晕变大,颜色加深,妊娠末期尤其接近分娩期时挤压乳房,可有少量淡黄色稀薄液体溢出,称为初乳。

(3)呼吸系统:妊娠期妇女呼吸方式为胸腹式呼吸,由于呼吸道黏膜充血水肿,孕妇常感到呼吸困难。

(4)循环及血液系统:妊娠期心脏向左、上、前移位。妊娠晚期心率每分钟增加10~15次,血容量增加35%,易出现妊娠期生理性贫血。

(5)消化系统:约半数孕妇在早期有恶心、呕吐、食欲减退等消化道症状,在妊娠3个月前后症状消失。妊娠期因胃肠蠕动减慢,易引起上腹饱胀和便秘。

(6)泌尿系统:妊娠期因子宫增大压迫膀胱,会有尿频现象。

2.心理变化

妊娠期妇女常见的心理反应有惊讶和震惊、矛盾心理、接受、情绪不稳和内省。美国心理学家鲁宾提出妊娠期孕妇为接受新生命的诞生,维持个人及家庭的功能完整,必须完成4项孕期母性心理发展任务:①确保自己及胎儿能安全顺利地渡过妊娠期、分娩期;②促使家庭重要成员接受新生儿;③学习为孩子贡献自己;④情绪上与胎儿连成一体。社区护士应及时评价妊娠期妇女的心理变化,给予恰当的指导,帮助她们顺利渡过这一时期。

(二)孕产妇健康管理

1.建立围产期保健手册

在孕12周前为孕妇建立《孕产妇保健手册》,进行第一次产前访视。《孕产妇保健手册》由孕妇居住地的乡镇卫生院或社区卫生服务中心建立。建册时详细、准确地了解孕妇情况并登记,建册后将手册交孕妇保管,每次产前检查时给医师记录检查结果。

2.产前检查时间

产前检查应从确定怀孕开始。孕12周前至少进行1次检查,孕12~28周时每4周进行1次产检,孕28~36周时每2周进行1次产检,孕36周后每周进行1次产检,有高危因素者增加产前检查次数。

3.产前检查内容

(1)首次产前检查:详细询问既往史、家族史、个人史等,观察孕妇发育、营养及精神状况、步态与身高、乳房发育、心脏有无疾病、脊柱及下肢有无畸形,测量血压、体质量、骨盆测量、腹部及阴道与肛门检查、血尿常规、血型、肝肾功能、心电图、B超,推算孕妇的预产期,根据检查结果做好高危妊娠筛查及评分,对高危险因素需要转诊到上级医疗机构者,在2周内随访转诊结果。

(2)复诊产前检查:复查胎位、检查胎儿大小与成熟度等。

4.产检健康教育

设立孕妇培训学校,通过讲课、看录像、座谈及科普宣传等方式,将孕期的保健知识、危险症状、临产前的一些现象及各种育婴常识教给孕妇,对其进行保健指导,增强她们的自我照顾能力。

(三)高危妊娠筛查

1.妊娠高危因素

有下列危险因素的孕妇属于高危妊娠。

(1)妊娠年龄>35岁的高龄孕妇。

(2)既往有流产、早产、死胎、死产、胎儿畸形等生育史。

(3)B超见前置胎盘、胎盘早剥、羊水过多或过少,胎位不正,胎儿发育异常,母儿血型不合。

(4)妊娠高血压综合征。

(5)母亲骨盆狭小或畸形,既往有骨盆骨折病史。

(6)妊娠期合并心脏病、肾小球肾炎、糖尿病、急慢性肝炎、肺结核、重度贫血等。

(7)妊娠期服用有害物质或药物,接触放射线等因素。

(8)胎位异常,巨大儿、多胎妊娠。

(9)本人或配偶有遗传疾病者。

(10)家族中有遗传性疾病者。

2.高危妊娠筛查方法

对于有可能发生遗传性疾病的高危妊娠妇女,社区护士应鼓励其积极接受产前遗传诊断,服务内容包括以下几方面。

(1)超声诊断:超声检查是利用高频率声波的反射作用,经电子信号而呈现在荧光屏上,以判断胎儿的生存性、胎数及胎儿是否畸形。这是目前于怀孕20~22周所做最简易、安全的产前诊断方法。

(2)羊膜腔穿刺术:羊膜腔穿刺术是指在超声的定位及监视下,以22号穿刺针进入子宫腔内抽取羊水,然后对羊水中所含的生化物质及胎儿剥落细胞进行培养及分析,能诊断唐氏综合征及染色体异常的胎儿。适用于怀孕16~18周的孕妇,为目前针对高龄产妇积极推动的产前诊断方法。

(3)胎儿绒毛膜组织检查:胎儿绒毛膜组织检查是经由阴道或腹部从胎盘取出少许绒毛样本做检查,能早期诊断染色体或基因异常的胎儿。适用于怀孕9~11周孕妇,但这种方法较易发生感染、出血及流产,仅适用于必要时实施。

(4)母血筛检甲胎蛋白:母血筛检甲胎蛋白是抽取母亲血液做筛检,以早期了解胎儿是否为神经管缺损或染色体异常的高危人群,适合怀孕16~20周孕妇。

(5)胎儿脐带采血:胎儿脐带采血是在超声的引导下,以穿刺针插入脐带抽取胎儿血液,检查是否有血友病或海洋性贫血等疾病。适用于怀孕20周以后的孕妇。

(四)孕期保健指导

1.日常生活保健

(1)饮食:为保证孕期营养供给,每天供给足够的热能、蛋白质、脂肪、维生素和微量元素,满足孕妇和胎儿营养需求。食物多样化,多食蔬菜、水果,禁止吸烟、饮酒及摄入刺激性饮料。

(2)个人衣着与卫生:衣着以宽松、舒适、透气性好为宜,不穿高跟鞋。养成良好卫生习惯,勤洗澡,以淋浴为宜。

(3)休息与活动:合理安排生活与工作,避免重体力工作、加班及从事有毒有害工种,保证充足睡眠,夜间睡眠时间不少于8小时,午睡1~2小时。睡眠宜采取左侧卧位,利于增加回心血量,减轻下肢水肿。

(4)口腔保健:保持良好口腔卫生,饭后、睡前漱口、刷牙,防止细菌滋生,如患龋齿及牙病,应及时就诊。

(5)乳房护理:良好的乳房护理可以为产后成功母乳喂养做好准备。从妊娠7个月开始,指导孕妇每天用温水擦洗乳房、乳头,增加乳头上皮摩擦耐受力,以免哺乳时乳头发生皲裂,但避免使用肥皂等洗涤用品。根据乳房的大小佩戴合适的全棉乳罩以免乳房下垂。

(6)孕期性生活指导:孕期不是绝对禁止性生活,但妊娠12周以前和28周以后应避免性生活。

2.心理卫生指导

社区护士根据早、中、晚不同孕期孕妇的心理需要,给予适当的支持与帮助,使其保持良好的心情。

(1)怀孕早期(孕12周末以前):此期常有矛盾心理,因早孕反应引起身体不适而感到焦虑。社区护士指导丈夫体贴爱护妻子,给妻子、胎儿创造一个和睦、温馨、完美的家庭气氛,让妻子尽快适应怀孕。

(2)怀孕中期(孕13周至27周末):接受怀孕事实,对胎儿充满幻想与期望。社区护士应多给孕妇介绍怀孕、分娩的有关知识及胎儿有关的信息,解释其疑惑的问题,指导孕妇进行胎教。

(3)怀孕晚期:孕妇会感到自己很脆弱且易受到伤害,随着预产期的临近,孕妇出现期待而又恐惧的心理。社区护士鼓励孕妇表达内心感受,给予科学指导与解释,必要时让孕妇了解产房及设备,以减少产妇对分娩的恐惧和忧虑,对配合医护人员的处理,顺利分娩是很重要的。

3.孕期用药指导

孕妇在整个妊娠期间应慎重服药。特别是妊娠初期前2个月,需在医师的指导下合理用药。不可随意滥用抗生素、抗肿瘤药、激素类和解热镇痛药物等。由药物引起的胎儿损害或畸形,一般发生在妊娠的头3个月,特别是前8周内最为突出。

4.妊娠期的营养指导

孕期营养供给的关键是指导孕妇均衡摄入各种食物,粗细搭配,荤素适当,克服偏食,多食蔬菜、水果,少吃辛辣食物,戒烟酒,出现妊娠水肿时,每天盐的摄入量<4 g。

(1)热量:怀孕期间每天增加420~1 260 kJ热量,蛋白质、脂肪、糖类在人体内氧化后均能产生热量,其中蛋白质占15%,脂肪占20%,糖类占65%。热量主要来源于谷物、薯类等。

(2)蛋白质:妊娠期需增加蛋白质的摄入,以供母体的生理调节及胎儿的生长发育,并为分娩时的消耗做准备。我国营养学会提出在妊娠4~6个月期间,孕妇每天增加蛋白质15 g,妊娠7~9个月期间,每天增加25 g。优质蛋白主要来源于牛肉、牛奶、鸡蛋、鸡肉、鱼等。

(3)脂肪:摄入适量脂肪以保证胎儿的正常发育及脂溶性维生素的吸收,对促进乳汁分泌也有帮助。孕妇每天摄入脂肪量不宜过多,每天60~70 g,其中可以提供7.5~15 g植物油。

(4)糖类:妊娠期间对于糖类的需求主要通过主食中的淀粉来获取,每天进食0.4~0.5 kg主食,即可满足需求。

(5)微量元素:妊娠期间对于微量元素的需求,除铁外,几乎所有的微量元素均可在平时的食物中得到补充。①铁:我国营养学会建议孕妇每天膳食中的铁摄入量为28 g,如不足时可根据医嘱口服铁剂,同时伴服维生素C,以利于铁的吸收;②钙、磷:是构成骨骼的成分,妊娠全过程均应补钙,最佳食物来源有牛奶、小鱼干、黄豆制品、蛋黄、海带等;③锌:与生育和免疫功能有关,孕

3 个月后,每天从食物中补充20 mg,其主要存在于动物蛋白和谷物中;④碘:为甲状腺激素成分,缺乏易造成呆小症,在整个妊娠期,每天膳食中碘的供给量为 175 μg,最佳食物来源为紫菜、海带、加碘食盐。

(6)维生素:妊娠期间维生素的摄入主要从食物中获取。①孕妇体内若缺乏维生素 A,可发生夜盲、贫血、早产、胎儿畸形。每天膳食中维生素 A 供给量为 1 000 μg,主要存在于动物性食物中,如牛奶,动物肝脏等。②B 族维生素:尤其是叶酸摄入量应增加,特别是妊娠前 3 个月,如缺乏易发生胎儿神经管缺陷畸形。应保证每天膳食中叶酸供给量为 0.8 mg。主要来源于谷类、豆类、绿叶蔬菜等食物中。妊娠前 3 个月最好口服叶酸。③维生素 C 是形成骨骼、牙齿、结缔组织的必需物质,每天膳食中维生素 C 的摄入量为 80 mg,主要食物来源于柿椒、柑橘、柠檬、山楂、枣等。④维生素 D 若缺乏可影响胎儿骨骼发育,每天膳食中维生素 D 的摄入量为 10 μg,鱼肝油中含量最多,其次为肝、蛋黄、鱼,多晒太阳也利于体内合成维生素 D。⑤维生素 E 可以减少自然流产,每天需摄入 10 mg,主要食物来源于麦芽、花生油、麻油、坚果、绿叶蔬菜、蛋类、奶类等。

5.孕期自我监护方法指导

做好孕期自我监护对保证胎儿和母体健康十分重要,社区护士指导孕妇和家属自己数胎动,听胎心率是在家中对胎儿情况进行监护的可行手段。①胎动的监护方法:从妊娠 30 周开始,每天早、中、晚各数1 小时,将 3 个小时所数的总数乘以 4,并做好记录,如果胎动每天在 30 次以上,说明胎儿情况良好,不足30或继续减少,表明胎儿宫内缺氧,应及时就医。②听胎心音的方法:每天定时听胎心音并记录,胎心音正常为 120~160 次/分,如果胎心音每分钟超过 160 次或每分钟不足 120 次,均属异常,应及时就诊。③测量体质量:指导孕妇每周测体质量,一般孕妇体质量增长每周不超过 0.5 kg,整个妊娠期增加 10~12.5 kg,体质量的增加视个人孕前的体质量而定。如果妊娠期体质量不增加,说明胎儿生长缓慢,如孕妇体质量每周增加超过 0.5 kg,要注意有无妊娠水肿。

(五)妊娠期常见症状的管理

妊娠期出现不适是每个孕妇都会经历的,但因个体差异,这些不适症状会有所不同,而且在不同妊娠期所出现的症状也会有所不同。

1.恶心、呕吐

大部分孕妇约在妊娠 6 周出现早孕反应,12 周左右消失。此期间应避免空腹或过饱,每天可少量多餐,饮食宜清淡易消化,晨起时宜缓慢,避免突然改变体位。对于呕吐严重者,或12 周以后仍继续呕吐,甚至影响孕妇及胎儿营养时,须住院治疗,纠正水、电解质紊乱。对于偏食者,在不影响饮食平衡的情况下可不予以特殊处理。

2.尿频、尿急

妊娠早期属于正常现象,告知孕妇有尿意时应及时排空。

3.水肿

妊娠后期易发生下肢水肿,休息后可消退,这属于正常现象。若出现凹陷性水肿,经休息后水肿仍不消退,则应警惕合并其他疾病,查明原因并给予及时治疗。社区护士应指导孕妇睡眠时采取左侧卧位,下肢垫高 15°,以促进下肢血液回流。

4.静脉曲张

已出现症状的孕妇应避免长时间站立或行走,注意经常抬高下肢,促进下肢血液回流;会阴部有静脉曲张者,可于臀下垫枕,抬高髋部休息。

5.便秘

了解孕妇的饮食,排便习惯,分析引起便秘的可能因素。指导孕妇养成良好的排便习惯,增加每天饮水量,多进食蔬菜、水果等含纤维多的食物,如韭菜、芹菜、香蕉等,并注意适当运动。未经医师许可,不得擅自使用大便软化剂或轻泻剂。

6.腰背痛

指导孕妇在日常生活工作中注意保持良好的姿势,避免过度疲劳;如需长时间弯腰,应适当调整姿势。疼痛严重者,必须卧床休息。

7.下肢肌肉痉挛

妊娠期间应注意补钙,禁止滥用含钙、磷的片剂。社区护士应告知孕妇预防及减轻症状的方法:①避免穿高跟鞋,以减少腿部肌肉的紧张度;②避免腿部疲劳、受凉;③发生下肢肌肉痉挛时,孕妇应背屈肢体或站立前倾以伸展痉挛的肌肉,或局部热敷按摩。

四、产褥期妇女健康保健

(一)产褥期妇女生理变化

1.生殖系统的变化

(1)子宫:产后子宫变化最大,胎盘娩出后的子宫逐渐恢复至非孕状态的过程,称为子宫复旧,约需6周时间。包括子宫体的复旧、子宫内膜的再生和子宫颈的复原。

(2)阴道及外阴:分娩后阴道壁肌肉松弛,肌张力低,黏膜较光滑,约产后3周黏膜皱开始出现,产褥期内阴道壁肌张力可逐渐恢复,但不能完全恢复至妊娠前水平。分娩时会阴因受压产生充血、水肿或不同程度的裂伤,可数天内消失或愈合。

(3)盆底组织:盆底肌肉及筋膜常因过度扩张而失去弹力,也可出现部分肌纤维断裂,严重时可导致产后阴道前后壁膨出或子宫脱垂。

2.内分泌系统的变化

分娩后雌激素、孕激素水平急剧下降。至产后1周时已降至未孕时水平。不哺乳产妇一般于产后6～10周恢复月经,哺乳产妇因催乳素的分泌可抑制排卵,月经复潮延迟,甚至在哺乳期间月经一直不来潮。产后较晚恢复月经者,首次月经来潮常有排卵,故哺乳妇女在月经恢复前也有受孕的可能。

3.乳房的变化

主要变化是泌乳,但乳汁分泌在很大程度上取决于哺乳时的吸吮刺激。此外,产妇的营养、睡眠、健康情况和情绪状态都将影响乳汁的分泌。

4.腹壁的变化

腹壁皮肤受妊娠子宫膨胀的影响,弹力纤维断裂,腹直肌呈不同程度分离,产后明显松弛,张力低,须至产后6周或更长的时间方能恢复。妊娠期出现的下腹正中线色素沉着,于产褥期逐渐消退,原有的紫红色妊娠纹变为白色,成为永久性的白色妊娠纹。

5.血液循环系统的变化

妊娠期血容量增加,于分娩后4～6周可恢复至未孕状态。产后3天内,由于胎盘循环停止大量血液从子宫进入体循环,以及组织间液的回吸收,使回心血量增加,心脏负担再次加重。因此,有心脏病的产妇易发生心力衰竭。

6.泌尿系统的变化

妊娠期滞留在体内的大量水分,于分娩后的最初几天经由肾脏排出,故产后尿量明显增加。在临产期分娩过程中,膀胱过分受压,导致黏膜充血、水肿,肌张力降低,加之产后外阴伤口疼痛,不习惯卧床排尿等原因,容易发生尿潴留。膀胱充盈可影响子宫收缩而导致产后出血,因此要及时处理。孕期发生的肾盂输尿管生理性扩张,需4～6周恢复正常。

7.消化系统的变化

产后1～2天内产妇常感口渴,喜进汤食,但食欲欠佳,以后逐渐好转。胃肠肌张力蠕动减弱,约需2周恢复正常。产后因卧床时间长,缺乏运动,腹直肌及盆底肌肉松弛,加之肠蠕动减弱,易发生便秘。

(二)产褥期妇女心理变化

妊娠和分娩是妇女一生中的重大改变,产褥期妇女会经历一系列复杂的心理变化。分娩后产妇会出现一系列反应,表现为高涨的热情、希望、高兴、满足感、幸福感,也可能有失眠、失望、抑郁等情绪不稳定表现。产后抑郁症是在分娩后常见的一种普遍心理障碍,是介于产后抑郁性精神病和产后忧郁之间的一种精神疾病。一般在产后第1天至第6周之间发生,而产后第1～10天被认为是发生产后抑郁症的危险期。

产褥期是产妇的心理转换时期。如果受到体内外环境的不良影响、刺激,也容易发生各种身心障碍。因此,社区护士应了解和掌握产褥期妇女的心理改变,做好产褥期妇女的心理护理,使其情绪稳定,顺利地渡过产褥期。

(三)产褥期妇女保健指导

产褥期是产妇身心恢复的重要时期,照护质量直接影响产妇的身心恢复。产褥期保健指导由社区护士提供,通过询问、观察、一般体检和妇科检查,必要时进行辅助检查,对产妇恢复情况进行评估。

1.日常生活指导

(1)清洁与舒适:产妇的休养环境以室温22～24 ℃为宜,光线适宜,通风适当,保持空气清新,防止受凉。指导产妇保持个人卫生,包括会阴部、身体清洁及维持正常排泄等。

(2)合理饮食与营养:社区护士应该协助产妇获取适当和均衡的饮食,进食富含营养、清淡、易消化的食物,保证足够的热量,以促进其身体的健康和身材的恢复。哺乳期妇女每天应增加500 kcal热量,选择鱼、肉、蛋、奶、豆类及含钙、铁丰富的食物。哺乳期妇女应避免食用咖啡与浓茶、含脂肪多的食物、过咸或烟熏制食品、刺激性调味品、酒类,以免影响婴儿行为及生长发育。

(3)休息与睡眠:社区护士应指导产妇适应与婴儿同步休息,每天至少保证8小时睡眠,保持生活规律。

2.产后活动与锻炼

产后运动有助于增强腹肌张力、恢复身材、促进子宫复旧、骨盆底收缩和复旧,促进血液循环、预防血栓性静脉炎等。社区护士根据产妇个体情况指导产妇在产后24小时内以卧床休息为主,顺产者在产后6～12小时内即可下床轻微活动;行会阴侧切或剖宫产的产妇,可适当推迟活动时间。运动方式及时间:腹式呼吸及阴道收缩运动在产后第1天;胸部运动产后第2天;颈部运动产后第4天;腿部运动产后第5天;膝胸卧式促进子宫收缩运动于产后第7天;仰卧臀部上举运动在产后第10天;仰卧起坐腹部运动在产后第15天进行。指导产后运动时注意运动量由小到大,强调循序渐进,视产妇耐受程度逐渐增加活动量,避免过度劳累,运动时若有出血及不适感立即停止并休息。剖宫产术后的妇女可先选择促进血液循环的项目,如深呼吸运动,其他项目待伤口愈合后再逐渐进行。

3.母乳喂养及乳房护理指导

鼓励产妇喂哺母乳,母乳喂养对母婴均有益。喂养过程中应注意以下事项。

(1)哺乳时间:原则是按需哺乳。产妇于产后半小时内开始哺乳,哺乳时间为半小时以上。若母亲患有结核病、肾脏病、心脏病、艾滋病及严重贫血时则不可母乳喂养。尽早哺乳,以维持乳腺通畅,减轻乳房胀痛。

(2)指导产妇进行正确的乳房护理及新生儿喂养:乳房应保持清洁干燥。每次哺乳前应洗手,并将乳房、乳头用温开水清洗。哺乳时,母亲和新生儿均应选择最舒适的位置,一手拇指放在乳房上方,其余四指放在乳房下方,将乳头和乳晕大部分放入新生儿口中,用手托住乳房,防止乳房堵住新生儿鼻孔。哺乳时应让新生儿吸空一侧乳房后再吸另一侧,两侧乳房交替哺乳。哺乳后应将新生儿抱起,轻拍背部1~2分钟,排出胃内空气,以防呕吐。如果出现乳头皲裂,轻者可继续哺乳,哺乳前湿热敷乳房和乳头3~5分钟,挤出少量乳汁,使乳晕变软易被新生儿吸吮。哺乳时先在损伤轻的一侧乳房哺乳,以减轻对乳房的吸吮力。哺乳结束后,挤出少量乳汁涂在乳头和乳晕上,短暂暴露使乳头干燥。如皲裂严重则暂停哺乳,可将乳汁挤出或用吸乳器吸出后喂养。世界卫生组织指出,4~6个月内的婴儿只需母乳,不必添加喂水或其他饮料。哺乳期妇女应佩戴合适的棉质乳罩,避免过紧或过松。母乳喂哺应按需哺乳,提倡早接触,早吸吮。母乳喂哺的时间一般以10个月至1年为宜。

(3)产妇若因病不能哺乳,则应尽早退乳:最简单的方法是停止哺乳,少进汤汁类食物。

4.心理指导

观察产妇的心理状况,给予其在心理及社会等方面相应的护理措施。社区护士通过家庭访视,增强产妇照顾新生儿的信心,确立母亲的角色和责任,使母子之间建立独特的亲子依附关系。

5.家庭适应与协调

随着孩子的出生,家庭角色的变化,父母角色,夫妻关系需要重新调整,互相理解与共同承担家务。社区护士应指导丈夫做好接纳新成员的心理和行为准备,确立父亲的角色,主动为妻子分担照顾新生儿的责任,承担家务劳动,在日常生活中应对妻子关心、体贴。新生儿不仅给家庭带来了希望与欢乐,同时也带来了责任与压力,所以夫妻双方要扮演好各自的角色,适应角色的转变,才能促进家庭的健康发展。

(四)产褥期常见健康问题的护理

1.乳腺炎

产褥期乳腺炎是产褥期的常见病,常常继发于乳头皲裂、乳房过度充盈、乳腺管阻塞。

(1)预防。①保持乳头和乳晕的清洁:经常用温水清洗乳房,每次哺乳前后用温水清洗乳头和乳晕,保持局部干燥。如有乳头内陷者更应注意清洁。②养成良好的按需哺乳习惯:每次将乳汁吸尽,避免乳汁淤积,如有淤积可用吸乳器或按摩乳房帮助乳汁排空,不可让婴儿含着乳头睡觉。③如有乳头破损或皲裂要及时治疗。④保持婴儿口腔卫生:及时治疗婴儿口腔炎。⑤纠正乳头内陷。⑥营养供给:注意摄入清淡、易消化、富含营养的食物,多饮水,忌食辛辣、刺激、油腻的食物。

(2)护理措施。①炎症初期:可继续哺乳。哺乳前,湿热敷乳房3~5分钟,并按摩乳房;哺乳时先哺患侧乳房。每次哺乳时注意吸空乳汁,减轻淤积。用绷带或用乳托将乳房托起,局部用冰敷,以减少乳汁分泌。注意充分的休息。②炎症期:停止哺乳,定时用吸乳器或手法按摩排空乳汁,用宽松乳罩托起乳房,以减轻疼痛和肿胀。给予局部热敷、药物外敷或理疗,以促进局部血液循环和炎症消散。根据医嘱早期使用抗菌药物。③脓肿形成期:行脓肿切开引流术,切口应符合美容要求并防止损伤乳管,保持引流通畅,切口定时更换敷料,保持清洁干燥。

2.产后尿失禁

产后尿失禁是由于分娩时,胎儿先露部分对盆底韧带及肌肉的过度扩张,特别是使支持膀胱底及上 2/3 尿道的组织松弛所致。社区护士应指导产妇保持会阴及尿道口清洁。注意多饮水,多食水果、高纤维蔬菜,防止便秘。坚持做盆底肌锻炼,使盆底肌肉的功能逐渐复原。为防止产后尿失禁,产妇在身体尚未复原之前不宜过早进行剧烈运动。

3.产后抑郁

由于内分泌的变化,大脑皮质与皮质下中枢的相互关系发生改变,皮质下中枢平衡失调,常会导致产妇情绪不稳,偶尔可见某种精神疾病状态。这种精神疾病反应常与难产手术、产后感染或不良妊娠结局等精神创伤有关。其特征包括注意力无法集中、健忘、心情不平静、时常哭泣或掉泪、依赖、焦虑、疲倦、伤心、易怒、暴躁、无法忍受挫折等。临床可表现为焦虑、激动、忧郁、睡眠不佳、食欲缺乏、言语行动缓慢。也可表现出谵妄状态或躁狂状态。产后抑郁症并非单一原因造成,它是生物、心理、社会因素以多种不同方式相互作用的结果。

产后抑郁的预防措施包括倾听产妇诉说心理问题,做好产妇的心理疏导工作,解除不良的社会心理因素、减轻产妇的心理负担和躯体不适症状;对于有不良个性的产妇,应给予相应的心理指导,减少或避免精神刺激,减轻生活中的应激压力;促进和帮助产妇适应母亲的角色,指导产妇如何与婴儿进行交流和接触,使其逐渐参与到护理孩子的日常生活中,逐步建立亲子依附关系;发挥社会支持系统的作用,改善家庭关系,合理进行家务分工,减轻产妇劳累;为产妇提供自我护理指导和常见问题的处理方法,减少产妇的困惑和无助感;高度警惕产妇的伤害性行为,注意保护安全;重症患者应接受心理医师或精神科医师的治疗。

（康 静）

第五节 社区老年人的健康管理

一、我国社区老年人护理模式展望

随着社会经济的快速发展,人类平均寿命的延长,人口老龄化现象日益明显。我国是世界老龄化人口数量最多的国家,目前人口老龄化所带来的各种社会问题越来越明显,对老年护理提出了新的挑战。如何维护好老年人的健康,提高老年人的生活质量,需要社区护理人员探索符合我国实际情况的社区老年人健康服务模式。

（一）社区老年人护理现状

1.社区老年人服务内涵不断扩展

近年在政府统筹规划下,逐步建立了以社区为基础的老年人社会服务体系,组建了老年经济、老年医疗和护理、老年教育、老年精神文化生活、老年社会参与、老年法律、老年心理等多种老年社会服务体系。

2.社区老年护理形式和内容有待拓展与完善

社区护士为老年人服务的形式逐步从基本医疗服务向公共卫生服务拓展,主要形式有社区卫生服务中心(站)、家庭病床等,服务主要涉及家庭访视、慢性病监测、老年人健康管理、社区健康教育等。但目前家庭健康护理体系不健全,社区护士与社区其他为老年服务人员联系松散,没有发挥应有的培训、指导等作用。

3.社区老年护理研究有待深入

以老年人心理和社会健康为主的研究有待加强,一些交叉学科的研究少见报道。

(二)未来社区老年护理模式展望

1.以社区为基础的老年人长期照护模式的建立

为应对老龄化日益突出的问题,缓解老龄化带给社会、家庭及医疗保健的巨大压力,社区卫生服务应探索建立以居家养老为主体,社区为依托的为老年人长期照护需求与服务提供对接的信息沟通平台,对老年人社区保健提供有针对性的服务。

2.建立有中国特色的社区老年护理服务体系

政府机构应加大对社区养老服务的投入,合理配置卫生资源,为社区老年人提供的服务形式主要有家政服务、养老服务、家庭护理及互助服务等。

二、社区老年人健康管理规范

《老年人健康管理服务规范》由卫健委于 2011 年 4 月 25 日颁布,规定服务对象为辖区内 65 岁及以上常住居民,社区每年为老年人提供一次健康管理服务,内容包括生活方式和健康状况评估、体格检查、辅助检查和健康指导等。

(一)服务内容

(1)每年进行一次老年人健康管理,包括健康体检、健康咨询指导和干预。

(2)生活方式和健康状况评估:包括体育锻炼、饮食、吸烟、饮酒、慢性疾病常见症状和既往所患疾病、治疗及目前用药等情况。

(3)体格检查:包括体温、脉搏、呼吸、血压、体重、腰围、臀围、皮肤、淋巴结、心脏、肺部、腹部等检查,以及视力、听力和活动能力的一般检查。

(4)辅助检查:每年检查一次空腹血糖。有条件的地区建议增加血常规、尿常规、大便潜血、血脂、B超、眼底检查、肝功能、肾功能、心电图检查等,以及认知功能和情感状态的初筛检查。

(5)告知居民健康体检结果并进行相应干预:①对发现已确诊的原发性高血压和 2 型糖尿病等患者纳入相应的慢性病患者健康管理;②对存在危险因素且未纳入其他疾病健康管理的居民建议定期复查;③告知居民进行下一次健康检查的时间。

(6)对所有老年居民进行慢性病危险因素和疫苗接种、骨质疏松预防及防跌倒措施、意外伤害和自救等健康指导。

(二)服务流程

(1)预约 65 岁及以上常住居民。

(2)进行体格检查、一般检查、询问相关问题。

(3)根据评估结果进行分类处理。

(4)对所有居民告知健康体检结果,进行健康教育,危险因素干预,疫苗接种,骨质疏松预防,意外伤害预防,告知下次体检时间。

(三)服务要求

(1)加强与居委会、派出所等相关部门的联系,掌握辖区内老年人口信息变化。

(2)加强宣传,告知服务内容,使更多的老年居民愿意接受服务。

(3)预约 65 岁及以上居民到社区卫生服务中心接受健康管理。对行动不便、卧床居民可提供预约上门健康检查。

(4)每次健康检查后及时将相关信息记入健康档案,具体内容详见《城乡居民健康档案管理服务规范》健康体检表。

(5)积极应用中医药方法为老年人提供养生保健、疾病防治等健康指导。

(四)考核指标

(1)老年居民健康管理率=接受健康管理人数/年辖区内 65 岁及以上常住居民数×100%。

(2)健康体检表完整率=填写完整的健康体检表数/抽样的健康体检表数×100%。

三、社区健康管理机构中的护士角色

(一)健康评估者

生活方式和健康状况评估。

(二)健康指导者

社区护士详细了解老年人的基本生活功能,指导老年人养成健康的生活方式,教导其注意个人卫生、衣着舒适、饮食搭配合理、居室安全、养成良好的起居习惯,提高生活质量。

(三)直接护理服务者

提供医疗、护理、康复、保健服务及舒缓治疗服务等。

(四)心理保健指导者

指导老年人保持良好心态,避免情绪强烈波动,学会自我疏导和放松,养成良好生活规律与睡眠习惯,培养兴趣爱好,适度人际交往,定期接受心理健康教育和心理咨询,学会控制情绪和调节心理。

(康 静)

第六节 社区高血压患者的健康管理

一、全社区人群卫生诊断

社区卫生诊断,借用临床诊断一词,是指社区卫生工作者运用社会学、流行病学和管理学等研究方法对社区人群健康问题及社区资源进行调查,发现和分析社区人群的主要健康问题及其影响因素的一种调查研究方法。社区诊断的目的是确定社区的主要公共卫生问题;寻找造成这些公共卫生问题的可能原因和影响因素;确定本社区综合防治的健康优先问题与干预重点人群及因素;为社区综合防治效果的评价提供基线数据。社区医疗卫生服务部门是高血压防治的第一线,通过对所辖全社区 15 岁以上的人群进行高血压患病率调查,建立居民健康档案的过程,了解全社区人群的高血压患病率及具体的患病个体,了解全社区人群中的各种高危因素,为社区居民所患高血压的状况作出正确的本社区卫生状况诊断和整体评价,建立并实施以医学科研证据为基础、以服务质量与结局为指标、以全社区的高血压患者血压控制、尽快恢复正常生活和工作为目标的管理方法。

二、高血压的社区检出和社区筛选

(一)高血压的社区筛选

1.有计划地测量成人血压

有计划测量辖区全部成年人的血压,建议正常人至少每 2 年测量 1 次血压;利用各种机会将高血压监测出来。

2.机会性筛查

在日常诊疗过程中检测发现血压异常升高者;利用各种公共活动场所,如老年活动站、单位医务室、居委会、血压测量站等测量血压;通过各类从业人员体检、健康体检、建立健康档案、进行基线调查等机会筛查血压;在各类公共场所安放半自动或自动电子血压计,方便公众自测血压。

3.重点人群筛查

在各级医疗机构门诊对 35 岁以上的首诊患者应测量血压;高血压易患人群[如血压在17.3～18.5 kPa/11.3～11.9 kPa(130～139/85～89 mmHg)、肥胖症]筛查,建议每半年测量血压1 次。

4.初次发现血压增高的评估

对首次发现收缩压≥18.7 kPa(140 mmHg)和/或舒张压≥12.0 kPa(90 mmHg)者应进行评估处理,如收缩压≥24.0 kPa(180 mmHg)和/或舒张压≥14.7 kPa(110 mmHg)者,立即考虑药物治疗并建议加强随访监测血压,应在2周内多次测量血压;如可疑高血压急症,社区卫生中心立即转上级医院诊治。如收缩压 18.7～23.9 kPa(140～179 mmHg)和/或 12.0～14.5 kPa(90～109 mmHg)者,建议随访观察,至少 4 周内隔周测量血压 2 次。

5.高血压的社区诊断及临床评估

高血压的病史、症状和检查项目如下。

(1)应全面详细了解患者病史,家族史:询问患者有无高血压、糖尿病、血脂异常、冠心病、脑卒中或肾脏病的家族史。

(2)病程:患高血压的时间,血压最高水平,是否接受过降压治疗及其疗效与不良反应。

(3)症状及既往史:目前及既往有无冠心病、心力衰竭、脑血管病、外周血管病、糖尿病、痛风、血脂异常、支气管哮喘、睡眠呼吸暂停综合征、性功能异常和肾脏疾病等症状及治疗情况。

(4)有无提示继发性高血压的症状:例如肾小球肾炎史或贫血史,提示肾实质性高血压;有无肌无力、发作性软瘫等低血钾表现,提示原发性醛固酮增多症;有无阵发性头痛、心悸、多汗等提示嗜铬细胞瘤。

(5)生活方式:膳食脂肪、盐、酒摄入量,抽烟支数,体力活动及体重变化等情况。

(6)药物引起的高血压:是否服用使血压升高的药物,例如口服避孕药、类固醇、非甾体抗炎药、促红细胞生长素、环孢素及中药甘草等。

(7)心理社会因素:包括家庭情况、工作环境、文化程度及有无精神创伤史。

(8)体格检查:仔细的体格检查有助于发现继发性高血压线索和靶器官损害情况,体格检查包括正确测量血压和心率,必要时测量立、卧位血压和四肢血压;测量 BMI、腰围及臀围;观察有无库欣面容、神经纤维瘤性皮肤斑、甲状腺功能亢进性突眼征或下肢水肿;听诊颈动脉、胸主动脉、腹部动脉和股动脉有无杂音;触诊甲状腺;全面的心肺检查;检查腹部有无肾脏增大(多囊肾)或肿块;检查四肢动脉搏动和神经系统体征。

(9)实验室检查:基本项目:血液生化(钾、空腹血糖、总胆固醇、甘油三酯、高密度脂蛋白胆固醇、低密度脂蛋白胆固醇和尿酸、肌酐);全血细胞计数、血红蛋白和血细胞比容;尿液分析(蛋白、糖和尿沉渣镜检);心电图。

评估靶器官损害:高血压患者靶器官损害(心、脑、肾、血管等)的识别,对于评估患者心血管风险,早期积极治疗具有重要意义。从患高血压到最终发生心血管事件的整个疾病过程中,亚临床靶器官损害是极其重要的中间环节,在高血压患者中检出无症状性亚临床靶器官损害是高血压的社区诊断和临床评估的重要内容,也为高血压社区分级管理和社区随访制定合适计划提供准确的医学依据。

(二)高血压的建档

1.社区医疗卫生人员的职责

高血压是最常见的慢性病,是终身性疾病,常伴有其他并发症,或是其他疾病的基础。20 年前全球疾病负担调查结果显示,50%的心血管疾病并发症及风险是由高血压引起的。但高血压是可防可治的,因此被纳入社区公共卫生基本服务内容之一。

社区医疗卫生人员的职责,就是要通过首诊测血压、或通过健康体检筛查、或建立居民健康档案、或患者主动上门就诊等各种方式,以及早地发现患者,对存在潜在健康危险因素的一般人群实行以健康教育和控制健康危险因素(抽烟、膳食不合理、酗酒、缺乏运动、精神压力与紧张)为主的一级预防措施;对高危人群(高血压、高血脂、高血糖、体重过重及肥胖)实施以早发现、早诊断、早治疗为主的二级预防措施;对已出现临床症状和诊断为高血压的患者实施以"防止病残、促进健康"为主的三级干预措施。

2.高血压健康档案

高血压健康档案是高血压个人健康为核心,贯穿整个生命过程,涵盖各种健康相关因素、实现多渠道信息动态收集,满足高血压自我保健、健康决策需要的信息资源。从高血压慢性病管理防治的工作出发,为每一位高血压患者、特别是重点人群建立起一个标准的、规范的、科学的、以电子信息平台为基础的健康档案。通过健康筛查建立档案和记录整个治疗过程,使诊疗医师和居民本人都能够直接了解本人的健康状况、疾病进展情况,易于医师对症下药和提供健康指导,也有利于患者提高自我防控意识,控制病情发展。

3.建立高血压的居民档案内容和方法

通过社区高血压筛查和诊断检出,对辖区内 35 岁及以上常住居民,每年在其第一次到社区卫生服务机构、镇卫生院就诊时为其测量血压,并做好记录。对第一次发现收缩压≥18.7 kPa(140 mmHg)和/或舒张压≥12.0 kPa(90 mmHg)的居民在去除可能引起血压升高的因素后预约其复查,非同日 3 次血压高于正常值的,建议转诊到上级医院确诊,2 周内随访转诊结果,对已确诊的原发性高血压患者纳入高血压患者健康管理。对可疑继发性高血压患者,应及时转诊。对工作中发现的高血压高危人群进行有针对性的健康教育,指导其每半年至少测量 1 次血压,并进行生活方式指导和行为干预,督促其进行自我保健管理。

(1)测量体重、心率,计算体重指数(BMI)。

(2)对所有患者进行有针对性的健康教育,详细了解患者症状和生活方式,包括体育锻炼、摄盐情况、饮食、抽烟、饮酒、慢性疾病常见症状和既往所患疾病、治疗及目前用药等情况的基础上,进行生活方式和健康状况评估,与患者一起制定生活方式改进目标并在下一次随访时评估进展,同时详细告知患者出现哪些异常时应立即就诊。

(3)根据患者血压控制情况和症状体征,对患者进行评估和分类干预。对血压控制满意、无药物不良反应、无新发并发症或原有并发症无加重的患者,预约进行下一次随访时间;对第一次出现血压控制不满意,即收缩压≥18.7 kPa(140 mmHg)和/或舒张压≥12.0 kPa(90 mmHg),或出现药物不良反应的患者,结合其服药依从性,必要时增加现用药物剂量、更换或增加不同类的降压药物,2周时随访;对连续两次出现血压控制不满意或药物不良反应难以控制,以及出现新的并发症或原有并发症加重的患者,建议其转诊到上级医院,2周内主动随访转诊情况。

(4)健康检查:在高血压患者知情选择的情况下,每年为患者进行1次健康检查。可预约患者到社区卫生服务机构、镇卫生院健康检查,对行动不便、卧床居民可提供预约上门健康检查。主要要求如下:①体格检查,包括体温、脉搏、呼吸、血压、体重、皮肤、浅表淋巴结、心脏、肺部、腹部等检查,以及口腔、视力、听力和活动能力的一般检查;②辅助检查,血尿常规、大便潜血、空腹血糖、血脂、眼底和心电图检查。

(三)高血压的社区分级管理

1.高血压的危险分层

高血压患者按危险因素、靶器官损害及临床疾病综合评估,危险分层简化分为低危、中危、高危,并依此指导医师确定治疗时机、策略与估计预后。

2.高血压分级管理

高血压一旦发生,就需要终身管理。社区高血压防治要采取面对全人群、高血压易患(高危)人群和患者的综合的防治策略。最终形成一级预防、二级预防与三级预防相结合的综合一体化的干预措施。

高血压分级随访管理的内容。根据危险分层:低危、中危和高危,将高血压患者分为一级、二级、三级管理。

(四)社区定期随访的方式

高血压社区随访可采用多种方式同时进行,常用的方式有患者到医院的诊所随访、定期到居民比较集中的社区站点随访、患者自我管理教育后的电话随访、对行动不便患者的入户随访及对中青年高血压人群的网络随访。

(五)社区高血压患者的双向转诊

1.双向转诊原则

确保患者的安全和有效治疗;减轻患者经济负担;最大限度的发挥基层医师和专科医师各自的优势和协同作用。

2.双向转诊的条件与内容

(1)社区高血压转出的条件:合并严重的临床情况或靶器官的损害;患者年轻且血压水平达3级;怀疑继发性高血压的患者;妊娠和哺乳期妇女;可能有白大衣高血压存在,需明确诊断者;因诊断需要到上一级医院进一步检查。

(2)社区随诊高血压转出条件:按治疗方案用药2～3个月,血压不达标者;血压控制平稳的患者,再度出现血压升高并难以控制者;血压波动较大,临床处理有困难者;随访过程中出现新的严重临床疾病;患者服降压药后出现不能解释或难以处理的不良反应;高血压伴发多重危险因素或靶器官损害而处理困难者。

(3)上级医院转回社区条件:高血压的诊断已明确;治疗方案已确定;血压及伴随临床情况已控制稳定。

三、高血压社区健康教育方式

(1)根据社区人群特点,利用各种渠道(如讲座、健康教育画廊、专栏、板报、广播、播放录像、张贴和发放健康教育材料等),宣传普及健康知识,提高社区人群对高血压及其危险因素的认识,提高健康意识。

(2)根据不同场所(居民社区、机关、企事业单位、学校等)人群的特点,利用各种社会资源,开展生活/工作/学习场所的健康教育活动。

(3)开展社区调查,发现社区人群的健康问题和主要目标人群;针对社区人群对高血压的认知程度,确定相应的健康教育内容;针对不同目标人群,制定相应的健康教育策略。

(4)对社区的不同目标人群,提供相应的健康教育内容和行为指导。

四、高危人群健康教育

通过社区宣传相关危险因素,健康促进策略,提高高危人群识别自身危险因素的能力;提高对高血压及危险因素的认知;改变不良行为和生活习惯。提高对定期监测血压重要性的认识,利用社区卫生服务机构对高危个体进行教育,给予个体化的生活行为指导。

(康 静)

第七节 社区糖尿病患者的健康管理

一、糖尿病患者的社区管理

(一)确定管理对象

(1)因症状就诊:医师在诊疗过程中,通过检测血糖在就诊者中发现和诊断糖尿病患者。

(2)高危人群筛查:根据糖尿病高危人群界定条件,在高危人群中进行血糖筛查。糖尿病高危人群指:年龄在 35 岁以上;有糖尿病家族史;肥胖者;曾患妊娠糖尿病的妇女;娩出过巨大儿的妇女;高血压者;高血脂者。建议高危人群每年进行一次血糖检测。

(3)社区卫生调查发现糖尿病患者。

(4)其他途径:社区糖尿病流行病学调查、健康体检等。

(二)建档

对管理对象及时建立管理档案。内容包括患者的基本信息、现病史、家族史、既往史、用药情况、生活行为(饮食、运动、吸烟、饮酒等);体检记录、辅助检查、诊断和治疗情况(饮食、运动、药物处方);随访管理计划及随访记录等。

(三)糖尿病患者的随访管理

1.随访内容

(1)每年提供 4 次免费空腹血糖检测,测量空腹血糖和血压,并评估是否存在危急情况,一旦出现危急情况应在紧急处理后紧急转诊,并于 2 周内随访转诊情况。

(2)若不需紧急转诊,询问上次随访到此次随访期间的症状。

(3)测量体重,计算体重指数,检查足背动脉搏动。

(4)询问患者疾病情况和生活方式。

(5)了解患者服药情况。

(6)定期为社区糖尿病患者进行病情、并发症和相关危险因素的评估,及时发现问题,以便采取适当的干预措施。

2.随访要求

(1)常规管理:①管理对象,血糖水平比较稳定;无并发症或并发症稳定的患者;不愿参加强化管理的患者。②随访要求,对常规管理的患者,要求每年随访至少 6 次。每次随访都应了解患者的症状、体征、血糖、血压、血脂等指标,了解糖尿病及其并发症的变化,以及药物治疗、非药物治疗、患者自我管理等情况。

(2)强化管理:①符合以下任一条件的患者应实行强化管理,已有早期并发症;自我管理能力差;血糖控制情况差;其他特殊情况如妊娠、围术期、1 型糖尿病等(包括成人迟发型自身免疫性糖尿病);治疗上有积极要求;相对年轻,病程短者。②随访要求每年至少 12 次,内容与常规管理相同。

(四)分类干预

根据患者情况给予不同的有针对性的干预措施。

(1)对血糖控制满意(空腹血糖<7.0 mmol/L),无药物不良反应及新发并发症或原有并发症无加重的患者,预约下次随访。

(2)对第一次出现空腹血糖控制不满意(空腹血糖≥7.0 mmol/L)或药物不良反应的患者,结合其服药依从情况进行指导,必要时增加现有药物剂量、更换或增加不同类的降糖药物,2 周内随访。

(3)对连续两次出现空腹血糖控制不满意或药物不良反应难以控制,以及出现新的并发症或原有并发症加重的患者,建议转诊到上级医院,2 周内主动随访转诊情况。

(4)对所有患者进行有针对性的健康教育。

(五)健康体检

对确诊的 2 型糖尿病患者,每 1 年进行 1 次较全面的体检,并与随访相结合。

二、糖尿病患者的健康指导

(一)疾病知识指导

指导患者及家属增加对疾病的认识,提高其对治疗的依从性,以乐观积极的态度配合治疗。

(二)饮食指导

合理饮食是糖尿病治疗的一项基础措施,饮食应多样化,要科学合理,食物摄入与代谢消耗应保持一个正常的平衡状态。饮食控制的总原则有以下几点。

(1)合理控制总热量,保证营养供给。

（2）饮食清淡,避免摄入动物性脂肪和高糖类食物。

（3）定时定量,少食多餐,两餐间隔 4～6 小时,超过 6 小时加餐。

（4）增加膳食纤维的摄入。

（5）注意限盐,限制饮酒,戒烟,多饮水。

（三）运动指导

循序渐进,持之以恒,保持一定运动频率和强度,一般每周运动 3～5 次,每次 30 分钟,尽量选择中等强度的有氧运动,如快走、慢跑、爬山、游泳等;选择在餐后 1～2 小时运动,不宜空腹时进行运动;运动强度相对固定,切忌忽高忽低;运动前需要注射胰岛素者,应注射在腹部肌肉运动少的部位;尽量避免在恶劣的天气情况下锻炼;选择合适的运动场地、穿合适的服装与鞋袜,随身携带零钱和糖果及保健卡。如血糖控制不好或血糖不稳定,有严重并发症者暂不宜运动。

（四）药物治疗指导

遵医嘱用药,口服降糖药的患者要掌握正确的服药方法,熟悉药物可能引起的不良反应及应对方式。

（五）自我监测与检查指导

糖尿病患者应进行自我病情监测与定期复查,了解血糖控制情况。血糖每天测量 4～7 次;糖化血红蛋白每 2 个月查 1 次;每个月检查尿常规;体重与血压首次必查,以后每 3 个月查 1 次;血脂、血黏滞度首次必查,以后每年查 1 次;肝功能、肾功能、心电图、眼底根据病情决定检查次数。

（六）足部护理指导

每天检查足部皮肤是否完好,触摸足背动脉的搏动是否正常;保持足部的清洁和干爽,掌握正确的洗脚方法,水温不宜太冷太热,一般 40 ℃以内,浸泡 10～15 分钟为宜;如足部皮肤干燥,使用皮肤护理霜,可适当按摩足部,足跟皲裂者使用含尿素的特殊皲裂霜;定期修剪趾甲;鞋袜必须合脚、舒适和透气;防止冻伤、烫伤、外伤;定期到专科门诊复查,以早期发现血管、神经病变,早期治疗。

（七）低血糖预防指导

告知患者及家属不能擅自更改或增加降糖药物及剂量,遵医嘱服药;注意饮食规律;运动适量及合适的时间;减少饮酒;随身携带糖果以备急用;随身携带病情卡,一旦出现低血糖,便于他人施救及通知家人。

（八）心理调适指导

向患者及家属讲解不良情绪及压力对疾病的影响。教会患者一些心理调适技巧,如不良情绪的宣泄、放松方法等,帮助患者树立战胜疾病信心。

（康　静）

第十五章 预 防 接 种

第一节 预防接种的发展史与研究现状

一、发展史

(一)经验免疫预防

公元 10 世纪后我国唐宋时代已有接种人痘的记载,是世界上最早采用人工免疫预防天花的国家。随着我国种痘技术日趋完善,相继传入俄罗斯、土耳其和英国,后又传入日本和朝鲜等国家。18 世纪(1796 年)英国医师爱德华·琴纳(Edward Jenner)从牧场挤奶女工通过患牛痘母牛感染牛痘不再感染天花的现象得到启发,将青年挤奶女工手感染的牛痘浆液接种于一名 8 岁男童左臂,7 周后接种部位感染牛痘、结痂;2 个月后再将天花脓疱液接种男童右臂,因男童已获得免疫力未发生天花。琴纳的实验证实种痘能预防天花,为发明牛痘疫苗预防天花的方法。琴纳的种痘实验开创人工免疫的先河,以后所有现代接种法都源于琴纳第 1 次的伟大发现,因此也是免疫学科建立的初始。拉丁语 vacca 是"牛"的意思,牛痘为 vaccina。琴纳把接种牛痘获得天花免疫力的方法称"vaccination",沿用至今。

(二)实验免疫预防

19 世纪中期科学家认识到病原体感染恢复健康患者可获得抵御同样病原体再次感染的抵抗力,称为免疫。1881 年巴斯德(Pasteur)应用高温培养法获得炭疽菌的减毒株,制备炭疽疫苗,开始实验免疫预防,也是第 1 次疫苗革命的开始。后又将狂犬病毒在兔体内连续传代获得减毒株,研制出狂犬巴氏减毒疫苗,奠定试验免疫学的基础。同时,人们认识到琴纳接种牛痘预防天花的科学性和重大意义,将疫苗称为"vaccine"表示纪念,推动疫苗的研制和广泛使用。自此,微生物学和免疫学迅速发展,大批灭活疫苗问世。

(三)近代免疫预防

二次世界大战后疫苗的研发发展很快,脊髓灰质炎、风疹、腮腺炎和水痘减毒活疫苗相继问世。20 世纪 80 年代进入疫苗的第二次革命时代,即不再采用完整的细菌和病毒,而是从细菌或病毒中提取所需成分,灭活疫苗和提纯疫苗开始用于人类疾病预防。以后又发展多糖与蛋白载体结合的联合疫苗(如 Hib 疫苗)、纯化的蛋白疫苗(如无细胞的百日咳疫苗)等。1978 年和 1980 年分别成功研制肺炎链球菌和 Hib 疫苗。但 1985 年后成功研发的疫苗较少,甚至 1998 年研发的重组莱姆病疫苗也因可能的不良反应于 2000 年停用。

1962 年始进行基因重组疫苗研制,即利用细菌或真核细胞克隆表达的病原体抗原(某种表达蛋白质)作为疫苗。基因技术的运用使禽流感病毒疫苗研制有新的突破。2004 年 WHO 专家 Webster 成功研制 H5N1 病毒疫苗,2005 年 H7N1 型禽流感病毒疫苗也研制成功。2007 年美国 FDA 正式批准 H5N1 禽流感疫苗用于 18～64 岁高危人群的禽流感预防。近年新出现的核酸疫苗是含有编码病原体抗原基因序列的质粒载体,经肌内注射、微弹轰击等方法导入体内;疫苗通过宿主细胞系统表达抗原蛋白,诱导宿主产生对该抗原蛋白的免疫应答,形成对相应病原的免疫保护作用。目前此种技术仅用于动物疫苗的研制。有学者将以重组 DNA 技术为代表的基因工程疫苗称为疫苗的第三次革命。随着生命科学的发展,疫苗的研制理论和技术得到极大的改善,疫苗学已形成一独立学科。

二、疫苗接种策略

(一)国际

1974 年 WHO 提出扩大免疫规划(Expanded programme on immunization,EPI),即至 1990 年全球＞80％的儿童都应接种卡介苗、百白破、脊髓灰质炎三型混合疫苗和麻疹减毒活疫苗;1992 年婴儿应普遍接种乙肝疫苗;1998 年有条件的国家将 Hib 疫苗纳入儿童常规免疫;2006 年全球都应开展 Hib 疫苗接种。2005 年 WHO、UNICEF 与合作伙伴共同制定 2006－2015 年全球预防接种策略(GIVS),要求每位适宜接种人都能得到免疫接种服务,并将 GIVS 用于各国制定国家综合计划。为减少漏种率,WHO 提高常规免疫接种率的主要政策还包括开展预防接种活动的预算。近年,美国儿科学会感染病委员会(Committee on Infectious Diseases)和美国免疫实施咨询委员会(ACIP)亦据实际应用情况不断更新免疫接种指南与儿童疫苗接种建议。

(二)中国

1978 年始在全国推行计划免疫。1982 年原卫生部颁布《全国计划免疫工作条例》,制定儿童基础免疫程序。1986 年制定新的儿童基础免疫程序,确定 4 月 25 日为全国儿童预防接种日。2004 年新修订的《传染病防治法》规定"对儿童实行预防接种证制度",儿童注射疫苗需持正式登记本。为贯彻《疫苗流通和预防接种管理条例》,2006 年 9 月执行入托/学需接受儿童预防接种证检查的措施,提高强制计划免疫接种率,发现漏种疫苗,有效降低学校传染病的发生。同时,原卫生部组织编写《预防接种工作规范》,对疫苗使用管理、冷链系统管理、预防接种服务、预防接种异常反应与事故的报告与处理等有详细规定,同时涉及接种率和免疫水平监测、与国家免疫规划疫苗有关的传染病监测与控制;设立预防接种门诊参考标准,规范预防接种技术操作要点与常见疑似预防接种异常反应的诊治原则。2008 年原卫生部颁布《扩大国家免疫规划实施方案》,将甲型肝炎、流行性脑膜炎等 15 种传染病疫苗纳入国家免疫规划。

(王洪芳)

第二节　与预防接种相关的免疫学知识

一、免疫防御

免疫防御即免疫预防,是宿主抵御、清除入侵病原微生物的免疫防护作用,也即通常所指的抗感染免疫,是免疫系统最基本的功能。免疫预防根据免疫学机制可分为主动免疫和被动免疫。

(一)主动免疫

通过抗原物质刺激机体产生免疫反应。主动免疫有天然和人工主动免疫。

天然主动免疫时间持续长,免疫效果好。自然感染疾病是获得天然主动免疫的主要方式,如麻疹患者产生对麻疹病毒的免疫力,终身不再患麻疹。人工主动免疫制剂具有抗原性,机体接种后产生特异性自动免疫力,包括灭活疫苗、减毒活疫苗及组分疫苗(亚单位疫苗、基因工程疫苗、合成疫苗)。疫苗引起类似于自然患病所获得的免疫记忆,但受种者不发生疾病及潜在的并发症。如接种麻疹疫苗使机体产生抗麻疹的抗体则属主动特异性免疫。疫苗接种引起的免疫反应受到许多因素的影响,包括母体抗体、抗原的性质和剂量、接种途径、佐剂等机体因素如年龄、营养状况、遗传及潜在疾病等。

(二)被动免疫

为机体被动接受抗体、致敏淋巴细胞或其产物获得特异性免疫的能力。被动免疫效应快,但维持时间短,也分天然和人工被动免疫。

妊娠后期1~2个月母亲抗体通过胎盘传递给胎儿,使足月婴儿具有与母亲相同的抗体,即为天然被动免疫。胎儿从母亲获得的抗体可在生后早期(6月龄左右)保护婴儿免于某些感染性疾病。人工被动免疫则采用抗原或病原特异性免疫效应制剂作用于机体预防疾病发生。被动免疫制剂属特异性免疫球蛋白,具有抗体属性,使机体产生被动免疫力,达到预防疾病的目的,包括抗毒素、异体高价免疫血清和特异性免疫球蛋白(免疫球蛋白制剂、人高价免疫球蛋白)等。人工被动免疫多用于需配合主动特异性免疫措施的高危人群,如免疫球蛋白制剂主要用于甲型肝炎和麻疹暴露后的预防和某些先天性免疫球蛋白不足的治疗;人高价免疫球蛋白用于疾病暴露后的预防,如乙型肝炎、狂犬病、破伤风和水痘;异体高价免疫血清也被称为抗毒素,用于治疗肉毒中毒和白喉。

二、免疫应答

免疫应答是机体免疫系统对抗原刺激产生排除抗原的过程,包括抗原递呈、淋巴细胞活化、免疫分子形成及免疫效应发生等一系列保护机体的生理反应。接种疫苗后的免疫反应,使机体产生对某种病原微生物感染的特异性抵抗能力,并有免疫记忆,可避免感染相应的疾病。

(一)抗原提呈

抗原提呈是抗原提呈细胞(APC)在感染或炎症局部摄取抗原,在细胞内将抗原加工、处理成抗原多肽片段,并以抗原肽-MHC复合物的形式表达于细胞表面,然后被T细胞表面受体(TCR)识别,从而将抗原信息传递给T细胞,引起T细胞活化的过程。

(二)淋巴细胞活化

APC 通过细胞表面的 MHC-抗原肽复合物与 T 细胞表面的 TCR 特异性结合即为抗原识别过程,产生第一信号分子与 APC 分泌的 IL-1 等细胞因子(第二信号分子)协同作用于 T 细胞,使 T 细胞活化、增殖,并分化为不同的功能亚群。

(三)免疫效应

免疫效应包括活化的 T 细胞通过释放细胞因子产生抗感染效应,直接识别和杀伤受感染的细胞;同时辅助性 T 细胞通过 TCR、CD40L 及 IL-4 等细胞因子作用于 B 细胞,B 细胞活化、增殖、分化为浆细胞,合成并分泌抗体与血液、淋巴和组织中存在的特异性抗原结合发挥免疫效应。

三、疫苗诱导的免疫效应

(一)免疫效应

疫苗产生的免疫反应是人工诱导宿主对特异性病原产生特异性反应,预防感染,与自然感染引起的免疫反应一致。疫苗中的致病源蛋白(多肽、肽)、多糖或核酸,以单一成分或含有效成分的复杂颗粒形式,或活的减毒致病源或载体,进入机体后产生灭活、破坏或抑制致病源的特异性免疫应答。疫苗通常由免疫原和佐剂组成。免疫原决定免疫反应的特异性、保护性和效果,选择优势抗原、保护性抗原、保守性强的抗原或表位和能引发长期记忆的抗原或表位。佐剂可以提高疫苗的免疫原性和免疫反应效果,目前有提高抗体应答为主的 Th_2 极化佐剂和以提高细胞免疫为主的 Th1 极化佐剂两类。

(二)免疫效果

疫苗接种的早期预防效果主要是抗原诱导的抗原-抗体免疫反应。判断疫苗效果不是疫苗诱导抗体滴定度而是更多抗体介导的保护作用,即抗体反应水平或有效性是决定疫苗效果的关键因素。疫苗长期的预防作用取决抗体水平,当微生物不断暴露时可迅速、有效再激活记忆性免疫细胞。诱导记忆性免疫细胞的决定因素与维持有效的抗体水平是评估疫苗长期效果的重要参数。T 细胞可诱导有高度亲和力的抗体和记忆性免疫细胞。目前多数疫苗对疾病的保护作用都是抗体依赖型,但对于某些重要疾病(如艾滋病、结核病、疟疾等)抗体不能起到很好的保护作用,需记忆性 T 细胞参与。

有两种不同功能和移行特性定义的记忆性细胞。即中心记忆 T 细胞(T centralmemory,T_{CM})和效应型记忆 T 细胞(effector and memory T cells,T_{EM})。T_{CM} 主要存在淋巴器官,一般不立即活化;T_{EM} 主要存在周围组织和感染部位,可迅速表现效应功能。理论上,记忆性 $CD8^+$ T 细胞的数量越多,质量越好,则维持免疫记忆的效果越长久。故设计和评价疫苗的关键是诱导产生足够数量和质量的 $CD8^+$ 记忆性 T 细胞,即新型疫苗的免疫目标可能主要取决于 T 细胞作用。

多数微生物感染中 T 细胞是产生免疫预防的关键。免疫反应包括 APC 识别和传递抗原信息、淋巴细胞增殖分化和免疫效应 3 个阶段。接种后,树突状细胞(dendritic cells,DC)获取疫苗中的微生物抗原,抗原信息至淋巴结中的纯真 T 细胞(naïve T cells),刺激纯真 T 细胞增殖,分化为 T_{EM}。淋巴结中激活的 T_{EM} 帮助转运 B 细胞至感染部位,分泌抗微生物的细胞因子,杀伤感染细胞。

四、儿童免疫特点与预防接种

(一)预防接种

经典的或传统的预防接种泛指采用人工制备的疫苗类制剂(抗原)或免疫血清类制剂(抗体)通过适宜的途径接种到机体,使个体和群体产生对某种传染病的主动免疫或被动免疫。广义预防接种包括所有人群使用疫苗,如儿童计划免疫,成人常规接种和应急接种;免疫血清类制品的临床治疗和免疫预防;体内用诊断用品的使用方法等。正常的免疫系统可识别侵入的病原体(细菌、病毒),诱导产生抗体,杀灭病原体。免疫接种,或疫苗接种即刺激免疫系统。免疫接种抗病毒采用死的或弱的疫苗,一般抗细菌感染采用死菌的部分成分刺激抗体形成。儿童预防接种的基础免疫包括人体初次、全程和剂量等涉及影响儿童疫苗免疫应答的因素。

1.决定初次接种反应的因素

初始接种疫苗效果受疫苗类型、抗原特性、接种间隔时间、遗传、环境及接种年龄有关。如活疫苗有更高强度的内在反应、体内复制后有更多抗原,较长期的抗原刺激产生较高水平的抗体反应;多糖抗原不能诱导生发中心,限制免疫原性;较高的抗原剂量增加附着于激活 B/T 细胞的能力,包括滤泡树突状细胞(FDC)。疫苗效果与接种 间隔时间有关,一般初始接种与第 2 次接种最少应间隔 3 周,避免初始接种反应连续抗体高峰波的竞争。与 B/T 细胞激活/分化有关的重要分子的基因多态性可影响抗体反应,早期免疫发育不成熟或与年龄相关的免疫衰退也可影响抗体反应。

从进化的角度看母体 IgG 通过胎盘进入胎儿体内,在婴儿自身产生 IgG 水平以前可帮助婴儿抵抗感染。>6 月龄婴儿自身产生 IgG 水平逐渐增加,婴儿体内的母体 IgG 逐渐消退,至10～12 月龄婴儿体内 IgG 均为自身产生,8～10 岁时达成人水平。因此,理想的儿童预防接种年龄与儿童体内的母体抗体消退水平及儿童产生免疫应答能力的年龄有关。如新生儿对结核病无先天免疫,出生即易感染,但新生儿细胞免疫发育已较成熟,故新生儿出生后即可接种卡介苗。新生儿从母体获得脊髓灰质炎和百日咳被动免疫抗体很短暂,婴儿早期即可发病,故规定 2 月龄开始接种脊髓灰质炎疫苗,3 月龄开始接种百白破疫苗。

2.接种间隔时间

取决疫苗产生抗体的反应时间,与疫苗类型、接种程序等有关。如活疫苗在机体诱导较多稳定水平的抗体。多糖抗原不能诱导生发中心,限制诱导免疫回忆反应和附着生命期长的浆细胞能力。抗体反应时间与接种疫苗刺激产生生命周期长的浆细胞数目成比例,如缺乏抗原再暴露,疫苗接种后 6～12 个月检测抗体滴定度即生命期短的浆细胞反应末期,可预测抗体水平维持情况。为促进 B 细胞回忆反应成熟,初次接种和大剂量抗原暴露至少间隔 4 个月,可出现高水平的第二次反应。为避免干扰初次接种特异性抗体的出现,间隔初始接种时间至少 3 周。特殊情况,如旅游前初次接种的最小间隔时间可为 1～2 周,但产生的免疫反应时间较间隔 1～2 个月的免疫反应弱。维持抗体持续存在的疫苗大剂量标准世界各国尚不统一。疫苗接种年龄影响疫苗抗体持续,如生命早期免疫发育不成熟或老年人免疫衰退时均限制诱导持续产生生命期长的浆细胞。

临床上,婴儿初次免疫后甚至几十年后记忆细胞仍然能持续和再激活 HBsAg-特异性记忆 B 细胞。HB 疫苗接种后 2 年内抗-HBs 的效价下降较迅速,以后抗-HBs 的效价缓慢下降。抗-HBs的效价下降速率与初免的抗-HBs 水平、性别、年龄无显著关系,而抗-HBs 持续时间与初免后抗-HBs 应答峰有关。多数研究表明尽管有时疫苗应答者的抗-HBs 下降到保护水平以下或检测不到,因免疫记忆的存在,仍有保护作用。有学者证实 HB 疫苗接种 12 年后体内仍存在免疫记忆。因此,不能以是否检测到抗-HBs 为判断疫苗免疫效果,而是以抗 HBV 感染为判断标准。

尽管疫苗接种后缺乏抗原反复再暴露,特异性抗体效应 T 细胞反应时间较短暂,多数效应 T 细胞(＞90%)几天后凋亡死亡,但少数免疫记忆对维持 T 细胞疫苗的效果很重要。活减毒疫苗可作为终身免疫典型的诱导剂,如麻疹、风疹疫苗。

3.基础免疫和加强免疫

基础免疫是人体初次接受某种疫苗全程足量的预防接种。疫苗的接种次数与疫苗性质有关,活疫苗(菌苗)接种后在体内能繁殖,保持较高抗原水平,产生持久免疫力。死疫苗(菌苗)需多次接种,即必须经抗原的多次刺激才能使抗体形成较稳定的免疫力。各种疫苗基础免疫的次数和剂量不同,由疫苗性质决定。

基础免疫疫苗接种一段时间后体内免疫力逐渐减弱或消失,为维持机体的免疫力,据不同疫苗的免疫特性进行适时的再次接种,即加强免疫。加强免疫刺激机体产生回忆性免疫反应(IgG 二次反应),使抗体增长并维持较长时间。各种疫苗的加强免疫年限有具体规定,如百白破混合疫苗 3 针基础免疫完成后,第 2 年进行 1 次加强免疫。

4.疫苗复种或补种

部分疫苗不需要进行加强免疫,但需 复种或免疫失败后的补种。如预防个体麻疹感染可通过强化免疫再次接种麻疹疫苗,即儿童 18～24 月龄进行麻疹复种;或给漏种麻疹疫苗与接种后失败的儿童补种。

5.补充免疫

亦称强化免疫。补充免疫是国家或地区针对某种传染病的发病或流行情况及人群对该传染病的免疫状况进行分析后,决定在短时间内对某年龄段人群进行普遍免疫,即对常规免疫的加强,与计划免疫共同构成计划免疫体系。如预防人群麻疹感染需要＞95%的人体内有麻疹抗体才能形成有效免疫屏障,阻断麻疹病毒传播。因此,强化免疫对于免疫史不详或未完成 2 剂次免疫的人群尤为必要。如中国《2006－2012 年全国消除麻疹行动计划》目标是 2012 年麻疹发病率控制＜1/100 万,不考虑目标人群麻疹疫苗免疫史,每年对所有＜4 岁儿童接种 1 剂麻疹疫苗,为麻疹强化免疫。2000 年我国向 WHO 宣布消灭脊髓灰质炎,因此自 1990 年每年进行 1 次脊髓灰质炎强化免疫活动。

6.扫荡式免疫

WHO 定义扫荡式免疫是对某特殊地区进行挨家挨户免疫接种,是对强化免疫的补充。特殊地区标准是指 3 年前曾发现脊髓灰质炎病毒,存在病毒感染的危险,但该地区保健措施较差;或该地区人口密集,死亡率高,卫生条件差,免疫接种率低。如各国阻断野生脊髓灰质炎病毒传播的 4 个主要策略包括儿童常规接种脊髓灰质炎减毒活疫苗(OPV),达到高免疫覆盖率;给特定年龄组儿童服用口服 OPV 强化免疫;通过报告和实验室检测所有＜15 岁儿童急性弛缓性麻痹(AFP)病例,监测脊髓灰质炎野病毒病例;当野生脊髓灰质炎病毒传播限制在某一特定地区后进行有目标的"扫荡"式免疫。

7.联合免疫

因人工主动免疫制剂逐渐增多,往往需要在同时(年龄)接种几种疫苗。近年发展含有二个或多个活的、灭活的生物体,或同一生物体不同种或不同血清型提纯抗原疫苗同时接种的 联合疫苗,诱导 T 细胞免疫反应,高亲和力的强免疫反应,提高疫苗效果。联合疫苗可适当减少疫苗剂量,简化免疫程序,改进疫苗质量,如无细胞百白破三联疫苗(DTaP),麻疹、风疹二联疫苗(MR),麻疹、风疹、腮腺炎三联疫苗(MMR)、多价肺炎疫苗和流脑 A+C 联合疫苗及百白破、B 型嗜血流感杆菌和脊髓灰质炎五联疫苗。

(二)疫苗分类

疫苗分类方法多种。按剂型可分为液体疫苗或冻干疫苗;按成分可分为普通疫苗或提纯疫苗;按品种分为单价疫苗或多价疫苗;按用途可分为预防性疫苗和治疗性疫苗;按使用方法分为注射疫苗、划痕疫苗、口服疫苗或喷雾疫苗。最常用的是按疫苗的性质分为灭活疫苗、减毒活疫苗和重组疫苗。

1.减毒活疫苗

实验室传代培养野生型或致病性病毒或细菌使致病性减弱,将有免疫原性、减毒或无毒的病原生物制成疫苗。减毒活疫苗接种后微生物在受种者体内生长繁殖,产生足够抗原量刺激机体发生免疫反应。减毒活疫苗引起的免疫反应类似自然感染免疫反应,但无野生型微生物致病反应,可获得长期或终身保护作用。减毒活疫苗接种可出现疫苗不良反应,类似相应疾病表现,但症状较自然疾病轻微。减毒活疫苗具有潜在致病危险,如在人体内发生突变恢复毒力。发生无免疫应答或无效接种原因与微生物损伤(如光和热),或干扰微生物体内繁殖有关(如循环中的相应抗体);免疫缺陷患者接种减毒活疫苗的病毒在机体内复制和繁殖失控,可致严重或致命的反应。

2.灭活疫苗

将培养的细菌和病毒加热或采用化学制剂(常是福尔马林)灭活制成的疫苗为 灭活疫苗。灭活疫苗可由全病毒或细菌或裂解片段组成,包括蛋白质疫苗、多糖疫苗和结合疫苗(多糖与蛋白质结合的疫苗)。

灭活疫苗首剂不产生具有保护作用的免疫力,故需多次接种,接种第 2 剂次或第 3 剂次后产生保护性免疫反应。灭活抗原的抗体滴度逐渐下降,部分灭活疫苗需定期加强接种以提高或增强抗体滴度。目前均使用为灭活的全病毒疫苗,不主张使用灭活全病毒流感疫苗和全细胞灭活细菌疫苗(百日咳、伤寒、霍乱和鼠疫)。灭活疫苗抗原均可通过注射方式接种,即使接种于免疫缺陷者也不会造成感染而致病。

3.多糖疫苗

多糖疫苗是唯一由某些细菌外膜的长链糖分子组成的灭活亚单位疫苗。目前纯化的多糖疫苗(polysaccharide vaccine,PS)用于预防肺炎球菌、脑膜炎球菌和伤寒沙门杆菌引起的疾病。纯化多糖疫苗引起的免疫反应是典型的非 T 细胞依赖型免疫反应(独立 T 细胞抗原反应),即纯化多糖疫苗能无辅助 T 细胞的帮助刺激 B 细胞。

多数 PS 疫苗免疫应答产生的抗体主要是 IgM 与少量 IgG,故 PS 疫苗诱导的抗体比蛋白抗原诱导的抗体活性低,重复接种 PS 疫苗不产生抗体滴度的升高或效力增强。PS 疫苗包括 B 型流感嗜血杆菌疫苗(Hib)、肺炎球菌结合疫苗和脑膜炎结合疫苗。

4.重组疫苗

采用基因工程生产的疫苗。重组疫苗分为三大类:①应用重组 DNA 技术从酵母菌生产疫苗。即将病毒的基因片断插入到酵母细胞的基因后进行克隆扩增产生的 DNA 重组疫苗,如乙肝疫苗和人乳头瘤病毒疫苗(HPV)。②消除和修饰病原微生物致病性基因制备疫苗:如轮状病毒疫苗、活伤寒疫苗(Ty21a)和减毒流感活疫苗(在鼻咽部黏膜内有效繁殖)。③非致病性微生物:如病毒体内插入病原微生物某个基因,被修饰的病毒为携带者或载体表达病原微生物基因,诱导免疫反应。目前正用于 HIV 疫苗研制。

(王洪芳)

第三节 疫苗接种流程

一、接种前准备工作

(一)确定受种对象

根据国家免疫规划疫苗规定的免疫程序,接种单位保存的接种记录,清理接种卡(簿),确定本次预防接种的受种者,受种者包括本次应受种者、既往漏种者和流动人口等特殊人群中的未接种者。

接种单位应定期主动搜索流动人口和计划外生育的儿童,确定这些人群中的受种者,并按照本地儿童相同的政策实施预防接种和管理。

(二)通知儿童家长或其监护人

采取预约、通知单、电话、短信、口头、广播通知等多种方式,通知儿童家长或其监护人,告知接种疫苗的种类、时间、地点和相关要求。

(三)分发和领取疫苗

(1)接种单位在收取上级配送的疫苗时要索取温度检测记录及疫苗批签发等相关证明文件。

(2)接种单位根据各种疫苗受种人数计算领取疫苗数量,做好疫苗领发登记。

(3)运输疫苗的冷藏包(箱),应根据环境温度、运输条件、使用条件,放置适当数量的冰排。冷藏包(箱)的使用方法为:①脊灰疫苗和麻疹疫苗放在冷藏包(箱)的底层。②BCG 放在中层,并有醒目标记。③百白破疫苗、白破疫苗、乙肝疫苗放在上层,不要紧靠冰排,防止冻结,也可将疫苗放在冷藏箱冰排上面的泡沫垫上,这样可以保持疫苗冷藏而不会冻结。已证明即使使用纸板或纸隔开对冷冻敏感的疫苗,使其不接触冰排,对防止疫苗冻结也是无效的。④脊灰糖丸疫苗装在塑料袋内,无包装盒的疫苗和稀释液用纱布包好,冷藏包的空隙用纱布或纸张填充,防止疫苗安瓿(瓶)振荡破裂。⑤其他疫苗按照其疫苗使用说明书规定的贮存温度,参照上述要求适当放置。

(四)准备注射器材

(1)一次性注射器使用前要检查包装是否完好,在有效期内使用。

(2)备好喂服口服脊灰疫苗(OPV)的清洁小口杯、药匙。

(五)准备药品、器械

实施预防接种前,需要准备好以下药品、器械。

(1)消毒器材:准备 75%乙醇、镊子、棉球杯、无菌干棉球或棉签、治疗盘、洗手液等。

(2)体检器材:体温表、听诊器、压舌板、血压计。

（3）常用急救药品：1：1000 肾上腺素。

（4）安全注射器材：注射器回收用安全盒，毁形器、截针器，消毒液容器及污物桶等。

（六）做好新生儿乙肝疫苗和 BCG 接种的相关准备

根据辖区内儿童预期出生情况，提前准备乙肝疫苗、注射器材及相关记录资料，保证新生儿出生后 24 小时内尽快接种。

（七）其他准备

冷链运输接种门诊和上级索取温度监测记录及相关证明文件

二、接种时的工作

（一）准备好接种场所

（1）接种场所室外要设有醒目的标志，室内宽敞清洁、光线明亮、通风保暖，准备好接种工作台、坐凳，并提供儿童和家长等候接种的设施。

（2）接种场所应当按照登记、健康咨询、接种、记录、观察等服务功能进行合理分区，确保接种工作有序进行。同时需接种几种疫苗时，在接种室/台分别设置醒目的疫苗接种标记，避免错种、重种和漏种。

（3）做好室内清洁，使用消毒液或紫外线消毒，并做好消毒记录。

（4）接种工作人员穿戴工作衣、帽、口罩，双手要洗净。

（5）在接种场所显著位置公示相关信息和资料，包括：①预防接种工作流程。②第一类疫苗的品种、免疫程序、接种方法、作用、禁忌证、不良反应及注意事项等。③第二类疫苗的品种、免疫程序、接种方法、作用、禁忌证、不良反应及注意事项、接种服务价格等。④接种服务咨询电话。⑤相关的宣传资料。

（二）核实受种者

（1）接种工作人员应查验儿童预防接种证、卡或电子档案，核对受种者姓名、性别，出生年、月、日及接种记录，确认是否为本次受种对象，应接种何种疫苗。

（2）接种工作人员发现原始记录中受种者姓名，出生年、月、日有误时，应及时更正。

（3）对不属于本次受种的对象，向儿童家长或其监护人做好说服解释工作。

（4）对因有接种禁忌而不能接种的受种者，医疗卫生人员应当对受种者或者其监护人提出医学建议，并在接种卡(薄)和接种证上记录。

（三）接种前告知和健康状况询问

1.筛检

医疗卫生人员在实施接种前，应当按照预防接种工作规范的要求，检查受种者健康状况、核查接种禁忌，查对预防接种证，检查疫苗、注射器的外观、批号、有效期，核对受种者的姓名、年龄和疫苗的品名、规格、剂量、接种部位、接种途径，做到受种者、预防接种证和疫苗信息相一致，确认无误后方可实施接种。

2.告知

医疗卫生人员实施接种，应当告知受种者或者其监护人所接种疫苗的品种、作用、禁忌、不良反应及现场留观等注意事项，询问受种者的健康状况及是否有接种禁忌等情况，并如实记录告知和询问情况。受种者或者其监护人应当如实提供受种者的健康状况和接种禁忌等情况。有接种禁忌不能接种的，医疗卫生人员应当向受种者或者其监护人提出医学建议，并如实记录提出医学建议情况。

(四)接种现场疫苗管理

(1)接种前将疫苗从冷藏容器内取出,尽量减少开启冷藏容器的次数。

(2)严格核对接种疫苗的品种,检查疫苗外观质量。凡过期、变色、污染、发霉、有摇不散凝块或异物,无标签或标签不清,安瓿有裂纹的疫苗一律不得使用。

(3)不得使用冻结过的百白破疫苗、乙肝疫苗、白破疫苗等含吸附剂的疫苗。含吸附剂的疫苗是通过将一种物质附着于另一种物质表面的方法制成的。冻结以后,疫苗不再是均匀的絮状液体,在摇动安瓿后,开始形成片状物,逐渐沉于安瓿底部。

检查疫苗是否冻结的方法为"振荡试验"。具体方法为取相同种类、厂家及批号的疫苗安瓿作为被检疫苗安瓿,在-10 ℃以下冷冻至少10小时直到内容物为固体,然后融化。将此安瓿作为对照,标上"已被冷冻",以免误种。然后取1支怀疑冷冻过的疫苗,即"试验"疫苗。用力振摇对照样品和试验样品10秒钟,将两者置于平面开始试验,随后连续观察20分钟。对光观察2支安瓿,比较沉降的速度,如果试验样品出现沉淀的速度比对照样品更慢,则说明被检安瓿极可能未被冻过,可以使用;如果两者沉淀速度相同,并且试验样品出现片状物,出现分层现象,且上层液体较清,说明试验样品可能被冻结破坏,不能继续使用。

(4)注射剂型疫苗的使用方法:①将安瓿尖端疫苗弹至体部,用75%乙醇棉球消毒安瓿颈部后,再用消毒干棉球/纱布包住颈部掰开。②将注射器针头斜面向下插入安瓿的液面下,吸取疫苗。③吸取疫苗后,将注射器的针头向上,排空注射器内的气泡,直至针头上有一小滴疫苗出现为止。④自毁型注射器的使用方法参见相关产品使用说明。⑤使用含有吸附剂的疫苗前,应当充分摇匀;使用冻干疫苗时,用注射器抽取稀释液,沿安瓿内壁缓慢注入,轻轻摇荡,使疫苗充分溶解,避免出现泡沫。⑥安瓿启开后,未用完的疫苗盖上无菌干棉球冷藏。活疫苗超过30分钟、灭活疫苗超过1小时未用完,应废弃。⑦冷藏容器内的冰排融化后,应及时更换。接种结束后应及时将未开启的疫苗存入冰箱冷藏室内。

(五)接种操作

(1)接种操作前要严格实行"三查七对一验证"制度,核实无误后,方可对符合条件的受种者实施接种。

(2)皮肤消毒:①确定接种部位。接种部位要避开瘢痕、炎症、硬结和皮肤病变处。②用灭菌镊子夹取75%乙醇棉球或用无菌棉签蘸75%乙醇,由内向外螺旋式对接种部位皮肤进行消毒,涂擦直径≥5 cm,待晾干后立即接种。禁用2%碘酊进行皮肤消毒。③按照免疫程序和疫苗使用说明书规定的接种剂量、方法和部位接种疫苗。

(3)接种时严格执行安全注射:①接种前方可打开或取出注射器具。②接种BCG的注射器、针头要专用。③在注射过程中防止被针头误伤。如被污染的注射针头刺伤,应立即清洗刺伤部位,并采取其他处置措施。④注射完毕后将注射器投入安全盒或防刺穿的容器内,统一回收销毁。

(六)接种记录、观察与预约

1.接种记录

接种工作人员实施接种后,及时在预防接种证、卡(簿)上记录所接种疫苗的年、月、日及批号、疫苗名称、厂家,接种记录书写要求完整、工整,不得用其他符号代替。

2.接种后观察

受种者在接种后留在接种现场观察 30 分钟。如受种者在现场留观期间出现不良反应的,医疗卫生人员应当按照预防接种工作规范的要求,及时采取救治等措施。

3.预约下次接种

向家长或其监护人预约下次接种疫苗的种类、时间和地点。

4.乙肝疫苗和卡介苗的首针接种登记

按照"谁接生谁接种"的原则,负责新生儿接生的单位在接种第 1 针乙肝疫苗和卡介苗后,应当填写接种登记卡,同时告知家长在 1 个月内到居住地的接种单位建证、建卡,并按免疫程序完成第 2、3 针乙肝疫苗接种。有的地区探讨实施在新生儿出生所在单位发放预防接种证的办法,值得借鉴。

三、接种后的工作

(一)接种器材的处理

(1)使用后的自毁型注射器、一次性注射器处理严格按照《医疗废物管理条例》的规定执行,实行入户接种时,应将所有医疗废物带回集中处理。

(2)镊子、治疗盘等器械按要求灭菌或消毒后备用。

(二)剩余疫苗的处理

记录疫苗的使用及废弃数量,剩余疫苗按以下要求处理。

(1)废弃已开启安瓿的疫苗。

(2)对使用时储存在合格冷链条件下未超过失效日期的剩余疫苗,应做好标记,放回冰箱保存,于有效期内在下次接种时首先使用。

(3)接种单位剩余免疫规划疫苗的,应当向原疫苗分发单位报告,并说明理由。

(三)统计、上卡

(1)清理核对接种通知单和预防接种卡(簿),及时上卡,确定需补种的人数和名单,下次接种前补发通知。

(2)统计本次接种情况和下次接种的疫苗需用计划,并按规定上报。

四、接种数据统计与疫苗核算

(一)当天接种数据的统计

接种工作结束后将当日损坏疫苗数、当日库存疫苗数和当日接种人次数统计并填入《疫苗使用及库存情况登记表》中,同时将各种疫苗知情同意书分类统计并打印当日接种日志。要求做到每种疫苗当日《疫苗使用及库存情况登记表》接种人次数、知情同意书数量及电脑日志接种人次数"三数一致"。

(二)当月接种数据的汇总与上报

《疫苗使用及库存情况登记表》要求每种疫苗每月以电子文档形式统计,将每月疫苗、注射器和条形码库存及使用情况汇总到《一类疫苗、注射器和条形码使用及库存情况统计表》,核对无误后上报。

五、国家实行疫苗全程电子追溯制度。

国务院药品监督管理部门会同国务院卫生健康主管部门制定统一的疫苗追溯标准和规范,

建立全国疫苗电子追溯协同平台,整合疫苗生产、流通和预防接种全过程追溯信息,实现疫苗可追溯。

疫苗上市许可持有人应当建立疫苗电子追溯系统,与全国疫苗电子追溯协同平台相衔接,实现生产、流通和预防接种全过程最小包装单位疫苗可追溯、可核查。

疾病预防控制机构、接种单位应当依法如实记录疫苗流通、预防接种等情况,并按照规定向全国疫苗电子追溯协同平台提供追溯信息。

(王佳丽)

第四节 疫苗接种方法

一、皮内注射法

(一)定义

皮内注射接种法是将少量疫苗注入人体表皮和真皮之间的方法,如 BCG 的接种和结核菌素的试验(图 15-1)。

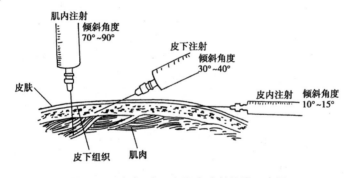

图 15-1 皮内、皮下和肌内注射位置示意图

(二)准备

(1)用物准备:注射盘(消毒液、棉签、砂轮)、疫苗、急救药物与用品、1 mL 一次性注射器、4.5 号或 5 号针头、记录卡(册)。

(2)受种者准备:取坐位或立位,注射部位为前臂掌侧中 1/3 与下 1/3 交界处和上臂外侧三角肌中部附着处。

(3)操作者着装整洁,戴口罩,洗手,铺无菌盘。

(三)操作

(1)核对姓名,询问"三史"(家族史、接种史、过敏史),向受种者或家属做好解释工作。

(2)核对疫苗与接种单,检查疫苗质量,抽取药液。

(3)选定注射部位:接种人员用 1 mL 一次性注射器配上 4.5 号或 5 号针头,吸取 1 人份疫苗后,用 75%乙醇消毒皮肤,待干。排尽注射器内空气,直至针头上有一小滴疫苗出现为止,查对安瓿。左手绷紧注射部位皮肤(图 15-2,图 15-3),右手持注射器,右手示指固定针管,针头斜面向上,与皮肤成 10°～15°角(如在上臂外侧三角肌中部附着处注射时,针头与皮肤成 30°角)刺入皮内,待针头斜面完全进入皮内后,放平注射器,左手拇指固定针栓,但不要接触针头部分,右手轻轻推动活塞,注入疫苗 0.1 mL,使注射处隆起形成一个圆形皮丘,隆起的皮肤几乎变白并显露毛孔,针管顺时针方向旋转 45°角后,拔出针头,勿按摩注射部位。

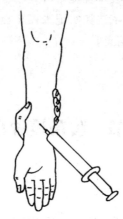

图 15-2 皮内穿刺法(对着前臂横行穿入)

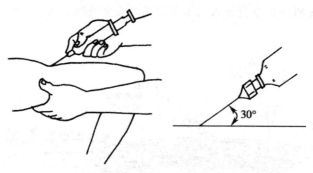

图 15-3 皮内注射法绷紧皮肤刺针

(四)注射法应注意的事项

(1)应做到"五个准确",即受种者、疫苗、剂量、途径和时间均准确。

(2)做到"三查七对",即操作前、中、后查对。

(3)皮肤消毒部位未留间隙,由内向外螺旋式涂擦,直径≥5 cm,禁用口吹干。

(4)严格执行安全注射要求:①接种前方可打开或取出注射器具。②在注射过程中防止被针头误伤。③注射完毕后不得回套针帽,注射器具直接投入安全容器内,统一销毁。

(5)接种记录与观察:①接种后及时做好各项记录。②受种者在接种后观察 30 分钟。

二、皮下注射法

(一)定义

皮下注射接种法是将少量疫苗注入皮下组织内的方法,如麻疹疫苗、流脑疫苗、流行性乙脑疫苗和风疹疫苗的接种。

(二)准备

(1)用物准备:注射盘(消毒液、棉签、砂轮)、疫苗、急救药物与用品、1 mL 和 2 mL 一次性注射器、记录卡(册)等。

(2)受种者准备:取坐位或半坐位,注射部位可在上臂外侧三角肌下缘附着处。

(3)操作者着装整洁,戴口罩,洗手,铺无菌盘。

(三)操作

(1)核对姓名,询问"三史",向受种者或家属做好解释工作。

(2)核对疫苗与接种单,检查疫苗质量,抽取药液。

(3)选定注射部位:接种人员用一次性注射器吸取 1 人份疫苗后,局部皮肤消毒,待干。排尽注射器内空气,直至针头上有一小滴疫苗出现为止,查对安瓿。左手隆起注射部位皮肤(图 15-4),右手持注射器,示指固定针栓,针头斜面向上,与皮肤成 30°～40°角,快速刺入针头长度的 1/3～2/3,放松皮肤,左手固定针管,回抽无血,注入疫苗,快速拔出针头,用消毒干棉签稍加按压针眼部位。若有回血,应更换注射部位,重新注射。

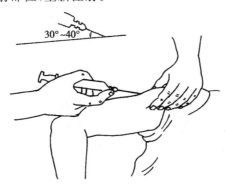

图 15-4　皮下注射法隆起皮肤刺针

三、肌内注射法

(一)定义

肌内注射接种法是将少量疫苗注入肌肉组织内的方法,如百白破疫苗、乙肝疫苗、狂犬疫苗和流感疫苗的接种。

(二)准备

(1)用物准备:注射盘(消毒液、棉签、砂轮)、疫苗、急救药物与用品、2 mL 或 1 mL 一次性注射器、记录卡(册)等。

(2)受种者准备:取坐位或卧位,注射部位应选择肌肉丰富、与大血管和神经距离相对较远的部位,以上臂外侧三角肌、大腿中部前外侧肌肉、臀大肌外上 2/3 处常用。

(3)操作者着装整洁,戴口罩,洗手,铺无菌盘。

(三)操作

(1)核对姓名,询问"三史",向受种者或家属做好解释工作。

(2)核对疫苗与接种单,检查疫苗质量,抽取药液。

(3)选定注射部位:接种人员用相应规格的一次性注射器,吸取 1 人份疫苗后,消毒皮肤待干。排尽注射器内空气,左手拇指和示指叉开,绷紧注射部位肌肉(图 15-5,图 15-6,图 15-7),右手持注射器(以执毛笔式),中指固定针栓,与皮肤呈 90°角,在左手拇指和示指之间快速刺入针头长度的 2/3,进针 2.5～3 cm(消瘦者和婴幼儿酌减)。放松皮肤,固定针管,回抽无血,注入疫苗后快速拔出针头,用消毒干棉签稍加按压针眼部位。

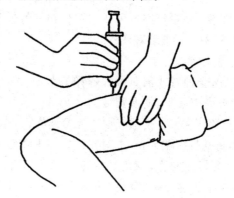

图 15-5　上臂外侧三角肌注射法

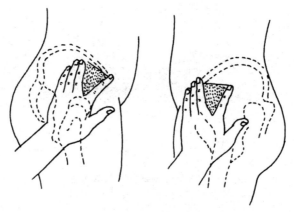

图 15-6　臀中肌、臀小肌肌内注射定位法

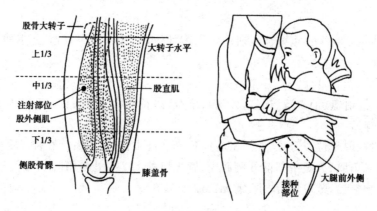

图 15-7　大腿中部前外侧肌内注射定位法

四、口服法

(一)定义

口服接种法是将疫苗吞咽进入体内的方法,如脊髓灰质炎糖丸活疫苗的接种,是一种安全、方便的免疫方法,疫苗经口服后在胃肠道通过扩张方式吸收,30分钟后可发挥作用。

(二)准备

(1)接种者:按要求着装、洗手并擦干。

(2)物品:药盘、疫苗、药杯、药勺、水壶、记录卡(册)等。

(3)环境:清洁、光线充足。

(三)操作

(1)核对受种者姓名和疫苗品名。

(2)固体疫苗:月龄稍大的儿童用消毒小勺将固体疫苗直接喂入口中或用凉开水送服咽下。月龄小的儿童应将固体疫苗用汤匙碾碎,干服或用少许凉开水调成糊状,慢慢送入口中,看其服下。如儿童服疫苗后吐出应先饮少量凉开水,休息片刻后再服。

(3)液体疫苗:较大儿童张口直接滴入。较小儿童呈仰卧位,左手拇指和示指捏住两颊使其嘴张开,右手将疫苗滴入口中。

(王佳丽)

第五节 预防接种疫苗的应用

一、乙型肝炎疫苗

乙型肝炎是由乙型肝炎病毒引起的、以肝脏为主要病变并可累及多器官损害的一种传染病。乙型肝炎分布十分广泛,WHO报道,全球约20亿人曾感染过乙型肝炎病毒,其中3.5亿人为慢性乙型肝炎病毒感染者,每年约有100万人死于乙型肝炎病毒感染所致的肝衰竭、肝硬化和肝癌。《慢性乙型肝炎防治指南(2010版)》指出,我国是乙型肝炎的高发区,1~59岁一般人群乙型肝炎表面抗原(hepatitis B surface antigen,HBsAg)携带率为7.18%,5岁以下儿童的HBsAg携带率为0.96%。据此推算,我国现有的慢性乙型肝炎病毒感染者约9 300万人,其中慢性乙型肝炎患者约2 000万例。乙型肝炎主要侵犯儿童及青壮年,是我国病毒性肝炎的主要流行型。乙型肝炎病程迁延,易转变为慢性肝炎、肝硬化及肝癌,是当前威胁人类健康的重要传染病。

目前乙型肝炎尚无根治方法,因此预防乙型肝炎非常重要,而接种乙型肝炎疫苗是预防乙型肝炎最安全、有效、经济的方法。

(一)疫苗的种类和规格

目前国内使用的乙型肝炎疫苗均为基因重组疫苗,主要包括重组乙型肝炎疫苗(酿酒酵母)、重组CHO乙型肝炎疫苗(中国仓鼠卵巢细胞)、重组乙型肝炎疫苗(汉逊酵母)3种。主要规格为每支5 μg、10 μg、20 μg、60 μg。

(二)成分和性状

重组中国仓鼠卵巢细胞乙型肝炎疫苗:用基因工程技术将乙型肝炎表面抗原基因片段重组到中国仓鼠卵巢细胞内,通过对细胞培养增殖,分泌HBsAg。

重组酵母乙型肝炎疫苗:用现代基因工程技术构建含有乙型肝炎病毒表面抗原基因的重组质粒,经此重组质粒转化的酵母能在繁殖过程中产生乙型肝炎病毒表面抗原,经破碎酵母菌体,乙型肝炎病毒表面抗原释放,经纯化、灭活后制成乙型肝炎疫苗。

（三）接种对象

新生儿、乙型肝炎易感者及乙型肝炎病毒密切接触者。尤其是从事医疗工作的医护人员及其他职业高危人群。全年均适宜接种。

（四）免疫程序和剂量

新生儿出生后 24 小时内接种第 1 剂，1 个月及 6 个月时接种第 2、第 3 剂。其他人群免疫程序为 0、1、6 个月，全程接种 3 剂。60 μg 剂型的疫苗按照说明书接种，主要为无应答人群及旅行者程序。

意外暴露程序：意外接触乙型肝炎病毒感染者的血液和体液后，可按照以下方法处理。

1.主动和被动免疫

如已接种过乙型肝炎疫苗，且已知乙型肝炎表面抗体＞10 mIU/mL 者，可不进行特殊处理。如未接种过乙型肝炎疫苗，或虽接种过乙型肝炎疫苗，但乙型肝炎表面抗体＜10 mIU/mL 或乙型肝炎表面抗体水平不详，应立即注射乙型肝炎免疫球蛋白 200～400 IU，并同时在不同部位接种 1 针乙型肝炎疫苗，于 1 个月和 6 个月后分别接种第 2 针和第 3 针乙型肝炎疫苗。

2.血清学检测

立即检测乙型肝炎表面抗原、乙型肝炎表面抗体、乙型肝炎核心抗体，并在 3 和 6 个月内复查。

3.肌内注射

为达到最佳免疫效果，需连续进行 3 次肌内注射。推荐有 2 种初免程序。

（1）加速程序，即 0、1、2 月免疫程序。该程序可快速诱导保护性抗体的产生。在 12 个月时应进行第 4 剂量加强免疫。

（2）0、1、6 月免疫程序，虽然该程序提供保护所需的时间较长，但可诱导较高滴度的乙型肝炎表面抗体。

在某些特殊情况下成人需要更快地产生保护性抗体，例如，到高流行区旅行者，在出发前一个月内开始接触本品，可以使用 0、7、21 天 3 剂肌内注射程序。当应用这一程序时，推荐在首剂接种后 12 个月进行第 4 剂量加强免疫（见血清阳转率的药效学特征）。

对慢性血液透析患者的推荐剂量：对慢性血液透析患者的初免程序为 4 剂量，每次接种剂量为 40 g，于首剂接种后的 1 个月、2 个月和 6 个月分别接种。应适当调整免疫程序以确保乙型肝炎表面抗体滴度＞10 IU/L。

（五）接种部位和途径

上臂三角肌肌内注射。

（六）禁忌证

（1）发热、有中重度急性疾病的患者要缓种，等身体状况改善后再接种疫苗。

（2）接种前 1 剂疫苗后出现严重变态反应者不再接种第 2 剂。

（3）对酵母成分有过敏史者禁用酵母重组疫苗。

（七）注意事项

（1）疫苗有摇不散的块状物，疫苗安瓿有裂纹、标签不清或已过效期者，均不得使用。

（2）应备有肾上腺素等药物，以防偶有严重变态反应发生时使用。受种者在注射后应在现场留观至少 30 分钟。

（3）严禁冻结。

（八）不良反应

很少有不良反应。一般见到的不良反应是在接种乙型肝炎疫苗后24小时内，接种部位出现疼痛或触痛，多数情况下于2～3天消失。

（九）贮藏

于2～8 ℃避光保存和运输。

二、卡介苗

结核病是由结核杆菌引起的慢性传染性疾病，可累及全身各个器官，其中以肺结核最为多见。我国1/3左右的人口已感染了结核杆菌，受感染人数超过4亿，是世界上22个结核病高负担国家之一。

（一）疫苗的种类和规格

目前国内使用的皮内注射用卡介苗，每支5次人用剂量含卡介菌0.25 mg。

（二）成分和性状

本品是用卡介菌经培养后收集菌体，加入稳定剂冻干制成。为白色疏松体或粉末，复溶后为均匀悬液。本品主要成分为卡介菌，辅料包括明胶、蔗糖、氯化钾等。

（三）接种对象

出生3个月以内的婴儿或用5IU PPD试验阴性的儿童（PPD试验后48～72小时局部硬结在5 mm以下者为阴性）。

（四）免疫程序和剂量

出生时接种1剂，皮内注射0.1 mL。

（五）接种部位和途径

上臂三角肌下缘皮内注射。

（六）禁忌证

（1）已知对卡介苗所含任何成分过敏者。

（2）患结核病、急性疾病、严重慢性疾病、慢性疾病的急性发作期和发热者。

（3）妊娠期妇女。

（4）免疫缺陷、免疫功能低下或正在接受免疫抑制治疗者。

（5）患湿疹或其他皮肤病者。

（七）注意事项

（1）严禁皮下或肌内注射。

（2）使用前请检查包装容器、标签、外观、效期是否符合要求。疫苗瓶有裂纹者不得使用。

（3）本品重溶时间应不超过3分钟。

（4）接种对象必须详细登记姓名、性别、年龄、住址、疫苗批号及亚批号、生产厂家和接种日期。

（5）接种卡介苗的注射器应专用，不得用作其他注射，以防产生化脓反应。

（6）使用时应注意避光。

（八）不良反应

相比其他疫苗，卡介苗接种后局部反应较重。接种卡介苗后2周左右，局部会出现红肿浸润，6～8周会形成脓疱或溃烂，甚至流出一些分泌物，一般8～12周后结痂，痂皮脱落后留有一个瘢痕,这是接种卡介苗后的正常反应,一般不需要进行处理。

接种卡介苗后局部有脓疱或溃烂时,不必擦药或包扎。但局部要保持清洁,衣服不要穿得太紧,如有脓液流出,可用无菌纱布或棉花拭净,不要挤压,平均2～3个月自然会愈合结痂,痂皮要等它自然脱落,不可提早把它抠去。如遇局部淋巴结肿大软化形成脓疱,应及时诊治。

(九)贮藏

于2～8 ℃避光保存和运输。

三、脊髓灰质炎疫苗

(一)疾病简介

脊髓灰质炎是由脊髓灰质炎病毒引起的急性传染病。病毒主要侵犯人体脊髓前角的灰质、白质部分,对灰质造成永久损害,使这些神经支配的肌肉无力,出现肢体弛缓性麻痹。1988年,世界卫生组织开始在全球开展消灭脊髓灰质炎活动,取得很大进展。包括中国在内的世界卫生组织西太平洋区已于2000年实现无脊髓灰质炎目标。2010年,全球共19个国家检测到脊髓灰质炎野病毒病例,包括4个本土脊髓灰质炎流行国家(其中3个与我国接壤),15个输入国家(其中4个与我国接壤)。由于我国周边的一些国家还有脊髓灰质炎野病毒病例,所以在全球消灭脊髓灰质炎前,我国仍然存在发生输入性脊髓灰质炎野病毒或疫苗衍生脊髓灰质炎病毒引起脊髓灰质炎病例的可能。本病可防难治,通过接种脊髓灰质炎疫苗来预防脊髓灰质炎是必要的措施。

(二)疫苗的种类和规格

目前使用的脊髓灰质炎疫苗有口服脊髓灰质炎病毒活疫苗(live oral poliovirus vaccine,OPV)和脊髓灰质炎灭活疫苗(nactivated poliovirus vaccine,IPV)及五联苗3种。有接种口服脊髓灰质炎病毒活疫苗禁忌证者,特别是免疫缺陷者和正在使用免疫抑制剂者可以考虑使用脊髓灰质炎灭活疫苗。OPV主要是糖丸、液体疫苗两种,工艺分别为接种于人二倍体细胞、原代猴肾细胞培养制成。目前国内OPV糖丸每人用剂量为1 g重糖丸1粒。OPV液体疫苗每瓶1.0 mL。每人次剂量为2滴(相当于0.1 mL)。IPV单剂量:每支0.5 mL;多剂量:每瓶5 mL,每1次人用剂量为0.5 mL。

(三)成分和性状

OPV糖丸采用脊髓灰质炎Ⅰ、Ⅱ、Ⅲ型减毒株分别接种于人二倍体细胞或原代猴肾细胞,经培养制成的三价疫苗糖丸,颜色为白色固体。OPV(绿猴肾细胞)液体疫苗是用脊髓灰质炎病毒Ⅰ、Ⅱ、Ⅲ型减毒株分别接种于原代猴肾细胞,经培养,收获病毒液加入稳定剂氧化镁制成,为橘红色液体。IPV是采用脊髓灰质炎病毒Ⅰ型、Ⅱ型、Ⅲ型分别接种于绿猴肾细胞培养并收获病毒,经浓缩、纯化后用甲醛灭活,按比例混合后制成的三价液体疫苗。外观为澄清、无色的液体。

(四)接种对象

主要为2个月龄以上的儿童。

(五)免疫程序和剂量

OPV的免疫程序为:出生后2、3、4月龄各服1剂,并于4岁时加服1剂,每1次人用剂量为1粒[液体疫苗每人次剂量为2滴(相当于0.1 mL)]。IPV的免疫程序是:出生后2、3、4、18月龄各接种1剂,并于4岁时加服1剂OPV。目前已接种过OPV但未完成全程免疫的儿童,原则上不推荐使用IPV。如部分使用IPV,建议第1、第2剂优先使用IPV;其余剂次用OPV疫苗,并按OPV的免疫程序完成全程免疫。除常规接种外,有时还需要进行强化免疫。

(六)接种部位和途径

OPV 为口服制剂;IPV 为注射剂,2 岁以下婴幼儿首选股外侧肌肌内注射,儿童、青少年和成人可在上臂三角肌肌内注射。

(七)禁忌证

(1)对乳制品有过敏史或上次服苗后发生过严重变态反应者、发热、患急性传染病、严重腹泻、免疫缺陷症、接受免疫抑制治疗者及孕妇忌服 OPV。

(2)对 IPV 中的活性物质、任何一种非活性物质或生产工艺中使用物质,如新霉素、链霉素和多黏菌素 B 过敏者,或以前接种该疫苗时出现过敏者,严禁使用 IPV。

(3)发热或急性疾病期患者,应推迟接种 IPV。

(八)注意事项

(1)口服 OPV 疫苗不能注射。

(2)OPV 疫苗为活疫苗,切勿加在热开水或热的食物内服用,服苗前、后半个小时内不要给孩子吃母乳或其他热的食物,服苗后出现呕吐者应重服。

(3)开启疫苗瓶后,剩余未接种的疫苗应放置于-20 ℃保存。

(4)注射过人免疫球蛋白者,应间隔 1 个月以上再接种疫苗。

(5)IPV 严禁血管内注射;应确保针头没有进入血管。

(6)OPV 液体疫苗一旦出现雾状,请不要使用。

(7)对于多剂量包装,打开后请立即使用。

(8)下列情况应慎重使用 IPV 患有血小板减少症或者出血性疾病者,肌内注射本品后可能会引起出血。正在接受免疫抑制剂治疗或免疫功能缺陷的患者,接种本疫苗后产生的免疫反应可能减弱。接种应推迟到治疗结束后或确保其得到了很好的保护。对慢性免疫功能缺陷的患者,例如 HIV 感染者,即使基础疾病可能会导致有限的免疫反应,也推荐接种本品。

(九)不良反应

口服 OPV 后一般无不良反应,个别人有发热、呕吐、腹泻、皮疹等,一般不需要进行处理。接种 OPV 可引起疫苗相关病例,目前国内尚无确切的统计数据。据世界卫生组织官方统计报道,疫苗相关病例的发病率为百万分之二到百万分之四。

1.常见的不良反应

注射部位局部疼痛、红斑(皮肤发红)、硬结;中度、一过性的发热。

2.非常罕见的不良反应

注射部位局部肿胀,接种后可能 48 小时内出现,持续 1～2 天;淋巴结肿大。疫苗任一组分引起的变态反应:风疹、血管性水肿、过敏性休克。中度、一过性关节痛和肌痛。惊厥(伴或不伴发热)。接种后 2 周内可能出现头痛、中度和一过性的感觉异常(主要位于下肢)。接种后最初几小时或几天可能出现兴奋、嗜睡和易激惹,但很快会自然消失。广泛分布的皮疹。

(十)贮藏

OPV 在-20 ℃以下保存和运输;IPV 在 2～8 ℃避光保存,严禁冰冻。

四、百白破混合疫苗

(一)疾病简介

百日咳是由百日咳杆菌引起的急性呼吸道疾病,通过气沫传播,传染性极强,主要感染婴儿。

临床表现为阵发性痉挛性咳嗽,咳嗽终末伴有鸡鸣样吸气性吼声,病程可长达 2～3 个月,故名"百日咳"。广泛接种百日咳疫苗前,每 3～5 年流行 1 次,普遍接种菌苗后,发病率明显下降。常见于儿童,特别是婴幼儿发病率最高,3 岁以下儿童病例占到 70％以上。目前成人和青少年感染百日咳杆菌较以前常见,但多不典型或无症状。幼小的患儿在频繁的痉挛性咳嗽中常常出现惊厥、窒息,可并发肺炎脑病,导致脑缺氧和脑组织损害,是导致死亡的主要原因。如不能及时治疗,可影响小儿智力发育。

白喉是由白喉棒状杆菌引起的急性呼吸道传染病,以咽、喉等处黏膜充血、肿胀并有灰白色假膜形成突出临床特征,严重者可发生心肌炎和末梢神经麻痹,是一种全身中毒性疾病。由于儿童中普遍接种百白破三联疫苗,典型白喉逐渐减少,不典型白喉增多;儿童发病率明显下降,呈发病年龄推迟现象,因此,应关注成人白喉的发病。

破伤风是一种由破伤风杆菌产生外毒素引起的创伤感染性疾病,在皮肤创伤后,存在于土壤、锈铁等处的破伤风芽孢进入伤口;破伤风芽孢在坏死组织内由于氧气的消耗,转变成破伤风杆菌并产生破伤风毒素,侵犯中枢神经,以特有的肌肉强直和阵发性痉挛为特点,包括牙关紧闭、颈项强直、角弓反张等,严重者出现呼吸肌痉挛导致呼吸暂停而死亡,病死率高达 20％～40％。新生儿破伤风为接生时有消毒不严史,或分娩过程中新生儿局部外伤未经消毒史。

(二)疫苗的种类和规格

百白破联合疫苗有全细胞百白破联合疫苗和无细胞百白破联合疫苗两种。无细胞百白破联合疫苗又分为两组分和三组分两种,三组分含百日咳杆菌黏附素成分,能提供更高的保护效力和更长的保护时间。

吸附全细胞百白破联合疫苗每支 2.0 mL,每 1 次人用剂量 0.5 mL。

吸附无细胞百白破联合疫苗每支 0.5 mL,每 1 次人用剂量 0.5 mL。

三组分无细胞联合疫苗每支 0.5 mL。

(三)成分和性状

全细胞百白破混合疫苗由百日咳疫苗原液、白喉类毒素原液及破伤风类毒素原液加氢氧化铝佐剂制成。为乳白色悬液,放置后佐剂下沉,摇动后即成均匀悬液。本品主要成分为百日咳抗原、白喉抗原、破伤风抗原;含防腐剂。

无细胞百白破混合疫苗由无细胞百日咳疫苗原液、白喉类毒素原液及破伤风类毒素原液加氢氧化铝佐剂制成。为乳白色悬液,放置后佐剂下沉,摇动后即成均匀悬液,含防腐剂。

三组分无细胞联合疫苗(英芬立适)由白喉类毒素、破伤风类毒素和 3 种纯化的百日咳抗原、百日咳类毒素、丝状血凝素及 69 kD 外膜蛋白(百日咳杆菌黏附素)按一定比例混合,经氢氧化铝吸附而成。

(四)接种对象

3 月龄～6 周岁儿童。全年均适宜接种。

(五)免疫程序和剂量

共接种 4 剂,出生后 3、4、5 月龄各接种 1 剂,18～24 月龄加强免疫 1 剂。每 1 次注射剂量为0.5 mL。

(六)接种部位和途径

臀部或上臂外侧三角肌深部肌内注射。

(七)禁忌证

(1)对该疫苗的任何一种成分过敏者或接种百日咳、白喉、破伤风疫苗后发生神经系统反应或出现过敏者。

(2)患急性疾病、严重慢性疾病、慢性疾病的急性发作期和发热者。

(3)患脑病、未控制的癫痫和其他进行性神经系统疾病者。

(4)对于患有严重急性发热性疾病的个体应推迟接种本品。

(5)高热惊厥史和惊厥发作家族史者不作为史克公司生产的英芬利适的接种禁忌,HIV感染亦不是该疫苗的禁忌证。

(八)注意事项

(1)使用时应充分摇匀,如出现摇不散的凝块、有异物、疫苗曾经冻结、疫苗瓶有裂纹或标签不清者,均不得使用。

(2)注射后局部可能有硬结,可逐步吸收。注射第2针时应更换另一侧部位。

(3)应备有肾上腺素等药物,以备偶有发生严重变态反应时急救用。接受注射者在注射后应在现场休息片刻。

(4)注射第1针后出现高热、惊厥等异常情况者,不再注射第2针。

(5)对于所有白喉、破伤风和百日咳疫苗,每次接种应深部肌内注射,且最好轮流接种不同部位。

(6)本疫苗用于有血小板减少症或有出血性疾病的个体时一定要注意,因为这些个体在肌内注射后可能产生出血,本疫苗用于有血小板减少症或有出血性疾病的个体时一定要注意,因为这些个体在肌内注射后可能产生出血,注射后应在注射部位紧压至少2分钟(不要揉擦)。

(7)严禁冻结。

(九)不良反应

接种局部可有红肿、疼痛、发痒或有低热、疲倦、头痛、哭闹、腹泻、少食、嗜睡、少觉等,一般不需特殊处理即自行消退,如有严重反应及时诊治。干热敷有助于硬结的消退。发热常发生在接种后6～8小时,一般在48小时内恢复正常。

(十)贮藏

于2～8 ℃避光保存和运输。

五、吸附白喉破伤风联合疫苗

(一)疫苗的种类和规格

一种为12岁以下儿童用,另一种为成人及青少年用。儿童用白破联合疫苗每1次人用剂量0.5 mL;成人及青少年用吸附白破联合疫苗每1次人用剂量0.5 mL。

(二)成分和性状

吸附白喉破伤风联合疫苗是用白喉类毒素原液和破伤风类毒素原液加入氢氧化铝佐剂制成。为乳白色均匀悬液,长时间放置佐剂下沉,溶液上层应无色澄明,但经振摇后能均匀分散。本品主要成分为白喉抗原、破伤风抗原;辅料包括氢氧化铝、氯化钠、磷酸盐、四硼酸钠、硫柳汞。

(三)免疫程序和剂量

6岁接种1剂儿童用的白破联合疫苗;12岁以上人群接种1剂成人及青少年用的白破联合疫苗。

上臂三角肌肌内注射,注射 1 次,注射剂量 0.5 mL。

(四)接种部位和途径

上臂三角肌肌内注射。

(五)禁忌证

患严重疾病、发热或有过敏史者及注射破伤风类毒素、白喉类毒素后发生神经系统反应者禁用。

(六)注意事项

(1)使用时充分摇匀,如出现摇不散之沉淀、异物、疫苗曾经冻结、疫苗瓶有裂纹或标签不清者,均不得使用。

(2)应备有肾上腺素等药物,以备偶有发生严重变态反应时急救用。受种者在注射后应在现场留观至少 30 分钟。

(3)严禁冻结。

(七)不良反应

局部可能会有红肿、疼痛、发痒,或低热、疲倦、头痛等,一般不需处理可自行消退。局部可能有硬结,1~2 个月即可吸收。

(八)贮藏

于 2~8 ℃避光保存和运输。

六、吸附百白破联合疫苗(青少年用)

(一)疫苗的种类与效果

本品为抗原减量的无细胞百白破联合疫苗,不能用于儿童的基础免疫,只用于加强免疫。与白破联合疫苗相比,增加了对百日咳的保护。

(二)免疫程序

用于 6~12 岁儿童加强免疫。

(三)接种部位和途径

上臂三角肌肌内注射。

(四)注意事项

患有严重急性发热性疾病的个体应推迟接种。

(五)接种反应

最常见为注射部位的局部出现疼痛、发红和肿胀,这些不良反应可在接种后 48 小时内消失。

七、麻疹活病毒疫苗

(一)疾病简介

麻疹是由麻疹病毒引起的急性呼吸道传染病,冬春季高发,亦可见于成人。发病前 1~2 天至出疹后 5 天内均有传染性。主要症状是发热、出皮疹。在疫苗使用前,几乎所有的孩子都得过麻疹。麻疹很容易并发肺炎、脑炎、喉炎和心肌炎,严重的并发症可导致死亡。WHO 估计:在 2004 年,全球有 454 000 人死于麻疹,其中多数是儿童。目前,麻疹仍是造成 WHO 西太平洋区儿童死亡的首要原因。中国 1965 年开始使用麻疹活病毒疫苗,特别是 1978 年开展计划免疫工作后,麻疹发病得到有效的控制,1987 年以后,全国每年的报道发病率在 10/10 万左右。但

2005年以来,麻疹发病出现反复,不少地区出现了流行和局部暴行,2006年11月卫健委制订了《2006－2012年全国消除麻疹行动计划》。采取常规免疫2针接种率≥95％,再辅以初始强化免疫和后续强化免疫,加强监测和暴发疫情控制及加强病例及其密切接触者的管理,目前我国预防麻疹工作已取得十分显著的成绩。

(二)疫苗的种类和规格

麻疹活病毒疫苗有单价疫苗,也有联合疫苗。单价麻疹活病毒疫苗有1 mL(2人份)和0.5 mL(1人份)两种规格,复溶后每1次人用剂量为0.5 mL。

(三)成分和性状

本品用麻疹病毒减毒株接种原代鸡胚细胞,经培养、收获病毒液,加入适宜稳定剂冻干制成。为乳酪色疏松体,复溶后为橘红色或淡粉红色澄明液体。

(四)接种对象

8个月龄以上的麻疹易感者。

(五)免疫程序和剂量

出生后8月龄接种第1剂,18～24月龄接种第2剂。自2008年开始,我国逐渐将第2剂用麻腮风联合疫苗替代了麻疹活病毒疫苗。除常规免疫外,有时需要进行强化免疫。1剂次0.5 mL。

(六)接种部位和途径

上臂外侧三角肌下缘附着处皮下注射。

(七)禁忌证

(1)已知对该疫苗所含任何成分,包括辅料及抗生素过敏者。

(2)患急性疾病、严重慢性疾病、慢性疾病的急性发作期或发热者。

(3)妊娠期妇女。如对育龄妇女进行接种,接种后3个月内应避免妊娠。

(4)免疫缺陷、免疫功能低下或正在接受免疫抑制治疗者。

(5)患脑病、未控制的癫痫或其他进行性神经系统疾病者。

(八)注意事项

(1)开启疫苗瓶和注射时,切勿使消毒剂接触疫苗。

(2)疫苗复溶后出现异常浑浊、疫苗瓶有裂纹或标签不清者,均不得使用。

(3)疫苗复溶后如不能立即用完,应放置在2～8 ℃,并于半小时内用完,剩余的疫苗应废弃。

(4)注射过人免疫球蛋白者,应间隔3个月以上再接种本疫苗。

(5)本品为减毒活疫苗,不推荐在该疾病流行季节使用。

(6)本疫苗与其他注射减毒活疫苗需间隔1个月使用,但与风疹和腮腺炎活疫苗可同时接种。

(7)应备有肾上腺素等药物,以备偶有发生的严重变态反应时急救用。接受注射者在注射后应在现场观察至少30分钟。

(九)不良反应

少数儿童接种麻疹活病毒疫苗24小时内可能出现接种部位的疼痛,2～3天自行消退。接种后6～12天内,极少数人可能出现一过性发热及散在的皮疹,一般不超过2天可自行消退,通常不需特殊处理,必要时可对症治疗。罕见过敏性紫癜、荨麻疹、惊厥等,应对症治疗。

(十)贮藏

于 8 ℃以下避光保存和运输。

八、麻疹和流行性腮腺炎病毒活疫苗

(一)疫苗的种类和规格

目前使用麻疹和流行性腮腺炎病毒活疫苗,规格为 0.5 mL,复溶后每瓶 0.5 mL。

(二)成分和性状

本品是用麻疹病毒减毒株和腮腺炎病毒减毒株分别接种原代鸡胚细胞,经培养、收获病毒液,按比例混合配制,加适量明胶、蔗糖保护剂冻干制成。为乳酪色疏松体,复溶后为橘红色澄明液体。

(三)接种对象

8 个月龄以上的麻疹和流行性腮腺炎易感者。

(四)免疫程序和剂量

8 月龄或 18 月龄部分省份作为麻疹单苗替代,分别接种 1 剂,每 1 次人用剂量为 0.5 mL。

(五)接种部位和途径

上臂外侧三角肌下缘附着处皮下注射。

(六)禁忌证

(1)已知对该疫苗所含任何成分,包括辅料及抗生素过敏者。

(2)患急性疾病、严重慢性疾病、慢性疾病的急性发作期或发热者。

(3)妊娠期妇女。如对育龄妇女进行接种,接种后 3 个月内应避免妊娠。

(4)免疫缺陷、免疫功能低下或正在接受免疫抑制治疗者。

(5)患脑病、未控制的癫痫或其他进行性神经系统疾病者。

(七)注意事项

(1)开启疫苗瓶和注射时,切勿使消毒剂接触疫苗。

(2)疫苗复溶后出现异常浑浊、疫苗瓶有裂纹或标签不清者,均不得使用。

(3)疫苗复溶后如不能立即用完,应放置在 2～8 ℃并于半小时内用完,剩余的疫苗应废弃。

(4)注射过免疫球蛋白者,应间隔 3 个月以上再接种本疫苗。

(5)本品为减毒活疫苗,不推荐在该疾病流行季节使用。

(八)贮藏

于 2～8 ℃避光保存和运输。

九、麻疹和风疹病毒活疫苗

(一)疫苗的种类和规格

目前使用麻疹和风疹病毒活疫苗规格为 0.5 mL 复溶后每瓶 0.5 mL。每 1 次人用剂量为0.5 mL。

(二)成分和性状

麻疹和风疹病毒活疫苗是用麻疹病毒减毒株和风疹病毒减毒株分别接种鸡胚细胞和人二倍体细胞,经培养、收获病毒液,按比例混合配制,加适合稳定剂冻干后制成。为乳酪色疏松体,复溶后为橘红色澄明液体。冻干保护剂主要成分为人血清蛋白、明胶和蔗糖。

（三）接种对象

8个月龄以上的麻疹和风疹易感者。全年均适宜接种。

（四）免疫程序和剂量

国内部分省市8月龄以本苗替代麻疹单苗。

（五）接种部位和途径

上臂外侧三角肌下缘附着处皮下注射。

（六）禁忌证

(1)已知对该疫苗所含任何成分,包括辅料及抗生素过敏者。

(2)患急性疾病、严重慢性疾病、慢性疾病的急性发作期或发热者。

(3)妊娠期妇女。如对育龄妇女进行接种,接种后3个月内应避免妊娠。

(4)免疫缺陷、免疫功能低下或正在接受免疫抑制治疗者。

(5)患脑病、未控制的癫痫或其他进行性神经系统疾病者。

（七）注意事项

(1)开启疫苗瓶和注射时,切勿使消毒剂接触疫苗。

(2)疫苗加入灭菌注射用水后,轻轻振摇应能立即溶解。

(3)疫苗复溶后出现异常混浊,疫苗瓶有裂纹、标签不清或过期失效者,均不得使用。

(4)疫苗复溶后如不能立即用完,应放置在2～8℃并于半小时内用完,否则应予废弃。

(5)注射过免疫球蛋白者,应间隔3个月以上再接种本疫苗。

(6)本疫苗与其他注射减毒活疫苗须间隔1个月使用,但可与腮腺炎活疫苗同时接种。

(7)本品为减毒活疫苗,不推荐在该疾病流行季节使用。

（八）不良反应

注射一般无局部反应,在6～10天内,个别人可能出现一过性发热反应及散在皮疹,一般不超过2天可自行缓解,通常不需特殊处理,必要时可对症治疗。

（九）贮藏

于8℃以下避光保存和运输。

十、麻疹、腮腺炎和风疹联合病毒活疫苗

（一）疫苗的种类和规格

目前国内使用麻疹、腮腺炎和风疹联合病毒活疫苗。复溶后每瓶0.5 mL。

（二）成分和性状

本品是用麻疹病毒减毒株和腮腺炎病毒减毒株分别接种原代鸡胚细胞,用风疹病毒减毒株接种人二倍体细胞,经培养、分别收获三种病毒液,按比例混合配制,加稳定剂冻干制成。为乳酪色疏松体、白色粉末或黄色结晶体,复溶后为橘红色、浅橙色或黄色澄明液体。

（三）接种对象

适用于12月龄及12月龄以上易感人群。

（四）免疫程序和剂量

出生后18～24月龄接种1剂,4～6岁建议复种1剂。免疫程序按各省(市、自治区)疾病预防控制中心依据当地传染病流行情况、人群免疫状况等制订的使用原则接种。

(五)接种部位和途径

上臂外侧三角肌下缘附着处皮下注射。

(六)禁忌证

(1)已知对该疫苗所含任何成分,包括辅料及新霉素过敏者。

(2)患急性疾病、严重慢性疾病、慢性疾病的急性发作期或发热者。

(3)妊娠期妇女。

(4)免疫缺陷、免疫功能低下或正在接受免疫抑制治疗者。

(5)患脑病、未控制的癫痫或其他进行性神经系统疾病者。

(七)注意事项

(1)开启疫苗瓶和注射时,切勿使消毒剂接触疫苗。

(2)疫苗复溶后出现异常浑浊、疫苗瓶有裂纹或标签不清者,均不得使用。

(3)疫苗复溶后应立即使用,否则复溶后的疫苗应放置在 2～8 ℃并于半小时内用完,超过半小时疫苗应废弃。

(4)育龄妇女注射本疫苗应至少避孕 3 个月。

(5)注射过人免疫球蛋白者,应间隔 3 个月以上再接种本疫苗。

(6)本疫苗与其他注射减毒活疫苗须间隔 1 个月使用。

(7)应备有肾上腺素等药物,以备供偶有发生的严重变态反应时急救用。接受注射者在注射后应在现场观察至少 30 分钟。

(8)本品为减毒活疫苗,不推荐在该三种疾病流行季节使用。

(八)不良反应

接种后 24 小时内可出现注射部位疼痛,2～3 天内自行消失。1～2 周内,可出现一过性发热,一般不需要特殊处理。少数人可出现皮疹,多发生在接种后 6～12 天。极少数人可有轻度腮腺和唾液腺肿大。

(九)贮藏

于 8 ℃以下避光保存。

十一、风疹活病毒疫苗

(一)疾病简介

风疹是由风疹病毒引起的急性呼吸道传染病。主要临床表现为发热、皮疹及耳后、枕下、颈部淋巴结肿大和疼痛。风疹引起的最大危害是孕妇患风疹后,可能发生先天性风疹综合征。先天性风疹综合征常见于怀孕 12 周内初次感染风疹病毒者,可造成流产、死产。母体将风疹病毒传染给胎儿,可出现先天性白内障、先天性心脏病、耳聋、智力障碍等先天性损害。我国全国性血清学调查结果表明,15 岁以上耳朵人群中,有风疹抗体者超过 95%,说明感染绝大多数发生在儿童时期。

(二)疫苗的种类和规格

风疹活病毒疫苗有单价疫苗,也有联合疫苗。单价疫苗复溶后每瓶 0.5 mL,每 1 次人用剂量为 0.5 mL。

(三)成分和性状

风疹活病毒疫苗(人二倍体细胞)是用风疹病毒 BRDⅡ减毒株接种 MRC-5 株人二倍体细

胞,经培养、收获病毒液,加稳定剂冻干制成。为乳酪色疏松体,复溶后应为橘红色澄明液体。本品主要成分为减毒的风疹病毒抗原,辅料包括 MEM 培养液、蔗糖、明胶、谷氨酸钠、尿素、人血清蛋白。

(四)接种对象

8 个月龄以上的风疹易感者。

风疹活病毒疫苗也可用于育龄期妇女,主要是预防胎儿发生先天性风疹综合征。

(五)免疫程序和剂量

8 月龄、育龄期妇女接种 1 剂。

(六)接种部位和途径

上臂外侧三角肌下缘附着处皮下注射。

(七)禁忌证

(1)患严重疾病、发热者。

(2)有过敏史者。

(3)妊娠期妇女。

(4)对硫酸卡那霉素过敏者。

(八)注意事项

(1)开启疫苗瓶和注射时,切勿使消毒剂接触疫苗。

(2)疫苗复溶不完全、疫苗瓶有裂纹或标签不清者,均不得使用。

(3)疫苗加入灭菌注射用水后,轻风疹轻振摇应能立即溶解。疫苗复溶后如不能立即用完,应放置在 2~8 ℃并于 1 小时内用完,剩余的疫苗应废弃。

(4)育龄妇女注射本疫苗后应至少避孕 3 个月。

(5)注射过人免疫球蛋白者,应间隔 3 个月以上再接种本疫苗。

(6)在使用其他活疫苗前后各 1 个月,不得使用本疫苗,但与麻疹和腮腺炎活疫苗可同时接种。

(7)本品为减毒活疫苗,不推荐在风疹流行季节使用。

(九)不良反应

注射后一般无局部反应。在 6~11 天内,个别人可能出现一过性发热反应及轻微皮疹,一般不超过 2 天可自行缓解;成人接种后 2~4 周内,个别人可能出现轻度关节反应,一般不需要特殊处理,必要时可对症治疗。

(十)贮藏

于 8 ℃以下避光保存和运输。

十二、腮腺炎活病毒疫苗

(一)疾病简介

流行性腮腺炎春季常见,儿童和青少年易感,亦可见于成人。接触患者后 2~3 周发病。流行性腮腺炎主要表现为一侧或两侧耳垂下肿大,肿大的腮腺常呈半球形,以耳垂为中心边缘不清,表面发热,张口或咀嚼时局部感到疼痛。腮腺肿大多在 1~2 周内消退。病毒可侵犯中枢神经系统或全身其他腺体,而产生相应的并发症状,可并发胰腺炎、心肌炎、脑炎、睾丸炎、卵巢炎等。我国多数地区流行性腮腺炎发病仍较高,且 2 岁及以上儿童发病较多,1 岁以下儿童和成人发病较少。

(二)疫苗的种类和规格

腮腺炎活病毒疫苗有单价的,也有二联、三联疫苗。2008 年起逐渐用麻腮风联合疫苗替代了麻疹活病毒疫苗、腮腺炎活病毒疫苗和风疹单价疫苗,但在一些地区单价腮腺炎活病毒疫苗仍用于疫情暴发后的应急接种。单价疫苗复溶后每瓶 0.5 mL,每 1 次人用剂量为 0.5 mL。

(三)成分和性状

腮腺炎活病毒疫苗是用腮腺炎病毒株接种原代鸡胚细胞,经培养、收获病毒液,加适宜稳定剂冻干制成。为乳酪色疏松体,复溶后为橘红色或淡粉色澄明液体。

(四)接种对象

8 个月龄以上的流行性腮腺炎易感者。

(五)免疫程序和剂量

每 1 次人用剂量为 0.5 mL。

(六)接种部位和途径

上臂外侧三角肌附着处皮下注射。

(七)禁忌证

(1)患严重疾病、急性或慢性而正当发热者。

(2)对鸡蛋有过敏史者。

(3)妊娠期妇女。

(八)注意事项

(1)开启疫苗瓶和注射时,切勿使消毒剂接触疫苗。

(2)疫苗复溶后出现异常浑浊、疫苗瓶有裂纹或标签不清者,均不得使用。

(3)疫苗复溶后如不能立即用完,应放置在 2~8 ℃并于 1 小时内用完,剩余的疫苗应废弃。

(4)注射过免疫球蛋白者,应间隔 3 个月以上再接种本疫苗。

(九)不良反应

注射后一般无局部反应。在 6~10 天内个别人可能出现一过性发热反应,一般不超过 2 天可自行缓解,通常不需特殊处理,必要时可对症治疗。

(十)贮藏

于 8 ℃以下避光保存和运输。

十三、乙型脑炎疫苗

(一)疾病简介

流行性乙型脑炎是由乙型脑炎病毒引起、经蚊子传播的人畜共患的自然疫源性疾病。起病急,主要侵犯中枢神经系统。症状有发热、头痛、呕吐和颈项强直等,严重者可发生惊厥、昏迷和死亡。由于该病侵犯中枢神经系统,如治疗不及时病死率高达 10%~20%,约 30%的患者可能有不同程度的后遗症,如痴呆、失语、肢体瘫痪、癫痫、精神失常、智力减退等。该病是世界范围内引起病毒性脑炎的重要原因之一,每年乙型脑炎的发病约 50 000 例,其中 15 000 例死亡。乙型脑炎的流行和散发病例多发生在亚太地区。近年来全国每年发病数 1 万例上下,病死率高达5%~35%。

（二）疫苗的种类和规格

我国使用的乙型脑炎疫苗有乙型脑炎减毒活疫苗和乙型脑炎灭活病毒疫苗两种。减毒活疫苗规格分别有 0.5 mL、1.5 mL、2.5 mL。每 1 次人用剂量为 0.5 mL。

乙型脑炎灭活疫苗有接种于地鼠肾细胞（是否加氢氧化铝佐剂又分为两种）、Vero 细胞，复溶后每瓶为 0.5 mL，每 1 次人用剂量为 0.5 mL。灭活纯化疫苗还可按剂型分为水针剂型和冻干剂型。

（三）成分和性状

减毒活疫苗是用流行性乙型脑炎病毒减毒株接种原代地鼠肾细胞，经培养、收获病毒液，加适宜稳定剂冻干制成。为淡黄色疏松体，复溶后为橘红色或淡粉红色澄明液体。细胞培养液含有硫酸庆大霉素、硫酸卡拉霉素，制品中可能有微量残留。

传统乙型脑炎灭活疫苗是将乙型脑炎病毒接种地鼠肾单层细胞，培养后收获病毒液，灭活后制成，为橘红色透明液体。为减轻疼痛，注射前在疫苗中加入适量亚硫酸氢钠溶液，疫苗由红色变为黄色。乙型脑炎纯化疫苗（地鼠肾细胞）是用乙型脑炎病毒接种地鼠细胞，经培养、收获、灭活病毒、浓缩、纯化、加氢氧化铝佐剂制成。为乳白色浑浊液体，含硫柳汞防腐剂。

灭活乙型脑炎病毒接种地鼠肾细胞，经培养、收获、灭活病毒后，浓缩，纯化，冻干制成。为白色疏松体，复溶后为澄明液体。冻干保护剂主要成分为人血清蛋白、明胶和麦芽糖。水针剂型为纯化后分装而成，为无色澄明液体。

（四）接种对象

灭活疫苗接种对象为 6 个月龄至 10 周岁儿童和由非疫区进入疫区的儿童和成人。全年均适宜接种。

减毒活疫苗接种对象为 8 月龄以上健康儿童及由非疫区进入疫区的儿童和成人。

（五）免疫程序和剂量

乙型脑炎减毒活疫苗：8 月龄接种第 1 剂，2 岁接种第 2 剂。

乙型脑炎灭活病毒疫苗：8 月龄接种 2 剂，间隔 7～10 天，2 岁和 6 岁时各接种 1 剂。

（六）接种部位和途径

上臂外侧三角肌下缘附着处皮下注射。

（七）禁忌证

（1）已知对该疫苗所含任何成分，包括辅料及抗生素过敏者。

（2）患急性疾病、严重慢性疾病、慢性疾病的急性发作期和发热者。

（3）妊娠期妇女。

（4）免疫缺陷、免疫功能低下或正在接受免疫抑制治疗者。

（5）有惊厥史者，患脑病、未控制的癫痫和其他进行性神经系统疾病者。

（八）注意事项

（1）注射疫苗过程中，切勿使消毒剂接触疫苗。不能进行血管内注射。

（2）疫苗复溶后有摇不散的块状物、复溶前疫苗变红、疫苗瓶有裂纹或瓶塞松动者，均不得使用。

（3）疫苗复溶后立即使用完。

（4）乙型脑炎减毒活疫苗，不推荐在该疾病流行季节使用。与其他活疫苗使用间隔至少1 个月。

(5)应备有肾上腺素等药物,以备供偶有发生的严重变态反应时急救用。接受注射者在注射后应在现场观察至少 30 分钟。

(九)不良反应

接种乙型脑炎灭活病毒疫苗后不良反应较少,局部可出现红、肿、热、痛等反应,1～2 天可自愈。接种乙型脑炎减毒活疫苗的不良反应发生率也较低,主要包括接种部位的红、肿、热、痛等,少数人可出现一过性发热等全身症状,可自行缓解。偶有散在皮疹出现,一般不需特殊处理。必要时可对症治疗。

(十)贮藏

于 2～8 ℃避光保存和运输。

十四、甲型肝炎疫苗

(一)疾病简介

甲型肝炎是由甲型肝炎病毒引起的一种肠道传染病,甲型肝炎病毒对各种外界因素有较强的抵抗力,可长期在外界环境中存活,能通过食物、饮用水、握手或生活用品等传播。该病感染率较高,临床表现差异很大,轻者可无症状,重者可出现急性肝细胞坏死而迅速死亡。

(二)疫苗的种类和规格

目前使用的甲型肝炎疫苗有冻干甲型肝炎活疫苗和甲型肝炎灭活疫苗两大类,两种疫苗均具有良好的安全性和免疫效果。

灭活疫苗又分儿童型、成人型。

(三)接种对象

1 周岁以上的甲型肝炎易感者。

(四)贮藏

于 2～8 ℃避光保存和运输。

(五)甲型肝炎活疫苗

1.成分和性状

本品是用甲型肝炎病毒减毒株接种人二倍体细胞,经培养、收获病毒液、提纯,加稳定剂冻干制成,为乳酪色疏松体,复溶后为澄明液体。

2.免疫程序和剂量

18 月龄接种 1 剂。每 1 次人用剂量为 0.5 mL 或 1.0 mL。

3.接种部位和途径

上臂外侧皮下注射。

4.禁忌证

(1)身体不适,腋温超过 37.5 ℃者。

(2)患急性传染病或其他严重疾病者。

(3)免疫缺陷或接受免疫抑制剂治疗者。

(4)过敏体质者。

5.注意事项

(1)开启疫苗瓶和注射时,切勿使消毒剂接触疫苗。

(2)疫苗瓶有裂纹或制品复溶后异常浑浊、有异物者不得使用。

（3）注射免疫球蛋白者,应间隔 1 个月以上再接种本疫苗。

（4）妊娠期妇女慎用。

（5）本品为减毒活疫苗,不推荐在该疾病流行期使用。

6.不良反应

注射疫苗后少数人可能出现局部疼痛、红肿,一般在 72 小时内自行缓解。偶有皮疹出现,不需特殊处理,必要时可对症治疗。

（六）甲型肝炎灭活疫苗

1.成分和性状

本品是将甲型肝炎病毒株接种于人二倍体细胞,经培养、病毒收获、纯化、灭活、加入氢氧化铝佐剂吸附后制成。疫苗应为乳白色混悬液。

有的灭活疫苗是培养甲型肝炎病毒并灭活,结合到免疫增强性重组流感病毒体上,分装为无色透明、无异物的液体。

2.免疫程序和剂量

基础免疫 1 次,6～12 个月内加强免疫 1 次,2 剂间隔≥6 个月。

3.接种部位和途径

上臂三角肌肌内注射。

4.禁忌证

（1）身体不适,腋温超过 37.5 ℃者。

（2）急性传染病或肝炎或其他严重疾病者。

（3）已知对疫苗任一成分过敏者,或前 1 次接种后有变态反应者。对硫酸庆大霉素有过敏史者不得使用。

5.注意事项

（1）注射前充分摇匀,开启疫苗瓶和注射时,切勿使消毒剂接触疫苗。

（2）容器有裂纹、疫苗变质或有摇不散的块状物不得使用。

（3）血小板减少症或出血性疾病在注射本品时应慎重,因为肌内注射可导致出血。注射后应压实注射部位至少 2 分钟(不得揉擦)。

（4）应提供适当的医疗应急处理措施和监测手段,以便在少数人接种本品后发生变态反应时及时采取措施。

（5）妊娠期与哺乳期妇女慎用。

（6）如需要与其他疫苗或免疫球蛋白联合应用时,必须使用不同的注射器和针头并接种于不同部位。

6.不良反应

不良反应大多轻微且持续不超过 24 小时,局部反应为注射部位疼痛,轻微发红和肿胀。全身性不良反应常见头痛、疲劳、不适、恶心、呕吐、发热和食欲缺乏,均可自行缓解。偶有皮疹出现,无须特殊处理。非常罕见报道头晕、腹泻、肌痛、关节痛、中央和外周神经系统炎症病变。可有惊厥发生,必要时应及时做对症治疗。

7.贮藏

于 2～8 ℃避光保存和运输。

（王洪芳）

第六节　疾病状态下的预防接种

一、常见疾病的预防接种

(一)感染急性期

对上呼吸道感染时急性期患者,特别是伴高热者建议应暂缓接种疫苗。因有的疫苗可出现类似上呼吸道感染的症状,影响对呼吸道感染病情的正确判断。

(二)过敏性疾病

过敏性疾病包括变应性鼻炎、变应性皮炎、哮喘与食物过敏。一方面,患过敏性疾病的儿童需接种疫苗预防某些传染病,另一方面,过敏体质的儿童有对疫苗成分过敏或接种后发生变态反应的高危因素。因此,接种过程需兼顾二者。一般,有过敏性疾病的儿童应与正常儿童一样的常规预防接种。但对任何疫苗有变态反应者应禁忌同样疫苗的接种,需注意询问家长儿童既往疫苗相应成分的过敏史,特别是对于过敏体质的儿童。对曾发生疫苗引起的IgE介导的速发型变态反应者,基层儿科医师、儿童保健医师应请变态反应科医师评估儿童进行预防接种的安全性。如特别需要接种时,可进行有关成分的皮肤试验,必要时可采用分级剂量的方法进行分次注射。

1.易引起过敏的疫苗成分

包括凝胶(gelatin)、鸡蛋(egg)、酵母(yeast)、乳胶(latex)、新霉素和硫柳汞。含有凝胶的疫苗有DTaP、流感、乙脑、MMR、狂犬病、伤寒、水痘、黄热病和单纯疱疹疫苗,特别是MMR、水痘和乙脑。乙肝疫苗和HPV含有酵母成分,但很少发生与酵母过敏有关的疫苗反应。疫苗安培的瓶塞或者注射器的柱塞可能有橡胶成分,对乳胶过敏的儿童可能有潜在风险。个别报道MMR和流感疫苗变态反应可能与新霉素和硫柳汞有关。

含有鸡蛋蛋白的疫苗有麻疹、风疹、部分狂犬病疫苗、流感和黄热病疫苗。其中麻疹、风疹和部分狂犬病疫苗是在鸡胚胎纤维细胞中培养,鸡蛋蛋白含量为纳克级,可正常接种。ACIP、AAP、2010年美国食物过敏指南专家组均认为鸡蛋过敏儿童,甚至有严重反应的儿童进行麻疹、腮腺炎、风疹(MMR)或MMR+水痘(MMRV)接种是安全的单价水痘疫苗不含鸡蛋蛋白。过去因MMR中清蛋白诱发的不良事件,除非对疫苗中的成分过敏,如明胶(gelatin)。

关于流感疫苗接种尚存在争议。因流感疫苗和黄热病疫苗含有鸡蛋蛋白为微克级(流感疫苗鸡蛋蛋白$1.2\sim42\ \mu g/mL$),可能导致鸡蛋过敏儿童的变态反应。接种时需注意询问家长,儿童既往接种两种疫苗或者对鸡蛋的过敏史,包括对生鸡蛋过敏情况。因部分儿童食用熟鸡蛋不发生过敏,但对生鸡蛋过敏,疫苗中的鸡蛋成分未经加热,儿童可能发生过敏。如接种时有对生鸡蛋过敏的儿童,基层儿科医师、儿童保健医师应请免疫科医师对儿童发生过敏的可能性进行评估。

近年关于鸡蛋过敏儿童接种流感疫苗安全性有新的进展。美国CDC、美国儿科学会(AAP)、美国过敏、哮喘和免疫学学院(AACAAI)已不再认为鸡蛋过敏的儿童需禁止接种流感疫苗,也不需要先做皮肤筛查检测(SPT)后再接种。有研究证实SPT(+)并不能预测发生疫苗反应,分2次接种证据不足,即使有鸡蛋严重过敏史的儿童1次接种仍是安全的。因现在疫苗中的清蛋白很少(<1 μg/mL),较以前更低。较轻反应或局部反应者不是禁忌对象。

2.谨慎接种情况

活的减毒流感疫苗(LAIV)可能在鼻腔中复制而诱发哮喘发作,故<2 岁婴幼儿、哮喘或反应性气道疾病,或者既往 12 个月内有喘息或哮喘发作的 2~4 岁的儿童均不用 LAIV。患湿疹的儿童应尽量查找和避免接触变应原;急性期特别是伴有发热时不能接种疫苗,病情稳定时可尝试接种疫苗,但应密切观察皮疹情况。

(三)先天性心脏病

文献分析近 20 年美国因疫苗接种发生儿童死亡的死因,未证实与先天性心脏病并发症有关。WHO 认为澳大利亚、欧洲报道的心脏病疫苗接种后死亡很少,死亡可能与心肌病有关。美国心脏病学会认为有先天性心脏病的儿童不仅应常规接种疫苗,还应增加免疫接种,如流感疫苗。冬季应接种疫苗预防病毒(RSV)感冒。

(四)糖皮质激素应用

2014 年 AAP 提出局部的类固醇治疗(如雾化吸入)不影响预防接种。一般短期采用糖皮质激素治疗不影响流感或肺炎球菌疫苗接种,除非用药数月。糖皮质激素治疗期儿童与减毒活疫苗接种情况与疾病、激素剂量、治疗时间等因素有关。患有免疫抑制疾病且接受激素治疗的儿童,禁忌所有活的病毒疫苗。

(五)惊厥

惊厥家族史或神经系统疾病家族史,不影响儿童常规免疫接种。儿科医师需与家长讨论有惊厥高危因素儿童的免疫接种风险-效益,接种前可采用抗惊厥药物预防;有惊厥家族史的儿童可适当给予解热镇痛药(如对乙酰氨基酚)。

二、慢性疾病的预防接种

慢性疾病状态的儿童预防接种较正常儿童复杂,儿科医师、儿童保健医师临床工作需正确处理。

(一)慢性肾脏病

慢性肾脏病(CKD)患者存在细胞及体液免疫功能受损、免疫细胞活性下降、营养状况差等病理状况,接种疫苗后出现血清转化率低、抗体峰值浓度低、抗体浓度下降速度快及维持时间短等问题,故不适用常用的疫苗接种模式。美国 CDC 的免疫接种顾问委员会(ACIP)制订慢性肾脏病及透析患者疫苗接种指南。如无特别禁忌情况儿童 CKD 患者应按年龄接种相应疫苗;但慢性肾脏病患者属于免疫低下人群,只能接种灭活疫苗,不能接种减毒活疫苗;强烈推荐慢性肾脏病患者接种乙肝、流感和肺炎球菌疫苗。如日本透析患者强制接种乙肝疫苗,且需每年测定乙肝表面抗体水平,当乙肝表面抗体水平<10 IU/L 时需加强剂量接种;建议接种 IPV、DTaP、水痘-带状疱疹疫苗、麻疹、MMR、甲肝疫苗、乙肝疫苗、Hib、肺炎链球菌疫苗及流感疫苗。

(二)血液系统疾病

1.急性白血病与恶性肿瘤

原则上建议所有活疫苗均在结束化疗 3 个月后接种。部分灭活的疫苗在肿瘤化疗期间可按免疫计划接种,但因免疫功能抑制可能有效抗体保护不足。如化疗方案中有抗 B 淋巴细胞的抗体(如利妥昔单抗注射液),则化疗结束 6 个月病情稳定后接种疫苗。家庭成员可接种 IPV,禁止接种 OPV,避免病毒泄露后致儿童患病。

2.出血性疾病

接受抗凝治疗儿童避免肌内注射,可采用细针头皮内或皮下注射,按压 2 分钟;如采用凝血因子治疗者宜给凝血因子后尽快预防接种。

(三)原发性免疫缺陷病

2015 年中华医学会儿科分会免疫学组与中华儿科杂志编辑委员会参考 2013 美国感染疾病学会(IDSA)的《免疫功能低下宿主疫苗接种临床指南》撰写《免疫功能异常患儿预防接种专家共识:原发性免疫缺乏病》。IDSA 指南建议原发性免疫缺陷病(PID)儿童禁忌接种活疫苗;免疫功能低下儿童接种灭活疫苗较安全,可常规接种,但免疫反应强度和持久性可降低;原发性补体缺乏症等轻度免疫抑制者按常规免疫接种。儿童免疫抑制治疗前≥4 周接种活疫苗,避免免疫抑制治疗开始 2 周内接种;免疫抑制前≥2 周接种灭活疫苗。联合免疫缺陷症儿童免疫球蛋白治疗前可常规接种灭活的疫苗,产生抗体的能力为评估免疫反应的参考指标。

(四)艾滋病 HIV 感染

可安全接种疫苗,所有灭活的疫苗原则上应按免疫计划常规接种。如艾滋病(HIV)儿童接种其他疫苗可预防疾病,应进行被动免疫预防治疗。HIV 感染的患者疫苗的免疫反应与 $CD4^+T$ 细胞的数量及血浆中的病毒载量明显相关,同时稳定的 cART 治疗对抗体的产生也很重要。

1.一类疫苗

不建议接种口服的脊髓灰质炎糖丸,也不建议接种卡介苗。因 HIV 患者接种乙肝疫苗后抗体很快下降,建议应完成 3 个剂量的接种后 6～12 个月检测相应抗体,如乙肝抗体<10 mIU/mL,建议进行第二次的 3 剂标准剂量的乙肝疫苗接种。>12 岁的 HIV 青少年可接种 3 剂甲乙肝联合疫苗(包含 20 μg 的乙肝表面抗原)。建议未接种 Hib 的>59 月龄的 HIV 患儿接种一剂 Hib 疫苗;临床上无症状,或症状较轻,且 CD4 阳性细胞>15%者接种麻腮风三联疫苗(MMR);感染 HIV 的 11～18 岁儿童、青少年至少间隔 2 月接种两次流行性脑膜炎疫苗(MCV4),如果第一剂流脑疫苗在 11～12 岁时接种,则 16 岁时接种第三剂流脑疫苗。

2.二类疫苗

建议接触或感染 HIV 的婴儿接种轮状病毒疫苗;每年接种流感疫苗,但不接种活的增强流感疫苗(LAIV);建议临床上无症状,或症状较轻,CD4 阳性细胞>15%者接种水痘疫苗,2 剂水痘疫苗至少间隔 3 个月,但不建议接种麻腮风水痘(MMRV)的联合疫苗。HIV 感染患者最好在 cART 治疗≥3 个月,特别是 $CD4^+T$ 细胞数量明显改善(≥15%),以及血浆病毒载量明显下降(<10^3 copies/mL)时再进行预防接种。

(王洪芳)

第七节　预防接种小儿的护理

一、预防接种护理常规

(一)护理评估

(1)仔细查阅小儿预防接种登记簿,核对姓名、年龄,明确接种疫苗名称、种类、次数、剂量、途径、接种的时间间隔等。初始接种的起始月龄不能提前,接种时间间隔不能缩短。一般接种活疫苗后需间隔4周,接种死疫苗后需间隔2周,再接种其他死或活疫苗。

(2)评估小儿的健康状况,询问有无传染病接触史,排除预防接种的禁忌证。禁忌证包括:①患自身免疫性疾病、免疫缺陷者。②有明确过敏史者禁种白喉类毒素、破伤风类毒素、麻疹疫苗、脊髓灰质炎糖丸疫苗、乙肝疫苗。③患有结核病、急性传染病、肾炎、心脏病、湿疹及其他皮肤病者不予接种卡介苗。④在接受免疫抑制剂治疗期间、发热、腹泻和急性传染病期忌服脊髓灰质炎糖丸疫苗。⑤因百日咳菌苗可产生神经系统严重并发症,小儿及家庭成员患癫痫、神经系统疾病,有抽搐史者严禁接种。⑥患肝炎、急性传染病或其他严重疾病者不宜进行免疫接种。

(3)询问家长小儿是否进食,接种宜在饭后进行,以免晕针。

(4)了解小儿及家长对预防接种的认知程度和心理反应。

(5)检查环境是否符合要求,如光线明亮、空气流通、温度适宜。

(6)检查接种及急救用物准备是否齐全,包括皮肤消毒剂、无菌注射器、疫苗、氧气吸入装置、肾上腺素等。

(二)护理措施

接种前向家长和小儿耐心解释和讲解接种的目的、方法和注意事项,消除紧张和恐惧心理,争取家长和小儿的合作。

严格查对小儿姓名、年龄和接种疫苗名称等。

掌握主要疫苗的生物制剂特点和接种的注意事项。严格检查疫苗或生物制品的标签,包括名称、批号、有效期及生产单位;检查安瓿有无裂痕,药液有无发霉、异物、凝块、变色或冻结等;按规定方法稀释、溶解、摇匀后使用;若多人分剂疫苗,在短期间内未用完,再用前仍需要再次摇匀。

几种主要生物制品的特点简介如下。

1.麻疹减毒活疫苗(MV疫苗)

(1)正常疫苗为橘红色透明液体或干燥制剂,如发现颜色变黄、变紫、混浊或絮状物,即不能使用。

(2)不耐热、不耐寒,因此抽吸后放置时间不可超过半小时。

(3)接种对象为出生后8个月以上未患过麻疹的婴儿。

2.脊髓灰质炎减毒活疫苗(OPV疫苗)

(1)目前,我国服用的糖丸为Ⅰ、Ⅱ、Ⅲ型为混合疫苗糖丸,白色,怕热不怕冷。在保存、运输及使用过程中需0 ℃以下冷藏。

(2)服用此糖丸时,用凉开水送服或直接含服,切勿用温开水或人奶喂服。服后30分钟内不宜饮温热的水和食物,以免疫苗减效或失效。

(3)喂服OPV疫苗,应做到一人一匙。

(4)服后呕吐者需补服。腹泻超过4次/天以上者,不宜服用,以免产生或加重不良反应。

3.流行性乙型脑炎疫苗

(1)正常疫苗为红色透明液体,内含甲醛。为减轻甲醛刺激所引起疼痛,注射前可在疫苗内加入亚硫酸氢钠以中和甲醛。

(2)接种对象为流行地区1~10岁儿童。

(3)接种应在流行季节前1个月。

4.百白破混合制剂(DPT 疫苗)

(1)此制剂属多联多价疫苗,主要供给婴幼儿预防百日咳、白喉及破伤风,作为基础免疫。

(2)使用前,应充分摇匀。

(3)学龄儿童的加强免疫不再使用百白破,而使用白破二联类毒素或其单价制品。

(4)破伤风类毒素和白喉类毒素为吸附制剂,即制剂中加入磷酸铝或氢氧化铝等吸附制剂,使其吸收慢,刺激时间长,免疫效果好。

5.卡介苗(BCG 疫苗)

(1)为无毒无致病性牛型结核菌悬液,不加防腐剂的活菌苗,用于预防结核病。

(2)初种年龄为新生儿出生 24 小时后。

(3)2 个月以上婴儿及成人接种前应做结核菌素试验,阴性反应者可接种卡介苗。阳性反应者表示已获得免疫力,不需要再接种。

(4)BCG 疫苗要准确注入皮内,严禁皮下或肌内注射。

6.乙型肝炎疫苗(HBV 疫苗)

(1)为预防乙型肝炎病毒感染及阻断母婴传播的一种主动免疫生物制品。接种疫苗者 HBV 标志必须阴性。

(2)基础免疫接种程序按婴儿出生 0、1、6 个月的顺序肌内注射,即第一针在新生儿出生后 24 小时内、第二、三针分别在婴儿 1 足月和 6 足月时注射。

严格按照各种疫苗接种的方法、剂量、时间及注意事项进行接种。对于需注射接种者,确定注射部位后进行局部消毒,用 2%碘酊及 75%乙醇或 0.5%碘伏消毒皮肤,待干后注射;接种活疫苗、菌苗时,用 75%乙醇消毒。因活疫苗、菌苗易被碘酊杀死,影响接种效果。

接种过程中,严密观察局部和全身有无任何不良反应,及时预防和处理接种的不良反应。交代家长和小儿接种完后,在接种场所至少休息 30 分钟,以免出现异常反应。

接种完毕后,及时记录及预约。保证接种及时、全程足量,避免重种、漏种,未接种者须注明原因,必要时进行补种。

向小儿和家长交代接种后的注意事项和处理措施。

加强疫苗的运送和保存,保证疫苗的安全和有效性。①运送途中应用专用冰包,存放应用专用冰箱分类存放。如脊髓灰质炎活疫苗应存放在 −20 ℃环境中,卡介苗、乙肝疫苗、麻疹疫苗、百白破混合剂存放在 2~8 ℃环境中,切勿冰冻。②冰箱温度须保持稳定,尽量减少开门次数,冰箱内应有温度计。定时记录冰箱温度。③疫苗应避免受阳光照射,现取现用;安瓿启开后的活疫苗超过半小时、灭活疫苗超过 1 小时未用完,不得使用,应将其废弃。

(三)健康指导

(1)向家长和小儿说明在接种时或接种后,可能出现注射局部红、肿、热、痛或不同程度的体温升高等不适。一旦出现,不要惊慌,及时报告医护人员,以便处理。

(2)叮嘱家长和小儿保持注射局部清洁、干燥,切勿按压、搔抓,以免感染。

二、预防接种的一般反应护理常规

(一)护理评估

仔细查阅小儿预防接种登记簿,核对小儿姓名、年龄,明确接种疫苗名称、种类、次数、剂量、途径、接种的时间等。

评估小儿接种疫苗后的不适反应,识别一般反应的类别。一般反应可分为局部反应和全身反应。

1.局部反应

接种后数小时至 24 小时左右,注射部位出现红、肿、热、痛,有时还伴有局部淋巴结肿大或淋巴管炎。红晕直径在 2.5 cm 以下为弱反应,2.6～5 cm 为中等反应,5 cm 以上为强反应。局部反应一般持续 2～3 天。如接种活疫(菌)苗,则局部反应出现较晚、持续时间较长。

2.全身反应

一般于接种后 24 小时内出现不同程度的体温升高,多为中低度发热,持续1～2 天。体温 37.5 ℃左右为弱反应,37.5～38.5 ℃为中等反应,38.6 ℃以上为强反应。但接种活疫苗后需经过一定潜伏期(5～7 天)才有体温升高。此外,还可能出现头晕、恶心、呕吐、腹泻、全身不适等反应。个别小儿接种 5～7 天后,可能出现散在皮疹。

评估小儿的精神状态和家长的心理反应。

(二)护理措施

(1)向家长和小儿解释接种疫苗后可能出现的反应。一般症状轻微,无须特殊处理,不必惊慌、害怕。

(2)嘱咐家长小儿应适当休息,鼓励多饮水。

(3)局部反应较重时,用干净毛巾湿热敷,缓解局部炎性反应。

(4)全身反应明显时,遵医嘱对症处理。

(三)健康指导

交代家长和小儿,如接种后局部红肿继续扩大,高热持续不退,应到医院就诊。

三、预防接种的异常反应护理常规

(一)护理评估

(1)仔细查阅小儿预防接种登记簿,核对小儿姓名、年龄,明确接种疫苗名称、种类、次数、剂量、途径、接种的时间等。

(2)评估小儿接种疫苗后的不适反应,识别异常反应的类别。常见有过敏性休克、晕针、过敏性皮疹及全身感染。①过敏性休克:接种后数秒或数分钟内发生。表现为烦躁不安、面色苍白、口唇发绀、四肢湿冷、呼吸困难、脉细速、恶心、呕吐、惊厥、大小便失禁,甚至昏迷。②晕针:接种时或接种后数分钟内发生。表现为头晕、心慌、面色苍白、出冷汗、手足冰凉、心率加快等,重者心率、呼吸减慢,血压下降甚至知觉丧失。③过敏性皮疹:一般在接种后数小时至数天内最常出现荨麻疹。④全身感染:有严重原发性免疫缺陷或继发性免疫功能破坏者,接种活疫苗后可扩散为全身感染。

(3)评估小儿的精神状态和家长的心理反应。

(二)护理措施

向家长和小儿解释接种疫苗后少数人可发生异常反应,出现较重的临床症状,经及时处理一般不会危及生命,缓解家长和小儿的恐惧及害怕。

嘱咐小儿平卧,鼓励多饮水。遵医嘱及时对症处理。

1.对于发生过敏性休克者

(1)立即将小儿平卧,头稍低。

（2）氧气吸入。

（3）立即皮下或静脉注射1：1 000肾上腺素 0.5～1.0 mL,必要时可重复注射。

（4）注意保暖。

（5）密切观察生命体征变化,必要时做好其他抢救准备。

2.晕针

（1）立即将小儿平卧,头稍低,保持安静。

（2）饮少量热开水或糖水。

（3）注意保暖。

（4）密切观察病情变化,一般采取以上措施可恢复正常。如数分钟后仍未缓解,皮下或静脉注射1：1 000肾上腺素 0.5～1.0 mL,必要时可重复注射。

3.过敏性皮疹

遵医嘱给予抗组胺药物即可痊愈。

4.全身感染

遵医嘱采取全身抗感染治疗。

（三）健康指导

交代家长和小儿,如接种后出现皮肤红疹、发热持续不退等不适,应到医院就诊。

（王洪芳）

参 考 文 献

[1] 刘爱杰,张芙蓉,景莉,等.实用常见疾病护理[M].青岛:中国海洋大学出版社,2021.

[2] 张晓艳.神经内科疾病护理与健康指导[M].成都:四川科学技术出版社,2022.

[3] 万霞.现代专科护理及护理实践[M].开封:河南大学出版社,2020.

[4] 王婷,王美灵,董红岩,等.实用临床护理技术与护理管理[M].北京:科学技术文献出版社,2020.

[5] 蔡华娟,马小琴.护理基本技能[M].杭州:浙江大学出版社,2020.

[6] 林杰.新编实用临床护理学[M].青岛:中国海洋大学出版社,2019.

[7] 程娟.临床专科护理理论与实践[M].开封:河南大学出版社,2020.

[8] 时元梅,巩晓雪,孔晓梅.基础护理学[M].汕头:汕头大学出版社,2019.

[9] 姜雪.基础护理技术操作[M].西安:西北大学出版社,2021.

[10] 张书霞.临床护理常规与护理管理[M].天津:天津科学技术出版社,2020.

[11] 李玫.精编护理学基础与临床[M].长春:吉林科学技术出版社,2019.

[12] 任潇勤.临床实用护理技术与常见病护理[M].昆明:云南科技出版社,2020.

[13] 王小萍.精编护理学基础与临床[M].长春:吉林科学技术出版社,2019.

[14] 尹玉梅.实用临床常见疾病护理常规[M].青岛:中国海洋大学出版社,2020.

[15] 张苹蓉,卢东英.护理基本技能[M].西安:陕西科学技术出版社,2020.

[16] 靳蓉晖,石丽,张艳.实用护理学[M].长春:吉林科学技术出版社,2019.

[17] 吴欣娟.临床护理常规[M].北京:中国医药科技出版社,2020.

[18] 赵安芝.新编临床护理理论与实践[M].北京:中国纺织出版社,2020.

[19] 谭燕青.实用临床内科护理学[M].长春:吉林科学技术出版社,2019.

[20] 窦超.临床护理规范与护理管理[M].北京:科学技术文献出版社,2020.

[21] 初钰华,刘慧松,徐振彦.妇产科护理[M].济南:山东人民出版社,2021.

[22] 曾广会.临床疾病护理与护理管理[M].北京:科学技术文献出版社,2020.

[23] 李鑫,李春芳,张书丽.护理学[M].南昌:江西科学技术出版社,2019.

[24] 高正春.护理综合技术[M].武汉:华中科技大学出版社,2021.

[25] 于翠翠.实用护理学基础与各科护理实践[M].北京:中国纺织出版社,2022.

[26] 孙丽博.现代临床护理精要[M].北京:中国纺织出版社,2020.

[27] 陈荣珠,朱荣荣.妇产科手术护理常规[M].合肥:中国科学技术大学出版社,2020.

[28] 姜鸿.现代外科常见病临床护理学[M].汕头:汕头大学出版社,2019.

［29］安旭姝,曲晓菊,郑秋华.实用护理理论与实践［M］.北京:化学工业出版社,2022.

［30］王丽.护理学［M］.长春:吉林大学出版社,2019.

［31］徐翠霞.实用临床护理学［M］.天津:天津科学技术出版社,2019.

［32］王艳.常见病护理实践与操作常规［M］.长春:吉林科学技术出版社,2020.

［33］孔幕贤,徐妍.当代临床护理学［M］.汕头:汕头大学出版社,2019.

［34］周香凤,叶茂,黄珊珊.护理学导论［M］.北京:中国协和医科大学出版社,2019.

［35］王林霞.临床常见病的防治与护理［M］.北京:中国纺织出版社,2020.

［36］张双,孔洁.产科护理纠纷的防范措施［J］.世界最新医学信息文摘,2021,21(39):137-138.

［37］樊建卿.层级护理管理在胃肠外科护理中的应用［J］.内蒙古医学杂志,2022,54(6):759-760.

［38］李丽娜,黄立萍.规范化健康教育在神经内科护理中的应用效果观察［J］.现代诊断与治疗,
2022,33(6):926-928.

［39］王思婷,秦明芳,韦丽华.内科护理学临床带教的德育渗透［J］.当代医学,2020,26(12):
173-175.

［40］刘君.临床护理保护用于呼吸内科护理管理的效果分析［J］.中国卫生产业,2022,19(9):
71-74.